现代实用临床医学

主编◎ 王宗祥 锡华军 任敬民 刘新红

天津出版传媒集团
天津科学技术出版社

图书在版编目(CIP)数据

现代实用临床医学 / 王宗祥等主编.--天津：天津科学技术出版社，2019.7
ISBN 978-7-5576-6952-2

Ⅰ.①现… Ⅱ.①王… Ⅲ.①临床医学Ⅳ.①R4

中国版本图书馆CIP数据核字(2019)第153133号

现代实用临床医学
XIANDAI SHIYONG LINCHUANG YIXUE
责任编辑：王连弟　王　冬
责任印制：兰　毅
出版：天津出版传媒集团
　　　天津科学技术出版社
地址：天津市西康路35号
邮编：300051
电话：(022)23332369
网址：www.tjkjcbs.com.cn
发行：新华书店经销
印刷：山东道克图文快印有限公司

开本 787×1092　1/16　印张 19.5　字数 458 000
2019年7月第1版第1次印刷
定价：108.00元

《现代实用临床医学》

编委会

主　编

王宗祥　齐河县人民医院
锡华军　寿光市人民医院
任敬民　寿光市卫生健康局监察大队
刘新红　临朐县人民医院

副主编

朱婧婧　山东大学齐鲁医院青岛院区
杨小震　威海市立医院
黄和民　重庆市黔江中心医院
刘小琴　威海市立医院
黄钰东　威海市立医院
张志涛　威海市立医院
苗　鹏　威海市立医院
张　敏　威海市立医院

编　委

丁　蕾　青岛市海慈医疗集团

前　言

近年来，医学的发展日新月异，医学理论不断创新，新理论、新技术不断涌现。随着人们对疾病的认识不断深化，有些疾病的诊断和治疗规范，以及护理技能也在不断改变中。为了适应现代医学的快速发展，我们编写了这本《现代临床实用医学》。

本书的编者以各自的临床实践经验和体会为基础，并参考国内有关书籍和文献，详细总结、深入思索并加以汇总、提炼而成。本书共十四章，内容实用、简明、内容详尽且新颖等特点，对临床常见病和多发病的诊断和治疗具有指导意义，适合我国各级临床医生，尤其是低年资医生、研究生、实习医生、实习护士阅读参考。

由于我们的水平有限及编写时间仓促，书中错误或不当之处在所难免，敬请广大读者批评和指正。在此，特向关心和支持本书出版的专家和同人致以诚挚的感谢！

编　者

目　录

第一章　消化系统疾病

第一节　胃食管反流病

胃食管反流病(gastroesophageal reflux disease,GERD)是指胃十二指肠内容物反流入食管引起胃灼热等症状和咽喉、气道等食管邻近的组织损害。部分 GERD 患者内镜下可见食管黏膜炎症性改变,称反流性食管炎(reflux esophagitis,RE)。有相当部分胃食管反流病患者内镜下可无食管炎表现,这类胃食管反流病又称为内镜阴性的胃食管反流病或称非糜烂性反流病(nonerosive reflux disease, NERD)。

胃食管反流病在西方国家十分常见,人群中 10%～20%有胃食管反流症状。我国的患病率有逐年增高的趋势,在北京、上海两地的患病率为 5%～10%,其中,反流性食管炎接近 2%。

【病因和发病机制】

胃食管反流病是由多种因素造成的消化道动力障碍性疾病。胃食管反流病的主要发病机制是抗反流防御机制减弱和反流物对食管黏膜攻击作用的结果。

(一)抗反流防御机制减弱

1 抗反流屏障减弱

正常人食管和胃的交接处的解剖结构有利于抗反流,这些结构主要包括食管下括约肌(lower esophageal sphincter,LES)、膈肌脚、膈食管韧带、食管与胃底间的锐角(His 角)等,上述各部分的结构和功能上的缺陷均可造成胃食管反流,其中最主要的是 LES 的功能状态。生理状态下,静息时 LES 压为 10～30mmHg,为一高压带,防止胃内容物反流入食管。LES 部位的结构受到破坏时可使 LES 压下降,如贲门失弛缓症手术后易并发反流性食管炎。一些因素可导致 LES 压降低,如某些激素(如缩胆囊素、胰升糖素、血管活性肠肽等)、食物(如高脂肪、巧克力等)、药物(如钙拮抗剂、地西泮)等。腹内压增高(如妊娠、腹水、呕吐、负重劳动等)及胃内压增高(如胃扩张、胃排空延迟等)均可引起 LES 压相对降低而导致胃食管反流。一过性 LES 松弛(transit LES relaxation,TLESR)是近年研究发现引起胃食管反流的一个重要因素。正常情况下当吞咽时,LES 即松弛,食物得以进入胃内。TLESR 是指非吞咽情况下 LES 自发性松弛,其松弛时间明显长于吞咽时 LES 松弛的日寸间。TLESR 既是正常人生理性胃食管反流的主要原因,也是 LES 静息压正常的胃食管反流病患者的主要发病机制。

2.食管对反流物的清除能力下降

正常情况下,一旦发生胃食管反流,大部分反流物通过 1～2 次食管自发和继发性蠕动性收缩将食管内容物排入胃内,即容量清除,是食管廓清的主要方式。剩余的则由唾液缓慢地中和。故食管蠕动和唾液产生的异常也参与胃食管反流病的致病作用。如食管裂孔疝是部分胃经膈食管裂孔进入胸腔的疾病，可引起胃食管反流并降低食管对酸的清除，导致胃食管反流病。

3.食管黏膜屏障功能下降

任何导致食管黏膜屏障作用下降的因素（长期吸烟、饮酒以及抑郁等），将使食管黏膜不能抵御盐酸、胃蛋白酶等化学物质的侵袭，导致反流性食管炎。

（二）反流物对食管黏膜的攻击作用

在食管抗反流防御机制下降的基础上，反流物刺激和损害食管黏膜，其受损程度与反流物的质和量有关，也与反流物与黏膜的接触时间、部位有关。胃酸与胃蛋白酶是反流物中损害食管黏膜的主要成分。近年对胃食管反流病监测证明存在胆汁反流，其中的非结合胆盐和胰酶是主要的攻击因子，参与损害食管黏膜。

（三）食管以外的组织损伤

过多的胃食管反流除造成食管黏膜损害外，还可以引起食管以外的其他组织损伤。反流物可刺激咽喉部黏膜引起咽喉炎；亦可被吸入气管和肺，引起肺炎。

【病理】

在有反流性食管炎的胃食管反流病患者，其病理组织学基本改变可有：①复层鳞状上皮细胞层增生；②黏膜固有层乳头向上皮腔面延长；③固有层内炎症细胞主要是中性粒细胞浸润；④糜烂及溃疡；⑤食管下段鳞状上皮被化生的柱状上皮所替代称之为 Barrett 食管。

【临床表现】

胃食管反流病的临床表现多样，轻重不一，主要表现如下。

（一）食管症状

1.典型症状

胃灼热和反流是本病最常见的症状，而且具有特征性，因此被称为典型症状。反流是指胃内容物在无恶心和不用力的情况下涌入咽部或口腔的感觉，含酸味或仅为酸水时称反酸。胃灼热是指胸骨后或剑突下烧灼感，常由胸骨下段向上延伸。胃灼热和反流常在餐后 1 小时出现，卧位、弯腰或腹压增高时可加重，部分患者胃灼热和反流症状可在夜间入睡时发生。

2.非典型症状

指除胃灼热和反流之外的食管症状。胸痛由反流物刺激食管引起，疼痛发生在胸骨后。严重时可为剧烈刺痛，可放射到后背、胸部、肩部、颈部、耳后，有时酷似心绞痛，可伴有或不伴有胃灼热和反流。由 GERD 引起的胸痛是非心源性胸痛的常见病因。吞咽困难见于部分患者，可能是由于食管痉挛或功能紊乱，症状呈间歇性，进食固体或液体食物均可发生。少部分患者吞咽困难是由食管狭窄引起，此时吞咽困难可呈持续性或进行性加重。有严重食管炎或并发食管溃疡者，可伴吞咽疼痛。

（二）食管外症状

由反流物刺激或损伤食管以外的组织或器官引起，如咽喉炎、慢性咳嗽和哮喘。对一些病因不明、久治不愈的上述疾病患者，要注意是否存在 GERD，伴有胃灼热和反流症状有提示作用，但少部分患者以咽喉炎、慢性咳嗽或哮喘为首发或主要表现。严重者可发生吸入性肺炎，甚至出现肺间质纤维化。一些患者诉咽部不适，有异物感、棉团感或堵塞感，但无真正吞咽困难，称为癔球症，近年研究发现部分患者也与 GERD 相关。

【实验室及其他检查】

（一）内镜检查

内镜检查是诊断反流性食管炎最准确的方法，并能判断反流性食管炎的严重程度和有无并发症，结合活检可与其他原因引起的食管炎和其他食管病变（如食管癌等）做鉴别。内镜下无反流性食管炎不能排除胃食管反流病。根据内镜下所见食管黏膜的损害程度进行反流性食管炎分级，有利于病情判断及指导治疗。目前多采用洛杉矶分级法：

1.正常

食管黏膜没有破损。

2.A 级

一个或一个以上食管黏膜破损，长径小于 5mm。

3.B 级

一个或一个以上黏膜破损，长径大于 5mm，但没有融合性病变。

4.C 级

黏膜破损有融合，但小于 75%的食管周径。

5.D 级

黏膜破损融合，至少达到 75%的食管周径。

（二）24 小时食管 pH 值监测

应用便携式 pH 值记录仪在生理状态下对患者进行 24 小时食管 pH 值连续监测，可提供食管是否存在过度酸反流的客观证据，并了解酸反流的程度及其与症状发生的关系。常用的观察指标：24 小时内 pH<4 的总百分时间、pH<4 的次数、持续 5 分钟以上的反流次数以及最长反流时间等指标。但要注意在行该项检查前 3 日应停用抑酸药与促胃肠动力的药物。

（三）食管吞钡 X 线检查

该检查对诊断反流性食管炎敏感性不高，对不愿接受或不能耐受内镜检查者行该检查，其目的主要是排除食管癌等其他食管疾病。

（四）食管滴酸试验

在滴酸过程中，出现胸骨后疼痛或胃灼热的患者为阳性，且多在滴酸的最初 15 分钟内出现。

（五）食管测压

正常人 LES 静息压为 10～30mmHg，如 LES 压<6mmHg 易导致反流。可作为辅助性诊断方法。

【并发症】

（一）上消化道出血

反流性食管炎患者，因食管黏膜糜烂及溃疡可以导致上消化道出血，临床表现可有呕血和（或）黑便以及不同程度的缺铁性贫血。

（二）食管狭窄

反复发作致使纤维组织增生，最终导致瘢痕狭窄。

（三）Barrett 食管

Barrett 食管内镜下的表现为正常呈现均匀粉红带灰白的食管黏膜出现胃黏膜的橘红色，分布可为环形、舌形或岛状。Barrett 食管是食管腺癌的癌前病变，其腺癌的发生率较正常人高 30～50 倍。

【诊断与鉴别诊断】

胃食管反流病的诊断是基于：①有反流症状；②内镜下可能有反流性食管炎的表现；③食管过度酸反流的客观证据。如患者有典型的胃灼热和反酸症状，可做出胃食管反流病的初步临床诊断，内镜检查如发现有反流性食管炎并能排除其他原因引起的食管病变，本病诊断可成立。对有典型症状而内镜检查阴性者，24 小时食管 pH 值监测提示胃食管反流或质子泵抑制剂（protonpump inhibitor，PPI）做试验性治疗（如奥美拉唑每次 20mg，每天 2 次，连用 7～14 天）有明显效果，本病诊断一般可成立。

本病应与其他病因的食管炎、食管贲门失弛缓症、消化性溃疡、胆道疾病等相鉴别。胸痛为主要表现者，应与心源性胸痛及其他原因引起的非心源性胸痛进行鉴别。

【治疗】

胃食管反流病的治疗目的是控制症状、治愈食管炎、减少复发和防治并发症。

（一）一般治疗

包括：①为了减少卧位及夜间反流，可将床头抬高 10～20cm；②避免睡前 2 小时内进食，白天进餐后亦不宜立即卧床；③注意减少一切引起腹压增高的因素，如肥胖、便秘、紧束腰带等；④应避免进食使 LES 压降低的食物，如高脂肪、巧克力、咖啡、浓茶等；⑤应戒烟及禁酒；⑥避免应用降低 LES 压的药物及引起胃排空延迟的药物。如钙拮抗剂、多巴胺受体激动剂等。

（二）药物治疗

1.促胃肠动力药

如多潘立酮、莫沙必利、依托必利等，这类药物可能通过增加 LES 压力、改善食管蠕动功能、促进胃排空，从而达到减少胃内容物食管反流及减少其在食管的暴露时间。由于这类药物疗效有限且不确定，因此只适用于轻症患者，或作为与抑酸药合用的辅助治疗。

2.抑酸药

目前常用的抑制胃酸分泌药有 H_2 受体拮抗剂（H_2 receptor antagonist，H_2RA），如雷尼替丁、西咪替丁、法莫替丁、尼扎替丁等和质子泵抑制剂（PPI），如奥美拉唑、兰索拉唑、泮托拉唑、雷贝拉唑等两大类。PPI 药物抑酸作用强，因此对本病的疗效优于 H_2RA，特别适用于症状重、有严重食管炎的患者。一般按治疗消化性溃疡常规用量，疗程 8 周。对个别疗效不佳者可加倍剂量或与促胃肠动力药联合使用，并适当延长疗程。

3.抗酸药

碳酸氢钠、氢氧化铝等，适合症状轻、间歇发作的患者作为临时缓解症状用。

胃食管反流病具有慢性复发倾向，为减少症状复发，防止食管炎反复复发引起的并发症，需考虑给予维持治疗。H_2RA 和 PPI 均可用于维持治疗，其中以 PPI 效果最好。维持治疗的剂量因患者而异，以调整至患者无症状之最低剂量为最适剂量；对无食管炎的患者也可考虑采用按需维持治疗，即有症状时用药，症状消失时停药。

(三)抗反流手术治疗

一般采用不同术式的胃底折叠术,目的是阻止胃内容物反流入食管,合并食管裂孔疝的行修补术。抗反流手术的疗效与 PPI 相当,但术后有一定并发症。其适应证为:①内科治疗有效,但不能长期服用 PPI;②与反流有关的咽喉炎、哮喘持续存在,内科治疗无效。

(四)并发症的治疗

1.食管狭窄

除极少数严重瘢痕性狭窄需行手术切除外,绝大部分狭窄可行内镜下食管扩张术治疗。扩张术后予以长程 PPI 维持治疗可防止狭窄复发,对年轻患者亦可考虑抗反流手术。

2.Barrett 食管

必须使用 PPI 治疗及长程维持治疗。Barrett 食管发生食管腺癌的危险性大大增高,尽管有各种清除 Barrett 食管方法的报道,但均未获肯定,因此加强随访是目前预防 Barrett 食管癌变的唯一方法。重点是早期识别异型增生,发现重度异型增生或早期食管癌及时手术切除。

第二节　胃炎

胃炎指的是任何病因引起的胃黏膜炎症,常伴有上皮损伤和细胞再生。按临床发病的缓急和病程的长短,一般将胃炎分为急性胃炎和慢性胃炎。

一、急性胃炎

急性胃炎是由多种病因引起的急性胃黏膜炎症。临床上急性发病,常表现为上腹部症状。内镜检查可见胃黏膜充血、水肿、出血、糜烂(可伴有浅表溃疡)等一过性病变。病理组织学特征为胃黏膜固有层见到以中性粒细胞为主的炎症细胞浸润。

急性胃炎主要包括:①急性糜烂出血性胃炎:由各种病因引起的以胃黏膜多发性糜烂为特征的急性胃黏膜病变,常伴有胃黏膜出血,可伴有一过性浅溃疡形成,临床常见,需要积极治疗;②急性幽门螺杆菌感染引起的急性胃炎:感染幽门螺杆菌后,如不予治疗,幽门螺杆菌感染可长期存在并发展为慢性胃炎(详见本章第二节);③除幽门螺杆菌之外的病原体感染及(或)其毒素对胃黏膜损害引起的急性胃炎。

【病因和发病机制】

(一)理化因素

1.物理因素

过冷,过热,辛辣,胃内异物,留置胃管等。

2.化学因素

常见的有非甾体抗炎药(NSAID)如阿司匹林、吲哚美辛等,某些抗肿瘤药、口服氯化钾或铁剂等。这些药物直接损伤胃黏膜上皮层。其中,NSAID 还通过抑制环氧合酶的作用而抑制胃黏膜生理性前列腺素的产生,削弱胃黏膜的屏障功能;某些抗肿瘤药如氟尿嘧啶对快速分裂的细胞如胃肠道黏膜细胞产生明显的细胞毒作用;乙醇具亲酯性和溶脂能力,因而大量饮酒时高浓度乙醇可直接破坏胃黏膜屏障，与胃酸协同作用引起黏膜炎症。

(二)生物因素

不洁饮食，致病微生物及其毒素可引起胃炎或同时合并肠炎，其中由幽门螺杆菌感染引起的，称为急性幽门螺杆菌胃炎。

(三)应激状态

严重创伤、大手术、大面积烧伤、颅内病变、败血症及其他严重脏器病变或多器官功能衰竭等均可引起胃黏膜糜烂、出血，严重者发生急性溃疡并大量出血，如烧伤所致者称 Curling 溃疡、中枢神经系统病变所致者称 Cushing 溃疡。虽然急性应激引起急性糜烂出血性胃炎的确切机制尚未完全明确，但一般认为应激状态下胃黏膜微循环不能正常运行而造成黏膜缺血、缺氧是发病的重要环节，由此可导致胃黏膜黏液和碳酸氢盐分泌不足、局部前列腺素合成不足、上皮再生能力减弱等改变，胃黏膜屏障因而受损。

【临床表现和诊断】

病因不同，临床表现各异。多为急性起病，主要表现为上腹饱胀、隐痛、食欲减退、嗳气、恶心和呕吐。急性糜烂出血性胃炎患者多以突然发生呕血和(或)黑便的上消化道出血症状而就诊。据统计在所有上消化道出血病例中由急性糜烂出血性胃炎所致者占 10%～25%，是上消化道出血的常见病因之一。有近期服用 NSAID 史、严重疾病状态或大量饮酒患者，如发生呕血和(或)黑便，应考虑急性糜烂出血性胃炎的可能，确诊有赖急诊胃镜检查。内镜可见以弥漫分布的多发性糜烂、出血灶和浅表溃疡为特征的急性胃黏膜病损，一般应激所致的胃黏膜病损以胃体、胃底为主，而 NSAID 或乙醇所致者则以胃窦为主。强调内镜检查宜在出血发生后24～48小时内进行，因病变(特别是 NSAID 或乙醇引起者可在短期内消失，延迟胃镜检查可能无法确定出血病因。

【治疗和预防】

去除病因，积极治疗原发病，根据病情可短期内禁食或进流食。①呕吐、腹泻剧烈者应注意水、电解质和酸碱平衡紊乱的纠正；②细菌感染所致者应针对致病菌选用敏感的抗生素；③腹痛严重者可用解痉剂，如阿托品每次 0.5mg 或山莨菪碱每次 10mg，肌内注射；④剧烈呕吐者可用促胃动力药，如甲氧氯普胺每次 10mg，肌内注射：⑤对处于急性应激状态的上述严重疾病患者，除积极治疗原发病外，应常规给予抑制胃酸分泌的 H_2 受体拮抗剂或质子泵抑制剂，或具有黏膜保护作用的硫糖铝作为预防措施；⑥对服用 NSAID 的患者应视情况应用 H_2 受体拮抗剂、质子泵抑制剂或米索前列醇预防；⑦对已发生上消化道大出血者，按上消化道出血治疗原则采取综合措施进行治疗，质子泵抑制剂或 H_2 受体拮抗剂静脉给药可促进病变愈合和有助止血，为常规应用药物。

二、慢性胃炎

慢性胃炎(chronic gastritis)是由各种病因引起的胃黏膜慢性炎症。病理变化以黏膜内淋巴细胞和浆细胞浸润为主。是一种常见病，发病率随年龄的增长而升高。

【分类】

慢性胃炎的分类方法很多，我国 2006 年达成的中国慢性胃炎共识意见中采纳了国际上新悉尼系统的分类方法，根据病理组织学改变和病变在胃的分布部位，结合可能病因，将慢性胃炎分成非萎缩性(以往称浅表性)、萎缩性和特殊类型三大类。根据炎症分布的部位,可再分为胃窦胃炎、胃体胃炎和全胃炎。

(一)慢性非萎缩性胃炎

指不伴有胃黏膜萎缩性改变、胃黏膜层以淋巴细胞和浆细胞浸润为主。

(二)慢性萎缩性胃炎

指胃黏膜已发生了萎缩性改变的慢性胃炎。分为多灶萎缩性胃炎和自身免疫性胃炎两大类。前者萎缩性改变在胃内呈多灶性分布,以胃窦为主,多由幽门螺杆菌感染引起的慢性非萎缩性胃炎发展而来,这类型胃炎相当于以往命名的B型胃炎;后者萎缩改变主要位于胃体部,多由自身免疫引起的胃体胃炎发展而来,这类型胃炎相当于以往命名的A型胃炎。

(三)特殊类型胃炎

种类很多,由不同病因所致,临床上较少见,详见本章第三节。

【病因和发病机制】

(一)幽门螺杆菌感染

幽门螺杆菌作为慢性胃炎最主要病因的确立基于如下证据:①绝大多数慢性活动性胃炎患者胃黏膜中可检出幽门螺杆菌;②幽门螺杆菌在胃内的分布与胃内炎症分布一致;③根除幽门螺杆菌可使胃黏膜炎症消退;④从志愿者和动物模型中可复制幽门螺杆菌感染引起的慢性胃炎。其致病机制与以下因素有关:①幽门螺杆菌具有鞭毛,能在胃内穿过黏液层移向胃黏膜,其所分泌的黏附素能使其贴紧上皮细胞,直接侵袭黏膜;②幽门螺杆菌释放尿素酶分解尿素产生 NH_3 及分泌毒素可致炎症反应;③幽门螺杆菌抗体可造成自身免疫损伤。

(二)饮食和环境因素

幽门螺杆菌感染增加胃黏膜对环境因素损害的易感性。流行病学研究显示,饮食中高盐和缺乏新鲜蔬菜水果与胃黏膜萎缩、肠化生以及胃癌的发生密切相关。

(三)自身免疫

自身免疫性胃炎以富含壁细胞的胃体黏膜萎缩为主;患者血液中存在自身抗体如壁细胞抗体(PCA),伴恶性贫血者还可查到内因子抗体(IFA);本病可伴有其他自身免疫病如桥本氏甲状腺炎、白癜风等。上述表现提示本病属自身免疫病。自身抗体攻击壁细胞,使壁细胞总数减少,导致胃酸分泌减少或丧失;内因子抗体与内因子结合,阻碍维生素 B_{12} 吸收不良从而导致恶性贫血。

(四)十二指肠液反流

幽门括约肌功能不全时含胆汁和胰液的十二指肠液反流入胃,可削弱胃黏膜屏障功能。

(五)其他因素

①酗酒、服用NSAID等药物、某些刺激性食物等均可反复损伤胃黏膜;②老年人胃黏膜一定程度退行性变及黏液-黏膜屏障功能低下;③慢性右心功能衰竭、肝硬化门静脉高压均可致黏膜瘀血,使新陈代谢受影响而发病。

【病理】

慢性胃炎的过程是胃黏膜损伤与修复的慢性过程,主要组织病理学特征是炎症、萎缩和肠化生。炎症表现为黏膜层以淋巴细胞和浆细胞为主的慢性炎症细胞浸润,幽门螺杆菌引起的慢性胃炎常见淋巴滤泡形成。当有中性粒细胞浸润时显示有活动性炎症，称为慢性活动性胃炎，多提示存在幽门螺杆菌感染。慢性炎症过程中出现胃黏膜萎缩，主要表现为胃黏膜固有腺体数量减少甚至消失，常同时伴有肠化生。

组织学上有两种萎缩类型：①非化生性萎缩：胃黏膜固有腺体被纤维组织或纤维肌性组织代替或炎症细胞浸润引起固有腺体数量减少；②化生性萎缩：胃黏膜固有腺体被肠化生或假幽门腺化生所替代。慢性胃炎进一步发展，胃上皮或化生的肠上皮在再生过程中发生发育异常，可形成异型增生，表现为细胞异型性和腺体结构的紊乱，异型增生是胃癌的癌前病变。

在不同类型胃炎上述病理改变在胃内的分布不同。幽门螺杆菌引起的慢性胃炎，炎症弥漫性分布，但以胃窦为重。在多灶萎缩性胃炎，萎缩和肠化生呈多灶性分布，多起始于胃角小弯侧，逐渐波及胃窦，继而胃体，灶性病变亦逐渐融合。在自身免疫性胃炎，萎缩和肠化生主要局限在胃体。

【临床表现】

主要表现为上腹痛或不适、上腹胀、早饱、嗳气、恶心等消化不良症状。自身免疫性胃炎患者可伴有贫血，在典型恶性贫血时除贫血外还可伴有维生素 B_{12} 缺乏的其他临床表现。

【实验室和其他检查】

(一)胃镜及活组织检查

是诊断慢性胃炎的最可靠方法。内镜下非萎缩性胃炎可见红斑（点、片状或条状）、黏膜粗糙不平、出血点/斑、黏膜水肿、渗出等基本表现。内镜下萎缩性胃炎有两种类型，即单纯萎缩性胃炎和萎缩性胃炎伴增生。前者主要表现为黏膜红白相间，白相为主、血管显露、色泽灰暗、皱襞变平甚至消失；后者主要表现为黏膜呈颗粒状或结节状。

(二)幽门螺杆菌检测

详见本篇第四章“消化性溃疡”。

(三)自身免疫性胃炎的相关检查

疑为自身免疫性胃炎者应检测血壁细胞抗体（PCA）和内因子抗体（IFA），如为该病 PCA 多呈阳性，伴恶性贫血时 IFA 多呈阳性。血清维生素 B_{12} 浓度测定及维生素 B_{12} 吸收试验有助恶性贫血诊断。

(四)血清胃泌素 G_{17}、胃蛋白酶原Ⅰ和Ⅱ测定

属于无创性检查，有助判断萎缩是否存在及其分布部位和程度，近年国内已开始在临床试用。胃体萎缩者血清胃泌素 G_{17} 水平显著升高、胃蛋白酶原Ⅰ和（或）胃蛋白酶原Ⅰ/Ⅱ比值下降；胃窦萎缩者血清胃泌素 G_{17} 水平下降、胃蛋白酶原Ⅰ和胃蛋白酶原Ⅰ/Ⅱ比值正常；全胃萎缩者则两者均低。

(五)X 线钡餐检查

由于胃镜的广泛使用，临床已少用本法诊断慢性胃炎。钡餐检查主要适合于年老体弱或因其他疾病不能做胃镜检查者。

【诊断和鉴别诊断】

(一)诊断

病史、临床症状可供诊断参考，确诊必须依靠胃镜检查及胃黏膜活组织病理学检查。幽门螺杆菌检测有助于病因诊断。怀疑自身免疫性胃炎应检测相关自身抗体及血清胃泌素。

(二)鉴别诊断

本病需要与消化性溃疡、胃癌、胃肠功能紊乱等疾病相鉴别。

【治疗】

(一)根除幽门螺杆菌

2006 年中国慢性胃炎共识意见,建议根除幽门螺杆菌特别适用于:①有明显异常的慢性胃炎(胃黏膜有糜烂、中至重度萎缩及肠化生、异型增生);②有胃癌家族史;③伴糜烂性十二指肠炎;④消化不良症状经常规治疗疗效差者。对其他患者则可视具体情况而定。具体方案见本篇第四章“消化性溃疡”。

(二)消除和避免引起胃炎的有害因素

如戒除烟酒、避免服用对胃有刺激性的食物及药物等。

(三)针对病因或主要症状进行治疗

包括:①对服用 NSAID 的患者应视情况应用 H_2 受体拮抗剂、质子泵抑制剂或米索前列醇预防;②对胆汁反流引起者可用促胃动力药多潘立酮或莫沙必利消除或减少胆汁反流;③对胃灼热、反酸、上腹痛者可给予抑制胃酸分泌的 H_2 受体拮抗剂或质子泵抑制剂;④胃黏膜保护药(如硫糖铝兼有黏膜保护及吸附胆汁作用)、中药均可试用,这些药物除对症治疗作用外,对胃黏膜上皮修复及炎症也可能有一定作用。

(四)自身免疫性胃炎的治疗

目前尚无特异治疗,有恶性贫血时注射维生素 B_{12} 后贫血可获纠正。

(五)异型增生的治疗

异型增生是胃癌的癌前病变,应予高度重视。对轻度异型增生除给予上述积极治疗外,关键在于定期随访。对肯定的重度异型增生则宜予预防性手术,目前多采用内镜下胃黏膜切除术或手术治疗。

【预后】

感染幽门螺杆菌后少有自发清除,因此慢性胃炎常长期持续存在,少部分慢性非萎缩性胃炎可发展为慢性多灶萎缩性胃炎。极少数慢性多灶萎缩性胃炎经长期演变可发展为胃癌。所以,要加强预防,加强健康教育,养成良好的生活习惯,注意饮食卫生,尽量避免对为黏膜有损害的药物和其他各种刺激因素。

三、特殊类型胃炎

(一)感染性胃炎

一般人很少患除幽门螺杆菌之外的感染性胃炎,但当机体免疫力下降时,如艾滋病患者、长期大量使用免疫抑制剂者、严重疾病晚期等,可发生各种细菌(非特异性细菌和特异性细菌如结核、梅毒)、真菌和病毒(如巨细胞病毒)所引起的感染性胃炎。其中急性化脓性胃炎病情凶险,该病常见致病菌为甲型溶血性链球菌、金黄色葡萄球菌或大肠杆菌,化脓性炎症常源于黏膜下层,并扩展至全层胃壁,可发生穿孔,内科治疗多无效而需紧急外科手术。

(二)化学性胃炎

胆汁反流、长期服用 NSAID 或其他对胃黏膜损害的物质,可引起以胃小凹增生为主且炎症细胞浸润很少为特征的反应性胃黏膜病变。胃大部分切除术后失去了幽门的功能，含胆汁、胰酶的十二指肠液长期大量反流入胃，由此而引起的残胃炎和吻合口炎是典型的化学性胃炎（病）改变，治疗上可予促胃肠动力药和吸附胆汁药物（如硫糖铝、铝碳酸镁或考来烯胺），严重者需做 Rous-en-Y 转流术。

（三）Menetrier 病

本病特点是：①胃体、胃底皱襞粗大、肥厚，扭曲呈脑回状；②胃黏膜组织病理学见胃小凹延长扭曲、深处有囊样扩张，伴壁细胞和主细胞减少，胃黏膜层明显增厚；③胃酸分泌减少；④低蛋白血症。本病多见于 50 岁以上的男性。诊断时注意排除胃黏膜的癌性浸润、胃淋巴瘤及淀粉样变性等。因病因未明，目前无特效治疗，有溃疡形成时予抑酸药，伴有幽门螺杆菌感染者宜根除幽门螺杆菌，蛋白质丢失持续而严重者可考虑胃切除术。

（四）其他

嗜酸性粒细胞性胃炎、淋巴细胞性胃炎、非感染性肉芽肿性胃炎（如胃克罗恩病、结节病）、放射性胃炎（放射治疗引起）、充血性胃病（如门脉高压性胃病）等。痘疮样胃炎表现为内镜下见胃体或（及）胃窦有多发性的小隆起，其中央呈脐样凹陷，凹陷表面常有糜烂，活组织病理学检查见胃黏膜以淋巴细胞浸润为主。痘疮样胃炎多与幽门螺杆菌感染或服用 NSAID 有关，但亦有病因不明者。

第三节　消化性溃疡

消化性溃疡主要指发生在胃和十二指肠的慢性溃疡，即胃溃疡（GU）和十二指肠溃疡（DU），因溃疡形成与胃酸/胃蛋白酶的消化作用有关而得名。溃疡的黏膜缺损超过黏膜肌层，不同于糜烂。

【病因和发病机制】

胃十二指肠黏膜不但经常接触高浓度胃酸，而且还受到胃蛋白酶、微生物、胆盐、乙醇、药物及其他有害物质的侵袭。正常情况下由于胃十二指肠黏膜具有一系列防御和修复机制，包括黏液、碳酸氢盐屏障、黏膜屏障、黏膜血流量、细胞更新、前列腺素及表皮生长因子等。因此，胃十二指肠黏膜能够抵御这些侵袭因素的破坏作用，维护黏膜的完整性。当胃十二指肠的侵袭因素与黏膜自身的防御/修复因素之间失去平衡便发生溃疡。这种失平衡可能是侵袭因素增强，也可能是防御/修复因素减弱，或两种因素都有之。

（一）幽门螺杆菌

确认幽门螺杆菌为消化性溃疡的重要病因主要基于两方面的证据：①消化性溃疡患者的幽门螺杆菌检出率显著高于对照组的普通人群，在 DU 的检出率约为 90%、GU 为 70%～80%（幽门螺杆菌阴性的消化性溃疡患者往往能找到 NSAID 服用史等其他原因）；②大量临床研究肯定，成功根除幽门螺杆菌后溃疡复发率明显下降，用常规抑酸治疗后愈合的溃疡年复发率 50%～70%，而根除幽门螺杆菌可使溃疡复发率降至 5%以下，这就表明去除病因后消化性溃疡可获治愈。至于何以在感染幽门螺杆菌的人群中仅有少部分人(约 15%)发生消化性溃疡,一般认为,这是幽门螺杆菌、宿主和环境因素三者相互作用的不同结果。

(二)非甾体抗炎药

NSAID 是引起消化性溃疡的另一个常见病因。NSAID 通过削弱黏膜的防御和修复功能而导致消化性溃疡发病,NSAID 损伤胃十二指肠黏膜的机制除了直接局部作用外,主要是抑制环氧合酶(cox),导致胃肠黏膜生理性前列腺素 E 合成不足,从而使胃黏膜对胃酸-胃蛋白酶的防御作用减弱,导致黏膜损害,溃疡形成。

(三)胃酸和胃蛋白酶

消化性溃疡的最终形成是由于胃酸/胃蛋白酶对黏膜自身消化所致。因胃蛋白酶活性是 pH 值依赖性的,在 $pH>4$ 时便失去活性,因此在探讨消化性溃疡发病机制和治疗措施时主要考虑胃酸。无酸情况下罕有溃疡发生以及抑制胃酸分泌药物能促进溃疡愈合的事实均确证胃酸在溃疡形成过程中的决定性作用,是溃疡形成的直接原因。DU 患者基础酸排量(BAO)及五肽胃泌素刺激的最大酸排量(MAO)常大于正常人,而 GU 患者 BAO 及 MAO 多属正常或偏低。因此,胃酸和胃蛋白酶似乎不是 GU 主要致病因素。

(四)其他因素

1.吸烟

吸烟者消化性溃疡发生率比不吸烟者高,吸烟影响溃疡愈合和促进溃疡复发。吸烟影响溃疡形成和愈合的确切机制未明,可能与吸烟增加胃酸分泌、减少十二指肠及胰腺碳酸氢盐分泌、影响胃十二指肠协调运动、黏膜损害性氧自由基增加等因素有关。

2.遗传

遗传因素曾一度被认为是消化性溃疡发病的重要因素,但随着幽门螺杆菌在消化性溃疡发病中的重要作用得到认识,遗传因素的重要性受到挑战。例如消化性溃疡的家族史可能是幽门螺杆菌感染的“家庭聚集”现象;O 型血胃上皮细胞表面表达更多黏附受体而有利于幽门螺杆菌定植。因此,遗传因素的作用尚有待进一步研究。

3.应激和心理因素

急性应激可引起应激性溃疡已是共识。但在慢性溃疡患者,情绪应激和心理障碍的致病作用却无定论。临床观察发现长期精神紧张、过劳,确实易使溃疡发作或加重,但这多在慢性溃疡已经存在时发生,因此情绪应激可能主要起诱因作用,可能通过神经内分泌途径影响胃十二指肠分泌、运动和黏膜血流的调节。

4.胃十二指肠运动异常

研究发现部分 DU 患者胃排空增快,这可使十二指肠球部酸负荷增大;部分 GU 患者有胃排空延迟,这可增加十二指肠液反流入胃,加重胃黏膜屏障损害。但目前认为,胃肠运动障碍不大可能是原发病因,但可加重幽门螺杆菌或 NSAID 对黏膜的损害。

概言之,消化性溃疡是一种多因素疾病,其中幽门螺杆菌感染和服用 NSAID 是已知的主要病因,溃疡发生是黏膜侵袭因素和防御因素失平衡的结果,胃酸在溃疡形成中起关键作用。

【病理】

DU 多发生在球部,前壁比较常见;GU 多在胃角和胃窦小弯。溃疡一般为单个,也可多个,两个或两个以上溃疡并存,称多发性溃疡。胃和十二指肠均有溃疡称为复合性溃疡。溃疡呈圆形或椭圆形,直径常小于2cm,边缘光整、底部洁净,由肉芽组织构成,上面覆盖有灰白色或灰黄色纤维渗出物。活动性溃疡周围黏膜常有炎症水肿。溃疡浅者累及黏膜肌层,深者达肌层甚至浆膜层,溃破血管时引起出血,穿破浆膜层时引起穿孔。溃疡愈合时周围黏膜炎症、水肿消退,边缘上皮细胞增生覆盖溃疡面,其下的肉芽组织纤维转化,变为瘢痕,瘢痕收缩使周围黏膜皱襞向其集中,幽门的瘢痕收缩可导致梗阻。

【临床表现】

上腹痛是消化性溃疡的主要症状,但部分患者可无症状或症状较轻以致不为患者所注意,而以出血、穿孔等并发症为首发症状。典型的消化性溃疡有如下临床特点:①慢性过程:病史可达数年至数十年。②周期性发作:发作与自发缓解相交替,发作期可为数周或数月;发作常有季节性,多在秋冬或冬春之交发病,可因精神情绪不良或过劳而诱发。③节律性疼痛:是消化性溃疡的特征性表现。

(一)症状

上腹痛为主要症状,性质多为灼痛,亦可为钝痛、胀痛、剧痛或饥饿样不适感。多数患者有轻至中度剑突下持续性疼痛,进食或服用抗酸药后缓解。约2/3的DU患者疼痛呈节律性,即疼痛多在餐后2～4小时出现,进食或服抗酸药后缓解或消失,约半数DU患者出现午夜痛,患者常被疼醒。GU疼痛常在餐后1小时内出现,1～2小时后逐渐缓解,直至下次进餐后再复现上述规律,夜间痛不如DU多见。部分患者无上述典型疼痛,仅表现为无规律性的上腹隐痛或不适,伴食后胀满,食欲减退、嗳气、反酸、上腹胀等症状,这些症状以GU多见。

(二)体征

溃疡活动时上腹部可有局限性轻压痛,DU的压痛点稍偏右。缓解期无明显体征。

(三)特殊类型的消化性溃疡

1.复合溃疡

指胃和十二指肠同时发生的溃疡。DU往往先于GU出现。幽门梗阻发生率较高。

2.幽门管溃疡

幽门管位于胃远端,与十二指肠交界,长约2cm。幽门管溃疡与DU相似,胃酸分泌一般较高。幽门管溃疡上腹痛的节律性不明显,对药物治疗反应较差,呕吐较多见,较易发生幽门梗阻、出血和穿孔等并发症。

3.球后溃疡

DU大多发生在十二指肠球部,发生在球部远段十二指肠的溃疡称球后溃疡。多发生在十二指肠乳头的近端。具DU的临床特点,但午夜痛及背部放射痛多见,对药物治疗反应较差,较易并发出血。

4.巨大溃疡

指直径大于2cm的溃疡。对药物治疗反应较差、愈合时间较慢,易发生慢性穿透或穿孔。胃的巨大溃疡注意与恶性溃疡鉴别。

5.老年人消化性溃疡

近年老年人发生消化性溃疡的报道增多。临床表现多不典型,GU多位于胃体上部甚至胃底部、溃疡常较大,易误诊为胃癌。

6.无症状性溃疡

约15%消化性溃疡患者可无症状,而以出血、穿孔等并发症为首发症状。可见于任何年龄,以老年人较多见;NSAID引起的溃疡近半数无症状。

【实验室和其他检查】

(一)胃镜检查

是确诊消化性溃疡首选的检查方法。胃镜检查不仅可对胃十二指肠黏膜直接观察、摄像,还可在直视下取活组织做病理学检查及幽门螺杆菌的检测。内镜下消化性溃疡多呈圆形或椭圆形,也有呈线形,边缘光整,底部覆有灰黄色或灰白色渗出物,周围黏膜可有充血、水肿,可见皱襞向溃疡集中。

(二)X线钡餐检查

适用于对胃镜检查有禁忌或不愿接受胃镜检查者。溃疡的X线征象有直接和间接两种:龛影是直接征象,对溃疡有确诊价值;局部压痛、十二指肠球部激惹和球部畸形、胃大弯侧痉挛性切迹均为间接征象,仅提示可能有溃疡。

(三)幽门螺杆菌检测

幽门螺杆菌检测应列为消化性溃疡诊断的常规检查项目,因为有无幽门螺杆菌感染决定治疗方案的选择。检测方法分为侵入性和非侵入性两大类。前者需通过胃镜检查取胃黏膜活组织进行检测,主要包括快速尿素酶试验、组织学检查和幽门螺杆菌培养;后者主要有13C或14C-尿素呼气试验、粪便幽门螺杆菌抗原检测及血清学检查(定性检测血清抗幽门螺杆菌IgG抗体)。

快速尿素酶试验是侵入性检查的首选方法,操作简便、费用低。13C或14C-尿素呼气试验检测幽门螺杆菌敏感性及特异性高而无须胃镜检查,可作为根除治疗后复查的首选方法。

(四)胃液分析和血清胃泌素测定

一般仅在疑有胃泌素瘤时做鉴别诊断之用。

【诊断和鉴别诊断】

(一)诊断

慢性病程、周期性发作的节律性上腹疼痛,且上腹痛可为进食或抗酸药所缓解的临床表现是诊断消化性溃疡的重要临床线索。确诊有赖胃镜检查。X线钡餐检查发现龛影亦有确诊价值。

(二)鉴别诊断

本病主要临床表现为慢性上腹痛,当仅有病史和体检资料时,需与其他有上腹痛症状的疾病如肝、胆、胰、肠疾病和胃的其他疾病相鉴别。

1.功能性消化不良

指有消化不良症状而无溃疡及其他器质性疾病者。多见于年轻女性,主要表现为餐后上腹饱胀、嗳气、反酸、恶心和食欲减退等,有时酷似消化性溃疡,但本病X线与胃镜检查均无阳性发现。

2. 胃癌

内镜或X线检查见到胃的溃疡，必须进行良性溃疡(胃溃疡)与恶性溃疡(胃癌)的鉴别(表1-1)。Ⅲ型(溃疡型)早期胃癌单凭内镜所见与良性溃疡鉴别有困难，放大内镜和染色内镜对鉴别有帮助，但最终必须依靠直视下取活组织检查鉴别，活组织检查可以确诊，但必须强调，对于怀疑胃癌而一次活检阴性者，必须在短期内复查胃镜进行再次活检；即使内镜下诊断为良性溃疡且活检阴性，仍有漏诊胃癌的可能，因此对初诊为胃溃疡者，必须在完成正规治疗的疗程后进行胃镜复查，胃镜复查溃疡缩小或愈合不是鉴别良、恶性溃疡的最终依据，必须重复活检加以证实。

表1-1 胃良性溃疡与恶性溃疡的鉴别

项目	良性溃疡	恶性溃疡
年龄	青中年居多	多见于中年以上
病史	较长	较短
临床表现	周期性上腹痛明显，无上腹包块，全身表现轻，抑酸药可缓解疼痛，内科治疗效果良好	呈进行性发展，可有上腹部包块，全身表现(如消瘦)明显，抑酸一般效果差，内科治疗无效或仅暂时有效
粪便隐血	可暂时阳性	持续阳性
胃液分析	胃酸正常或偏低，但无真性缺酸	缺酸者较多
X线钡餐检查	龛影直径<25mm，壁光滑，位于胃腔轮廓之外，龛影周围胃壁柔软，可呈星状聚合征	龛影常>25mm，边不整，位于胃腔轮廓之内；龛影周围胃壁强直，呈结节状，向溃疡聚集的皱襞有融合中断现象
胃镜检查	溃疡圆或椭圆形，底光滑，边光滑，白或灰白苔，溃疡周围黏膜柔软，可见皱襞向溃疡集中	溃疡形状不规则，底凹凸不平，边缘结节隆起，污秽苔，溃疡周围因癌性浸润增厚，僵硬，质地脆，有结节，糜烂，易出血

3. 胃泌素瘤

亦称Zollinger-Ellison综合征，是胰腺非p细胞瘤分泌大量胃泌素所致。肿瘤往往很小(<1cm)，生长缓慢，半数为恶性。大量胃泌素可刺激壁细胞增生，分泌大量胃酸，使上消化道经常处于高酸环境，导致胃、十二指肠球部和不典型部位(十二指肠降段、横段甚或空肠近端)发生多发性溃疡，易并发出血、穿孔，且难以治疗。胃液分析BAO和MAO均明显升高，且BAO/MAO>60%，血清胃泌素>200pg/ml。

【并发症】

(一)消化道出血

溃疡侵蚀周围血管可引起出血。出血是消化性溃疡最常见的并发症，也是上消化道大出血最常见的病因(约占所有病因的50%)。临床表现与出血的量和速度有关，轻者仅表现为黑便，重者可伴有呕血。出血超过1000ml可出现眩晕、出汗、心悸和血压下降等周围循环衰竭的表现。若短期内出血大于 1500ml，会发生休克。

消化性溃疡引起出血应与急性胃黏膜病变、食管胃底静脉曲张破裂出血等引起的消化道出血相鉴别。

(二)穿孔

溃疡病灶向深部发展穿透浆膜层则并发穿孔。溃疡穿孔临床上可分为急性、亚急性和慢性三种类型，以第一种常见。急性穿孔的溃疡常位于十二指肠前壁或胃前壁，发生穿孔后胃肠的内容物漏入腹腔而引起急性腹膜炎，典型病例腹部检查可表现为腹肌紧张呈板状腹，并有压痛和反跳痛，肝浊音界消失，透视发现膈下有游离气体。十二指肠或胃后壁的溃疡深至浆膜层时已与邻近的组织或器官发生粘连，穿孔时胃肠内容物不流入腹腔，称为慢性穿孔，又称为穿透性溃疡。这种穿透性溃疡改变了腹痛规律，变得顽固而持续，疼痛常放射至背部。邻近后壁的穿孔或游离穿孔较小，只引起局限性腹膜炎时称亚急性穿孔，症状较急性穿孔轻而体征较局限，且易漏诊。

穿孔应与急性阑尾炎、急性胰腺炎、异位妊娠破裂等急腹症相鉴别。

(三)幽门梗阻

主要是由 DU 或幽门管溃疡引起。溃疡急性发作时可因炎症水肿和幽门部痉挛而引起暂时性梗阻，可随炎症的好转而缓解；慢性梗阻主要由于瘢痕收缩而呈持久性。幽门梗阻临床表现为：餐后上腹饱胀、上腹疼痛加重，伴有恶心、呕吐，大量呕吐后症状可以改善，呕吐物含发酵酸性宿食。严重呕吐可致失水和低氯低钾性碱中毒。可发生营养不良和体重减轻。体检可见胃型和胃蠕动波，清晨空腹时检查胃内有振水声。进一步做胃镜或 X 线钡剂检查可确诊。

(四)癌变

少数 GU 可发生癌变，DU 则否。GU 癌变发生于溃疡边缘，据报道癌变率在 1%左右。长期慢性 GU 病史、年龄在 45 岁以上、溃疡顽固不愈者应提高警惕。对可疑癌变者，在胃镜下取多点活检做病理检查；在积极治疗后复查胃镜，直到溃疡完全愈合；必要时定期随访复查。

【治疗】

治疗的目的是消除病因、缓解症状、愈合溃疡、防止复发和防治并发症。针对病因的治疗如根除幽门螺杆菌，有可能彻底治愈溃疡病，是近年消化性溃疡治疗的一大进展。

(一)一般治疗

生活要有规律，避免过度劳累和精神紧张。注意饮食规律，戒烟、酒，避免进食辛辣食物及浓茶、咖啡等刺激性强的饮料。服用 NSAID 者尽可能停用，即使未用亦要告诫患者今后慎用。

(二)药物治疗

1.抑酸治疗

①H_2 受体拮抗剂(H_2RA)是治疗消化性溃疡的主要药物之一，疗效好，用药方便，价格适中，长期使用不良反应少。治疗胃溃疡和十二指肠球部溃疡的 6 周愈合率分别为 80%～95%和 90%～95%。常用药物主要有：法莫替丁、尼扎替丁、雷尼替丁、西咪替丁等。②质子泵抑制剂(PPI)作用于壁细胞胃酸分泌终末步骤中的关键酶 H^+-K^+ ATP 酶，使其不可逆失活，因此抑酸作用比 H_2RA 更强且作用持久。治疗胃溃疡和十二指肠球部溃疡的 4 周愈合率分别

为80%～96%和90%～100%。常用药物主要有：奥美拉唑、泮托拉唑、雷贝拉唑、兰索拉唑、埃索美拉唑等。

2.抗幽门螺杆菌治疗

根除Hp为消化性溃疡的基本治疗，它是溃疡愈合及预防复发的有效措施。消化性溃疡不论活动与否，都是根除Hp治疗的主要指征之一。

(1)首次根除：建议采用三联疗法（表1-2），疗程7～14天。

表1-2 根除幽门螺杆菌的三联疗法方案

PPI及胶体铋剂（选择一种）	抗菌药（选择两种）
奥美拉唑 20mg	克拉霉素 500mg
兰索拉唑 30mg	阿莫西林 1000mg
枸橼酸铋钾 240mg	甲硝唑 400mg
按上述剂量，2次/天，疗程7～14天	

(2)二、三线方案治疗：首次根除失败者采用。常用四联疗法，可根据既往用药情况并联合药敏试验，选用PPI＋铋剂＋2种抗生素（喹喏酮类、呋喃唑酮、四环素等），疗程10或14天。

(3)序贯疗法：具有疗效高、耐受性和依从性好等优点。推荐10天疗法：前5天，PPI＋阿莫西林，后5天，PPI＋克拉霉素＋替硝唑；或前5天，PPI＋克拉霉素，后5天，PPI＋阿莫西林＋呋喃唑酮。有效率达90%以上，且对耐药菌株根除率较其他方案为高。

治疗后应常规复查幽门螺杆菌是否已被根除，复查应在根除幽门螺杆菌治疗结束至少4周后进行，且在检查前停用PPI或铋剂2周，否则会出现假阴性。可采用非侵入性的^{13}C或^{14}C-尿素呼气试验，也可通过胃镜在检查溃疡是否愈合的同时取活检做尿素酶及（或）组织学检查。

3.其他药物治疗

(1)铋剂：这类药物的分子量较大，在胃酸溶液中成胶体状，与溃疡基底面的蛋白形成蛋白-铋复合物，覆于溃疡表面，阻断胃酸、胃蛋白酶对黏膜的自身消化。此外，铋剂还可以包裹Hp菌体，干扰Hp代谢，发挥杀菌作用。

(2)弱碱性抗酸药：常用的铝碳酸镁、氢氧化铝凝胶等，这些药物可中和胃酸，短暂缓解疼痛。

(3)胃黏膜保护药：米索前列醇和瑞巴派特都是可以调节胃黏膜防御功能的细胞保护药物。米索前列醇对预防NSAID引起的胃肠道损害有效，是目前美国FDA唯一推荐用于预防NSAID相关性胃病的药物，但腹痛、腹泻等不良反应限制了它的临床应用，而且能引起子宫收缩，故妊娠妇女禁用。瑞巴派特可直接针对NSAID所致胃黏膜损伤的作用机制，是具有增加PG合成、清除并抑制自由基作用的胃黏膜保护剂。

（三）手术治疗

适应证为：大量出血内科治疗无效；急性穿孔；瘢痕性幽门梗阻；胃溃疡恶变及严格内科治疗无效的顽固性溃疡。

第四节 炎症性肠病

炎症性肠病(inflammatory bowel disease,IBD)一词专指病因未明的炎症性肠病,包括溃疡性结肠炎(ulcerative colitis,UC)和克罗恩病(Crohn's disease,CD)。两者的临床、病理特点既有相同性,又有差异性。新的观点认为,这两种疾病之间存在着内在的联系,在某些基因型方面有所重叠,属于同一疾病的不同种属。

【病因和发病机制】

IBD的病因和发病机制尚未完全明确,已知肠道黏膜免疫系统异常反应所导致的炎症反应在IBD发病中起重要作用,目前认为这是由多因素相互作用所致,主要包括环境、遗传、感染和免疫因素。

目前对IBD病因和发病机制的认识可概括为:环境因素作用于遗传易感者,在肠道菌丛的参与下,启动了肠道免疫及非免疫系统,最终导致免疫反应和炎症过程。

一、溃疡性结肠炎

溃疡性结肠炎(ulcerative colitis,UC)是一种原因不明的直肠和结肠慢性非特异性炎症性疾病。病变主要限于大肠黏膜与黏膜下层。临床表现为腹泻、腹痛、黏液脓血便和里急后重。病情轻重不等,多呈反复发作的慢性病程。本病可发生在任何年龄,多见于20～40岁,亦可见于儿童或老年人。男女发病率无明显差别。

【病理】

病变位于大肠,呈连续性弥漫性分布。范围多自肛端直肠开始,逆行向近段发展,甚至累及全结肠及末段回肠。如累及末端回肠,则称为倒灌性回肠炎。活动期黏膜呈弥漫性炎症反应。固有膜内弥漫性淋巴细胞、浆细胞、单核细胞等细胞浸润是UC的基本病变,活动期并有大量中性粒细胞和嗜酸性粒细胞浸润。大量中性粒细胞浸润发生在固有膜、隐窝上皮(隐窝炎)、隐窝内(隐窝脓肿)及表面上皮。当隐窝脓肿融合溃破,黏膜出现广泛的小溃疡,并可逐渐融合成大片溃疡。肉眼见黏膜弥漫性充血、水肿,表面呈细颗粒状,脆性增加、出血,糜烂及溃疡。由于结肠病变一般限于黏膜与黏膜下层,很少深入肌层,所以并发结肠穿孔、瘘管或周围脓肿少见。少数暴发型或重症患者病变涉及结肠全层,可发生中毒性巨结肠,肠壁重度充血、肠腔膨大、肠壁变薄,溃疡累及肌层至浆膜层,常并发急性穿孔。

结肠炎症在反复发作的慢性过程中,黏膜不断破坏和修复,致正常结构破坏。显微镜下见隐窝结构紊乱,表现为腺体变形、排列紊乱、数目减少等萎缩改变,伴杯状细胞减少和潘氏细胞化生。可形成炎性息肉。由于溃疡愈合、瘢痕形成、黏膜肌层及肌层肥厚,使结肠变形缩短、结肠袋消失,甚至肠腔缩窄。少数患者发生结肠癌变。

【临床表现】

起病多数缓慢,少数急性起病,偶见急性暴发起病。病程呈慢性经过,多表现为发作期与缓解期交替,少数症状持续并逐渐加重。部分患者在发作间歇期可因饮食失调、劳累、精神刺激、感染等诱因诱发或加重症状。临床表现与病变范围、病型及病期等有关。

(一)症状

1.消化系统症状

(1)腹泻:为最主要的症状,与黏膜炎症导致肠分泌增加、肠蠕动增快和肠内水钠吸收障碍有关。轻者每日排便 2～4 次,便血轻或无;重者每日可达 10 次以上,脓血显见,甚至大量便血。黏液脓血便是本病活动期的重要表现,常伴里急后重。病变限于直肠或累及乙状结肠患者,除可有便频、便血外,偶尔反有便秘,这是病变引起直肠排空功能障碍所致。

(2)腹痛:疼痛性质常为阵发性痉挛性绞痛,与炎症刺激所致的肠痉挛或肠管张力增高有关。常局限于下腹,一般为轻、中度疼痛。轻者仅有腹部不适,重者特别是炎症波及腹膜或并发中毒性巨结肠时,可有全腹持续性剧烈疼痛。疼痛时可有便意,排便后疼痛暂时缓解。

(3)其他症状:可有腹胀、食欲减退,病情严重者可有恶心、呕吐。

2.全身症状

一般出现在中、重型患者。中、重型患者活动期常有低度至中度发热,高热多提示并发症或见于急性暴发型。重症或病情持续活动可出现衰弱、消瘦、贫血、低蛋白血症、水与电解质平衡紊乱等表现。

3.肠外表现

见于少数患者,包括关节炎、结节性红斑、巩膜外层炎、前葡萄膜炎、口腔复发性溃疡、慢性活动性肝炎、硬化性胆管炎等。

(二)体征

轻、中型患者仅有左下腹轻压痛,有时可触及痉挛的降结肠或乙状结肠。重型和暴发型患者常有明显压痛和鼓肠。若有腹肌紧张、反跳痛、肠鸣音减弱应注意中毒性巨结肠、肠穿孔等并发症。

(三)临床分型

按本病的病程、程度、范围及病期进行综合分型。

1.病程经过分型

(1)初发型:指无既往史的首次发作。

(2)慢性复发型:临床上最多见,发作期与缓解期交替。

(3)慢性持续型:症状持续,间断以症状加重的急性发作。

(4)急性暴发型:少见,急性起病,病情严重,全身毒血症状明显,可伴中毒性巨结肠、肠穿孔、败血症等并发症。上述各型可相互转化。

2.病情轻重分型

(1)轻度:腹泻每日 4 次以下,便血轻或无,无发热、脉速,贫血无或轻,血沉正常。

(2)重度:腹泻每日 6 次以上,并有明显黏液脓血便,体温＞37.5℃、脉搏＞90 次/分,血红蛋白＜100g/L,血沉＞30mm/h。

(3)中度:介于轻度与重度之间。

3.病变范围

可分为直肠炎、直肠乙状结肠炎、左半结肠炎(结肠脾曲以远)、广泛性或全结肠炎(病变扩展至结肠脾曲以近或全结肠)。

4.病情分期

分为活动期和缓解期。

【并发症】

(一)中毒性巨结肠

多发生在暴发型或重症溃疡性结肠炎患者。此时结肠病变广泛而严重,累及肌层与肠肌神经丛,肠壁张力减退,结肠蠕动消失,肠内容物与气体大量积聚,引起急性结肠扩张,一般以横结肠为最严重。常因低钾、钡剂灌肠、使用抗胆碱能药物或阿片类制剂而诱发。临床表现为病情急剧恶化,毒血症明显,有脱水与电解质平衡紊乱,出现鼓肠、腹部压痛,肠鸣音消失。血常规白细胞计数显著升高。X线腹部平片可见结肠扩大,结肠袋形消失。本并发症预后差,易引起急性肠穿孔。

(二)直肠、结肠癌变

是UC的重要并发症之一,恶性程度高。多见于广泛性结肠炎、幼年起病而病程漫长者。国外有报道起病20年和30年后癌变率分别为7.2%和16.5%。

(三)结肠息肉

由于结肠的慢性炎症刺激,使结肠黏膜细胞增生,形成息肉。对于炎性息肉一般不需摘除,而因为腺瘤与结肠癌的发生有密切关系,故腺瘤样息肉一旦确诊就应摘除。

(四)结肠狭窄和肠梗阻

肠梗阻少见,发生率远低于克罗恩病。

【实验室和其他检查】

(一)血液检查

可有贫血、白细胞计数增高。血沉增快和C反应蛋白增高是活动期的标志。严重病例可有人血白蛋白下降、凝血酶原时间延长、电解质平衡紊乱等。检查中性粒细胞胞浆抗体(ANCA)、抗酿酒酵母抗体(ASCA)有助于UC的诊断。

(二)粪便检查

黏液脓血便,显微镜检查有红、白细胞及脓细胞。病原学检查(至少连续3次)无特异的病原体。其目的是要排除感染性结肠炎。

(三)结肠镜检查

可直接观察肠黏膜变化,并可取活组织检查,确定病变范围。本病病变呈连续性、弥漫性分布,从肛端直肠开始逆行向上扩展,内镜下所见重要改变有:①黏膜血管纹理模糊、紊乱或消失、充血、水肿、易脆、出血及脓性分泌物附着,并常见黏膜粗糙,呈细颗粒状;②病变明显处见弥漫性糜烂和多发性浅溃疡;③慢性病变见假息肉及桥状黏膜,结肠袋往往变浅、变钝或消失。结肠镜下黏膜活检组织学见弥漫性炎症细胞浸润,活动期表现为表面糜烂、溃疡、隐窝炎、隐窝脓肿;慢性期表现为隐窝结构紊乱、杯状细胞减少和潘氏细胞化生。重症或暴发型患者慎做此检查以防穿孔。

(四)X线钡剂灌肠检查

X线征主要有:①黏膜粗乱和(或)颗粒样改变,呈“雪花点”征;②多发性浅溃疡,表现为管壁边缘毛糙呈毛刺状或锯齿状以及见小龛影,亦可有炎症性息肉而表现为多个小的圆或卵圆形充盈缺损;③肠管缩短,结肠袋消失,肠壁变硬,可呈“铅管状”。结肠镜检查比 X 线钡剂灌肠检查准确,有条件宜做结肠镜全结肠检查,检查有困难时辅以钡剂灌肠检查。重型或暴发型病例不宜做钡剂灌肠检查,以免加重病情或诱发中毒性巨结肠。

【诊断和鉴别诊断】

(一)诊断

根据持续或反复发作性腹泻和黏液脓血便、腹痛、里急后重,伴有(或不伴)不同程度全身症状者,病程多在 4～6 周以上,结合结肠镜检查或钡剂灌肠所在,排除结肠感染性和非感染性疾病后,可诊断本病。

初发病例、临床表现、结肠镜改变不典型者,暂不做出诊断,须随访 3～6 个月,观察发作情况。

一个完整的诊断应包括其临床类型、临床严重程度、病变范围、病情分期及并发症。例如:溃疡性结肠炎(初发型、中度、直乙状结肠炎、活动期)。

(二)鉴别诊断

1.慢性细菌性痢疾

常有急性细菌性痢疾病史;粪便或结肠镜检查取黏液脓性分泌物可培养出痢疾杆菌,抗菌药物治疗有效。

2.慢性阿米巴痢疾

病变主要侵犯右侧结肠,也可累及左侧结肠,结肠溃疡较深,边缘潜行,溃疡间的黏膜多属正常。粪便或结肠镜取溃疡渗出物检查可找到溶组织阿米巴滋养体或包囊。血清抗阿米巴抗体阳性。抗阿米巴治疗有效。

3.大肠癌

多见于中年以后,经直肠指检常可触到肿块,结肠镜或 X 线钡剂灌肠检查对鉴别诊断有价值,活检可确诊。须注意溃疡性结肠炎也可发生结肠癌变。

4.克罗恩病

克罗恩病可累及全消化道,但最常见于近端结肠和回肠末端(表 1-3)。

5.血吸虫病

有疫水接触史,常有肝脾大,粪便检查可发现血吸虫卵,孵化毛蚴阳性。

6.肠易激综合征

粪便可有黏液但无脓血,显微镜检查正常,隐血试验阴性。结肠镜检查无器质性病变证据。

7.其他

其他感染性肠炎(如抗生素相关性肠炎、肠结核、真菌性肠炎等)、缺血性结肠炎、放射性肠炎、过敏性紫癜、胶原性结肠炎、贝赫切特病、结肠息肉病、结肠憩室炎以及 HIV 感染合并的结肠炎等应和本病鉴别。

表 1-3　结肠克罗恩病与溃疡性结肠炎的鉴别

项目	克罗恩病	溃疡性结肠炎
症状	有腹泻但脓血便少	脓血便多见
病变部位	末段回肠	直肠
分布特点	呈节段性	呈连续性分布
肠腔狭窄	多见，偏心性	少见，中心性
瘘管形成	多见	罕见
内镜表现	纵行或匍行溃疡伴周围黏膜正常或鹅卵石样改变	溃疡浅，黏膜弥漫性充血、水肿、颗粒状、脆性增加
病理改变	全壁炎，有裂隙状溃疡，非干酪性肉芽肿	痛变主要在黏膜层，有浅溃疡、隐窝脓肿，杯状细胞减少

【治疗】

治疗目的是控制急性发作，维持缓解，减少复发，防治并发症。

（一）一般治疗

在急性发作期，应卧床休息，及时纠正水与电解质平衡紊乱，并予易消化的流质饮食。病情好转后，改为营养丰富的少渣食物。对于重症及暴发型患者，密切观察病情变化，禁食，给予静脉内高营养，必要时输血及白蛋白。

（二）药物治疗

1.活动期治疗

（1）氨基水杨酸制剂：柳氮磺吡啶（SASP）是治疗本病的常用药物。该药口服后大部分到达结肠，经肠菌分解为5-氨基水杨酸（5-ASA）与磺胺吡啶，前者是主要有效成分，其滞留在结肠内与肠上皮接触而发挥抗炎作用。该药适用于轻、中度患者或重度经糖皮质激素治疗已有缓解者。用药方法：3～4g/d，分3～4次口服。病情完全缓解后仍要继续用药长期维持治疗（详见后文）。该药不良反应除恶心、呕吐、皮疹、粒细胞减少、溶血外，还可致可逆性男性不育症。口服5-ASA新型制剂可避免在小肠近段被吸收，而在结肠内发挥药效，这类制剂有各种控释剂型的美沙拉秦，奥沙拉秦和巴柳氮。口服5-ASA新型制剂疗效与SASP相仿，优点是不良反应明显减少，缺点是价格昂贵，因此对SASP不能耐受者尤为适用。5-ASA的灌肠剂适用于病变局限在直肠、乙状结肠者，栓剂适用于病变局限在直肠者。

（2）糖皮质激素：对急性发作期有较好疗效。适用于对氨基水杨酸制剂疗效不佳的轻、中度患者，特别适用于重度患者及急性暴发型患者。一般给予口服泼尼松40～60mg/d；重症患者先予较大剂量静脉滴注，如氢化可的松300mg/d、甲泼尼龙48mg/d或地塞米松10mg/d，7～10天后改为口服泼尼松60mg/d。病情缓解后以每1～2周减少5～10mg用量至停药。减量期间加用氨基水杨酸制剂逐渐接替激素治疗。

病变局限在直肠、乙状结肠者，可用琥珀酸钠氢化可的松100mg或地塞米松5mg加生理盐水100ml做保留灌肠，每晚1次。病变局限于直肠者如有条件也可用布地奈德泡沫灌肠剂

2mg 保留灌肠，每晚 1 次，该药是局部作用为主的糖皮质激素，故全身不良反应较少。

(3)免疫抑制剂：硫唑嘌呤或巯嘌呤可试用于对激素治疗效果不佳或对激素依赖的慢性持续型病例，加用这类药物后可逐渐减少激素用量甚至停用。近年国外报道，对严重溃疡性结肠炎急性发作静脉用糖皮质激素治疗无效的病例，应用环孢素每日 2～4mg/kg 静脉滴注，大部分患者可取得暂时缓解而避免急症手术。

(4)其他：对重症、暴发型或并有瘘管、脓肿的患者应选用针对革兰阴性菌的广谱抗生素，并积极对症、支持治疗。如腹泻、腹痛较重可对症治疗，单使用解痉剂时应警惕诱发中毒性巨结肠。

2.缓解期治疗

缓解期主要以氨基水杨酸制剂作维持治疗。SASP 的维持治疗剂量以往推荐 2g/d，但近年国外研究证明 3～4g/d 疗效较优。5-ASA 制剂维持治疗剂量同诱导缓解时所用剂量。如患者活动期缓解是由硫唑嘌呤或巯嘌呤所诱导，则仍用相同剂量该类药维持。维持治疗的疗程未统一，但一般认为至少要维持 3 年。

(三)手术治疗

紧急手术指征为：并发大出血、肠穿孔、重型患者特别是合并中毒性巨结肠经积极内科治疗无效且伴严重毒血症状者。

择期手术指征：①并发结肠癌变；②慢性持续型病例内科治疗效果不理想而严重影响生活质量，或虽然用糖皮质激素可控制病情但糖皮质激素不良反应太大不能耐受者。

【预后】

本病呈慢性过程，大部分患者反复发作，轻度及长期缓解者预后较好。急性暴发型、有并发症及年龄超过 60 岁者预后不良，但近年由于治疗水平提高，病死率已明显下降。慢性持续活动或反复发作频繁，预后较差，但如能合理选择手术治疗，亦可望恢复。病程漫长者癌变危险性增加，应注意随访，推荐对病程 8～10 年以上的广泛性或全结肠炎和病程 30～40 年以上的左半结肠炎、直肠乙状结肠炎患者，至少两年 1 次行监测性结肠镜检查。

二、克罗恩病

克罗恩病(Crohn's disease，CD)是一种病因尚不十分清楚的胃肠道慢性炎性肉芽肿性疾病。病变多见于末段回肠和邻近结肠，但从口腔至肛门各段消化道均可受累，呈节段性或跳跃式分布。临床上以腹痛、腹泻、体重下降、腹块、瘘管形成和肠梗阻为特点，可伴有发热等全身表现以及关节、皮肤、眼、口腔黏膜等肠外损害。

【病理】

大体形态上，克罗恩病特点为：①病变呈节段性或跳跃性，而不呈连续性；②黏膜溃疡的特点：早期呈鹅口疮样溃疡，随后溃疡增大、融合，形成纵行溃疡和裂隙溃疡，将黏膜分割呈鹅卵石样外观；③病变累及肠壁全层，肠壁增厚变硬，肠腔狭窄。

组织学上，克罗恩病的特点为：①非干酪性肉芽肿，由类上皮细胞和多核巨细胞构成，可发生在肠壁各层和局部淋巴结；②裂隙溃疡，呈缝隙状，可深达黏膜下层甚至肌层；③肠壁各层炎症，伴固有膜底部和黏膜下层淋巴细胞聚集、黏膜下层增宽、淋巴管扩张及神经节炎等。

肠壁全层病变致肠腔狭窄，可发生肠梗阻。溃疡穿孔引起局部脓肿，或穿透至其他肠段、器官、腹壁，形成内瘘或外瘘。肠壁浆膜纤维素渗出、慢性穿孔均可引起肠粘连。

【临床表现】

起病大多隐匿，进展缓慢，从发病早期症状出现（如腹部隐痛或间歇性腹泻）至确诊往往需数月至数年。病程呈慢性，长短不等的活动期与缓解期交替，有终生复发倾向。少数急性起病，可表现为急腹症，酷似急性阑尾炎或急性肠梗阻。腹痛、腹泻和体重下降三大症状是本病的主要临床表现。但本病的临床表现复杂多变，这与临床类型、病变部位、病期及并发症有关。

（一）消化系统表现

1.腹痛

为最常见症状，多位于右下腹或脐周.间歇性发作，常为痉挛性阵痛伴腹鸣。常于进餐后加重，排便或肛门排气后缓解。出现持续性腹痛和明显压痛，提示炎症波及腹膜或腹腔内脓肿形成。全腹剧痛和腹肌紧张，提示病变肠段急性穿孔。

2.腹泻

亦为本病常见症状，主要由病变肠段炎症渗出、蠕动增加及继发性吸收不良引起。腹泻先是间歇发作，病程后期可转为持续性。粪便多为糊状，一般无脓血和黏液。病变涉及下段结肠或肛门直肠者，可有黏液血便及里急后重。

3.腹部包块

由于肠粘连、肠壁增厚、肠系膜淋巴结肿大、内瘘或局部脓肿形成所致。多位于右下腹与脐周。固定的腹块提示有粘连，多已有内瘘形成。

4.瘘管形成

是克罗恩病的特征性临床表现，因透壁性炎性病变穿透肠壁全层至肠外组织或器官而成。瘘分内瘘和外瘘，前者可通向其他肠段、肠系膜、膀胱、输尿管、阴道、腹膜后等处，后者通向腹壁或肛周皮肤。

5.肛门周围病变

包括肛门周围瘘管、脓肿形成及肛裂等病变，见于部分患者，有结肠受累者较多见。有时这些病变可为本病的首发或突出的临床表现。

（二）全身表现

本病全身表现较多且较明显，主要有以下几种。

1.发热

为常见的全身表现之一，与肠道炎症活动及继发感染有关。间歇性低热或中度热常见，少数呈弛张高热伴毒血症。

2.营养障碍

由慢性腹泻、食欲减退及慢性消耗等因素所致。主要表现为体重下降，可有贫血、低蛋白血症和维生素缺乏等表现。青春期前患者常有生长发育迟滞。

（三）肠外表现

本病肠外表现与溃疡性结肠炎的肠外表现相似，但发生率较高，据统计以口腔黏膜溃疡、皮肤结节性红斑、关节炎及眼病为常见。

(四)临床分型

1.临床类型

依疾病行为分型,可分为狭窄型(以肠腔狭窄所致的临床表现为主)、穿通型(有瘘管形成)和非狭窄非穿通型(炎症型)。各型可有交叉或互相转化。

2.病变部位

参考影像和内镜结果确定,可分为小肠型、结肠型、回结肠型。如消化道其他部分受累亦应注明。

3.严重程度

根据主要临床表现的程度及并发症计算 CD 活动指数(CDAI),用于疾病活动期与缓解期区分、病情严重程度估计(轻、中、重度)和疗效评定。

【并发症】

肠梗阻最常见,其次是腹腔内脓肿,偶可并发急性穿孔或大量便血。直肠或结肠黏膜受累者可发生癌变。

【实验室和其他检查】

(一)实验室检查

贫血常见且常与疾病严重程度平行;活动期血沉加快、C 反应蛋白升高;周围血白细胞轻度增高见于活动期,但明显增高常提示合并感染。粪便隐血试验常呈阳性。人血白蛋白常有降低。血液自身抗体检查参见本章第一节。

(二)影像学检查

小肠病变作胃肠钡剂造影,结肠病变做钡剂灌肠检查。X 线表现为肠道炎性病变,可见黏膜皱襞粗乱、纵行性溃疡或裂沟、鹅卵石征、假息肉、多发性狭窄或肠壁僵硬、瘘管形成等 X 线征象,病变呈节段性分布。由于肠壁增厚,可见填充钡剂的肠襻分离。腹部超声、CT、MRI 可显示肠壁增厚、腹腔或盆腔脓肿、包块等。

(三)结肠镜检查

结肠镜做全结肠及回肠末段检查。病变呈节段性、非对称性分布,见阿弗他溃疡或纵行溃疡、鹅卵石样改变,肠腔狭窄或肠壁僵硬,炎性息肉,病变之间黏膜外观正常。

因为克罗恩病病变累及范围广,为肠壁全层性炎症,故其诊断往往需要 X 线与结肠镜检查的相互配合。近年发明的胶囊内镜、双气囊小肠镜等技术提高了对小肠病变诊断的准确性,有助于提高克罗恩病的诊断水平。

(四)活组织检查

对诊断和鉴别诊断有重要价值。本病的典型病理组织学改变是非干酪性肉芽肿,还可见裂隙状溃疡、固有膜底部和黏膜下层淋巴细胞聚集、黏膜下层增宽、淋巴管扩张及神经节炎等。

【诊断和鉴别诊断】

(一)诊断

对慢性起病,反复发作性右下腹或脐周痛、腹泻、体重下降,特别是伴有肠梗阻、腹部压痛、腹块、肠瘘、肛周病变、发热等表现者,临床上应考虑本病。在充分排除各种肠道感染性或非感染性炎症疾病及肠道肿瘤后,可做出临床诊断。对初诊的不典型病例,应通过随访观察,以求明确诊断。鉴别有困难而又有手术指征者可行手术探查获得病理诊断。

(二)鉴别诊断

需与各种肠道感染性或非感染性炎症疾病及肠道肿瘤鉴别。应特别注意,急性发作时与阑尾炎;慢性发作时与肠结核及肠道淋巴瘤;病变单纯累及结肠者与溃疡性结肠炎进行鉴别。在我国,与肠结核的鉴别至关重要。现分述如下。

1.肠结核

肠结核患者既往或现有肠外结核病史;病变主要涉及回盲部,可累及邻近结肠,但节段性分布不明显,溃疡多为横行,浅表而不规则;活检组织抗酸杆菌染色阳性有助肠结核诊断,干酪样肉芽肿是肠结核的特征性病理组织学改变(可惜因取材大小受限,依靠活检较难发现这一特征性病变);结核菌素试验(PPD)强阳性、血清结核杆菌相关性抗原和抗体检测阳性等倾向肠结核诊断。

2.小肠恶性淋巴瘤

原发性小肠恶性淋巴瘤可较长时间内局限在小肠,X线检查见一肠段内广泛侵蚀、呈较大的指压痕或充盈缺损,B型超声或CT检查肠壁明显增厚、腹腔淋巴结肿大,有利于小肠恶性淋巴瘤诊断。小肠恶性淋巴瘤一般进展较快。双气囊小肠镜下活检或必要时手术探查可获病理确诊。

3.溃疡性结肠炎

鉴别要点见本章第一节。

4.急性阑尾炎

腹泻少见,常有转移性右下腹痛,压痛限于麦氏点,血常规检查白细胞计数增高更为显著,可资鉴别,但有时需剖腹探查才能明确诊断。

5.其他

如血吸虫病、阿米巴肠炎、其他感染性肠炎(耶尔森菌、空肠弯曲菌、艰难梭菌等感染)、贝赫切特病、药物性肠病(如NSAIDs)、嗜酸性粒细胞性肠炎、缺血性肠炎、放射性肠炎、胶原性结肠炎、各种肠道恶性肿瘤以及各种原因引起的肠梗阻,在鉴别诊断中均需考虑。

【治疗】

克罗恩病的治疗原则及药物应用与溃疡性结肠炎相似,但具体实施有所不同。氨基水杨酸类药物应视病变部位选择,对克罗恩病的疗效逊于对溃疡性结肠炎。对糖皮质激素无效或依赖的患者在克罗恩病中多见,因此免疫抑制剂、抗生素和生物制剂在克罗恩病使用较为普遍。相当部分克罗恩病患者在疾病过程中最终因并发症而需手术治疗,但术后复发率高,至今尚无预防术后复发的有效措施。现就克罗恩病的治疗简述如下。

(一)一般治疗

一般给高营养低渣饮食,适当给予叶酸、维生素B_{12}等多种维生素。重症患者酌用要素饮食或全胃肠外营养。腹痛、腹泻必要时可酌情使用抗胆碱能药物或止泻药,合并感染者静脉途径给予广谱抗生素。

(二)药物治疗

1.活动期治疗

(1)氨基水杨酸制剂:柳氮磺吡啶仅适用于病变局限在结肠的轻、中度患者。美沙拉秦能在回肠末段、结肠定位释放，适用于轻度回结肠型及轻、中度结肠型患者。

(2)糖皮质激素：对控制病情活动有较好疗效，适用于各型中-重度患者，以及上述对氨基水杨酸制剂无效的轻.中度患者。应注意，有相当部分患者表现为激素无效或依赖(减量或停药短期复发)，对这类患者应考虑加用免疫抑制剂(详见下述内容)。布地奈德全身不良反应较少，可用于轻、中度小肠型或回结肠型患者，剂量每次 3mg，每日 3 次。

(3)免疫抑制剂：硫唑嘌呤或巯嘌呤适用于对激素治疗无效或对激素依赖的患者，加用这类药物后可逐渐减少激素用量乃至停用。剂量为硫唑嘌呤 1.5～2.5mg/(kg·d)或巯嘌呤 0.75～1.5mg/(kg·d)，该类药显效时间需 3～6 个月，维持用药可至 3 年或以上。现在认为上述剂量硫唑嘌呤或巯嘌呤的安全性是可以接受的，严重不良反应主要是白细胞减少等骨髓抑制表现，应用时应严密监测。对硫唑嘌呤或巯嘌呤不耐受者可试换用甲氨蝶呤。

(4)抗菌药物：某些抗菌药物如硝基咪唑类、喹诺酮类药物应用于本病有一定疗效。甲硝唑对肛周病变、环丙沙星对瘘有效。上述药物长期应用不良反应多，故临床上一般与其他药物联合短期应用，以增强疗效。

(5)生物制剂：英夫利昔(infliximab)是一种抗 TNF-a 的人鼠嵌合体单克隆抗体，为促炎性细胞因子的拮抗剂，临床试验证明对传统治疗无效的活动性克罗恩病有效，重复治疗可取得长期缓解，近年已逐步在临床推广使用。其他一些新的生物制剂也已上市或在临床研究之中。

2.缓解期治疗

用氨基水杨酸制剂或糖皮质激素取得缓解者，可用氨基水杨酸制剂维持缓解，剂量与诱导缓解的剂量相同。因糖皮质激素无效/依赖而加用硫唑嘌呤或巯嘌呤取得缓解者，继续以相同剂量硫唑嘌呤或巯嘌呤维持缓解。使用英夫利昔取得缓解者推荐继续定期使用以维持缓解。维持缓解治疗用药时间可至 3 年以上。

(三)手术治疗

手术后复发率高，故手术适应证主要是针对并发症，包括完全性肠梗阻、瘘管与腹腔脓肿、急性穿孔或不能控制的大量出血。

【预后】

本病可经治疗好转，也可自行缓解。但多数患者反复发作，迁延不愈，其中部分患者在其病程中因出现并发症而手术治疗，预后较差。

第五节　功能性胃肠病

功能性胃肠病(FGIDs)是一组表现为慢性或反复发作的胃肠道症状、而无器质性改变的胃肠道功能紊乱综合征，具有腹胀、腹痛、腹泻或便秘等消化系统症状，常伴有失眠、焦虑、抑郁、头昏、头痛等，且多伴有精神因素的背景，常需经检查排除器质性病因后方可确诊。涉及部位包括咽、食管、胃、胆道、小肠、大肠、肛门等，因症状特征而有不同命名，目前我国采用罗马Ⅲ标准的功能性胃肠病的命名分类。临床上以功能性消化不良和肠易激综合征最常见。

一、功能性消化不良

功能性消化不良(FD)是指具有由胃和十二指肠功能紊乱引起的症状,而无器质性疾病的一组临床综合征,主要症状包括上腹胀痛、灼热感、餐后饱胀和早饱感,可伴有食欲减退、嗳气、恶心、呕吐等上消化道症状。FD是临床上最常见的一种功能性胃肠病。欧美的流行病学调查表明,普通人群中有消化不良症状者占19%～41%。我国调查资料显示,FD占胃肠病专科门诊患者的50%左右。

【病因和发病机制】

病因和发病机制至今尚未清楚,可能与下列因素有关。

(一)胃肠运动功能障碍

胃肠运动功能障碍是FD的主要发病基础,约40%的FD患者存在不同程度胃排空延迟、胃十二指肠运动协调失常等,可能与胃电节律紊乱有关。

(二)内脏感觉过敏

FD患者胃的感觉容量明显低于正常人。内脏感觉过敏可能与外周感受器、传入神经、中枢整合等水平的异常有关。

(三)胃底对食物的容受性舒张功能下降

研究证明,部分FD患者进食后胃底舒张容积明显低于正常人,这一改变最常见于有早饱症状的患者。

(四)精神和社会因素

精神社会因素一直被认为与FD的发病有密切关系。调查表明,FD患者存在个性异常,焦虑、抑郁积分显著高于正常人和十二指肠溃疡组。还有调查报道,在FD患者生活中,特别是童年期应激事件的发生频率高于正常人和十二指肠溃疡患者,但精神因素的确切致病机制尚未阐明。

(五)幽门螺杆菌感染

约半数FD患者有幽门螺杆菌感染及由此而引起的慢性胃炎,但研究至今未发现幽门螺杆菌感染及慢性胃炎与FD症状有明确的相关性,长期随访证明,经治疗幽门螺杆菌被根除并伴慢性胃炎病理组织学改善之后,大多数患者症状并未得到改善,因此目前多数学者认为幽门螺杆菌感染及慢性胃炎在FD发病中不起主要作用,或者仅与某一亚型FD患者发病有关。

(六)胃酸分泌异常

FD患者中胃酸大多在正常范围内,但有研究发现FD患者的十二指肠对胃酸的敏感性增加,酸灌注十二指肠可引起症状,但目前尚未明确FD发病与胃酸分泌异常是否相关。

(七)其他

有急性胃肠道感染史的患者FD的发病风险为正常人群的5.2倍,还有研究发现有急性胃肠道感染史的FD患者,早饱、呕吐及体重下降发生率更高,胃底容纳舒张功能显著降低。此外,遗传因素与FD有关,已有研究发现某些基因的多态性与FD相关。

【临床表现】

(一)症状

1.消化系统症状

主要症状包括上腹痛、上腹灼热感、餐后饱胀和早饱之一种或多种,可同时存在上腹胀、嗳气、食欲减退、恶心、呕吐等。常以某一个或某一组症状为主,在病程中症状也可发生变化。起病多缓慢,病程经年累月,呈持续性或反复发作。部分患者常有饮食、精神等诱发因素。

(1)上腹痛和上腹灼热感:上腹痛为常见症状,位于胸骨剑突下与脐水平以上、两侧锁骨中线之间的区域,常与进食有关,表现为餐后痛,也有表现为饥饿痛、进食后缓解,亦可无规律性。部分患者表现为上腹灼热感,与胃灼热不同,胃灼热是指胸骨后的烧灼样疼痛或不适,是胃食管反流病的特征性症状。

(2)餐后饱胀和早饱:餐后饱胀是指正常餐量即出现饱胀感,是食物长时间存留于胃内引起的不适感。早饱是指有饥饿感但进食后不久即有饱感,致摄入食物明显减少。

(3)其他:上腹胀、嗳气、食欲减退、恶心、呕吐等症状可同时存在。嗳气也是常见症状,进食后尤其明显。恶心、呕吐病变常见,常发生在胃排空明显延迟的患者,呕吐为干呕或呕吐当餐食物。部分患者可重叠有下消化道症状,如腹泻、便秘等。

2.精神神经症状

不少患者同时伴有失眠、焦虑、抑郁、恐惧、头痛、注意力不集中等精神症状。

(二)体征

没有特异性的体征,部分患者有中上腹轻压痛。

(三)分型

根据临床特点,按罗马Ⅲ标准将本病分为两个临床亚型:①上腹痛综合征(EPS):上腹痛和(或)上腹灼热感;②餐后不适综合征(PDS):餐后饱胀和(或)早饱。两型可有重叠。

【诊断和鉴别诊断】

(一)诊断

1.诊断标准

①有上腹痛、上腹灼热感、餐后饱胀和早饱症状中的一种或多种,呈持续或反复发作的慢性过程(罗马Ⅲ标准规定病程超过6个月,近3个月症状持续);②上述症状排便后不能缓解(排除症状由肠易激综合征所致);③排除可解释症状的器质性疾病。

2.诊断程序

在全面病史采集和体格检查的基础上,应先判断患者有无下列提示器质性疾病的"报警症状和体征":45岁以上,近期出现消化不良症状;有消瘦、贫血、呕血、黑粪、吞咽困难、腹部肿块、黄疸等;消化不良症状进行性加重。对有"报警症状和体征"者,必须进行全面检查直至找到病因。对年龄在45岁以下且无"报警症状和体征"者,可选择基本的实验室检查和胃镜检查。也可以先予经验性治疗2～4周观察疗效,对诊断可疑或治疗无效者有针对性地选择进一步检查。

(二)鉴别诊断

鉴别的疾病包括:食管、胃和十二指肠的各种器质性疾病如消化性溃疡、胃癌等;各种肝胆胰疾病;由全身性或其他系统疾病引起的上消化道症状如糖尿病、肾脏病、风湿免疫性疾病和精神神经性疾病等;药物引起的上消化道症状如服用非甾体抗炎药;其他功能性胃肠病和动力障碍性疾病如胃食管反流病、肠易激综合征等。应注意,不少FD患者常同时有胃食管反流病、肠易激综合征及其他功能性胃肠病并存,临床上称之为症状重叠。

【治疗】

主要是对症治疗，以缓解症状、提高患者的生活质量为主要目的。遵循综合治疗和个体化治疗的原则。

（一）一般治疗

帮助患者认识和理解病情，建立良好的生活和饮食习惯，避免烟、酒及刺激性食物，少进食脂肪等容易延缓胃排空的食物。尽量避免服用非甾体抗炎药，去除可能诱发和加重症状的各种因素。注意根据患者不同特点进行心理治疗，使患者保证充足的睡眠，保持良好的心态。

（二）药物治疗

目前尚无特效药物，主要是经验性对症治疗。

1.抑制胃酸药

对于以上腹痛、上腹灼热感为主要症状的患者，可选择 H_2 受体拮抗剂（H_2RA）或质子泵抑制剂（PPI）。H_2RA 常用制剂及用法为西眯替丁 400mg、雷尼替丁 150mg，法莫替丁 20mg、尼扎替丁 150mg，每日 2 次，餐前半小时服用，一般疗程为 6～8 周，待症状缓解后逐渐减量至停用。PPI 常用制剂及用法为奥美拉唑 20mg、泮托拉唑 40mg、雷贝拉唑 10mg、埃索美拉唑 20mg 口服，每日 1 次，一般疗程为 4～6 周。

2.促胃肠动力药

一般适用于以餐后饱胀、早饱为主要症状的患者。常用药物有：①多潘立酮每次 10mg，每日 3 次，餐前半小时服用，能选择性拮抗外周多巴胺 D_2 受体，不透过血脑屏障，因此无锥体外系不良反应，但 10%～15%的患者可能引起可逆性血催乳素水平升高，出现乳房胀痛和泌乳现象；②依托必利每次 50mg，每日 3 次，餐前半小时服用，通过拮抗多巴胺 D_2 受体和抑制乙酰胆碱酯酶活性能显著改善患者腹痛和腹胀症状；③莫沙必利每次 5mg，每日 3 次，是 5-羟色胺（5-HT_4）受体激动剂，能增加乙酰胆碱的释放并刺激胃肠道动力。

对疗效不佳者，抑制胃酸药和促胃肠动力药可换用或合用。

3.助消化药

包括复方消化酶和益生菌制剂，可改善与进餐相关的上腹胀、食欲减退等症状，作为治疗消化不良的辅助用药。

4.抗抑郁药

上述治疗疗效欠佳而伴随精神症状明显者，小剂量抗抑郁药物是有益的。常用的有三环类抗抑郁药如阿米替林、选择性抑制 5.羟色胺再摄取的抗抑郁药如帕罗西汀等，宜从小剂量开始，注意药物的不良反应。

（三）精神心理治疗

除药物治疗外，行为治疗、认知治疗及心理干预可能对这类患者有益。

（四）治疗策略

在改变生活方式、调节饮食结构的基础上，进行 2～4 周经验性对症治疗。对上腹痛综合征，首选抑酸剂或合用促动力剂；对餐后不适综合征，首选促动力剂或合用抑酸剂；早饱为突出症状时，可选用改善胃容受功能的药物，如匹维溴铵；对明显心理学异常、腹腔感觉过敏者，可选择小剂量三环类抗抑郁药。如经验性治疗无效，应该重新评估患者病情，了解是否有其他影响因素或者其他疾病，调整治疗方案。

【预后】

功能性消化不良患者症状易反复发作。心理负担越重，症状越易出现或加重。

二、肠易激综合征

肠易激综合征(irritable bowel syndrome，IBS)是一种以腹痛或腹部不适伴排便习惯和粪便性状改变为特征而无器质性病变的功能性肠病。西方国家成人患病率为10%～20%，我国为10%左右。发病年龄多在20～50岁之间，以中青年居多，50岁以后首次发病者少见，男女比例约1：2。

临床上，根据排便特点和粪便的性状可分为腹泻型、便秘型、混合型和未定型。西方国家便秘型多见，我国则以腹泻型为主。

【病因和发病机制】

尚未清楚，可能与下列因素有关。

(一)胃肠运动功能障碍

IBS患者存在多种胃肠运动功能紊乱。部分腹泻型IBS表现为胃肠通过时间缩短、结肠收缩增强等肠道动力亢进，而部分便秘型IBS则存在动力不足。正常人结肠的基础电节律以6次/分的慢波频率为主。而以便秘、腹痛型IBS患者3次/分的慢波频率明显增加，致使肠内容物推进减慢，水分吸引过多。腹泻型IBS高幅收缩波明显增加，对各种生理性和非生理性刺激(如进食、肠腔扩张、肠内容物以及某些胃肠激素)的动力学反应过强，并呈反复发作过程。

(二)内脏感觉过敏

直肠气囊充气试验表明，IBS患者充气疼痛阈值明显低于对照组。IBS患者对胃肠道充盈扩张、肠平滑肌收缩等生理现象敏感性增强。这是IBS患者腹痛和腹部不适的主要原因。

(三)中枢神经系统感知和脑-肠轴调节异常

中枢神经系统(CNS)和肠神经系统(ENS)在本病中起重要作用。功能性磁共振成像研究发现，IBS患者与正常人之间存在大脑感知差异，IBS患者对直肠气囊扩张刺激所引起大脑反应区与正常人有所不同，且腹泻型IBS与便秘型IBS之间的大脑反应区也有所不同。

肠神经系统(ENS)含有许多神经递质，对肠功能起着调控作用，如5-羟色胺信号系统是脑-肠轴中重要的信号分子和神经递质，有资料显示5-羟色胺异常参与IBS肠道动力、脑-肠轴异常及内脏高敏感的发生。

(四)肠道感染

流行病学显示，部分IBS患者发病前曾有肠道感染病史，其发病与感染的严重性及应用抗生素时间均有一定相关性。肠道感染引起黏膜炎症反应、通透性增加及免疫功能激活与IBS发病有关。这种IBS也被称为感染后IBS。

(五)胃肠道激素

研究还发现某些胃肠道肽类激素如缩胆囊素等可能与IBS症状有关。

(六)精神心理因素

大量调查表明，IBS患者焦虑、抑郁积分显著高于正常人，应激事件发生频率亦高于正常人，对应激反应更敏感和强烈。部分患者存在焦虑、抑郁、紧张、失眠等精神心理异常，心理应激也可诱发或加重 IBS 症状，说明精神心理因素与 IBS 密切相关。此外，IBS 患者人格和情绪状态是决定其是否就诊的重要因素并影响疗效。

【临床表现】

起病隐匿，症状反复发作或慢性迁延，病程可长达数年至数十年，但全身健康状况却不受影响，精神、饮食等因素常诱使症状复发或加重。最主要的临床表现是腹痛或腹部不适、排便习惯和粪便性状的改变。

(一)症状

1.消化系统症状

(1)腹痛或腹部不适：为最主要症状，几乎所有 IBS 患者都有不同程度的腹痛或腹部不适，部位不定，以下腹和左下腹多见，局限或弥散，排便或排气后缓解。性质不同，程度各异，但不会进行性加重，极少有睡眠中痛醒者。

(2)排便习惯和粪便性状改变：多数患者有排便习惯和粪便性状改变，腹泻、便秘或两者交替出现。腹泻型 IBS 常排便较急，粪便呈糊状或稀水样，一般每日 3～5 次，少数严重发作期可达十余次，可带有黏液，但无脓血。腹泻通常仅在晨起时发生，部分因进食而发作。便秘型 IBS 常有排便困难，粪便干结、量少，呈羊粪状或细杆状，表面可附黏液，常有排便不尽感。早期多为间断性，后期可为持续性，甚至长期依赖泻药。

(3)其他：患者常伴腹胀，白天加重，夜间减轻，部分患者还可出现上腹灼热、早饱、恶心、呕吐等上消化道症状，与功能性消化不良有较多重叠。

2.精神神经症状

不少患者同时伴有失眠、焦虑、抑郁、恐惧、头痛、注意力不集中等精神神经症状。

(二)体征

一般无明显体征，可在相应部位有轻压痛，腹痛时部分患者可触及伴有压痛的腊肠样痉挛肠管，直肠指检或行乙状结肠镜检时，可感到肛门痉挛、张力较高，可有触痛。

(三)分型

根据排便特点和粪便的性状可分为腹泻型、便秘型、混合型和未定型。

【诊断和鉴别诊断】

(一)诊断

IBS 的诊断为排除性，首先要排除器质性疾病和肠感染性疾病。通常采用罗马Ⅲ诊断标准，包括如下。

(1)病程 6 个月以上且近 3 个月来持续存在腹部不适或腹痛，并伴有下列特点中至少 2 项：①症状在排便后改善；②症状发生伴随排便次数改变；③症状发生伴随粪便性状改变。

(2)以下症状不是诊断所必备，但属常见症状，这些症状越多越支持 IBS 的诊断：①排便频率异常(每天排便＞3 次或每周＜3 次)；②粪便性状异常(块状硬便或稀水样便)；③粪便排出过程异常(费力、急迫感、排便不尽感)；④黏液便；⑤胃肠胀气或腹部膨胀感。

(3)缺乏可解释症状的形态学改变和生化异常。

此外，对于存在警报症状的患者不应轻易诊断 IBS，这些警报症状包括体重下降、持续性腹泻、夜间腹泻、粪便中带血、顽固性腹胀、贫血、低热等，特别是中老年出现新发症状者要高度警惕器质性疾病。

（二）鉴别诊断

需要与器质性疾病、肠道感染性疾病、内分泌疾病（如甲状腺功能亢进症、糖尿病等）及其他功能性肠道疾病（如功能性便秘、功能性腹泻）、乳糖不耐受等相鉴别。注意 IBS 可能与其他功能性胃肠病并存。

【治疗】

治疗目的主要是积极寻找并去除促发因素、对症治疗，改善症状，提高生活质量。遵循综合治疗和个体化的治疗原则。

（一）一般治疗

对患者进行健康教育，告知患者 IBS 的诊断并详细解释疾病的性质，建立良好的医患关系，以解除患者顾虑和提高对治疗的信心，是所有治疗方法得以有效实施的基础。帮助患者建立良好的生活习惯，避免诱发症状的食物和不良饮食习惯，如过度饮食、高脂饮食等。便秘患者应适当增加纤维素、多聚糖、果糖、山梨醇或乳糖的摄入量，而腹泻患者则应减少这些食物的摄入量。排除性饮食疗法对部分患者有效，其方法是在两周内停止食用患者认为会引起症状的食品，然后依次摄入其中一种，详细记录饮食和症状间的关系，以确定引起症状的食物，在此基础上制定个体化的食谱。

（二）药物治疗

1.解痉药

抗胆碱药物可作为缓解腹痛的短期对症治疗，常用药物包括阿托品、颠茄、山莨菪碱、东莨菪碱等，其不良反应有口干、心率快和尿潴留等。也可选用选择性作用于胃肠道平滑肌的钙通道阻滞剂，对腹痛亦有一定疗效，且不良反应少，如匹维溴铵 50mg，每日 3 次；奥替溴铵 40mg，每日 3 次。此外，外周性脑啡肽类似物曲美布汀 100mg，每日 3 次。

2.止泻药

轻症腹泻型患者宜使用吸附止泻药如蒙脱石、药用炭等。腹泻症状较重者可选用洛哌丁胺 2mg，每日 3 次，该药属于阿片类药物，抑制肠道平滑肌的收缩，减少肠蠕动，增加肠道内水分和离子的吸收；或地芬诺酯 2.5～5mg，每日 2～4 次，口服。过量服用可引起便秘、腹胀等不良反应，需注意剂量的个体化，且不宜长期使用。

3.导泻药

对便秘型患者酌情使用泻药，宜使用作用温和的缓泻剂以减少不良反应和药物依赖性，也不宜长期使用。首选高渗性导泻剂如乳果糖或山梨醇 30ml 口服，每日 1～3 次，或聚乙二醇加水口服，每次 10g，每日 1～2 次。在肠道内吸收水分增加容积的容积性导泻药也可选用，如车前子或甲基纤维素等。

4.5-羟色胺受体 4（5-HT_4）激动剂

可以缓解腹痛不适、腹胀、便秘等。适用于便秘型患者。常用药物有莫沙比利 5mg，每日 3 次，口服。

5.抗抑郁药

对腹痛症状重，上述治疗无效且精神症状明显者可试用。临床研究表明这类药物甚至对不伴有明显精神症状者亦有一定疗效。常用的有三环类抗抑郁药如阿米替林 12.5～25mg，每日 1～2 次，口服及选择性 5-羟色胺再摄取抑制剂等。

6.肠道微生态制剂

如双歧杆菌、乳酸杆菌、酪酸菌等制剂，可调节肠道菌群生态平衡，对改善 IBS 腹泻、腹胀有一定疗效。

（三）心理和行为疗法

症状严重而顽固，经一般治疗和药物治疗无效者应考虑予以心理行为治疗，包括心理治疗、认知疗法、催眠疗法和生物反馈疗法等，可改善患者的生活质量。

【预后】

IBS 呈良性过程，症状可反复或间歇发作，影响生活质量，但一般对全身状况没有明显影响，结肠癌的发生率与普通人群相似。

第六节　肝硬化

肝硬化（hepatic cirrhosis）是由不同原因引起的慢性、进行性、弥漫性肝脏病变。主要病理改变为肝细胞弥漫性变性、坏死和纤维组织增生，并形成再生结节和假小叶。起病隐匿，晚期出现肝功能减退和门静脉高压的表现及多种并发症。世界范围内的年发病率约为 100（25～400）/10 万，好发年龄为 35～50 岁，男性多见。

【病因和发病机制】

（一）病因

1.病毒性肝炎

我国肝硬化最常见的原因，主要由乙型、丙型或丁型病毒性肝炎所致，其中乙型肝炎病毒（HBV）感染为最常见的病因。乙型合并丙型或丁型肝炎病毒重叠感染可加速发展成肝硬化。甲型和戊型病毒性肝炎一般不发展为肝硬化。从病毒性肝炎发展至肝硬化短至数月，长至数十年。

2.酒精

长期大量饮酒可导致慢性肝病，是欧美国家肝硬化常见原因，我国近年也有上升趋势。初期多表现为脂肪肝，进一步发展为酒精性肝炎、肝纤维化，继而发展为酒精性肝硬化。

3.胆汁淤积

可形成胆汁性肝硬化，可分为原发性胆汁性肝硬化和继发性胆汁性肝硬化，前者多与自身免疫有关，后者多由结石或肿瘤等各种原因引起肝内、外胆管阻塞，为高浓度胆酸和胆红素损伤肝细胞所致。

4.药物或毒物

长期服用甲基多巴、双醋酚汀、异烟肼、甲氨蝶呤或长期接触化学毒物如四氯化碳、磷、砷等均可使肝细胞变性、坏死、纤维组织增生而发展为肝硬化。

5.血液循环障碍

慢性充血性心力衰竭、缩窄性心包炎、肝静脉阻塞综合征(Budd-Chiari syndrome)等均可使肝细胞变性、坏死、纤维化,导致瘀血性肝硬化。

6.遗传代谢性疾病

肝豆状核变性(铜代谢障碍)、血色病(铁代谢障碍)、α_1-抗胰蛋白酶缺乏症等由于先天性酶缺陷,导致铜、铁、异常 α_1-抗胰蛋白代谢异常而沉积于肝脏,引起肝细胞变性、坏死、纤维组织增生而发展为肝硬化。

7.血吸虫病

血吸虫虫卵沉积于汇管区,引起大量纤维组织增生,形成纤维结节,导致的肝硬化以门脉高压为显著特征,由于再生结节较少,故称为血吸虫性肝纤维化。

8.其他

营养不良、肥胖及糖尿病引起的非酒精性脂肪肝的发病率逐渐增高,部分非酒精性脂肪肝可发展为肝硬化。

引起肝硬化的病因复杂,同一病例可由几种病因相互作用而形成肝硬化。病因仍不明者占 5%～10%,称为隐源性肝硬化。

(二)发病机制

各种病因引起肝脏损伤,使肝星状细胞激活,细胞外基质合成增加、降解减少,胶原沉积。一方面导致肝窦毛细血管化,肝细胞表面结构改变,影响肝窦内物质向肝细胞内转运,从而影响肝细胞合成功能;另一方面导致肝窦血流受阻,致使肝细胞缺氧、营养物质转运障碍,加重肝细胞坏死。若病因持续存在,再生的肝细胞难以恢复正常肝结构,形成不规则的肝细胞再生结节;大量纤维组织增生包绕再生结节,引起肝小叶正常结构破坏及假小叶形成,从而造成肝血管床缩小、闭塞和扭曲;血管受再生结节挤压,肝内门静脉、肝静脉和肝动脉之间失去正常关系,出现交通吻合支等。

肝脏血液循环障碍是形成门静脉高压的基础,且加重肝细胞坏死和纤维化,促进肝硬化演变发展。目前认为早期肝纤维化可逆,后期假小叶形成则不可逆。

【病理】

大体形态上肝脏明显缩小,质地变硬,表面弥漫性大小不等的结节和塌陷区。组织学上肝细胞坏死、纤维组织增生、小叶结构破坏,假小叶形成,汇管区增宽,其中可见炎症细胞浸润和假胆管增生。按结节形态将肝硬化分为三类:①小结节性肝硬化:结节大小相仿、直径小于3mm;②大结节性肝硬化:结节大于3mm,大小不等,最大可达5cm或更大;③大小结节混合性肝硬化:肝内同时存在大、小结节两种病理形态。

【临床表现及病理生理】

起病常隐匿,病程发展缓慢,早期无特异性症状和体征,可隐伏数年至10年以上。少部分也可因大片肝坏死,在数月内发展成肝硬化。肝硬化分为代偿期和失代偿期。

(一)代偿期肝硬化

大部分患者症状轻或无症状,表现为乏力、食欲减退、腹胀、腹泻等不适,尤在劳累后或伴随其他疾病时明显,经休息或治疗后缓解。肝脏常轻度肿大,质地偏硬,轻压痛;脾轻度或中度肿大，肝功能检查正常或轻度异常。

(二)失代偿期肝硬化

肝硬化患者出现明显黄疸、腹水、消化道出血及肝性脑病者，提示患者可能已进展至失代偿期，主要有肝功能减退和门脉高压两类临床表现。

1.肝功能减退的临床表现

(1)全身症状及体征：食欲减退、乏力为常见症状。消化功能障碍、蛋白质合成减少及营养不良导致体重减轻。少数患者有不规则低热，与肝细胞坏死有关，但注意排除合并感染、肝癌等并发症存在。患者多面色晦暗、黝黑，皮肤粗糙、砸频小血管扩张。

(2)消化道症状及体征：表现为食欲减退、恶心、呕吐、腹胀等，多因腹水、胃肠积气，肝脾大所致。腹水量大时，腹胀成为患者最难忍受的症状。进食蛋白质或油腻食物后可引起腹泻，常与肠道瘀血、水肿、脂肪吸收不良及菌群失调有关。如出现皮肤、巩膜黄染持续加重，提示肝功能损害严重，肝细胞进行性、广泛性坏死，患者预后较差。

(3)出血及贫血：可有牙龈、鼻黏膜出血，皮肤紫癜，女性月经过多等。主要因肝脏合成凝血酶原及凝血因子减少和脾功能亢进使血小板减少所致。大部分患者有轻到中度贫血，主要因叶酸缺乏、失血和脾功能亢进等原因引起。

(4)内分泌系统失调：男性患者常有性功能减退、男性乳房发育、毛发脱落；女性出现闭经及不孕。主要因肝脏对雌激素、醛固酮及抗利尿激素的灭活减少，增多的激素通过负反馈机制使雄激素、肾上腺糖皮质激素减少所致。大多数患者存在肝掌及蜘蛛痣，均认为与雌激素过多有关。部分患者面部、颈部、手掌及皮肤褶皱处色素沉着，与肾上腺皮质激素减少有关。肝硬化患者糖尿病发病率增加。

2.门脉高压症的临床表现

门脉高压症时可出现侧支循环开放、腹水、脾大。

(1)侧支循环开放：是门脉高压症的特征性表现。门静脉系统和腔静脉之间有许多交通支，门脉高压时门静脉回流受阻导致交通支开放。主要有：①食管胃底静脉曲张：由门静脉系的胃冠状静脉与腔静脉系的食管静脉、奇静脉相吻合，形成食管和胃静脉曲张。可引起门脉高压性胃病，也可因粗糙性食物、胃液反流、腹压骤升等原因诱发静脉破裂出血；②腹壁和脐周静脉曲张：门静脉高压时使闭锁的脐静脉及脐旁静脉重新开放，典型患者可见脐周静脉里海蛇头样改变；③痔静脉扩张：门静脉系的直肠上静脉与下腔静脉系统的直肠中、直肠下静脉交通，形成痔静脉曲张，破裂时出现便血。

(2)腹水：腹水是肝硬化失代偿期最突出的I临床表现和重要标志之一。腹水形成机制主要有：①门静脉压力升高：门静脉压增高时，血浆自肝窦渗透到窦旁间隙，造成肝脏淋巴液生成增加，超出胸导管引流能力，淋巴液自肝包膜表面直接漏八腹腔而形成腹水；②血浆胶体渗透压下降：肝脏合成白蛋白能力下降，当白蛋白低于 25～30g/L 时，血管内液体漏出，在腹腔内形成腹水；③有效血容量不足：由于有效循环血容量与肾血流量减少、肾小球滤过率下降、水钠的重吸收增加，发生水钠潴留；④其他因素：肝硬化患者内毒素血症及炎症导致毛细血管通透性增加、心房钠尿肽活性下降、继发性醛固酮增多、抗利尿激素增多等促使水、钠的重吸收增加而形成腹水。

出现腹水后患者有腹胀、腹部膨隆、下肢水肿。大量腹水使膈肌抬高可出现心悸和呼吸困难,使腹内压增高,可形成脐疝。部分患者伴有肝性胸腔积液,以右侧多见。

(3)脾大:脾脏因长期瘀血和脾单核巨噬细胞增生而肿大,常为中度增大,少数为重度。当脾大伴有脾功能亢进时,白细胞、红细胞及血小板可减少,一般以血小扳减少明显。

【并发症】

(一)上消化道出血

上消化道出血为晟常见的并发症,多因食管胃底静脉曲张破裂所致,可诱发肝性脑病。部分患者可因门脉高压性胃病、消化性溃疡而引起(详见本篇第十一章"上消化道出血")。

(二)胆石症

肝硬化患者胆石症发生率高,约为30%,且与患者肝功能失代偿的严重程度相关。

(三)感染

肝硬化患者免疫力低下,常可发生呼吸系统、胆道、胃肠道、尿路感染,易并发革兰阴性杆菌败血症、结核性腹膜炎等疾病。出现腹水时常并发自发性细菌性腹膜炎(SBP),是肝硬化常见和严重的并发症,病原菌多为来自肠道的革兰阴性菌。常表现为腹胀、腹痛、发热、腹泻,短期内腹水迅速增加且对利尿剂反应差,可出现全腹压痛和腹膜刺激征。可有白细胞升高,腹水呈渗出液,培养可有细菌生长。部分患者临床表现不典型,无腹痛、发热而表现为低血压或休克,严重者诱发肝性脑病。腹水检查如白细胞大于500×10^6/L或多形核白细胞大于250×10^6/L,可诊断SBP。

(四)肝性脑病

肝性脑病是本病最严重的并发症和最常见的死因,主要临床表现为性格行为失常、意识障碍和昏迷。

(五)电解质紊乱

肝硬化患者电解质紊乱主要有:①低钠血症:与钠摄入不足、长期用利尿剂或大量放腹水、抗利尿激素增多等因素有关;②低钾、低氯血症:呕吐、腹泻、摄入不足、长期用利尿剂或注射高渗葡萄糖、继发性醛固酮增多等均可促使血钾和血氯降低。低钾、低氯血症可导致代谢性碱中毒,诱发肝性脑病。

(六)原发性肝癌

病毒性肝炎肝硬化和酒精性肝硬化发生肝癌的危险性较高。当患者出现肝脏肿大、肝区疼痛、血性腹水或无法解释的发热时要考虑此病,血清甲胎蛋白升高及B超示肝脏占位性病变时应高度怀疑肝癌,需进一步行CT或强化CT检查。对肝癌高危人群(35岁以上、乙型肝炎或丙型肝炎病史大于5年、肝癌家族史)应定期做甲胎蛋白和B超检查,以早期诊断,早期治疗。

(七)门静脉血栓形成

门静脉血栓形成是指发生在门静脉主干、肠系膜上静脉、肠系膜下静脉或脾静脉的血栓。如果血栓形成缓慢,临床症状不明显。如发生门静脉急性完全性阻塞,可出现剧烈腹痛、腹胀、便血、休克等表现,可伴有脾脏迅速增大和顽固性腹水。

(八)肝肾综合征

肝肾综合征是指发生在严重肝病基础上的肾衰竭,但肾脏本身并无器质性损害。主要见于晚期肝硬化或急性肝功能衰竭患者。临床表现为自发性少尿或无尿、氮质血症和血肌酐升高、稀释性低钠血症。肾脏损害多为功能性，一般无器质性病变。

(九)肝肺综合征

肝肺综合征指发生在严重肝病基础上的低氧血症，表现为进展性肝病、肺内血管扩张、低氧血症的三联征。患者多出现呼吸困难，尤在立位时明显。

【实验室和其他检查】

(一)血常规

血常规初期多正常，可有轻重不等的贫血。脾功能亢进时白细胞、红细胞和血小板计数减少，并发感染时白细胞计数升高。

(二)尿常规

黄疸时可出现尿胆红素和尿胆原增加。乙型肝炎肝硬化合并乙型肝炎相关性肾炎时尿液检查可有蛋白尿、管型尿或血尿。

(三)肝功能试验

肝硬化代偿期肝功能大多正常或轻度异常。失代偿期肝功能均有不同程度异常，并与肝功能减退的严重程度相关。

1.血清酶学

转氨酶升高与肝脏炎症、坏死有关。一般轻至中度升高，以丙氨酸氨基转移酶(ALT)升高明显，肝细胞严重坏死时天门冬氨酸氨基转移酶(AST)升高更明显，GGT及ALP也可升高。

2.蛋白质代谢

肝脏是合成白蛋白的唯一场所，肝功能减退时，出现白蛋白下降、球蛋白升高，白、球蛋白比值倒置，血清蛋白电泳显示γ-球蛋白增多。

3.凝血酶原时间

是反映肝脏储备能力的重要指标，肝硬化时有不同程度延长，注射维生素K后不能纠正。

4.血清胆红素

可出现结合胆红素和总胆红素升高，持续升高提示预后不良。

5.其他

总胆固醇特别是胆固醇酯降低；血清胆碱酯酶下降；定量肝功能试验吲哚菁(ICG)清除试验异常；反映肝纤维化的指标单胺氧化酶(MAO)、血清Ⅲ型前胶原肽(PⅢP)、透明质酸、层粘连蛋白等增高。

(四)免疫学检查

1.病毒性肝炎标志物

乙、丙、丁型病毒性肝炎肝硬化者病毒标志物检测阳性，有助于病因诊断。

2.血清自身抗体检测

自身免疫性肝病可检测出抗平滑肌抗体、抗核抗体、抗线粒体抗体。

3.甲胎蛋白(AFP)

肝细胞严重坏死时AFP可轻度升高，多不超过200μg/L，往往伴有转氨酶升高，且随转氨酶下降而下降。若出现以下情况提示合并原发性肝细胞癌:①AFP大于500μg/L持续4周以上;②AFP在200μg/L以上水平持续8周以上;③AFP由低浓度逐渐升高而不降。

4.体液免疫检查

血清IgG、IgA、IgM均可增高,以IgG增高明显且与γ球蛋白升高相一致。

(五)影像学检查

1.腹部超声检查

可见肝包膜不光滑或凹凸不平,肝叶比例失调,肝实质回声不均匀增强或呈现网状结构,肝内血管走行紊乱,肝静脉狭窄、粗细不等。可见脾大、门静脉扩张等门脉高压症的改变,腹水时出现液性暗区。B超可提示肝硬化,但不能作为确诊依据,肝硬化患者超声检查可无异常发现。B超可检出原发性肝癌,是肝癌筛查的首选检查方法。

2.X线检查

食管静脉曲张时吞钡X线检查显示虫蚀样或蚯蚓状充盈缺损,胃底静脉曲张时钡餐可见菊花瓣样充盈缺损。

3.CT

肝硬化的CT检查可见肝叶比例失调、肝缩小、肝裂增宽、肝门扩大、肝脏密度高低不均,还可见脾大、腹水等。B超筛查后可疑合并原发性肝癌时常需CT进一步检查,还可配合增强CT或MRI检查综合分析。

(六)胃镜检查

胃镜可直接观察并确定食管和胃底静脉曲张程度及范围,其准确率高于钡餐X线检查。食管和胃底静脉曲张是诊断门脉高压症的最可靠指标。当并发上消化道出血时,急诊胃镜检查可判断出血部位及原因,并进行相应内镜下治疗。

(七)腹腔镜检查

诊断不明确时,腹腔镜检查可直接观察肝表面情况,并可在直视下取活检。

(八)腹水检查

新近出现腹水者、原有腹水突然增多者及可能合并自发性腹膜炎者均应做腹腔穿刺,抽取腹水做常规检查、腺苷脱氨酶(ADA)测定、细胞学检查及细菌培养。肝硬化腹水一般为漏出液,并发自发性腹膜炎时白细胞增多,常在500×10^6/L以上,以中性粒细胞升高为主,细菌培养可为阳性。腹水呈血性时应高度怀疑有无癌变,细胞学检查有助于诊断。

(九)肝穿刺活组织检查

肝穿刺取肝活组织做病理检查,可见肝细胞变性坏死、纤维组织增生、假小叶形成,对诊断有确诊价值。

【诊断和鉴别诊断】

(一)诊断

失代偿期肝硬化诊断并不困难,主要依据为:①有病毒性肝炎、长期大量饮酒等可导致肝硬化的病史等;②有肝功能减退和门脉高压的临床表现;③肝功能检查有血清白蛋白降低、血清酶学异常、胆红素增高及凝血酶原时间延长等改变;④B超或CT检查提示肝硬化;⑤钡餐或胃镜检查发现食管胃底静脉曲张;⑥肝活组织检查有假小叶形成。病理检查是诊断本病的金标准。

代偿期肝硬化诊断比较困难，对慢性乙型或丙型病毒性肝炎、长期大量饮酒者应密切随访，观察B超改变，监测肝功能试验，必要时肝穿刺活检或腹腔镜检查明确诊断。

(二)鉴别诊断

1.肝脾大的鉴别诊断

应与慢性白血病、原发性肝癌、华支睾吸虫及先天性多囊肝等引起的肝脾大鉴别，必要时做肝穿刺活检。

2.腹水的鉴别诊断

需要与结核性腹膜炎、缩窄性心包炎、慢性肾小球肾炎及腹腔内肿瘤等鉴别，必要时腹腔镜检查明确诊断。

3.肝硬化并发症的鉴别诊断

包括：①并发上消化道出血时，应与消化性溃疡、急性胃黏膜病变及胃癌等引起的出血鉴别；②并发肝肾综合征时，应与慢性肾小球肾炎、肾盂肾炎及其他原因导致的急性肾衰竭鉴别；③并发肝性脑病时，应与低血糖、糖尿病酮症酸中毒、脑血管意外、脑部感染、脑肿瘤及脑外伤等鉴别。

【治疗】

失代偿期肝硬化无特效治疗，关键在于早期诊断。代偿期患者主要针对病因积极治疗，防止各种诱发因素的产生；失代偿期患者主要是对症治疗，改善肝功能，治疗各种并发症。

(一)一般治疗

代偿期患者应适当减少活动，可从事轻工作，失代偿期尤其有并发症者应卧床休息。饮食以高热量、高蛋白质及维生素丰富且易消化的食物为宜，盐和水的摄入视病情而调整。禁酒、忌用对肝有损害的药物。

(二)对症及支持治疗

食欲差、营养状况差、病情重的患者可通过静脉补充营养，纠正水电解质及酸碱平衡紊乱；对腹水长期不消退、水肿、低蛋白血症者可输注血浆或白蛋白；视肝功能损害情况可选用保护肝细胞和促进肝细胞再生的药物。

(三)抗肝纤维化治疗

目前尚无肯定的药物有抗肝纤维化作用，现有的治疗方法尚不能逆转肝硬化。部分中药有活血化瘀功能，对早期肝纤维化、肝硬化患者可能有一定疗效。

(四)腹水的治疗

腹水的治疗可减轻症状，防止自发性腹膜炎、肝肾综合征的发生。主要采用以下措施。

1.控制水和钠盐的摄入

食盐的摄入量为1.5～2.0g/d，水的摄入量在500～1000ml/d，限钠饮食是腹水治疗的基础，部分轻、中度腹水患者经限制钠、水摄入可发生自发性利尿，腹水消退。

2.利尿剂的应用

经限钠饮食和休息，腹水仍不能消退者或腹水大量者应使用利尿剂。利尿剂选用应以醛固酮拮抗剂螺内酯为首选，对于复发的腹水患者，为增强疗效和减少不良反应，临床一般主张合用呋塞米。

常用方法为先用螺内酯 40～80mg/d,视利尿反应每 4～5 天增加 40～80mg/d,最大剂量 400mg/d,合用药物呋塞米的起始剂量为 20～40mg/d,最大剂量 160mg/d。理想的利尿效果为每天体重下降,无水肿者每天体重减轻 0.3～0.5kg;有下肢水肿者每天体重减轻 0.8～1kg。过度的利尿会导致电解质紊乱、诱发肝性脑病和肝肾综合征,因此利尿剂的应用要坚持联合、间歇、交替使用的原则。

3.提高血浆胶体渗透压

对低蛋白血症患者,输注血浆或白蛋白可增加循环血容量,提高胶体渗透压,促进腹水消退。

4.难治性腹水的治疗

使用最大剂量利尿剂(螺内酯 400mg/d 加上呋塞米 160mg/d)而腹水仍无减退者或治疗后(如腹腔穿刺放液)早期复发而无法通过药物治疗有效预防的属难治性腹水,可选择下列方法。

(1)大量放腹水、输注白蛋白:对无肝性脑病和消化道出血等并发症的患者可在 1～2 小时内放腹水 4～6L,同时输注白蛋白 8～10g/L 腹水,此法治疗难治性腹水的效果比单纯用利尿剂为好,每日 1 次或每周 3 次放腹水为宜。尿钠排泄未超过 30mmol/d 的难治性腹水患者,应终止利尿剂治疗。

(2)自身腹水浓缩回输:腹水经超滤或透析后经静脉回输可补充血浆蛋白、增加有效血容量、改善肾循环、增强利尿剂的作用,腹水可消退一段时间。感染性或癌性腹水不能回输治疗,有严重心肺功能不全、上消化道出血、严重凝血障碍者不宜做此治疗。

(3)经颈静脉肝内门体分流术(TIPS):以介入放射的方法在肝内门静脉分支和肝静脉分支之间置入支架、建立分流通道,使门静脉血流直接进入肝静脉,有效降低门静脉压力,防止曲张静脉破裂出血,促进腹水的重吸收。

(五)肝移植

肝硬化患者一旦进入失代偿期出现各种并发症,虽经内科治疗可改善,但无法改变预后,因此,要考虑肝移植,肝移植是治疗晚期肝硬化唯一有效的措施,能有效改善患者的生活质量,其 5 年生存率为 70%左右。

(六)门脉高压症的手术治疗

手术治疗的目的是切断或减少曲张静脉的血流,降低门脉压力及减轻脾功能亢进。多采用断流、分流术和脾切除术等.预后与病例和手术时机密切相关。肝功能损害严重伴黄疸或腹水者,手术死亡率高。

(七)并发症的治疗

1.上消化道出血

多由食管胃底静脉曲张破裂发生大出血引起(详见本篇第十一章“上消化道出血”)。预防食管胃底静脉曲张出血或再次出血可行内镜下食管静脉曲张套扎术、注射硬化剂治疗、组织胶注射治疗,或长期服用普萘洛尔、单硝酸异山梨酯等降低门静脉压力。

2.自发性腹膜炎

治疗原则是早期诊断、早期治疗、联合用药。选用对革兰阴性杆菌有效的抗生素,如第三代头孢菌素类、广谱青霉素、喹诺酮类，一般2～3种联合治疗，疗程不短于1周，至腹水白细胞恢复正常数天后停药，同时加强支持治疗，输注白蛋白。

3.肝性脑病

详见本篇第九章“肝性脑病”。

4.肝肾综合征

在积极改善肝功能的基础上，采用以下措施：①避免或消除各种诱因，如预防和控制上消化道出血、继发感染等并发症；②避免使用肾毒性药物、避免强烈利尿和大量放腹水；③及时纠正水电解质、酸碱平衡紊乱；④支持治疗和扩容治疗，包括输入白蛋白、血浆、右旋糖酐等；⑤应用血管活性药物八肽加压素、多巴胺等，可扩张肾血管，降低肾血管阻力、增加肾皮质血流量和肾小球滤过率。

5.肝肺综合征

目前无确切有效的治疗措施，吸氧可暂时缓解症状，不能改变病程的发展，肝移植是唯一有效的治疗方法。

【预防和预后】

加强病毒性肝炎的防治教育，普及乙型肝炎疫苗接种；严格筛查献血员，加强对血制品应用的管理；打击和控制静脉吸毒；控制酗酒等可降低肝硬化的发病率。

肝硬化的预后与病因、肝功能代偿能力及并发症相关。病毒性肝炎后肝硬化预后较酒精性肝硬化、胆汁性肝硬化差。死亡原因多为肝性脑病、上消化道出血、肝肾综合征等并发症。肝移植在一定程度上改善了肝硬化患者的预后。

第二章　泌尿、生殖系统先天畸形

第一节　概　述

泌尿系统与生殖系统在功能上是两个完全独立的系统，但在胚胎发育及解剖结构上则密切相关。泌尿系统的主要器官肾及生殖系统的生殖腺均来自中胚层，成年男性尿道兼有排尿及排精的功能。泌尿、男性生殖系统畸形是由遗传或环境因素所造成的发育缺陷性疾病。遗传因素是指由上代遗传的生殖细胞即精子及卵子的基因或染色体异常所致，系内在因素。而环境因素是指胚胎在子宫内发育过程中受到某些外部因素的影响如感染、药物及化学毒素等所致，系外在因素。

一、泌尿系统的发生

（一）肾及输尿管的发育

在肾胚胎发育的过程中，包括前肾、中肾和后肾三个相互连续又略微重叠的阶段。人胚的前肾仅存在约1周时间，约在胚胎发育的第3周末出现，第4周末即退化。其并无排泄功能，但如果前肾或其导管未发育，则中肾就不能形成。中肾在胚胎发育的第4周末出现在前肾残迹的尾侧，到第9周时大部分中肾小管均已退化。在男性一部分中肾小管及中肾导管保留下来形成男性生殖管道的一部分，而在女性中肾退化，仅残留一小部分成为附件。肾小泡的细胞分化为男女性腺的组成部分。后肾出现于胚胎发育的第5周初，第8周时即有排尿功能，分别来源于生后肾组织及输尿管芽。前者发育为肾单位，而后者形成输尿管、肾盂、肾盏及集合小管。后肾初时位于盆腔，随胎儿发育生长而沿背侧体壁上升成为腹膜后器官。上升的同时向外侧旋转90°，使肾盂从面向前方转向内侧。

（二）膀胱和尿道的发育

下尿路即膀胱和尿道的发育与生殖系统和后肠的发育密切相关。胚胎3周时后肠末端和尿囊基部的膨大部分发育为泄殖腔，4～7周时泄殖腔被尿生殖膈分为背侧的直肠和腹侧的尿生殖窦。尿生殖窦上方的膨大部分与尿囊相连形成膀胱，其上皮则来自膀胱尿道管的内胚层。当膀胱形成时，尿囊退化成一条壁厚的管即脐尿管，出生后成为一条从膀胱顶部到脐的纤维条索，即脐正中韧带。尿道则主要由尿生殖窦的尿道部发育而成，分为上下两段。在男性上段形成前列腺部和膜部尿道，共同构成男性后尿道，而下段则形成海绵体部尿道的大部分。在女性尿道部上段的一部分和尿道部与膀胱之间的狭窄部分共同形成女性尿道，上段其余部分和整个下段则发育成阴道前庭的大部分。

二、生殖系统的发生

生殖系统的发生包括三个部分，生殖腺、生殖管道及外生殖器。人类生殖系统的发生是先形成中性期生殖腺、两套生殖管道及中性期外生殖器。生殖系统向女性方向发展是一种固有的趋势，只有受到胎儿睾丸雄激素的影响才能使其向男性方向发展。

(一)性腺的发育及下降

胚胎 3 周时就已开始形成性腺，即在卵黄囊尾部的内胚层细胞中可分辨出原始生殖细胞。第 6 周时出现不能分辨性别的原始生殖性腺，包括外表的皮质和中央的髓质。当胚胎的性染色体为 XX 时，皮质发育为卵巢，髓质退化；若为 XY 时，则皮质退化，髓质发育为睾丸。而生殖管道和外生殖器的性别分化又受性腺调节。间质细胞约在胚胎 8 周时出现，这标志着睾丸发育的开始，而白膜则是判断生殖腺为睾丸的标志。女性胎儿约在 10 周后才开始发生卵巢特有的皮质，约在 16 周时形成原始卵泡，原始卵泡由卵原细胞和卵泡细胞构成。在胚胎期卵原细胞可行有丝分裂而使数目增加，但出生后即停止。

生殖腺的位置原在腹腔的后上方。从胚胎发育的第 28 周开始，睾丸在腹膜下鞘突后移动，通过腹股沟管下降，约在 32 周时进入阴囊。而女性约在胚胎第 12 周时，卵巢即从腹后壁下降到骨盆缘稍下方。

(二)生殖管道的发育

胚胎第 6 周时，不论男女均发育两套生殖管道，即中肾管和副中肾管。中肾管虽是中肾的排泄管道，但中肾退化时则成为男性的生殖管道。两性生殖管道的分化受胎儿性腺产生激素的调控，男性胎儿睾丸产生雄激素使中肾管保留，副中肾.管退化；而女性胎儿体内无雄激素，使中肾管退化，而副中肾管则保留。在男性中肾导管发育为附睾、输精管、精囊腺及射精管，尿道前列腺部的内胚层细胞外突形成前列腺，而尿道膜部的内胚层细胞外突形成尿道球腺。在女性中肾导管退化，而副中肾导管则发育为输卵管、子宫及阴道。

(三)外生殖器的发育

胚胎第 6 周时，尿生殖窦的腹侧产生一个突起，称为生殖结节。第 7～8 周后开始发生性别分化。第 10 周时胎儿外生殖器的性别即可以分辨。对男性胎儿，在雄激素的作用下，生殖结节增长发育为阴茎;第 12 周时包皮形成。生殖结节内的间质分化为阴茎海绵体和尿道海绵体，两侧的生殖突相互合并形成阴囊，表面残留的合并时的痕迹即为阴囊缝。女性外生殖器的发育迟于男性，生殖结节略生长成为阴蒂，左右生殖突形成大阴唇，尿道襞不融合形成小阴唇。尿生殖窦一小部分形成尿道，其余大部分与尿道沟共同形成阴道前庭。

在泌尿及男性生殖系统的胚胎发育过程中，任何缺陷均可导致发生先天性畸形。畸形可发生于单个器官，也可发生于多个器官甚至多个系统。泌尿系统畸形包括肾、输尿管、膀胱和尿道等畸形，其种类较多，包括数量、位置、形状、结构、旋转及血管畸形等。有些畸形可于患儿早年即出现症状，有些则终生无症状而未被发现，或偶然被发现。在男性生殖系统畸形中，则以隐睾最为常见。

第二节　肾脏畸形

临床较为多见的肾脏的先天性畸形包括囊性肾病变、蹄铁形肾、重复肾盂输尿管畸形及输尿管异位开口、孤立肾及肾发育不全、异位肾等。

一、囊性肾病变

肾脏是人体内最易发生囊肿的器官之一,表现为肾囊肿形成的疾病有多囊肾、单纯性肾囊肿、获得性肾囊肿、髓质海绵肾及肾盂旁囊肿等。因此,肾囊性疾病(cystic diseases of the kidney)是具有同一肾囊肿形态特性的多种混杂疾病,可以发生在婴幼儿、青少年、成年和老年患者,并有较高的发病率,如多囊肾在终末期肾衰竭而需做血液透析或肾移植的患者中约占5%~10%。

(一)单纯性肾囊肿

单纯性肾囊肿(simple cysts)是最常见的肾囊性疾病。它通常为单侧和单发,但也有多发和双侧发生。任何年龄均可发病,从婴幼儿到老年,18岁以下发病率较稳定,平均发病率为0.22%,成年人随年龄增大而上升。其发病机制尚未完全阐明,虽属非遗传性先天性疾病,但可能存在常染色体显性遗传性单纯性肾囊肿。

【病理】

单纯性肾囊肿可见于肾脏各个部位,囊肿多向肾表面生长,呈球形或卵圆形,光滑,轮廓清楚。囊肿较大时使肾外形改变,并压迫邻近正常组织,下极囊肿可压迫输尿管引起梗阻、积液和感染;与周围组织可形成粘连,若腹膜粘连可造成手术困难。囊壁薄,内衬单层扁平或立方上皮,外观呈蓝色,一般囊肿为单房,含有清亮琥珀色液体,也可能伴出血、感染。大约5%~6%囊内液体为血性液体,其中约1/3~1/2的病例有囊壁恶性病变。囊肿发生在肾皮质表浅部位,亦可位于皮质深层或髓质,但与肾盂肾盏不相通。

囊肿起源于肾小管,病变起始为肾上皮细胞增殖而形成之肾小管壁囊肿扩大或微小突出,其内积聚了肾小球滤过液或上皮分泌液,与肾小管相通。最终囊壁内及其邻近的细胞外基质重组,形成有液体积聚的孤立性囊,此时不再与肾小管通。

【临床表现】

患者一般无症状,多见于健康检查或患其他疾病时B型超声、CT检查而诊断。囊肿的大小从直径小于1cm到超过10cm,而大多数小于2cm。若直径达4cm时往往引起症状。主要临床表现为侧腹或背部疼痛,以胀痛为主。当出现并发症时症状明显,若囊内大量出血使囊壁实质膨胀,包膜受压,可发生腰部剧痛;继发感染时,除疼痛加重外,还有体温升高及全身不适。囊肿巨大时,可造成腹块。有时会引起高血压。一般不发生血尿,若囊肿压迫邻近肾实质严重则可产生镜下血尿。肾下极囊肿又可造成肾盂、输尿管不完全性梗阻,甚至引起感染。囊肿随时间推延而增大或稳定不变,其大小和位置改变对肾及周围组织会造成继发性的影响,应当引起重视。

【诊断】

囊肿增大时才引起症状,包括腹块、疼痛、高血压、血尿等。根据典型的症状与体征,以及B型超声、CT、磁共振(MR),一般不难做出诊断。

1.B型超声

对肾囊肿诊断有极大的帮助,应作为首选检查方法。典型的B型超声显像为囊肿轮廓清晰，一般为圆形、椭圆形，囊内无回声，远侧囊壁光滑，边界清楚，该处回声增强，并明显大于邻近正常肾实质的传导。当囊壁显示不规则回声或有局限性回声增强时，应警惕新生物的存在，尤其要严格检查邻近囊肿的肾实质，以免遗漏恶性病变。继发感染时囊壁增厚，囊内有稀疏回声，这是由于囊内液体存在炎性颗粒物质或碎屑所致。伴囊内出血时，囊内出现无回声及回声增强的复合型声像图，只有液体介质中的血块才出现回声增强。

2.CT

显像囊肿光滑，呈均匀的圆或椭圆形状，同邻近的肾实质有鲜明的边缘，而实质肿块常不规则。囊肿 CT 值接近于零，其范围在-10～＋20HU，此值最高也明显低于正常肾实质的 CT 值(＋30～＋50HU)，在给予造影剂以后肾囊肿之 CT 值无变化。囊肿伴出血或感染时，呈不均质性 CT 值增加。高密度肾囊肿易被误诊为实质性肾癌，密度增高的原因主要取决于囊液蛋白、褐色含铁物及钙盐含量。对于良性高密度囊肿的诊断应具有：囊肿小于 3.0cm；向肾外生长，囊壁部分光整；呈圆形且边缘清楚，密度均匀：重要的是囊肿增强扫描而回声不增强。若囊肿大于 3.Ocm 或完全位于肾内的高密度囊肿，诊断不能完全肯定，应手术探查或密切随访。

3.磁共振(MR)

能确定囊液性质，其优势在于能清楚地显示囊肿的位置和与肾组织的关系。

4.囊肿穿刺和囊液检查

当 B 型超声、CT 等不能做出诊断或疑有恶变时，可在 B 型超声引导下穿刺。穿刺的目的有：①证实肿块的非实质性质；②确定含有的液体是澄清的：③排除囊壁上的充盈缺损：④估计不透光的囊肿与在 B 型超声显像和尿路造影上所见到的病变形状和大小是否完全一致。将囊液抽吸，并做细胞学和生物化学检查，如胆固醇、脂质、蛋白、淀粉酶和 LDH 测定，以及双重对比造影，可以注入造影剂和(或)气体，能显示囊壁情况，若囊壁光滑表示无肿瘤存在。囊壁继发肿瘤时，囊液为血性或暗褐色，脂肪及其他成分明显增高；细胞学阳性；瘤标 CA-50 水平增高。囊肿感染时抽出液亦呈暗色、混浊，脂肪及蛋白含量中度增高，淀粉酶和 LDH 显著增高；细胞学检查有大量炎性细胞；囊液培养可找到病原菌。此法的诊断准确性接近 100％。由于 B 型超声、CT 和磁共振成像的应用，大大提高了对肾囊肿诊断的准确性，且又为无创性检查，故囊肿穿刺已少用。

【鉴别诊断】

单纯性肾囊肿需与肾积水、肾盂旁囊肿、肾细胞癌、囊性肾癌及肾外肿瘤等鉴别。

1.肾积水

临床表现可与单纯性肾囊肿类似，但肾积水往往有引起梗阻的病因，易继发感染：急性梗阻时其症状更为明显，如尿路结石所致肾积水，可有肾绞痛、血尿及尿路刺激征等。影像学检查两者显像完全不同，各有其特征，鉴别诊断时可将影像学资料互为补充，一般鉴别不困难。

2.肾盂旁囊肿

是位于肾门的囊肿，严格地说是由肾门部淋巴或其他非实质性组织发生的囊肿。它常为多房性，如同许多小囊肿联结成网深入肾窦内。尿路造影显示肾盏漏斗的伸长和狭窄，肾门旁圆形肿物压迫肾盂肾盏，出现弧形压迫，与肾盂肾盏不相通。B 型超声显像为肾窦内高回声区内出现无回声。CT 显示囊肿的位置，CT 值可区分肾窦脂肪和肾盂。

3.肾细胞癌

以血尿、肿块和疼痛为常见的临床表现,B型超声显像肾外形不规则,病灶回声衰减,其内部有回声;有液化时伴大小不等之无回声暗区,远侧壁因回声衰减不易形成完整光带。CT表现为CT值略低于或接近于正常肾实质,病灶与正常肾实质分界清楚,边界不规则,呈外向性生长,肿瘤坏死液化时可见大小不等的低密度区。

4.囊性肾癌

又称为囊腺癌,其主要病理特点为囊壁和囊间隔覆盖一层或多层肿瘤上皮细胞,肿瘤可呈乳头状生长向囊腔突出,或为囊壁上的癌。囊性肾癌是乏血管肿瘤,B型超声显像反射极少的低回声,甚至表现为无回声。

5.肾错构瘤

又称肾血管肌脂肪瘤,它是含有不同比例脂肪、平滑肌和血管错构瘤的畸形。临床上表现为肾肿块,亦应与肾囊肿鉴别。B型超声显像的声反射最强,CT有特征性表现,显示软组织密度与脂肪密度相混杂的肿块,CT值大约为-20~-80HU。

6.肾母细胞瘤

又称肾胚胎瘤或Wilm瘤,它是儿童最常见的恶性肿瘤。B型超声显像为复合的非实质性声图像,肿块内部呈低回声,有散在的无回声区,少有完好的界限。CT显像出现散在的低衰减区,对比后有不均匀的增强,并能显示解剖学的关系。

7.肾外肿瘤

可推移肾脏,但很少侵犯肾脏和压迫肾盂肾盏。

【治疗】

单纯性肾囊肿是非遗传性肾囊性疾病,又是良性的囊性病变,患者往往无症状。但是,单纯性肾囊肿的病情并不完全相同,何况疾病过程会有多种变化,需要予以不同的处理。无肾实质或肾盂肾盏明显受压,无感染、恶变,输尿管引流通畅,患者无明显症状如腰痛、血尿、高血压等,一般不予以治疗,可以等待观察,采取B型超声检查,定期随访。若怀疑囊肿有恶性病变如囊腺癌、肾细胞癌,应尽早手术探查和切除。若有继发感染,由于抗生素能穿透囊壁进入囊腔,应采用广谱抗生素治疗或介入超声实施穿刺引流。在治疗无效时,可考虑开放手术。介入超声治疗肾囊肿在我国已逐步开展。过去曾采用经皮穿刺抽吸囊肿液体,有近期短暂的效果,复发率为30%~78%,有时囊肿反而增大,并有一定的并发症,目前不再主张以此作为治疗方法。囊肿去顶减压术在我国各地早已开展。开放性手术的适应证,一般认为囊肿直径4cm以上,肾实质或肾盂肾盏明显受压,或下极囊肿压迫输尿管导致梗阻,患者有明显症状,可以考虑采用囊肿去顶减压术治疗。据报道开放性手术的治愈率100%,但有一定的并发症。腹腔镜囊肿去顶减压术获得优良的疗效,且安全、创伤小、痛苦少、恢复快,被公认为是腹腔镜规范化治疗病种。采用腹腔镜技术做肾囊肿去顶减压有经腹腔和经后腹腔2种途径。

(二)多囊肾

多囊肾(polycystic kidney disease)是肾囊性疾病中最常见的一种,它属遗传性疾病。在1888年此病首次被描述。据尸体解剖检查表明,其发病率约为1/500,且仅1/6的患者在生前因有症状而被发现。另据报道,长期血液透析患者中约10%、肾移植患者中约5%为多囊肾。

根据遗传学研究，多囊肾分为常染色体显性遗传性多囊肾(ADPKD)和常染色体隐性遗传性多囊肾(ARPKD)两类，叙述如下。

1.常染色体显性遗传性多囊肾(ADPKD)

常染色体显性遗传性多囊肾又称成人型多囊肾，是常见的多囊肾病，其发病率约为1/500～1/1000。由于分子遗传学的发展，对本病的认识日益深入：由于早期发现、早期诊断和治疗，以及降压药、新抗生素的应用，大大改善了预后，并提高了患者的生活质量和延长了生存期。

(1)遗传学特点：ADPKD为常染色体显性遗传，外显率为100%，其特点是具有家族聚集性，男女均可发病，两性受累机会均等，连续几代均可出现患者，每个子代均有50%机会由遗传获得病理基因。ADP-KD的致病基因有两个位点，即16号染色体短臂1区3带的第3亚带和4号染色体长臂1区3带的第23亚带。部分ADPDK患者无明显家族史，可能与基因突变、环境和流行病学因素强烈影响致使ADPKD形成基因的表达有关。

(2)病理：大多数患者的病变在胎儿时期已存在，随时间推延而逐渐长大，常在成年时才出现症状。通常病变呈双侧性，但病变程度可有不同。其病理特征为全肾布满大小不等、层次不同的囊肿，自米粒大小至直径数厘米不等。大多数在囊肿之间仍可辨认较正常肾实质存在。剖面难以辨认乳头和锥体，肾盂肾盏明显变形，囊内有尿样液体，出血或感染时呈不同外观。光镜下发现囊肿间有肉眼不能见到的正常组织，以及继发性肾小球硬化、肾小管萎缩或间质纤维增殖。囊壁上皮多呈低立方细胞。透视和扫描电镜检查显示囊壁为单纯简单上皮，细胞缺乏尖的微绒毛，含有少量线粒体和其他细胞器。

由于囊肿上皮细胞增殖、细胞分泌功能改变以及囊肿周围组织受损等使囊肿呈进行性增大，这样会使肾实质受压、并发症发生，造成功能性肾实质日益减少，最终导致终末期肾衰竭。

(3)临床表现：ADPKD是多系统全身性疾病，其病变除肾脏外，可有心血管系统、消化系统及其他系统异常。典型的ADPKD症状出现于30～50岁，包括镜下或肉眼血尿、疼痛、腹块、胃肠道症状及高血压等。临床表现与其严重程度差异较大，应引起重视。

1)疼痛是最常见的早期症状，疼痛多为腰背部或胁腹部胀痛、钝痛或肾绞痛。因肾脏内囊肿增大、囊内急性出血或输尿管梗阻所致，如有囊内出血或并发感染可使疼痛加剧，血块或结石阻塞输尿管时则可有肾绞痛。

2)血尿1/4～1/2的患者病史中有血尿，程度不一。严重时血块可以堵塞输尿管。结石、感染是引起血尿的主要原因。但是50岁以上患者出现血尿时，应注意同时发生恶性肿瘤的可能。

3)感染1/2～2/3患者会发生尿路感染，女性居多。感染发生于肾实质或囊肿内，一般为单侧性，表现为体温升高、寒战、腰痛、尿路刺激症状。

4)伴有结石者并不少见，约1/5患合并肾结石，钙盐和尿酸盐结石均可发生。尿枸橼酸水平下降、感染因素存在都与结石形成有关。

5)腹块为主要体征，体检时可触及一侧或双侧肾脏，呈结节状。单侧者占15%～30%，双侧者占50%～80%，单侧者并非没有疾病，只是一侧病理发展缓慢。

6)高血压为部分患者首发症状，约60%以上患者在肾功能损害发生之前早已出现高血压。其发生与肾内缺血和肾素-血管紧张素-醛固酮系统的激活有关。高血压会引起肾功能损害、心脏疾病及颅内出血等，这些因素影响其预后。

7)急性肾功能损害与失水、感染、梗阻等诱发因素有关。慢性肾衰竭其病情表现与其他肾病所致类似，但一般无贫血，全身状况较好。血液透析的治疗效果较好。

(4)并发症

1)其他脏器囊肿：可见于肝、胰、脾、肺等处，以肝囊肿为最常见。囊肿的发生率达30%～40%，反之，所有的肝囊肿患者中亦约有一半同时有多囊肾。肝囊肿可为单个或多个，局限于一叶或分布全肝，大小不一。囊壁多衬以单层立方上皮，囊液淡黄澄清，不含胆汁。囊腔基本上不与胆管系统相沟通。肝功能不受影响。10%患者有胰腺囊肿，5%左右有脾囊肿，结肠憩室的发生率为38%，有结肠憩室者死亡率高。肾移植时应注意这一情况，并及时处理。

2)心脑血管病变：除高血压外，可伴发左心室肥大、二尖瓣脱垂、主动脉瓣闭锁不全、颅内动脉瘤等疾病。伴发颅内动脉瘤的患者约4%～16%。患者有心悸、胸痛，应注意听诊及做超声心动图、动脉造影等以明确诊断。

(5)诊断：多囊肾患者多见腰背或胁腹部疼痛、血尿、腹块等，做B型超声、静脉尿路造影而被发现病变。如有家族史、高血压、肾功能损害及伴有多囊肝、胰腺囊肿、颅内动脉瘤等，诊断并不困难。进一步明确诊断依赖于实验室和影像学检查。

1)尿常规：患者早期尿常规无异常，中、晚期时有镜下血尿，部分患者出现蛋白尿，伴结石和感染时有白细胞。

2)尿渗透压：测定最大尿渗透压测定是肾功能受损的敏感指标，与肾功能不全程度一致。当囊肿数目增多，肾脏增大，无囊肿肾实质比例减少时，肾浓缩功能受损更加明显。

3)血肌酐测定：随着肾代偿能力的丧失，血肌酐呈进行性升高。

4)影像学检查：B型超声可清晰显示双肾增大，并存在许多液性暗区。若囊肿太小，也会见到无数异常的小回声复合体布满肾实质。

尿路平片显示肾影明显增大，外形不规则。如囊肿感染或肾周围炎，肾及腰大肌影像不清晰。静脉尿路造影显示肾盂肾盏受压变形，形态奇特呈蟹爪状，肾盏扁平而宽，盏颈拉长变细，常呈弯曲状。

CT显示双肾增大，外形呈开花样改变，有相当多充满液体的薄壁囊肿，其CT值与水相同，且无对比增强。大囊肿明显而突出，非常小的囊肿可能由于部分容积效应，而引起诊断上的困难。成人型多囊肾患者约1/4～1/3能发现肝囊肿，偶尔见到脾、胰腺囊肿。

在鉴别诊断上，B超和CT区别囊性和实质性占位有重要的意义。逆行尿路造影及其他泌尿道内器械操作易引起感染，应尽量避免。

(6)鉴别诊断

1)肾积水：临床上双肾积水虽亦可导致双侧腰痛、腹块以及肾功能损害，但B型超声和静脉尿路造影显像完全不同于多囊肾，可以明确诊断。

2)肾肿瘤：双肾肿瘤在临床上少见，静脉尿路造影显示为肾占位，往往肿瘤居肾脏一极，不像多囊肾的囊肿广泛分布，总肾功能常无异常，B型超声显像和CT可以明确区分囊性与实质性占位。

3)肾错构瘤：静脉尿路造影难以正确判断，但双侧肾错构瘤约占50%以上，有多发性的特点。典型的病例不难被B超或CT所诊断，同时存在结节性脑硬化者，对诊断有提示作用。而遗传性斑痣性错构瘤具有视网膜和小脑先天性血管瘤病、胰腺囊肿或肿瘤，可伴发双肾多发性囊肿或腺癌，其各种临床表现及B型超声、CT显像等均有助于鉴别。

(7)治疗：应采用对症及支持疗法，主要是控制高血压和预防感染。早、中期多囊肾患者可采用囊肿去顶减压手术。对肾衰竭终末期患者可考虑长期透析，晚期多囊肾患者有条件的应做同种异体肾移植。

2.常染色体隐性遗传性多囊肾(ARPKD)

常染色体隐性遗传性多囊肾(ARPKD)又称婴儿型多囊肾，此型并不多见。系常染色体隐性遗传疾病，可同时见于兄弟姐妹中而父母则无表现。多数在生后不久死亡，极少数较轻类型的患者可存活至儿童期或成年。

(1)遗传学特点及分型：ARPKD是常染色体隐性遗传性疾病，其致病基因位于第6号染色体。Blyth和Ochenden(1971年)将ARPKD分为四种类型。

1)围生期型：围生期时已有严重的肾囊性病变，90%集合管受累，并有少量门静脉周围纤维增殖。死亡于围生期。

2)新生儿型：出生后1个月出现症状，肾囊肿病变累及60%集合小管，伴轻度门静脉周围纤维增殖。几个月后由于肾衰竭而死亡。

3)婴儿型：出生后3～6个月出现症状，肾囊性病变累及25%肾小管，表现为双肾肿大，肝脾肿大伴中度门静脉周围纤维增殖。于儿童期因肾衰竭死亡。

4)少年型：肾损害相对轻微，仅有10%以下的肾小管发生囊性变，肝门静脉区严重纤维性变。一般于20岁左右因肝脏并发症、门静脉高压死亡，偶见肾衰竭。

(2)临床表现：因发病时期及类型而不完全相同，起病极早，出生时即肝、肾明显肿大，腹部膨胀。肾体积相对巨大，质硬，表面光滑。在新生儿期常因巨大的肝、肾妨碍横膈活动造成呼吸困难而死亡。有时也伴有肺发育不全。肾衰竭也是此阶段死亡的原因。婴儿期除肾病程度进展外，常有贫血、肾性胃萎缩和高血压，生长发育不良。少年期临床上出现门静脉高压，肝功能不全和食管、胃底静脉曲张明显。继发于门静脉高压的脾肿大和脾功能亢进表现为白细胞、血小板减少和贫血。有时伴有肝内主要胆管扩张(Caioli征)。

(3)诊断与鉴别诊断：通过病史、体检及影像学检查，一般均能做出诊断，其中当怀疑ARPKD时，应仔细询问三代家族史，应符合常染色体隐性遗传的特点。

B型超声显像围生期型子宫内羊水过少，对胎儿和新生儿显像为增大的肾脏，呈均质的高回声，尤其与肝回声比较更明显。正常新生儿肾、肝内回声相同。随时间延长，肾功能损害加重，ARPKD肾脏会缩小，而不是增大。静脉尿路造影延迟显像肾影，而肾盏、肾盂、输尿管不显影。应与双肾积水、多囊性肾发育异常、先天性肝纤维增殖和肾母细胞瘤(又称Wilm瘤)鉴别。双肾积水在儿童常因肾、输尿管、膀胱或尿道畸形为多见。多囊性肾发育异常不伴有肝病变；先天性肝纤维增殖症无肾病变；而Wilm瘤大多为单侧，双侧仅占5%～10%，肾功能存在，B型超声显像表现为不均质肿块，髓质为低回声。为进一步明确诊断可CT证实。

(4)治疗：至今无特殊治疗方法，预后极为不良。出现高血压及水肿时应限制钠盐摄入，应用降压药、襻利尿剂如呋塞米(速尿)等。门静脉高压症引起上消化道出血常危及生命。由于肾功能不全和感染，不宜施行引流术。由于肾、肝同时损害，血液透析和肾移植往往亦不能达到预期的治疗效果。

二、蹄铁形肾

蹄铁形肾指双侧肾在中线处通过肾实质或纤维组织相连形似蹄铁而得名,相连处称为峡部,在人群中的发生率为0.25%。是肾融合畸形中最为常见的疾病。95%的蹄铁形肾是在下极相连,少见上极相连者。两肾的融合发生在沿长轴旋转及向上迁徙过程中,脐动脉及髂总动脉位置的轻微改变,就能改变肾的移动方向而导致双肾的接触和融合。蹄铁形肾可单独发生或伴发其他尿路畸形(如囊性肾病变、重复输尿管、尿道下裂)及其他系统畸形(如骨骼、消化道或心血管畸形等)。

蹄铁形肾可在任何年龄段因出现症状而被发现,男女发病之比为2∶1。双肾位置略低于正常,一般位于L3~L4椎体水平,肠系膜下动脉自腹主动脉分叉处;也可位于骶骨隆突水平或盆腔内膀胱后侧。肾长轴呈外上至内下方向,双侧长轴形成倒"八"字形或垂直向。峡部一般位于大血管前方,偶有位于动静脉间或大血管后。因肾旋转异常,肾蒂及肾盂朝向腹侧,使肾盂及输尿管跨越峡部前方垂直向下。肾盏指向背侧,但数量正常。正常肾下盏位于输尿管外侧,但蹄铁形肾患者肾下盏则位于输尿管内侧。由于输尿管在峡部前方下行易形成成角畸形,故蹄铁形肾易继发双肾积水。输尿管膀胱开口位置正常。蹄铁形肾峡部常有自身的血液供应,可直接来源于肾动脉、腹主动脉及肠系膜下动脉等。

患者的临床表现常缺乏特异性,主要为定位不确定的腹部疼痛,可向下腰部放射,并伴有胃肠道症状,但约1/3左右的患者无明显临床症状。当脊柱过伸时,由于峡部压迫后方的神经可导致腹痛、恶心及呕吐。部分患者可继发尿路梗阻、感染及结石等。明确诊断主要依据影像学检查,如静脉肾盂造影(IVU)及CT等。IVU示双肾位置略低于正常,双肾长轴呈倒"八"字形或垂直向,肾盂朝向前方,而肾盏朝向后方,肾下盏位于同侧输尿管内侧。B超及CT检查示双肾于峡部相连。文献报道,蹄铁形肾峡部组织发生肿瘤的易感性增加,可能与胚胎因素有关。对蹄铁形肾的治疗一般认为,当继发梗阻、感染、结石及肿瘤时应行手术治疗,若无明显症状及继发病变,可不予处理。手术应切除峡部,解除对血管神经的压迫及输尿管因峡部而向前的抬高和成角畸形,保持输尿管引流通畅。

三、重复肾盂输尿管畸形及输尿管异位开口

重复肾盂输尿管是较为常见的畸形,包括完全性与不完全性两种。完全性重复指一侧或双侧输尿管全长重复,输尿管可分别开口于膀胱或尿道等部位。而不完全性重复指一侧或双侧输尿管部分重复、汇合后共同开口于膀胱。单侧重复较双侧多6倍。完全重复时,上输尿管口位于下内侧,而下输尿管口位于上外侧。上半肾一般较下半肾为小,仅为后者一半左右。上半肾有梗阻,临床多见上半肾积水。重复肾盂输尿管畸形多是偶然发现,常无明显临床症状,合并感染和结石后方出现临床症状。

若重复的输尿管开口于膀胱以外则称为输尿管异位开口,女性多见。男性多位于后尿道和精囊,女性多位于尿道、前庭和阴道。临床表现取决于输尿管异位开口的位置,对男性而言若开口于尿道外括约肌近端,则无尿失禁;若开口于尿道外括约肌远端,则有尿失禁。对女性而言若开口于前庭和阴道,则有持续漏尿,但患者可有间断自行排尿。

重复肾盂输尿管畸形可行静脉肾盂造影确诊,同时伴有输尿管开口异位时IVU可间接提

示异位开口的位置。对女性患者应仔细检查前庭、阴道及尿道外口，明确开口位置。可经异位开口插管行逆行造影而进一步明确诊断。重复肾盂输尿管畸形的治疗应视重复肾有无积水、感染及功能丧失情况而定，对于上肾严重积水、功能不良的患者，可行上半肾切除术。对于异位输尿管开口，上肾无明显积水、功能良好的患者，可做患侧异位输尿管膀胱再吻合术或与同侧输尿管行端侧吻合术。

四、孤立肾和肾发育不全

先天性孤立肾指出生时一侧肾缺如。肾发育不全指出生时肾结构及功能的异常。系由于在胚胎发育处于前肾阶段时，位于体腔背外侧的生肾结及来自 Wolffian 管的输尿管芽的相互依赖障碍及发育不全所致。

先天性孤立肾患者，如对侧肾发育正常则无临床症状，常因其他原因接受检查时才被发现。单侧肾发育不全的患者如无继发性疾病如结石、积水等，也常无临床症状。其相对较为常见，可引起高血压等继发症状。B 超、CT 及静脉肾盂造影等影响学检查能够明确诊断。在处理一侧肾疾病时，应明确一个基本原则，即必须首先明确对侧肾是否存在及功能如何，避免出现患者为先天性孤立肾或对侧肾虽存在，但因先天性或后天继发性疾病导致其功能完全丧失，从而盲目切除该侧肾。如经检查发现上述情况应及时告知患者，注意自身保护以免造成损伤。若无症状及并发症，发育不全的肾一般无需处理。先天性双侧肾均不发育临床非常罕见，常是 Potter 综合征的一部分，一般出生后仅能存活 24～28 小时。

五、异位肾

异位肾指肾在发生发展过程中因各种原因未到达正常位置。依据肾停留部位不同可分为交叉异位肾、腰部异位肾、腹部异位肾及盆腔异位肾等。异位肾大多发育较差，输尿管短，伴旋转不良，可有迷走血管，常有继发肾积水。当继发感染、结石或压迫临近器官时可引起临床症状。常见的症状为腰痛、腹痛，患者因此就诊而发现异位肾。很多患者无明显临床症状，而因其他原因进行检查时偶然发现。部分患者腹部体检时可触及包块，按压有不适感，行静脉肾盂造影或增强 CT 检查时可确诊。异位肾由于其位置异常，常位于腹部或盆腔，易于其他科就诊时误诊为肿瘤而予以切除。因此在腹部或盆腔肿瘤的鉴别诊断中，应注意是否存在该畸形。异位肾患者若无明显临床症状及并发症，通常无需手术处理。如继发结石、积水等而需手术时，需注意了解患侧输尿管及肾血管是否存在畸形，避免术中损伤。同时应明确患肾及对侧肾形态及功能隋况，以备如术中发现异位肾继发病变严重需切除患肾的情况。

第三节　输尿管畸形

一、输尿管膨出

是指输尿管末端在膀胱黏膜下呈囊状扩张突向膀胱，使输尿管口失去正常形态，常呈针孔状。大小差别很大，直径从 1～2cm 到几乎占据全膀胱；囊肿的外层是膀胱黏膜，内层为输尿管黏膜，两者之间为菲薄的输尿管肌层。

其形成是源于输尿管芽管腔延迟开放；按其位置可分为单纯性输尿管膨出，囊肿完全位于膀胱腔内，输尿管口较正常略有偏移；如输尿管膨出部分位于膀胱颈或尿道，则称异位输尿管膨出。单纯性输尿管膨出多并发于单一输尿管，囊肿较小，多见于成人，又称成人型，对上尿路影响较小。异位输尿管膨出多较大，常合并重复肾双输尿管畸形，下肾部的输尿管穿越膀胱肌层，开口于膀胱三角区。带有囊肿的上输尿管经黏膜下层，开口于膀胱颈或后尿道，引起尿路梗阻。故上肾部多发育不全、发育不良乃至积水性萎缩并有肾盂肾炎等改变。

【临床表现】

异位输尿管膨出是女孩严重下尿路梗阻中最多见的原因。小儿多于生后数月内就有尿路感染，女孩的输尿管膨出可间歇地从尿道脱出，不常见尿潴留，但当异位输尿管膨出经膀胱颈脱出时，可有尿潴留。女孩因大的异位于尿道的输尿管膨出使外括约肌松弛及降低其有效率，故可有些尿失禁。

【诊断】

异位输尿管膨出，常并发肾部发育不良，无功能或功能很差，故放射线所见是它对同侧或对侧肾、输尿管影响的情况。大的异位输尿管膨出不但引起下肾部输尿管梗阻，也同样影响对侧。更常见输尿管膨出歪曲了同侧下输尿管口，使下肾部的黏膜下输尿管段变短而发生反流。

静脉尿路造影所见同于输尿管口异位，但上肾部更扩张、积水或不显影，膀胱颈部有圆形光滑的充盈缺损。有时膨出局部壁过薄凹入似呈分叶状，但与膀胱横纹肌肉瘤的多发不规则充盈缺损不同。

用稀释的造影剂做排尿性膀胱尿道造影，可观察有无反流，排尿时输尿管膨出是否被压缩，及其后有无逼尿肌支持，呈膀胱憩室样。

单纯性输尿管膨出，可因膨出内并发结石而有血尿。静脉尿路造影因肾功能良好，可见膀胱内有圆形充药的输尿管膨出及菲薄的膨出壁。

【治疗】

输尿管膨出的治疗常需个别化。对于小的单纯性输尿管膨出，如无症状，也不引起尿路梗阻，就不需要治疗。绝大多数输尿管膨出，其上半肾因受压积水、感染，功能不良，则须做患侧上半肾切除。如术后仍有症状再处理输尿管膨出。如经内腔镜单纯切开异位输尿管膨出或做膨出去盖术，则术后多有膀胱输尿管反流，须再切除患侧上半肾。对于肾功能良好的单一输尿管膨出可经内腔镜用 3FBugbee 电极刺入，或做膨出切除、输尿管膀胱再吻合术。并有双输尿管的可做输尿管肾盂吻合术或上输尿管与下输尿管的端侧吻合术。

二、输尿管口异位

多见于女性。异位输尿管口可位于泌尿系或生殖管道，如开口于三角区与膀胱颈间则不产生症状；如开口于膀胱颈远侧可致梗阻、反流，在女性可有尿失禁。

女性输尿管口异位于前庭附近约占 1/3，位于阴道者占 25%，罕见开口于宫颈及子宫。男性则位于前列腺尿道者占半数，位于精囊者约 1/3，其他可位于输精管或射精管、附睾。输尿管口异位于直肠是很罕见的。

双侧输尿管口异位约占7.5%～17%，有些是单肾并输尿管口异位：一侧输尿管口异位，对侧是重复畸形并不少见。异位输尿管口距正常位置愈远，相应肾发育也越不正常。

【临床表现】

男性常无症状，除非有梗阻或感染，由于持续有小量尿流入后尿道，可能有尿频、尿急。如输尿管口异位于生殖道，可有前列腺炎、精囊炎、附睾炎。如系单一输尿管，膀胱镜检查可见患侧三角区不发育，膀胱底后外侧常被其下扩张的输尿管抬高，而其内扩大膨出的输尿管酷似异位输尿管膨出。

女性约半数有尿失禁，表现为正常分次排尿及持续滴尿。如尿储存于扩大的输尿管中，则患者于仰卧时不遗尿，但站立时则有尿失禁。女性有尿失禁是因异位输尿管口位于括约肌的远侧。输尿管口位置愈高，尿失禁愈轻，但常有梗阻，这是由于输尿管跨过膀胱颈的肌肉受挤压所致。较高位的异位输尿管口中75%有膀胱输尿管反流，也就是既反流又梗阻，常并发感染，多见于幼儿。小婴儿也可因梗阻出现腹部肿物。

【诊断】

诊断女性输尿管口异位有时很容易，有时却很困难。如并发重复肾双输尿管时，静脉尿路造影，功能良好的下半肾常显示向外下移位。仔细检查女性外阴，有时可在尿道口附近找到间断滴尿的异位输尿管口，自此插入导管做逆行造影可确诊。但造影常有困难，一方面由于管口难找，其次导管难插入狭窄的开口。静脉注射靛胭脂罕有帮助，这是因为病肾欠缺足够的浓缩能力。假如是单一输尿管，病肾常无功能，尤以异位肾或交叉异位及融合时诊断困难，应用超声检查在膀胱后寻找扩大的输尿管可有帮助。膀胱镜及阴道镜有时可协助寻找异位输尿管口。

【治疗】

根据肾功能决定，如单一输尿管开口于生殖系，肾功能常严重丧失，则做肾、输尿管切除。如异位开口于膀胱颈或尿道，肾功能常较好，则做输尿管膀胱再吻合术。如并发重复肾，上肾部功能丧失，做上半肾切除。罕见的情况是上半肾尚有功能，则做上输尿管与下肾盂吻合或将上输尿管与下输尿管吻合；也可做双输尿管膀胱再吻合。

双侧单一输尿管口异位，如输尿管口位于尿道，则膀胱三角区及膀胱颈均发育差。多见于女性，患者有完全性尿失禁。静脉尿路造影及排尿性膀胱尿道造影可以诊断。可试做重建手术，包括输尿管膀胱再吻合，用肠管扩大膀胱及Young-Dees-Leadbetter膀腕颈重建术。如仍不能控制排尿，可考虑做以阑尾为输出道的可控性尿路改流术（Mitrofanoff术）。

第四节　膀胱畸形

一、重复膀胱

有完全性与不完全性重复。一般说完全性重复，左右并列，在男性90%有双阴茎，在女性则有双子宫、双阴道。约40%～50%患者有肠重复，而腰骶椎也可能重复。

部分重复可能是矢状面或冠状面分隔，各连一输尿管，共同连一尿道。此外尚有葫芦形或多房性膀胱。

本症多合并上尿路或其他器官畸形，而致产或生后不久死亡。但也有重复膀胱无症状被偶然发现或因合并其他尿路畸形继发感染、结石经尿路造影而被诊断的。

二、膀胱憩室

本症是由于先天性膀胱壁局限性薄弱，加以下尿路梗阻，膀胱内压上升，使膀胱壁自分离的逼尿肌束之间突出而形成憩室。但也有先天性巨大憩室不并发尿路梗阻者。

膀胱憩室多见于男性，多为单发性，以位于输尿管口附近者最常见，憩室增大时，输尿管口就被包括在憩室内而发生反流。做排尿性膀胱尿道造影时发现平日小的膀胱憩室于排尿时显著增大，当排尿终了时，其内容又回入膀胱，呈假性剩余尿。另一型膀胱憩室位于顶部，大概与脐尿管消失不全有关。

治疗：主要是解除下尿路梗阻，控制感染。如憩室巨大，压迫膀胱颈及尿道须切除。而输尿管口邻近憩室或在憩室内造成严重反流，须做防反流的输尿管膀胱再吻合术并修复输尿管口膀胱部的肌肉缺损。

三、脐尿管畸形

在胚胎长达 40～50mm 时，泌尿生殖窦分为两部分，上方膨大部分演化成膀胱，其下段管形部分形成尿道。膀胱顶部扩展到脐部，与脐尿管相互固定。随着胚胎的逐渐长大，膀胱沿前腹壁下降。在此下降过程中，自脐有一细管即脐尿管与膀胱相连，以后退化成一纤维索。若脐尿管完全不闭锁，则在胎儿出生后膀胱与脐相通称脐尿管瘘。若脐尿管两端闭锁，而中段有管腔残存，则形成脐尿管囊肿。如果脐尿管只在一端闭锁，则形成脐窦或膀胱顶部憩室。

(一)脐尿管瘘

多见于男性，表现为脐部瘘口被覆黏膜或皮肤，不断有清亮尿液渗出。静脉注射靛胭脂或从尿道导管将亚甲蓝注入膀胱，可见染色尿液自脐部漏出。

本症应与卵黄管未闭、脐茸鉴别。经瘘口注入造影剂照侧位像，以判断造影剂进入膀胱还是小肠。膀胱造影在脐尿管瘘患者可见造影剂从膀胱顶上达脐部。

如无下尿路梗阻，则可手术闭合瘘管。

(二)脐尿管囊肿

多见于男性，囊肿位于脐下正中，介于腹横筋膜与腹膜间。小者无明显症状，大者可引起腹疼及肠道压迫症状。囊肿可继发感染。腹侧位平片显示前腹壁与囊肿间无肠曲存在。膀胱造影可显示膀胱顶部有受压现象。治疗为切除囊肿，如继发感染形成脓肿，应先切开引流，待炎症消退后再行切除。

四、泄殖腔外翻

约 200 000 个出生儿中有 1 例。患儿常早产。在外翻组织中，中间是肠黏膜，两侧是膀胱黏膜，其上缘相连如蹄铁形，并有各自的输尿管，外翻的肠管似盲肠。本症最常合并脊柱裂及双下腔静脉。

第五节　尿道畸形

一、尿道瓣膜

(一)后尿道瓣膜

后尿道瓣膜是男童先天性下尿路梗阻疾病中最常见的。Ymmg 于 1919 年首先详细描述了本症,并做了合理的分型。国内施锡恩与谢元甫(1937)曾报道 5 例后尿道瓣膜症。黄澄如等(1987)报道了国内例数最多的后尿道瓣膜症。

【病理及胚胎学】

后尿道瓣膜可分为三型。Ⅰ型最常见,占引起梗阻瓣膜的 95%。其形态似一对大三角帆发自精阜的远端,走向前外侧膜部尿道,两侧瓣膜会合于后尿道的背侧中线,中央仅留一孔隙。可逆行插入导尿管,但排尿时,瓣膜向远端膨大突人膜部尿道,甚至可达球部尿道,造成梗阻。瓣膜的组织结构为单一的膜性组织。病因不太清楚,可能是尿生殖窦发育不正常或中肾管迁移的遗迹异常。Ⅱ型瓣膜从精阜走向后外侧膀胱颈,一般认为该型不造成梗阻。Ⅲ型占梗阻性后尿道瓣膜的 5%。该类瓣膜位于精阜远端呈环状隔膜样,中央有一孔隙。同Ⅰ型瓣膜一样不影响插管,但造成排尿困难。Ⅰ、Ⅲ型瓣膜的病理构成不同,但临床表现、治疗方法及预后均无明显差别,甚至尿道镜检查也难区分。

【病理生理】

后尿道瓣膜于胚胎形成的早期就已出现,可引起泌尿系统及其他系统的发育异常及功能障碍。

1.肺发育不良

患后尿道瓣膜的胎儿因肾功能差,排尿少,导致羊水减少,从而妨碍胎儿胸廓的正常活动及肺在子宫内的扩张,造成肺发育不良。生后患儿常有呼吸困难、呼吸窘迫综合征、气胸及纵隔气肿。患儿多死于呼吸衰竭。有肺发育不良的患儿死亡率达 50%。

2.肾小球、肾小管异常

因尿路梗阻、反流使肾曲管内压力增高造成肾发育不良,破坏肾的集合系统,造成肾小管浓缩功能障碍。另外反复泌尿系感染也使肾小球滤过率降低。

3.膀胱输尿管反流及肾积水后尿道瓣膜合并

膀胱输尿管反流者占 40%~60%。其原因是膀胱内压力增高,使输尿管口抗反流机制失调;输尿管口周围有憩室形成也是反流的另一原因。膀胱输尿管反流易发生反复泌尿系感染,导致肾瘢痕、远期高血压、肾衰竭等并发症。后尿道瓣膜多合并不同程度的肾积水、输尿管扩张,其原因除膀胱输尿管反流外,还有因膀胱内压力增高,上尿路引流不畅。

4.膀胱功能异常

后尿道瓣膜患者中 25%以上有不同程度的膀胱功能异常。主要表现为尿失禁。可能因为膀胱肌肉收缩不良、膀胱顺应性差、膀胱颈肥厚等造成排尿困难,也可能是膀胱容积小、膀胱括约肌收缩功能差引起。即使切除了后尿道瓣膜后,相当一部分患者膀胱功能异常仍无好转。青春期后很多患者的尿失禁会减轻或消失。

【临床表现】

由于年龄和后尿道瓣膜梗阻的程度不同,临床表现各异。新生儿期可有排尿费力、尿滴沥,甚至出现急性尿潴留。有时可触及胀大的膀胱、积水的肾、输尿管,即使膀胱排空也能触及增厚的膀胱壁。如合并肺发育不良可有呼吸困难、气胸。腹部肿块或尿性腹水压迫横膈也可引起呼吸困难。因尿路梗阻引起的尿性腹水占新生儿腹水的40%。尿性腹水多来自肾实质或肾窦部位的尿液渗出。婴儿期可有生长发育迟缓、营养不良、尿路败血症。学龄儿童多因排尿异常就诊。表现为排尿困难、尿失禁、遗尿等。

【诊断】

产前超声检查可于胎儿期检出后尿道瓣膜,其特点为:①常为双侧肾、输尿管积水;②膀胱壁增厚;③前列腺尿道长而扩张;④羊水量少。如能于产前诊断后尿道瓣膜可尝试宫内手术,做膀胱尿液引流,防止肾功能进一步恶化,减轻肺发育不良。

产后诊断除临床表现外,排尿性膀胱尿道造影(VCUG)、尿道镜检最直接可靠。VCUG见前列腺尿道长而扩张,梗阻远端尿道极细;膀胱边缘不光滑,有小梁及憩室形成。40%~60%合并膀胱输尿管反流。尿道镜检常与手术同期进行。于后尿道清晰可见瓣膜从精阜两侧发出走向远端,于膜部尿道呈声门样关闭。另外静脉尿路造影、肾核素扫描可了解上尿路形态及肾功能。对合作的患儿做尿流动力学检查,了解有无膀胱功能异常。术前术后测定尿流率可明确尿路梗阻解除情况。

【治疗】

后尿道瓣膜患者的治疗原则是纠正水电解质失衡,控制感染,引流及解除下尿路梗阻。若患者营养情况差,感染不易控制,需做膀胱造口或膀胱造瘘引流尿液。极少数患者用以上方法无效,需考虑输尿管皮肤造口或肾造瘘。一般情况好转及大部分患儿均可用尿道镜电切瓣膜。电切瓣膜后应定期随访,观察排尿情况,有无泌尿系感染及肾功能恢复情况。小儿一般情况改善较快,但膀胱形态及功能恢复要慢得多,而扩张输尿管的恢复更慢。后尿道瓣膜的并发症如膀胱输尿管反流、膀胱输尿管连接部梗阻,在术后观察无明显好转,仍有严重泌尿系感染可经手术治疗。对膀胱功能异常也应定期复查。

【预后】

早期诊断、早期正确治疗是关键。后尿道瓣膜合并肾发育不良的肾功能很难恢复。一般认为合并尿性腹水、巨大膀胱憩室、一侧重度输尿管反流的患者往往因尿液有了相对的缓冲而保护了肾脏(或其中一侧肾脏),所以预后较好。1岁以内患者,血肌酐在88μmol/L以下或血肌酐在术后2年内恢复正常的预后好。患者的病情恶化表现为蛋白尿、高血压及持续血肌酐升高,这种患者的最终治疗是血透析或肾移植。

(二)前尿道瓣膜及憩室

先天性前尿道瓣膜是男性患儿中另一较常见的下尿路梗阻,可伴发尿道憩室。本病较后尿道瓣膜少见。

【病因与病理】

前尿道瓣膜及憩室形成的胚胎学病因尚不明确，有可能是尿道板在胚胎期某个阶段融合不全，也可能是尿道海绵体发育不全使局部尿道缺乏支持组织，尿道黏膜因而向外突出。前尿道瓣膜一般位于阴茎阴囊交界处，两侧瓣膜从尿道背侧向前延伸于尿道腹侧中线会合。同后尿道瓣膜一样不妨碍导尿管插入，但阻碍尿液排出，造成近端尿道扩张，有的伴发尿道憩室。尿道憩室一般位于阴茎阴囊交界处的阴茎体部，分为2种：①广口憩室，远侧唇构成瓣膜，引起梗阻；②有颈的小憩室，多不造成梗阻，但可并发结石而出现症状。

前尿道瓣膜梗阻造成的泌尿系统及全身其他系统的病理生理改变与后尿道瓣膜相同。多数病例不像后尿道瓣膜那么严重。

【临床表现】

患儿有排尿困难，膀胱内大量残余尿。憩室被尿液充盈时，可于阴茎阴囊交界处出现囊性肿物，排尿后用手挤压肿物有尿排出。若伴发结石可被触及。其他表现与后尿道瓣膜相同。

【诊断】

除病史查体外，泌尿系平片观察有无结石，静脉尿路造影了解上尿路情况，尿动力学检查了解尿道梗阻情况及有无膀胱功能异常。排尿性膀胱尿道造影可明确诊断。造影示阴茎阴囊交界处前尿道近端扩张，伴憩室则见尿道憩室影像。梗阻远端尿道极细，膀胱可有小梁及憩室形成，也可有膀胱输尿管反流。尿道镜检查能清晰观察到瓣膜的形态、位置。

【治疗】

治疗原则同后尿道瓣膜。对单纯前尿道瓣膜可用尿道镜电切。对合并有憩室的病例应采用手术切除。

二、尿道缺如及先天性尿道闭锁

由于这两种病使产前胎儿在宫内排出的尿液潴留于膀胱内，致膀胱扩张，进而压迫脐动脉，引起胎儿循环障碍，多为死产。常合并其他严重畸形。有的病例因合并膀胱外翻、脐尿管瘘或直肠膀胱瘘使尿液能排出而存活。尿道闭锁的预后决定于闭锁部位，如为后尿道闭锁，与尿道缺如相同，多于产前或生后不久死亡。前尿道闭锁尤其靠近尿道外口者，上尿路受影响相对较轻，可行尿道造瘘，日后再考虑尿道成形术。

三、尿道重复

按两个尿道的排列位置可分为上下位或称矢状位尿道重复，及左右并列位尿道重复两种类型。上下位尿道重复可分为很多类型，最多达10种，最主要有4种：①不完全性尿道重复，副尿道位于正常尿道的背侧或腹侧，与膀胱不通，往往合并尿道下裂。这种类型可无症状，或因慢性感染有分泌物，有的可致严重尿道梗阻。有症状者需切除副尿道。②不完全性尿道重复。尿道经常在后尿道分叉后于阴茎阴囊部会合。③完全性尿道重复，副尿道位于阴茎背侧，尿道开口可位于阴茎头至阴茎根任何位置。经常合并阴茎上翘，包皮异常分布于阴茎腹侧，类似尿道上裂。由于正常尿道有正常括约肌控制，所以只要切除副尿道，矫正阴茎上翘可取得满意效果。④副尿道于前列腺部尿道分叉，开口异位于会阴或肛周，而正常位置的尿道发育差或闭锁。由于有膀胱括约肌控制，无尿失禁。其治疗较困难，可旷置发育差的尿道，将会阴或肛周的尿道口经分期或一期游离、移植物代尿道成形术移植尿道口至阴茎头。并列位尿道重复少见，一般发生在重复阴茎的病例中，而且常伴发重复膀胱。

女性尿道重复罕见。可表现为2种类型：①主尿道于会阴，副尿道于阴蒂下；②两个尿道均开口于会阴或阴道，前者稍多见。有症状者需做尿道成形术。

四、巨尿道

指先天性无梗阻的尿道扩张。发生率低。多位于阴茎体部尿道，合并有尿道海绵体发育异常，有的也有阴茎海绵体发育异常。巨尿道可并发不同程度的尿道下裂及上尿路异常，尤其在prune-belly综合征中常见。巨尿道分为2种类型：①舟状巨尿道，合并有尿道海绵体发育异常；②梭形巨尿道，合并有阴茎、尿道海绵体发育异常。以上2种巨尿道均可伴发其他严重畸形而致早期死亡。对巨尿道的治疗可行裁剪、紧缩尿道，并应早期处理上尿路异常。如有严重的阴茎海绵体发育缺乏，应考虑变性手术。

五、尿道息肉

一般指男性后尿道的息肉，发病率极低。息肉多位于精阜附近，可脱入前列腺部尿道。组织成分为良性的纤维血管组织。可导致排尿困难、尿潴留、血尿、感染等症状。做排尿性膀胱尿道造影可见后尿道内有充盈缺损影像，结合膀胱尿道镜检可明确诊断。可经膀胱尿道镜切除或经耻骨上切开膀胱手术切除。如息肉切除不彻底，有复发的可能。

六、阴茎及尿道外口囊肿

多位于阴茎头尿道外口边缘及包皮系带处，也有的位于冠状沟和阴囊中线。肿物呈小囊泡样，小如粟粒，大如豌豆。囊壁很薄，内含胶冻样或水样液体。多无症状，大的囊肿可影响排尿；如继发感染则表面充血红肿，严重者可形成脓肿或瘘孔。小的囊肿不必处理，较大的囊肿行囊肿去顶或手术切除。

七、尿道下裂

【病因】

在胚胎期由于内分泌异常或其他原因导致尿道沟闭合不全，形成尿道下裂。尿道沟是从近端向远端闭合，所以尿道口位于远端的前型尿道下裂占比例最大。外生殖器发育依赖双氢睾酮的调节。双氢睾酮是睾酮经5-α还原酶的作用转化而成。任何睾酮产生不足或转化成双氢睾酮过程出现异常均可导致如尿道下裂等外生殖器畸形。母亲在孕期应用雌激素较多，有致尿道下裂的危险。尿道下裂发病有明显的家族倾向，有报道8%的患者父亲及14%患者兄弟中也有尿道下裂，可能与基因遗传有关。

【临床表现】

典型的尿道下裂有三个特点：①异位尿道口，尿道口可出现在正常尿道口近端至会阴部尿道的任何部位。部分尿道口有狭窄，其远端为尿道板。②阴茎下弯，即阴茎向腹侧弯曲。目前认为尿道下裂有明显阴茎下弯只占35%，而且往往是轻度下弯。导致阴茎下弯的原因有尿道板纤维组织增生；阴茎体尿道腹侧皮下组织各层缺乏及阴茎海绵体背腹两侧不对称。③包皮的异常分布。阴茎头腹侧包皮因未能在中线融合，故呈V形缺损，包皮系带缺如，全部包皮转至阴茎头背侧呈帽状堆积。

尿道下裂依尿道口位置，可分为 4 型：①阴茎头，冠状沟型；②阴茎体型；③阴茎阴囊型；④会阴型。由于阴茎下弯的程度与尿道口位置不成比例，有些前型尿道下裂却合并严重的阴茎下弯。为了便于估计手术效果，Bareat 按阴茎下弯矫正后尿道口的退缩位置来分型的方法被很多医师接受。

【诊断及鉴别诊断】

尿道下裂是外生殖器畸形，经体检很容易确诊。当尿道下裂合并双侧隐睾时要注意有无性别异常。检查方法包括：①查体。观察患者的体形、身体发育、有无第二性征。外生殖器检查有无阴道，触摸双侧睾丸表面质地、体积。②检查染色体、口腔及阴道黏膜的 X 性染色质。③尿 17-酮类固醇测定。④剖腹或腹腔镜检查及性腺活检。常见的性别异常有：

1.肾上腺性征异常(女性假两性畸形)

因肾上腺皮质增生引起。外生殖器检查可见阴蒂增大如尿道下裂的阴茎。经常有尿生殖窦残留，其开口前方与尿道相通，后方为阴道。性染色体 46，XX，性染色质阳性，尿 17-酮类固醇排泄量增加。

2.混合性腺发育不全

一侧为睾丸，另一侧为发育差的原始混合性腺。阴茎外观为尿道下裂。染色体为 46，XY/45，XO 嵌合体。腹腔内有输卵管、子宫。

3.真两性畸形

外观为尿道下裂合并隐睾。性染色体半数以上为 46，XX，少数为 46，XX/46，XY 嵌合体。性腺多在腹腔内，兼有睾丸、卵巢两种成分。

4.男性假两性畸形

性染色体为 46，XY，性染色质阴性，但内外生殖器发育不正常，外生殖器可表现为全似男性至全似女性。

【手术治疗】

目前公认的治愈标准：①阴茎下弯完全矫正；②尿道口位于阴茎头正位：③阴茎外观接近正常，能站立排尿，成年后能进行正常的性生活。目前，多依据尿道下裂有无合并阴茎下弯来选择手术方法。

1.无阴茎下弯或经过阴茎背侧白膜紧缩、不需切断尿道板能矫正阴茎下弯的尿道下裂治疗方法

(1)阴茎头、冠状沟型 MAGPI(尿道口前移，阴茎头成形)。

(2)冠状沟、冠状沟下型及尿道口位于阴茎体前 1/3 的尿道下裂病例 Mathieu(尿道口基底翻斗式皮瓣)。

(3)阴茎体、阴茎根型尿道下裂 Onlay islandflap(加盖岛状包皮瓣)。

(4)尿道板卷管尿道成形(Snodgrass 术)

2.有阴茎下弯的尿道下裂用 Duckett 带蒂岛状包皮瓣管形尿道成形术

该方法虽然操作复杂，在熟练掌握手术技巧后，手术成功率可达 70%～80%以上。即使术后并发尿道瘘也易修复。

第六节 阴茎异常

一、包茎与嵌顿包茎

(一)包茎

指包皮口狭小,使包皮不能上翻显露阴茎头。分先天性及后天性或生理性及病理性2种。

1.病因、病理

先天性包茎可见于每一个正常新生儿及婴幼儿。新生儿出生后包皮与阴茎头之间均有粘连,数月后粘连逐渐吸收,包皮与阴茎头分离。至3～4岁后由于阴茎及阴茎头生长,阴茎勃起,包皮可向上退缩,外翻包皮可显露阴茎头。小儿3岁后有90%的包茎自愈,17岁以后仅不足1%有包茎。包茎自愈后的小儿大部分均有包皮过长,属正常现象。

后天性包茎多继发于阴茎头包皮炎及,包皮和阴茎头损伤。包皮口有瘢痕挛缩,无弹性和扩张能力,包皮不能向上退缩,并常伴有尿道口狭窄。这类包茎不会自愈。

有包茎的小儿由于包皮囊内分泌物堆积,刺激阴茎头和包皮内板,可造成阴茎头包皮炎。包皮口严重狭窄的病例可发生排尿困难,甚至影响阴茎发育。

2.临床表现

包皮口狭小者有排尿困难,表现为尿线细,包皮囊鼓起。包皮囊内常有大量的包皮垢堆积于冠状沟,隔着包皮看见呈白色的小肿块,常被家长误认为是肿瘤。包皮垢可诱发阴茎头包皮炎。急性炎症时阴茎头及包皮的黏膜潮湿红肿,可产生脓性分泌物。小儿疼痛不安、包皮水肿。阴茎头包皮炎反复发作,由于阴茎痛痒,小儿易养成用手挤压阴茎的习惯,长期可造成手淫。

3.治疗

婴幼儿期的先天性包茎如无症状可不必处理。如有症状,可将包皮试行上翻,以便扩大包皮口,显露阴茎头,清除包皮垢。对于阴茎头包皮炎患儿,在急性期局部用硼酸水等外用药治疗,待炎症消退后试行手法分离包皮,无效时考虑做包皮环切术。绝大部分先天性包茎均不必手术。后天性包茎因有纤维狭窄环,需做包皮环切术。有的观点认为包茎与阴茎癌有关,但包皮环切术并不普及的国家如北欧的阴茎癌发生率很低,所以只要注意及时正确治疗包茎,讲究良好的卫生习惯,可以预防阴茎癌。目前包皮环切并没有一个公认的指征。以下适应证可供参考:①包皮口有纤维狭窄环;②反复发作阴茎头包皮炎;③5岁以后包皮口仍严重狭窄,包皮不能上翻显露阴茎头。

(二)嵌顿包茎

嵌顿包茎(paraphimosis)是包茎或包皮过长的并发症。当包皮上翻至阴茎头后方,如未及时复位,包皮环将阻塞静脉及淋巴循环引起水肿,致使包皮不能复位,造成嵌顿包茎。包皮环发生水肿后,包皮狭窄环越来越紧,以至循环阻塞和水肿加重,形成恶性循环。

1.临床表现

水肿的包皮翻在阴茎头的冠状沟上,在水肿的包皮上方可见狭窄环。阴茎头呈暗紫色肿大。患儿因疼痛剧烈,哭闹不止,可有排尿困难。时间过长,严重的嵌顿包茎可发生包皮和阴茎头坏死脱落。

2.治疗

嵌顿包茎患儿如及时治疗，大部分均可经手法复位。如手法复位失败或嵌顿时间长，应做包皮背侧切开术。若嵌顿包皮已经破溃或情况允许，可急诊做包皮环切术。

二、阴茎阴囊转位

阴茎阴囊转位又称阴茎前阴囊，指阴囊异位于阴茎上方，分为部分性和完全性。常并发会阴型或阴茎阴囊型尿道下裂。

【治疗】

阴茎阴囊转位并不影响性生活，治疗只是解决外观异常。对于不太严重的部分性阴茎阴囊转位可不必治疗。手术是沿两侧阴囊翼上缘、阴茎阴囊交界处做”M”型切口，将阴囊转至阴茎下方。对于合并重度尿道下裂的病例，在完成尿道成形术后使用上述方法。为了保护包皮瓣血运，多主张在术后6个月修复阴茎阴囊转位。

三、阴茎阴囊融合

阴茎阴囊融合又称蹼状阴茎，指阴囊中线皮肤与阴茎腹侧皮肤相融合，使阴茎阴囊未完全分离。绝大部分是先天性，也有继发于包皮环切术后或其他手术切除阴茎腹侧皮肤过多所致。

【治疗】

在阴茎阴囊之间的蹼状皮肤上做纵切横缝，或加做V-Y、W等成形术。

四、隐匿阴茎

隐匿阴茎(conceled penis)指阴茎隐匿于皮下，阴茎外观短小，包皮口与阴茎根距离短。包皮背侧短、腹侧长，内板多、外板少。包皮如鸟嘴般包住阴茎，与阴茎体不附着。如果用手将阴茎周围皮肤后推可显示正常的阴茎体。当查体时于阴茎头背侧触及一浅沟，应注意可能并发尿道上裂。很多隐匿阴茎是继发于肥胖儿下腹部尤其是耻骨前脂肪堆积。

【治疗】

隐匿阴茎的治疗及手术年龄有很大争论。肥胖儿隐匿阴茎经减肥可明显改善。而其他绝大部分隐匿阴茎患儿随年龄增长均能自愈，在成年人中罕见隐匿阴茎。所以如不合并包茎、能上翻包皮显露阴茎头，可不必手术。

五、阴茎扭转

阴茎扭转(peniletorsion)指阴茎头向一侧扭转，偏离中线，多呈逆时针方向，即向左扭转。该类患者的阴茎一般发育正常，部分患者合并尿道下裂或包皮分布异常。阴茎腹侧中线偏向一侧。很多病例是在做包皮环切或外翻包皮时发现的。

【治疗】

如果不影响阴茎的外观及功能可不必治疗。对于因阴茎皮肤导致的阴茎扭转使用阴茎皮肤脱套后均可矫治。而对于因阴茎海绵体扭转的患者多需要松解阴茎根部海绵体，手术大而且效果不满意。

六、重复阴茎

重复阴茎(diphallia)极少见，发生率约1∶500万。重复阴茎的大小可从一个很小的附属体到正常大小的阴茎。大部分有重复尿道和独立的海绵体组织。一般两个重复阴茎的位置是并列的。多合并其他泌尿生殖系畸形及肛门直肠、心血管畸形等。

【治疗】

切除发育不良的阴茎及尿道，对发育好的阴茎行成形手术。

七、小阴茎

小阴茎(mlcropenls)指外观正常的阴茎体长度小于正常阴茎体长度平均值 2.5 个标准差以上的阴茎。小阴茎的长度与直径比值正常。有的病例可有阴茎海绵体发育异常，睾丸发育差或下降不全。

阴茎长度的测量是用手提阴茎头尽量拉直，使其长度相当于阴茎充分勃起的长度，用测量尺测从耻骨联合前至阴茎头顶端的距离。对于隐匿阴茎应注意推开阴茎周围脂肪。

【病因】

正常男性外生殖器于胚胎的前 12 周完成。阴茎发育受激素的控制。妊娠的前 3 个月，胎盘产生绒毛膜促性腺激素（HCG），妊娠 4 个月后胎儿下丘脑分泌促性腺激素释放激素(GnRH)或称黄体生成素释放激素(LHRH)，刺激垂体前叶分泌黄体生成激素(LH)及滤泡刺激素(FSH)。HCG、LH、FSH 刺激睾丸间质细胞产生睾酮(T)，T 在 5-α 还原酶的作用下转化为双氢睾酮(DHT)，DHT 刺激阴茎发育。以上任何一个环节出现障碍，均可影响阴茎发育，而小阴茎多因胚胎 14 周后激素缺乏所致。其常见病因如下：

1.促性腺激素分泌不足的性腺机能减退

主要指下丘脑分泌异常，包括因脑组织结构异常如无脑儿畸形等无下丘脑或下丘脑发育差，有的虽然下丘脑结构正常但分泌功能差。

2.促性腺激素分泌过多的性腺机能减退

这类患者的下丘脑及垂体分泌功能均正常，只是睾丸分泌睾酮减少。包括睾丸缺如、睾丸下降不全等。睾酮减少通过负反馈促使性腺激素分泌过多。

3.原发性小阴茎

有些患者下丘脑-垂体-性腺轴激素分泌正常，但有小阴茎畸形，部分患者到了青春期阴茎又多能增长。病因不清楚，可能是一过性睾酮分泌下降等原因。也有少部分患者可能为雄激素受体异常。另外小阴茎患者可有性染色体异常。

【诊断】

(1)病史：询问有无家族遗传病史，注意母亲孕期情况。

(2)查体：有无与染色体、脑发育异常有关的畸形。检查外生殖器，测量阴茎长度，阴囊发育，睾丸的大小、质地及位置。

(3)染色体核型。

(4)影像学检查：主要检查脑部有无下丘脑和垂体畸形。

(5)促性腺激素检查：对小阴茎患者应常规做性腺激素检查。先测定 FSH、LH、T。6 个月～14 岁小儿的上述 3 个值均偏低。如 FSH、LH 高而 T 低，则应做 HCG 刺激实验除外原发性睾丸功能低下。如 T、FSH、LH 均低，则先做 HCG 刺激实验鉴定睾丸功能，然后做促性腺激素释放激素刺激实验鉴定脑垂体前叶功能。如以上实验均正常则考虑小阴茎的原因在下丘脑。对于脑垂体发育不良的患者应做脑垂体前叶筛查实验。如果通过检查发现激素分泌均正常,应考虑是否为阴茎的受体对雄激素不敏感。

(6)腹腔镜:主要用于对未触及睾丸患者的探查。

【治疗】

小阴茎的治疗很困难。

1.内分泌治疗

对于脑垂体功能异常的患者,用与 FSH、LH 功能类似的 HCG 刺激治疗。方法为 5 天肌肉注射一次 500 单位的 HCG,共 3 个月。对于下丘脑功能异常者应用 LHRH 等促性腺激素释放激素直接替代。如单纯睾丸功能异常用睾酮替代。方法为外用睾酮霜或肌肉注射睾酮,每 3 周 1 次,每次 25mg,共 4 次。

2.手术治疗

对于合并睾丸下降不全患者行睾丸固定术。对于激素治疗无效的小年龄患者应用最多的是变性手术。

第七节　梨状腹综合征

梨状腹综合征(prune-belly syndrome,PBS)又主要包括两个病理畸形,腹壁肌肉缺陷或缺如,输称 Eagle-Barrett 三联症及间质发育异常综合征,尿管、膀胱及尿道的各样畸形主要是显著扩张,及双侧睾丸未降。其他并发畸形有骨骼肌肉系统、肺及心脏方面。发病率为 35000～50000 个出生儿中有 1 例,主要见于男孩,仅 3%～5 %发生于女孩。

【病因及发病机制】

本症肯定病因虽有争议,但有两个主要学说。

1.梗阻学说

妊娠早期曾有严重膀胱出口梗阻,造成膀胱、输尿管扩张,肾积水以及腹壁肌肉萎缩等不可逆性损害后,梗阻解除。实际上绝大多数 PBS 患儿出生时没有解剖上的尿路梗阻。

2.中胚层缺陷学说

因为第一个学说不能解释那么多有尿路梗阻的患儿有正常腹壁及睾丸下降,而且后尿道瓣膜症患儿有显著膀胱壁肥厚、增生并不仅是扩张,故考虑 PBS 似因妊娠 6～10 周时中胚层发育停滞所致。

【临床表现】

1.肾脏

肾脏畸形是决定小儿存活的主要因素,死产及新生儿期死亡中的 20%是缘于肾发育异常及肺发育不全。另有 30%患儿于生后 2 年内发生尿路感染或肾功能不全或兼有感染及肾功能不全。

产前超声检查最早可于妊娠14周时检出有尿路扩张，如有羊水量少时对膀胱减压改进羊水量及肺功能，但对是否能改进肾功能却不肯定。对PBS来说判断宫内治疗是困难的，因为可能没有尿路梗阻。

2.输尿管

严重扩张及屈曲尤以输尿管远端为重，组织学检查可见有斑块状纤维化区，75%有膀胱输尿管反流。虽然放射线造影的影像病变很重，一般来说尿路引流是合适的。

3.膀胱

容积大、壁光滑有不规则增厚但没有成小梁。常有脐尿管残留或憩室使呈沙漏状。假如有上述的膀胱形态则膀胱对充盈度的感觉降低，容积大而收缩差，排尿压降低而排空不全。有些病例则排尿压力及尿流率正常，膀胱可以完全排空。

4.前列腺及后尿道

前列腺部尿道伸长至膜部变细呈三角形后尿道。

5.前尿道

多数正常，也可有巨尿道或闭锁。

6.睾丸

多为腹内睾丸，由于精索短，故行睾丸固定术困难。组织学检查有显著异常故不育。

7.腹壁

由于腹壁三层肌肉均发育不全，故小婴儿腹壁呈现典型皱褶样，大孩子呈罗汉肚的样子。仰卧不易起坐故患儿走路晚，但不影响切口愈合，少有并发症也不影响日常活动。

8.其他并发畸形

65%有其他并发畸形，最常见的是心、肺、胃肠道、骨骼以及发育问题。

【诊断及治疗】

1.新生儿期

首先观察除外影响生命的心、肺问题。腹壁薄而松弛，易于检查腹腔内及腹膜后脏器。测血清肌酐水平，用手压膀胱引出逼尿肌反应，观察排尿情况。做超声检查观察肾脏及膀胱排空情况。如肾功能不良须做排尿性膀胱尿道造影及DMSA肾扫描了解肾瘢痕情况。

根据病情严重程度可分为三组：

(1)包括死产或产后不久死于羊水少，有肺发育不全。严重肾发育异常者可有尿道闭锁及脐尿管瘘，Potter面容。少数病例如有机会存活，唯一治疗方法是引流尿路如膀胱造口，肾盂、输尿管造瘘。

(2)有全尿路扩张，可有生长、发育迟滞及腹膨隆。多是随诊观察，如合并感染或肾功能恶化，除药物外，须考虑尿路重建(裁剪输尿管，抗反流及减低尿潴留)，同期修复腹壁及做睾丸固定术。

(3)相对轻症、尿潴留轻、肾实质较好，尿路须重建的范围少，但如有尿路感染，则上尿路可受损。这组患儿须长期随访。须用抗感染药物预防，如新生儿期用阿莫西林。睾丸固定术可延期至须做尿路重建术时或6月龄时进行。

2.儿童期

主要是膀胱引流问题，可致肾功能恶化，如小儿排尿力弱并有剩余尿，须做尿动力学检查。有些病例用内腔镜做伪瓣膜内切开可能减少膀胱出口阻力。裁剪输尿管做抗反流输尿管再植，由于输尿管及膀胱条件差，效果常不满意。膀胱排空不全行清洁间歇导尿，因为小儿尿道感觉正常，常不易执行，必要时可考虑可控性尿路改流术。

【预后】

婴儿期如有轻度肾功能受损日后可因反流性肾病、慢性肾盂肾炎导致肾功能不全，可接受肾移植术。多数患儿因膀胱排空不好须做自家清洁间歇导尿。对于腹内睾丸来说，患者虽不育但有恶变问题，在婴儿期做睾丸固定比较容易或可日后改变不育情况。做睾丸固定术同时修腹壁。对轻症病例可观察其发展。

第八节　隐　睾

隐睾或睾丸下降不全是指睾丸停留在腹膜后、腹股沟管或阴囊入口处。其发病率为 1/500。异位睾丸指睾丸已出腹股沟管外环口，但未降入阴囊而位于腹壁、股部或会阴部。在胚胎发育 3～7 月间，睾丸随鞘状突由腹膜后腰部经腹股沟下降至阴囊。若睾丸停留在途径的任何部位即形成隐睾或睾丸下降不全。其病因可有：睾丸引带异常或缺如；睾丸对促性腺激素不敏感，失去下降的动力；母体缺乏促性腺激素而影响睾酮的产生，减弱睾丸下降的动力。由内分泌因素所致多为双侧性，而由局部或机械性因素所致多为单侧。正常情况下睾丸鞘状突进入阴囊前闭合形成睾丸引带，如未闭合则形成先天性交通性鞘膜积液。睾丸生精组织对温度敏感，正常时阴囊内温度较体温低 1.5℃～2℃，若睾丸未降入阴囊则较高的体温会损害生精上皮，影响精子的生成。

隐睾患者临床表现为一侧阴囊空虚，如睾丸位于腹股沟管内或外环口处，可于体检时触及，按压可有不适感。隐睾在 1 岁以后即可见到生精上皮的超微结构改变，9 岁时可出现光镜改变，青春期后大多出现萎缩。隐睾或睾丸位置异常不仅影响生育能力，且易发生恶变，恶变率为正常人的 25～40 倍。其诊断并不困难，但有时不易发现隐睾的确切位置。B 超检查有时可发现睾丸的位置。隐睾患儿 1 岁以内仍有自行下降至阴囊的可能，若未能下降，应开始内分泌治疗。可使用促性腺激素释放素(GnRH)戈那瑞林喷鼻剂喷鼻，每日 3 次，每次 400μg；4 周为一疗程。如不成功，可用绒毛膜促性腺激素(HCG)每周肌注 2 次，每次 1000U，一疗程 10 000U。如仍失败，需于 2 岁前手术。隐睾手术治疗应于 2 岁前完成，2 岁前手术可避免睾丸发生恶变，其恶变率与正常人无明显差别；而 10 岁后手术虽可降低恶变率，但仍明显高于正常人；而 10 岁后手术则不能降低恶变率。隐睾手术原则为：如睾丸发育好，则行下降固定术；如睾丸已萎缩，应做切除。做隐睾下降固定术的患者应经常自我检查下降固定的睾丸，若有睾丸突然增大，且无疼痛时应及时就医，以尽早发现恶变睾丸肿瘤，早诊断，早治疗。

第三章 泌尿系损伤

第一节 肾 损 伤

肾位于第 12 胸椎和第 3 腰椎之间的腹膜后间隙，后面有腰大肌、腰方肌和胸廓软组织，外面有第 10～12 肋骨，前面有腹膜及腹腔脏器，这些解剖结构使肾受到保护。肾外面被 Gerota 筋膜所包围，其中富有脂肪，称为脂肪囊，形成肾的脂肪垫，同时肾有一个锥体上下的活动度，可以缓冲外界暴力的作用，所以轻度外力，肾不易受到损伤。但是肾作为一实质器官，血流相当丰富，每分钟有 1200～1500mL 血流通过双肾，相当于心排出量的 1/4，这使肾的脆性大大增加，因此外力强度稍大即可造成肾的损伤。

肾损伤可在以下情况下发生：

1.直接暴力

患者受到撞击、跌打、挤压等，肾区受到直接打击所致，为最常见的致伤原因。

2.间接暴力

患者在运动中突然加速或减速、高处坠落后双足或臀部着地，爆震冲击波等致使肾受到惯性移位而致伤。

3.穿透伤

多见于弹片、枪弹、刀刺等锐器损伤，多合并胸、腹及其他脏器损伤，损伤复杂而严重。

4.医源性肾损伤

医疗操作如肾穿刺、腔内泌尿外科检查或治疗也可发生肾损伤。

5.自发性肾破裂

如果肾已有原发疾病如：肾积水、肾结核、肾肿瘤或囊性疾病，肾也可在无明显外来暴力作用下自发破裂。

根据肾损伤的严重程度可以分为：

1.肾轻度挫伤

损伤仅局限于部分肾实质，形成实质内瘀斑、血肿或局部包膜下小血肿，也可涉及肾集合系统引起少量血尿。由于损伤部分的肾实质分泌尿液的功能减低，故很少有尿外渗。一般症状轻微，愈合迅速。

2.肾挫裂伤

是肾实质挫裂伤，如伴有肾包膜破裂，可致肾周血肿。如肾盂、肾盏黏膜破裂，可见明显的血尿。但一般不引起严重的尿外渗。经内科治疗，大多可自行愈合。

3.肾全层裂伤

肾实质严重挫伤时外及肾包膜，内达肾盂、肾盏黏膜，此时常伴有肾周血肿和尿外渗。如肾周筋膜破裂,外渗血尿可沿后腹膜外渗。血肿若破入集合系统,则引起严重的血尿。有时肾一极可完全撕脱,或肾完全裂伤呈粉碎状。这类肾损伤症状明显,后果严重,均需手术治疗。

4.肾蒂损伤

肾蒂血管撕裂时可致大出血、休克。如肾蒂完全断裂,伤肾甚至可被挤压通过破裂的横膈进入胸腔。锐器刺伤肾血管可致假性动脉瘤、动-静脉瘘或肾盂静脉瘘。对冲伤常使肾动脉在腹主动脉开口处内膜受牵拉而破裂,导致肾动脉血栓形成,使肾失去功能。

5.病理性肾破裂

轻度暴力可使已有病理性改变的肾破裂,如肾肿瘤、肾积水、肾囊肿、脓肾等。有时暴力甚至不被察觉,称为自发性肾破裂。

一、诊断

(一)临床表现

肾损伤的主要症状有休克、出血、血尿、疼痛、伤侧腹壁强直和腰部肿胀等。

1.休克

早期休克可由于剧烈的疼痛所致,但其后与大量失血有关,其程度依伤势和失血量而定。除血尿失血外,肾周筋膜完整时,血肿局限于肾周筋膜;若肾周筋膜破裂,血液外渗到筋膜外形成大片的腹膜后血肿;若腹膜破裂,则大量血液流入腹膜腔,使病情迅速恶化。凡在短时间内迅速发生休克或快速输血 2 单位后仍不能纠正休克时,常提示有严重的内出血。晚期继发出血常见于伤后 2～3 周,偶尔在 2 个月后亦可发生。

2.血尿

90%以上的肾损伤患者可存在血尿,轻者仅为镜下血尿,但肉眼血尿较多见。严重者血尿甚浓,可伴有条索状血块和肾绞痛,有大量失血。多数病例血尿是一过性的。开始血尿量多,几天后逐渐消退。起床活动、用力、继发感染是继发血尿的诱因,多见于伤后 2～3 周。部分病例血尿可延续很长时间,甚至几个月。值得注意的是没有血尿不能除外肾损伤的存在,尿内血量的多少也不能断定肾损伤的严重程度和范围。如肾盂遭受到广泛的损伤、肾蒂撕脱、肾动脉血栓形成、输尿管断裂或被血块或者是肾组织碎片完全堵塞、血液流入腹腔以及血和尿同时外渗到肾周围组织时,尽管伤情很严重,但血尿可不明显。

3.疼痛与腹壁强直

伤侧肾区有痛感、压痛和强直。身体移动时疼痛加重,但轻重程度不一。这种痛感是由于肾实质损伤和肾被膜膨胀所引起。虽然腹壁的强直会影响到准确的触诊,但在某些病例仍可在腰部扪及肾出血形成的肿块。疼痛可局限于腰部或上腹部,或散布到全腹,放射到背后、肩部、髋部或腰骶部。如伴腹膜破裂而有大量尿液、血液流入腹腔,可致全腹压痛和肌紧张等腹膜刺激征。这种情况在幼童较易发生。

另外,当血块通过输尿管时可有剧烈的肾绞痛。腹部或腰部的贯通伤常有广泛的腹壁强直,由腹腔或胸腔的脏器损伤引起,但亦可由肾区血肿或腹腔内出血所造成。

4.腰区肿块

肾破裂时的血或尿外渗在腰部可形成一不规则的弥漫性肿块。如肾周筋膜完整,则肿块局限,否则在腹膜后间隙可形成一广泛的肿胀。以后皮下可出现瘀斑。这种肿胀即使在腹肌强直时也往往可以扪及。从肿胀的进展程度可以推测肾损伤的严重程度。为缓解腰区疼痛，患者脊柱常呈侧突。有时尚需与脾、肝包膜下出血形成的肿块鉴别。

(二)辅助检查

1.X线检查

肾挫伤及表浅肾裂伤，腹部X线平片常无重要发现。当严重肾损伤引起肾周血肿、尿外渗时显示肾影增大、边缘模糊。另外尚可发现有腹腔内游离气体、气-液平面、腹腔内容物移位、气胸、骨折、异物等严重损伤的证据。排泄性尿路造影能确定肾损伤的程度和范围，肾损伤时应采用大剂量静脉尿路造影，不需要腹部加压，避免进一步造成肾损伤。当肾内有出血时显示肾盂、肾盏受压，变形或移位，肾破裂时出现造影剂外渗。尿路造影对伤肾及对侧肾功能的评价有重要意义，但由于肾损伤后血管挛缩或肾分泌功能受抑制，显影效果差，对肾损伤程度分级缺少特异性和敏感性，当前已很少使用，大多为CT所替代。

2.B超检查

具有快速、简便、无创伤之优点，能立即提供肾实质损伤的情况、有无肾周血肿和尿外渗以及腹膜后间隙的情况，常作为首选检查。当全身情况不稳定不宜做其他检查时，更有意义。但肾挫伤时可无异常发现，也不能清晰显示肾实质破裂程度。

3. CT检查

CT检查是一种安全、迅速、有效而无创伤的检查，能精确显示肾脏损伤部位、程度，其诊断肾损伤敏感性与特异性高，分辨率也高，诊断符合率为98%～100%。肾损伤时常规行CT增强扫描检查，增强CT扫描能精确显示肾实质裂伤、尿外渗、肾周血肿以及肾损伤程度。

4.肾血管造影

目前已很少用，当CT或静脉尿路造影显示一侧或双侧肾不显影，或其他肾血管损伤征象时，应作肾动脉造影或数字减影血管造影，进一步确定诊断。在肾动脉造影时可进行肾动脉栓塞治疗。

5.放射性核素检查

有助于确定诊断。但在急症情况下，其可行性及正确性均不及CT或静脉尿路造影。

(三)鉴别诊断

1.肝脏损伤

出血量较大，多有休克症状，腹腔可抽出不凝血，有腹膜刺激症状，没有血尿。

2.脾脏损伤

内出血及休克发展较快，腹腔内积血，可叩诊出移动性浊音，腹腔穿刺可抽得不凝固血液。腹膜刺激症状不明显。没有血尿。

二、治疗

肾损伤的治疗依照伤员的一般情况、肾损伤的范围和程度，以及有无其他器官损伤而确定。

1.一般处理

对有严重休克的患者，首先进行紧急抢救，包括卧床休息、镇静止痛、保温、补充血容量等。许多病例经过处理后，休克获得纠正，一般情况得以好转。若休克系大量出血或弥漫性腹膜炎引起，则应选择及早而安全的探查手术。伴有腹腔脏器损伤时，需剖腹探查。单纯的肾损伤，如无严重的出血一般采用支持治疗。包括：①绝对卧床休息至少2周，待尿液变清后可允许起床活动，但小裂伤创口的愈合需4～6周，因此剧烈活动至少应在症状完全消失后1个月才能进行；②镇静、止痛、解痉；③合理的抗生素的预防性应用和止血药物的应用；④严密的观察生命体征，必要时输血补充血容量；⑤及时随访有无并发症如高血压的出现。

2.闭合性肾损伤的处理原则

轻度肾损伤采用非手术治疗，包括卧床休息，预防性应用抗生素，密切观察血尿及局部情况，测定血红蛋白、红细胞数、血细胞比容等。近来，对深度皮质裂伤亦主张先采用非手术治疗，避免了不必要的手术探查及由此所致的肾切除。观察期间若有继续出血的征象，应及时手术治疗。肾蒂损伤、肾粉碎性损伤、完全性肾断裂应采取手术治疗。大的腹膜后血肿及尿外渗亦有手术引流的指征。大多数闭合性肾损伤已不再需要手术治疗。

3.开放性肾损伤的处理原则

开放性肾损伤经复苏处理后，若血流动力学仍不稳定，应立即手术探查。枪伤所致者，因损伤范围及强度大，应及早探查。刺伤所致的肾损伤，若病情稳定，可先做影像学检查，再行决策。对浅表肾实质刺伤未累及集合系统，仅表现为包膜下血肿或肾周血肿，有无持续性出血时，可先采用非手术治疗。

4.手术治疗

若出现下列情况者应及时手术探查：①开放性肾损伤伴有腹腔其他脏器损伤者；②经检查证实肾蒂损伤、肾粉碎性损伤、完全性肾断裂；③经抗休克治疗后血压不能回，升或升而复降，提示有大出血者；④持续性血尿无减轻趋向，红细胞计数、血红蛋白量、血细胞比容均呈进行性下降；⑤非手术治疗过程中，肾区肿块无缩小且不断增大。手术探查对于多数患者宜采用经腹切口，以便全面探查，探查肾前，先控制肾蒂，以防止难以控制的出血及保护肾脏。

肾损伤的手术治疗有下列常用的几种方法：

(1)肾修补术：适用于肾裂伤的范围较局限，整个肾的血液循环无明显障碍者。创缘整齐者可直接缝合；创缘不整、血运不良者应先清创。若创缘对合有困难者，可用肾周筋膜或肌肉瓣填充，并用腹膜覆盖固定。

(2)肾部分切除术：适用于肾的一极严重挫伤或一极肾组织已游离且无血运，无保留价值，而其余组织无创伤或有裂伤可以修补者。肾部分切除后的断面应以肾包膜或游离的腹膜覆盖，促进切面愈合及防止继发性出血。

(3)肾切除术：肾切除术既能解除出血原因和感染来源，亦可避免再度手术和晚期残疾的后患，但原则上应尽一切力量保留伤肾。在病情危重需行肾切除时必须证实对侧肾功能良好后才能进行。肾切除适应证：①无法控制的大出血；②广泛的肾裂伤，尤其是战时的贯通伤；③无法修复的肾蒂严重损伤；④伤肾原有病理改变且无法修复者，如肾肿瘤、肾脓肿、巨大结石和肾积水。

(4)肾血管修复手术或肾血管重建手术：肾蒂损伤时，在术中应根据伤情，争取吻合或修补断裂或破裂的血管，重建肾的血液循环。此类手术应争取在伤后12小时以内完成，若延迟至18小时以后，手术修复已无意义。

5.栓塞治疗

随着介入技术和设备的不断完善,尤其是数字减影血管造影技术的出现,可以动态监测血管和组织内密度的微小变化,为肾内动脉超选择性栓塞治疗(即超选择性插管至出血动脉分支内进行栓塞)提供可靠的依据,也使超选择性栓塞更为准确。对于经非手术治疗仍无缓解的严重血尿、单纯的肾血管损伤、肾血管损伤合并轻微的、不需要外科手术处理的其他脏器损伤及肾碎裂伤范围较局限者宜选用;相反,对于严重的肾盂、肾盏或近段输尿管破裂,则需外科手术探查或修补;合并确切的或可疑的需外科手术处理的肾毗邻脏器损伤、生命体征不平稳者则不宜选用。

第二节　输尿管损伤

输尿管为一细长而由肌肉黏膜构成的管形器官,位于腹膜后间隙,周围保护良好并有相当的活动范围。因此,由外界暴力(除贯通伤外)所致的输尿管损伤较为少见;但在临床上因腹部手术、盆腔手术、妇科手术及泌尿外科腔道镜检查及手术而造成的输尿管损伤却常有发生。

1.外伤性损伤

多见于战时,输尿管损伤时常伴有其他内脏的损伤或贯通伤。非贯通性损伤很少见,可因直接暴力使肾突然向上移位及使相对固定的输尿管被强烈牵拉而过度伸展,导致输尿管从肾盂肾盏撕裂或离断,这种创伤多见于背后受到重击。

2.手术损伤

多见于腹部或盆腔内进行较广泛的手术时,如子宫切除、结直肠癌根治性切除术时。手术损伤多见于下段输尿管,因此部位解剖较复杂,手术野较深,不易辨清输尿管位置。损伤可为结扎、钳夹、切开、切断、部分截除或损害输尿管血供而致管壁坏死。术时不一定被发现。直到术后出现漏尿或无尿(双侧损伤)时才被发现。

3.器械损伤

多见于泌尿外科输尿管逆行插管、输尿管肾盂镜或腔内泌尿外科操作时。有过结石、创伤或感染性炎症的输尿管,因壁层溃疡或组织脆弱较易遭受损伤。正常输尿管轻度损伤时大多不产生永久性的损害,仅在严重损伤时可致输尿管狭窄。

4.放射性损伤

比较罕见,多见于盆腔脏器肿瘤高强度放射物质照射后,输尿管及周围组织充血、水肿、坏死,以致输尿管壁瘢痕纤维化、粘连狭窄,引起输尿管梗阻。

分类

输尿管损伤的病理变化及后果与创伤的类型、发现及处理的时间和方法有密切关系。

1.钳夹伤

轻者无不良后果,重者造成输尿管狭窄、肾积水。如钳夹部位短期内坏死脱落则形成输尿管瘘。

2.结扎伤

(1)单侧结扎:若对侧肾功能正常,可无症状,或仅轻度的腰部胀痛。单侧输尿管完全结扎后的梗阻,引起肾盂、肾盏反流及再吸收来维持尿生成与尿排泄之间的平衡,在一定时期内可以保持肾功能不致丧失,当梗阻解除后,肾的排尿功能可完全恢复。病理缓冲的安全时间,根据已知的动物实验及临床经验,2 周的时间比较安全,也有长达至术后 2～3 个月发现的病例。如在上述安全期内,仍可考虑行修复性手术,不可贸然实行肾切除。长期完全输尿管梗阻,可因反流压力致使肾血液循环受阻而发生肾萎缩。

(2)双侧结扎:一旦双侧输尿管均被完全结扎,壶即发生无尿,很容易被查出。如贯穿结扎为部分性的,则所致的部分性狭窄可引起肾积水或输尿管瘘。也有将结扎肠线吸收后,梗阻解除而不留上述病理改变者。

3.离断或切开

如在手术或外伤当时即被发现,立即实行修补或吻合,处理得当,则不留后遗症。若未发现,尿液渗入腹膜腔可引起尿性腹膜炎,渗入腹膜后可引起蜂窝织炎。此类病例如不及时处理,终将中毒、休克致死。部分病例尿液可经阴道或腹壁切口引流出来,形成输尿管瘘。未经手术处理的输尿管切口或形成的输尿管瘘,必将引起输尿管狭窄,继而引起肾、输尿管积水,并易诱发肾盂肾炎。

4.穿孔伤

多见于输尿管插管、输尿管镜检查、输尿管镜下碎石术中,尿液漏至腹膜后,可引起腹痛、腹胀,穿孔较小者可自愈。

5.扭曲

结扎缝合输尿管附近组织时,可牵拉输尿管形成扭曲,或因输尿管周围组织的炎症反应及瘢痕收缩,粘连牵拉输尿管形成扭曲,导致尿液引流不畅,输尿管上段扩张、肾积水,并可并发结石形成及感染。

6.缺血性坏死

在盆腔手术时,如根治性子宫切除术,广泛的清扫髂血管及输尿管周围淋巴组织时,输尿管盆段的鞘膜和血液循环都可能遭到破坏,有的甚至使平滑肌撕裂。这样一段输尿管的蠕动功能势必减退或消失,尿液将在此淤积、扩张。而广泛的组织创伤,盆腔的组织液的渗出较多,引流不畅易导致感染。缺血、扩张、内压升高、蠕动很差的输尿管浸泡在可能感染的积液中,必会发生穿孔及大段坏死。此时若已形成周围组织粘连,尿液外渗后,可被包围形成局限性的盆腔脓肿,并向薄弱的阴道穿孔,形成输尿管阴道瘘。完成上述病理过程,常需经 1～2 周的时间。故此类输尿管损伤多在术后一周左右开始出现症状,多为双侧受累。

一、诊断

(一)临床表现

输尿管损伤的症状极不一致,可因术中及时发现并立即处理而无临床表现,也可因伴有其他重要脏器的损伤而被忽视。另外,输尿管单侧损伤和双侧损伤的临床表现也不一致。

1.尿外渗或尿瘘

可发生于损伤一开始,也可于 4～5 天后因血供障碍(钳夹、缝扎或外膜剥离后缺血)使输尿管壁坏死而发生迟发性尿外渗。尿液由输尿管损伤处外渗到后腹膜间隙,引起局部肿胀和疼痛,腹胀、患侧肌肉痉挛和明显压痛。如腹膜破裂,则尿液可漏入腹腔引起腹膜刺激征。一旦继发感染,可出现脓毒血症如寒战、高热。尿瘘常发生于输尿管损伤后2～3周,如同时有腹壁创口或与阴道、肠道创口相通,可发生尿瘘。

2.感染

多为继发性感染,受伤后的输尿管周围组织发炎、坏死及尿液渗入腹膜后及腹腔,很快形成脓肿或腹膜炎,临床上多表现为发热、腰痛、腹肌紧张及肾区叩痛。

3.血尿

输尿管损伤引起的血尿的严重程度与创伤的程度不成正比,如输尿管逆行插管或输尿管镜术后,引起输尿管黏膜的擦伤可引起较严重的血尿,而输尿管完全离断或被结扎,不一定有血尿出现。

4.梗阻症状

术中误扎输尿管引起梗阻的早期,因肾盂、肾盏反流及再吸收能力,可维持尿生成与尿排泄之间的平衡,在一定时期内可以保持肾功能不致丧失。尤其是单侧输尿管完全结扎可因对侧肾功能正常而无症状或症状轻微。部分患者患肾因长期完全梗阻而萎缩,可完全无症状。双侧输尿管被离断、撕脱或结扎后,伤后立即出现无尿。输尿管损伤也可因炎症、继发感染、水肿、尿瘘、粘连等造成输尿管狭窄引起梗阻,可表现为腰痛、肾积水、继发性的肾感染、肾功能受损。

(二)辅助检查

盆腔手术后的患者,如果发现尿少、血尿、无尿、肾区压痛及尿外渗等现象,应考虑到输尿管损伤的可能性,应进一步检查。

经膀胱镜逆行插管时,往往插管受阻,逆行造影显示梗阻或造影剂外溢。

排泄性尿路造影时伤侧肾脏显影不佳或不显影。

B超检查的诊断意义不大,只能发现尿外渗和梗阻造成的肾积水。

二、治疗

输尿管损伤的治疗原则为恢复输尿管的连续性或完整性,减少局部发生狭窄的机会,保持尿液引流通畅,尽一切可能确保患侧肾功能。

(一)处理原则

患者全身情况危重、休克、脱水、失血严重或合并有其他重要脏器创伤时,应先改善全身情况及优先处理重要器官的创伤,再根据情况处理输尿管损伤。

手术中发生并及时发现的输尿管损伤,立即进行处理是损伤修复的最佳时机,此时损伤组织尚无水肿或粘连,手术修复简单易行,术后恢复良好,并发症亦少。对手术中未能及时发现,术后72小时内及时发现并明确诊断的输尿管损伤,应立即处理。对延迟发现或发生的输尿管损伤,若超过72小时,原则上不宜立即修复,因为尿外渗引起局部组织充血、水肿及炎症反应,输尿管及周围组织的修复能力差,手术成功的机会很小。

对输尿管的损伤段应彻底扩创,直至输尿管两端有明显渗血为止,以防止因局部组织缺血、失活而导致吻合口破裂,同时应注意不能过多破坏输尿管鞘及周围组织;修复及吻合输尿管应在无张力的情况下进行。

(二)处理方法

根据输尿管损伤的类型、部位、缺损范围、损伤时间长短、患者全身情况及肾功能情况选择不同的处理方法,目前尚无统一的治疗标准。

1.留置支架管法

对于输尿管挫伤、逆行插管、输尿管镜操作等造成的损伤或术后早期发现的输尿管损伤,若输尿管的完整性未被破坏,血运良好,可经输尿管镜逆行插管或破裂部位插入输尿管导管或双J管,保证引流通畅即可。

2.经皮肾穿刺造瘘术

对于休克、全身条件差的患者,肾造瘘术是挽救生命的重要措施。另外对于发现较晚(超过72小时)的输尿管损伤,也应当行肾造瘘术,3个月后再行输尿管修复手术。

3.吻合手术

对开放手术术中及术后72小时内发现的输尿管损伤应立即行输尿管端端吻合术或输尿管膀胱吻合术。若输尿管部分断裂或完全断裂,但无明显缺损者,可行端端吻合术,内置双J管引流;对损伤部位距输尿管膀胱开口5 cm以内的输尿管损伤可考虑输尿管膀胱吻合术;对缺损或病变段在5～9 cm的患者,可采用输尿管膀胱瓣(Boari膀胱瓣)吻合术,对于缺损或病变段较长者,也可采用膀胱腰大肌悬吊输尿管膀胱吻合术;若缺损段太长,也可行回肠代输尿管术。后者因手术较复杂,并发症多,选择应慎重。

4.肾切除术

对梗阻时间长,患肾功能丧失者;长期尿瘘继发肾脏感染无法控制者;以及因肿瘤、腹膜后广泛粘连,已无法再做修复手术者,且对侧肾功能良好,可行患侧肾切除术。

第三节　膀胱损伤

膀胱是贮存、排泄尿液的肌膜性囊状器官,其大小、形状、位置随储尿量及年龄的变化而变化。其随着贮存尿液的多少而呈膨起或空虚。儿童的膀胱位置较高,几乎全在前腹壁之后,无骨盆保护。在成年男性,膀胱介于耻骨与直肠之间,顶部及后壁的一部分为腹膜所覆盖,其下与前列腺部尿道相通,后面为精囊和输精管壶腹部,膀胱与直肠之间是直肠膀胱陷凹。在膀胱排空时,全部在骨盆内;膀胱充盈时,则顶部上升与前腹壁接触。女性膀胱之后方为子宫,两者之间是子宫膀胱陷凹。故女性膀胱的位置较男性为靠前和较低,而覆盖于膀胱后壁的腹膜返折,因与子宫相连,故较男性者为高。

一、病因与分类

空虚的膀胱位于骨盆深处,受到骨盆、筋膜、肌肉及软组织的保护,除骨盆骨折或贯通伤外,一般不易损伤。但当膀胱充盈时,膀胱顶部高出耻骨联合以上,与前腹壁相贴,失去骨盆的保护,由于体积增大,壁薄而紧张,故而在受到外力作用时容易导致膀胱损伤。膀胱在肿瘤、结核、结石、神经源性膀胱等病理情况下其损伤的概率较正常膀胱高，而且易发生自发性膀胱破裂。此外，骨盆手术、下腹部手术、妇科手术及泌尿科膀胱镜操作时，均可造成医源性损伤。膀胱异物如铁钉、铁丝、缝针等尖锐异物也可造成膀胱穿孔。

根据膀胱损伤的原因不同，膀胱损伤可分为闭合性损伤（钝挫伤）、开放性损伤（贯通伤）、医源性损伤三类。

1.闭合性损伤

最常见，约占膀胱损伤的80%。多发生于膀胱膨胀时，因直接或间接暴力，使膀胱内压骤然升高或强烈震动而破裂，如撞击、踢伤、坠落或交通事故等。其他如骨盆骨折时骨片刺破膀胱或待产，膀胱被压于胎头或耻骨之间过长，造成膀胱三角区缺血性坏死，形成膀胱阴道瘘。酒醉后膀胱膨胀、壁薄，也易受伤破裂。另外，存在病变的膀胱如肿瘤、结核等不能耐受过度膨胀，发生破裂，则称之为自发性膀胱破裂。

2.开放性损伤

多见于战时，以弹片和刺伤多见，常合并其他脏器损伤如直肠、阴道损伤，形成膀胱直肠瘘或膀胱阴道瘘。

3.医源性损伤

也较常见，膀胱镜检查、尿道扩张、TURP、TURBT、膀胱碎石术等操作不慎，可损伤膀胱。下腹部手术如疝修补术、输卵管结扎术、剖宫产以及盆腔脏器手术等也易伤及膀胱。

由于膀胱位于腹膜间位，故膀胱破裂可根据裂口与腹膜的关系分为腹膜内型、腹膜外型和腹膜内外混合型。当膀胱膨胀时，其破裂部位多位于膀胱顶部及后壁，裂口与腹腔相通，尿液进入腹腔，可引起严重的尿性腹膜炎。而骨盆骨折所致的膀胱破裂，其破口多在膀胱的前侧壁或底部，尿液外渗均在腹膜外膀胱周围组织中。战时的火器伤，其损伤部位与弹道方向有关，腹膜内外破裂可同时存在，且多伴有其他脏器损伤。

二、诊断

（一）病史及体检

患者下腹部或骨盆受外来暴力后，出现腹痛、血尿及排尿困难，体检发现耻骨上区压痛，直肠指检触及直肠前壁饱满感，提示腹膜外膀胱破裂。全腹剧痛、腹肌紧张，压痛及反跳痛，并有移动性浊音，提示腹膜内膀胱破裂，行腹腔穿刺可抽出血性尿液。

（二）临床表现

膀胱壁轻度挫伤仅有下腹部疼痛，少量终末血尿，短期内自行消失。膀胱全层破裂时症状明显，腹膜外型与腹膜内型破裂有不同的表现。

1.休克

骨盆骨折所致剧痛、大出血，膀胱破裂引起尿外渗及腹膜炎，伤势严重，常发生休克。

2.腹痛

腹膜外破裂时，尿外渗和血肿引起下腹部疼痛、压痛及肌紧张，直肠指检可触及肿物且有触痛。腹膜内破裂时，尿液流入腹腔而引起急性腹膜炎症状，并有移动性浊音。

3.血尿和排尿困难

有尿意，但不能排尿或仅排出少量血尿。当有血块堵塞或尿外渗到膀胱周围、腹腔时，则无尿液自尿道排出。

4.尿瘘

开放性损伤可有体表伤口漏尿；如与直肠、阴道相通，则经肛门、阴道漏尿。闭合性损伤在尿外渗感染后破溃，也可形成尿瘘。

(三)辅助检查

1.导尿检查

骨盆骨折时，常合并前列腺尖部尿道断裂。对此，应首先进行导尿检查。若能顺利将导尿管插入膀胱导出尿液，则应进一步在导出尿液后向膀胱内注入一定量的生理盐水。然后抽出，如抽出量与注入量相同，则表明膀胱壁是完整的。但若抽出量明显多于或少于注入量，则提示膀胱可能有破裂。

2.膀胱造影

自导尿管注入15%泛影葡胺200～300mL，拍摄前后位X线片，抽出造影剂后再拍摄X线片，可发现造影剂漏至膀胱外。腹膜内膀胱破裂时，则显示造影剂衬托的肠袢。

3.腹腔穿刺

采用腹腔穿刺抽液，并测定抽出液中氨的含量。对诊断有无腹膜内型膀胱损伤有一定帮助。

4.手术探查

经检查证实有膀胱破裂、腹内其他脏器损伤或后尿道断裂者，应做好术前充分准备，及时施行手术探查。根据探查发现，分别进行适当处理。

三、治疗

膀胱挫伤一般不需要特殊处理，除卧床休息，多饮水，让其自行排尿或尿道置管引流外，必要时给予镇静、抗感染药物。血尿和膀胱刺激征可在短期内消失。

各种原因引起的腹膜内膀胱破裂和开放性膀胱损伤应手术治疗。

(一)紧急处理

抗休克治疗，如输液、输血、止痛、使用广谱抗生素预防感染。合并骨盆骨折时，行骨盆固定，防止加重损伤。

(二)保守治疗

膀胱挫伤或造影时仅有少量尿外渗，症状较轻者，可从尿道插入导尿管持续引流尿液7～10天，并保持通畅；使用抗生素，预防感染，破裂可自愈。

(三)手术治疗

膀胱破裂伴有出血和尿外渗，诊断明确后，立即手术修补，根据损伤部位和程度修补裂口，充分引流尿外渗，耻骨上留置膀胱造口管或者留置导尿。腹膜外膀胱破裂行修补术后，应放置引流管，充分引流外渗的尿液。腹膜内膀胱破裂则行剖腹探查，吸净腹腔内尿液，并处理其他脏器的损伤。

第四节　尿道损伤

尿道按其解剖结构可分为前尿道(包括尿道球部和阴茎部)及后尿道(包括尿道前列腺部和膜部)。尿道损伤中前尿道损伤多由骑跨伤引起;后尿道损伤往往为骨盆骨折所致。在成年男性,由于有致密的耻骨前列腺韧带将前列腺固定于耻骨,而膜部尿道在穿过尿生殖膈时被固定于坐骨耻骨支之间,典型的后尿道损伤常位于前列腺尖部。如骨折移位轻,尿道可为不完全断裂;严重者可为完全断裂,此时由于前列腺及膀胱周围血肿可将前列腺上抬而移位。在小儿,由于前列腺组织尚未发育,因此后尿道破裂可发生在尿道前列腺部或膀胱颈部。由于后尿道损伤多为暴力或挤压性骨盆骨折所致,因此临床上常合并有其他脏器或组织的损伤,这些合并伤增加伤情的复杂性及严重程度,如忽视全面检查,后尿道的损伤易被忽视,处理不当会增加并发症的发生,并可伴有膀胱或直肠等脏器的损伤。尿道损伤按伤情分挫伤、裂伤、完全性断裂等三种。平时闭合性损伤常见,而战时以贯通伤多见。因此在损伤的处理上必须按照损伤的部位、伤情及其程度而有不同。如果处理不当,极易发生尿道狭窄、梗阻、尿瘘、假道形成或性功能障碍等,因此早期诊断及正确处理非常重要。

一、诊断

(一)临床表现

1.前尿道损伤

(1)尿道出血:外伤后,即使不排尿时也可见尿道外口滴血。尿液可呈血尿。

(2)疼痛:受损伤处疼痛,有时可放射到尿道外口,尤以排尿时为剧烈。

(3)排尿困难:尿道挫裂伤时因疼痛而致括约肌痉挛,发生排尿困难。尿道完全断裂时,则发生尿潴留。

(4)局部血肿:尿道骑跨伤常引起会阴部及阴囊处肿胀、瘀斑。

(5)尿外渗:尿道断裂后,用力排尿时,尿液可以从裂口处渗入周围组织,形成尿外渗。尿外渗或血肿并发感染后,则出现脓毒血症。

2.后尿道损伤

(1)休克:骨盆骨折所致后尿道损伤,一般较严重;常合并大出血,引起创伤性、失血性休克。

(2)疼痛:下腹部痛,局部肌紧张,并有压痛。

(3)排尿困难:伤后不能排尿,发生急性尿潴留,而且导尿管无法插入膀胱,于后尿道处受阻。

(4)尿道出血:尿道口无流血或仅少量血液流出。

(5)尿外渗及血肿:会阴、阴囊部常出现血肿及尿外渗。

前尿道损伤的征象一般较为明显,诊断较易,后尿道损伤的诊断较困难,特别是伴有膀胱及直肠损伤时。对疑有骨盆骨折时,应行骨盆摄片检查。对于尿道损伤者,尿道造影检查是确诊的主要方法,一般多主张在X线透视下行逆行尿道造影。诊断性导尿有可能使部分损伤成为完全损伤，加重出血，增加感染机会，对怀疑有尿道破裂或断裂者，不宜使用。有指征者必须在严格无菌条件下轻柔地试插导尿管，如能顺利插入导尿管，则说明尿道损伤不重，可保留导尿管作为治疗，不要随意拔出；如一次插入困难，不应勉强反复试探，以免加重创伤和导致感染。直肠指检在判断有无肛管直肠合并伤的存在具有参考价值，可常规进行，但在判断时应慎重考虑。直肠指检是必要的，对于前列腺周围血肿不明显，且能清楚地扪及前列腺者，说明后尿道未完全断裂；若发现前列腺向上移位，表明后尿道完全断裂。在骨盆内有血肿时，在指检时可能误将血肿当作没有移位的前列腺而做出错误的判断；后尿道断裂而耻骨前列腺完整时，无前列腺的向上移位。对于严重休克者，不可只注意尿道损伤的诊断，应注意有无盆腔大血管损伤及其他内脏器官的合并伤，必要时应进行手术探查。对于开放性损伤，只要仔细检查局部一般都能得到明确诊断，但对于贯通性枪弹伤，应特别注意合并伤的存在，以防漏诊。

二、治疗

(一)处理原则

首先应纠正休克，然后再处理尿道损伤。如伴有骨盆骨折的患者须平卧，勿随意搬动，以免加重损伤。治疗尿道损伤的基本原则是引流尿液和尿道断端的重新衔接以恢复尿道的连续性。

(二)前尿道损伤的处理

对于症状较轻，尿道挫伤或轻度裂伤的患者，尿道的连续性存在，无排尿困难者，一般不需要特殊治疗。如果裂伤较重并有排尿困难或出血者，可留置导尿，一旦导尿成功，则保留导尿2～3周，如导尿失败应立即手术探查并行经会阴尿道修补术，术后留置导尿管2～3周。对于尿道完全断裂的患者应立即行经会阴尿道修补术，并同时彻底清除坏死组织、血肿。如病情严重不允许较大手术，可单纯行耻骨上膀胱造瘘术，3个月后再修补尿道。

(三)后尿道损伤的处理

目前后尿道损伤主要有三种治疗方法：单纯膀胱造瘘＋延期尿道修复、急诊Ⅰ期尿道吻合术以及开放或经内镜的尿道会师术。

1.单纯膀胱造瘘＋延期尿道修复

当存在生命垂危、组织广泛受损、医疗条件有限或医师经验不足等情况时，都主张只进行膀胱造瘘。在3～6个月后再行后尿道修复。

2.急诊Ⅰ期尿道吻合术

由于后尿道断裂多伴骨盆骨折，患者濒于休克，耻骨后及膀胱周围有大量出血，如行修复术，要清除血肿，碎骨片，有可能导致更严重的出血，故有一定的困难。但如患者伤情允许、血源充沛，有经验的医师可以选用且可得到较好的效果。

3.尿道会师术

后尿道损伤时，常由于合并其他脏器严重外伤，病情危重，患者不能耐受大手术，此时可经耻骨上切口经膀胱行尿道会师术。目前由于内镜技术的进步，也可以在内镜下完成会师术。

三种方法各有优缺点，单纯膀胱造瘘不行耻骨后探查，可减少血肿感染机会，但术后尿道狭窄几乎是不可避免的，需再次手术修复，治疗时间长。急诊Ⅰ期尿道吻合可在手术同时清除血肿，但要在结构破坏严重的盆腔中控制出血，并进行尿道断端的吻合并非易事；在游离、修剪前列腺及尿道周围组织的过程中可能损伤血管神经束和尿道内括约肌，造成阳痿和尿失禁，并可能将尿道不完全断裂转变成完全性尿道断裂。尿道会师则无法完全保证尿道断端的解剖对合，如对合不当，尿道回缩，断端分离，瘢痕再次形成反而造成长段尿道缺损；如两个断端套叠则可造成人为的瓣膜，形成尿道梗阻。另外，会师过程中还可能加重尿道或血管神经损伤，导致术后阳痿的发生增多。总的来说，不管采取何种方法，治疗的目的均为尽可能减少尿道外伤后并发症的发生或力争将并发症的程度降至最低，尤其是避免尿失禁以及医源性的性功能损伤。

第四章 泌尿系统感染

第一节 泌尿系统感染总论

【概述】

致病微生物侵入泌尿系统内繁殖而引起的尿路上皮的炎症称为泌尿系感染，也称尿路感染，是一种很常见的临床疾病，在感染性疾病中的发病率仅次于呼吸道感染，其影响不仅限于泌尿外科，而且涉及内科、妇产科等多个科室的临床工作。尿路感染的发病率随年龄的增高而增加，尤其是女性在进入婚育年龄后有明显上升。有研究发现，在65岁以上人群中，至少有20%的女性及10 %的男性有过尿路感染史。虽然不断出现的多种新型抗生素已极大地提高了对这类疾病的治疗效果，但如何减少发病率和进一步提高治愈率仍然是一个极具挑战性的课题。

尿路感染有多种分类方法：根据患病时间的长短可以分为急性感染和慢性感染；根据患病部位可以分为上尿路感染和下尿路感染，其中又可以根据具体的感染器官部位和程度而分为多种类型；根据有无并发症可以分为无并发症感染和有并发症感染；根据是否为初次发病可分为初发性感染和复发性感染；在复发性感染中又可分为由新的或是来自尿路以外的致病微生物引起的感染，以及由在尿路中的原致病微生物引起的感染，后一种感染也称感染再犯。尿路感染的复发是一个很严重的问题，至少有25 %的患者会发生，而其中的绝大多数属于感染再犯。

值得注意的是，在泌尿系感染患者中有很大一部分属于医源性感染，由留置尿管、经尿道或经腔镜操作及手术引起。据统计，医源性尿路感染在医院内感染中占35%～50%，发生率仅次于医院内呼吸道感染，而且有较高的死亡率。医源性尿路感染的大多数是由留置尿管引起的，尿管留置时间越长，发生感染的机会就越大，有研究显示，超过10天者几乎都会被感染。目前，泌尿外科疾病的治疗正在朝经腔内微创技术方向发展，使高龄及有重要脏器并发症的患者也能够得到治疗，因此必须重视对医源性尿路感染的预防与治疗。

【病原体】

尿路感染的致病微生物绝大多数来源于正常存在于肠道的革兰氏阴性杆菌，因此可以看作是一种内源性感染。其中以埃希大肠杆菌最常见，其他的致病细菌有变形杆菌、克雷白杆菌、葡萄球菌、绿脓杆菌、粪链球菌等。可以引起尿路感染的致病微生物还有衣原体、支原体、真菌、滴虫和病毒等。肠道中数量较多的厌氧菌群，也存在于阴道及远端尿道，但却较少在尿路感染中出现。慢性及复杂尿路感染常有多种致病菌混合存在。

【发病机制】

尿路感染的主要途径为上行感染,肠道细菌先在会阴部定居、繁殖,然后污染尿道外口,经尿道进入膀胱。女性尿道短而直,并且靠近阴道和直肠,容易受到污染,性交时也容易将细菌带入尿道,因此女性尿路感染远多于男性。正常情况下,膀胱内的尿液不会逆行进入输尿管,但当膀胱内有感染时,炎症引起的黏膜水肿,造成输尿管膀胱入口处结构和功能的改变,使抗尿液反流机制遭到破坏,容易发生尿液上行反流,将细菌带人输尿管和肾,导致上尿路感染。血行性感染在尿路感染的发生中较少,可继发于皮肤、口腔、鼻咽部感染及细菌性心内膜炎等,多发生在肾实质部位,以金黄色葡萄球菌感染为主。当机体免疫力低下时,血行性感染的机会增加。少数情况下,周围器官的感染直接蔓延,也可造成尿路感染。经淋巴途径的感染在临床上较难得到证实。细菌进入泌尿系统后是否引起感染取决于细菌的数量和毒力以及机体的防御机能两个方面。在尿路感染的发病机制中,致病菌黏附于尿路黏膜的能力是非常重要的环节,这种黏附能力来自致病菌的菌毛,而绝大多数革兰氏阴性杆菌都有菌毛。菌毛能够产生黏附素,与尿路上皮细胞的受体结合,使细菌黏附于尿路上皮,进而开始生长繁殖,最终侵袭组织造成感染。宿主尿路上皮细胞受体的密度也是发病的重要环节,反复感染的患者的受体密度较高。另一方面,宿主本身对细菌的人侵有多方面的防御功能。正常尿液的酸碱度和高渗透压、尿液中所含的尿素和有机酸均不利于细菌的繁殖。尿路上皮细胞分泌的黏液、肾髓袢细胞分泌的 T-H 蛋白都具有抗细菌黏附的作用,而膀胱的排尿活动更可以将细菌冲刷出去。另外,机体的免疫系统也会对感染产生相应的特异性与非特异性免疫反应。如果这些防御机制遭到破坏,就会造成致病菌的人侵。除上面提到的因素外,梗阻和异物也是造成或加重尿路感染的重要因素。梗阻引起尿液滞留,尿路腔内压力升高,从而导致上皮细胞抵御细菌感染的能力下降。异物、尿路结石或留置的尿管除直接造成上皮细胞的损伤外,还为细菌提供了更大的附着面积,也是造成感染的原因之一。

【诊断】

根据临床症状、体征和实验室检查结果,尿路感染的诊断多无困难,但单纯做出尿路感染的诊断是不够的,还应做到定位诊断,并且了解有无导致尿路感染发生的易感因素存在,这样才能对治疗提供最大的帮助。

(一)尿沉渣检查

发现脓尿,即尿液中白细胞超过 5 个/高倍显微镜视野,是诊断尿路感染的一个重要指标。感染性尿液中常伴有红细胞存在,但对诊断尿路感染无意义,也不代表感染的严重程度。

(二)尿涂片染色

对未离心的新鲜尿进行涂片,做革兰氏染色,如每高倍视野可见一个细菌,表明有尿路感染。如果做尿沉渣涂片,则阳性率会提高。根据所见细菌属革兰氏阴性还是阳性,是球菌还是杆菌,可以对治疗提供很大帮助。

(三)尿培养和菌落计数

菌落计数是诊断尿路感染的关键性指标,菌落计数大于 10^5/mL 称为有意义菌尿。在有阳性结果后还应继续进行抗生素敏感实验,为临床治疗提供指导。

（四）尿液标本的留取

原则上都应留取中段尿进行检查，必要时需分段留尿分别进行检查。在留取涂片或培养的尿标本时，原则上应该首先清洗消毒尿道外口及男性龟头或女性外阴。女性可通过导尿留标本，以减少被污染的可能。最严格的留取尿液标本的方法为耻骨上膀胱穿刺。留取的尿液标本放置时间不应过长，宜在 1 小时内处理。

（五）尿路感染的定位

一般而言，上尿路感染常有高热、寒战等毒血症症状和明显的腰痛、肾区叩击痛，而下尿路感染以膀胱刺激症状为主，少有全身症状。但仅根据临床症状和体征定位很不可靠，常还需要做进一步的检查，如免疫荧光检查、尿酶检查和膀胱冲洗后尿培养等。如果在尿标本中发现白细胞管型，则是上尿路感染的有力证据。

（六）影像学检查

对于反复发作或治疗效果差的尿路感染的患者，尤其是男性患者，应进行影像学检查，目的在于了解尿路情况，找出引起尿路感染反复发生的不利因素如畸形、梗阻、结石、反流等。具体检查手段包括尿路 X 线平片及造影、B 超、CT 和磁共振水成像（MRU）等。

【治疗原则】

尿路感染的治疗原则在于消除细菌，缓解症状，避免肾功能受到损害及感染扩散。新的更为有效的抗生素的不断问世，使尿路感染的治疗效果不断提高，但同时也带来了抗生素滥用的问题。合理地、有针对性地用药，是治疗成功的关键。在获得尿培养和抗生素敏感试验结果之前，应选用对革兰氏阴性杆菌有效的药物，对于初发的尿路感染，多数可以治愈。如果治疗三天后患者的症状及尿液检查结果没有改善，则需根据药物敏感试验结果更换抗生素。应注意选用在肾及尿液内浓度高、对肾损伤小的药物。

针对不同部位和类型的尿路感染，应给予不同的治疗。过去强调对尿路感染至少应进行 7～10 天的治疗，但近来的研究结果发现，对于仅以膀胱刺激症状为表现的下尿路感染患者，采用单剂或三天的短程抗生素疗法同样有效，对少数未能治愈者，再给予更积极的治疗也为时未晚。但对于复杂、合并器质性病变、妊娠、免疫力低下的下尿路感染，以及男性下尿路感染患者，仍应与上尿路感染一样，给予充分的长达 14 天的治疗。对于临床症状严重的患者，还应选择静脉给药。单一药物治疗失败、严重感染、混合感染及出现耐药菌株时，需联合使用两种或两种以上的抗生素。

如发现有导致尿路感染的局部或全身因素，应加以矫正。一般认为，糖尿病患者尿路感染的发生率并不很高，但一旦发生则病情较重，需在积极治疗感染的同时控制血糖。

对有发热等感染症状的急性尿路感染患者，应嘱其卧床休息，鼓励多饮水。对膀胱刺激症状重者，可给予黄酮哌酯、酒石酸托特罗定等膀胱解痉药物对症治疗。

治疗结束时临床症状消失，尿细菌学检查阴性，并在停药后第 2、第 6 周复查时仍为阴性，方可视为治愈，否则应继续治疗。

坚持每天多饮水，保证足够的尿量，是预防尿路感染最有效的方法。女性患者应注意会阴部卫生，尤其在月经、妊娠和产褥期。感染与性生活有关者，应于性交后排尿并可服用单剂抗生素予以预防。绝经后反复发生尿路感染的女性，可在阴道内少量放置雌激素。需要进行尿路器械检查或治疗的患者，应在操作前预防性应用抗生素，操作时须注意严格执行无菌原则。需要长期留置导尿管的患者，应选用密闭式连续引流装置，保持尿液引流的通畅，但不宜采用预防药物，否则反而容易产生耐药菌株。

第二节 肾 感 染

根据不同的感染途径、细菌和病变部位，肾脏非特异性感染可分为：①肾盂肾炎；②肾乳头坏死；③肾皮质化脓性感染；④肾周围炎及肾周围脓肿；⑤脓肾。

一、肾盂肾炎

肾盂肾炎是常见病，女性多于男性，有两种感染途径：①上行性感染，细菌可由输尿管进入肾盂，再侵入肾实质。②血行性感染，细菌由血流到肾小管，从肾小管蔓延到肾盂。由于感染途径不同，因此炎症首发部位不一样，但肾实质和肾盂先后都发生炎性病变，所以，临床上均称为肾盂肾炎。而单纯性肾盂肾炎，实属罕见。

(一)急性肾盂肾炎

【病因】

肾盂肾炎感染的细菌主要来自尿路上行感染。当用各种器械检查或者经尿道手术时，细菌可由体外带入，经尿道上行感染。但更常见的是移居于会阴部的肠道细菌经尿道、膀胱、输尿管至肾脏。尿路梗阻和尿流停滞是急性肾盂肾炎最常见的诱因。尿路在梗阻以上部位扩张和积液，有利于细菌繁殖，引起肾盂肾炎。肾盂肾炎经常是由革兰氏阴性杆菌所引起，约占70%以上，其中大肠杆菌最为常见，其次是变形杆菌、克雷白杆菌、产气杆菌、绿脓杆菌等；革兰氏阳性细菌约占20%，常见的为链球菌和葡萄球菌。近年来研究发现有些大肠杆菌株表面有P纤毛，其黏附素与尿路上皮细胞特异性P纤毛大肠杆菌受体结合。黏附于尿路上皮引起急性肾盂肾炎。P纤毛的黏附素分为Ⅰ级、Ⅱ级、Ⅲ级，其中具有Ⅱ级黏附素的菌株与肾盂肾炎紧密相关。血行性感染仅约30%，多为葡萄球菌感染。

【病理】

急性肾盂肾炎可侵犯单侧或双侧肾脏，肾盂肾盏黏膜充血、水肿、表面有脓性分泌物，黏膜下可有细小的脓肿。于一个或几个肾乳头，可见大小不一，尖端指向肾乳头，基底伸向肾皮质的楔型炎症病灶。病灶内肾小管腔中有脓性分泌物，小管上皮细胞肿胀、坏死、脱落。间质内有白细胞浸润和小脓肿形成，炎症严重时可有广泛性出血。较大的炎症病灶愈合后可留下疤痕。合并尿路梗阻者，炎症范围常很广泛。肾小球一般无形态改变。

【临床表现】

常发生于生育年龄妇女，有两组症状群。①泌尿系统症状：包括尿频、尿急、尿痛等膀胱刺激症状，腰痛和(或)下腹部痛、肋脊角及输尿管点压痛，肾区压痛和叩痛。②全身感染症状：如寒战，发热、头痛、恶心、呕吐、食欲不振等，常伴有血白细胞计数升高和血沉增快。

【诊断】

急性肾盂肾炎的诊断，主要根据病史和体征，还需进行下列检查。

1.实验室检查

血液白细胞总数和分叶核粒细胞升高，血沉较快。尿液中有少量蛋白，若干红细胞，大量脓细胞，偶见白细胞管型。尿沉渣涂片染色可找到致病细菌，细菌培养阳性，为了临床选用合适的抗菌药物，同时需做抗生素敏感试验和菌落计数。当患者有脓毒性症状时，需做血液细菌培养。

2.X线检查

腹部平片有时可显示尿路结石阴影。静脉尿路造影可发现肾盏显影延缓和肾盂显影减弱。有时可见输尿管上段和肾盂轻度扩张，这并非由于梗阻，而是细菌内毒素麻痹了集合系统的缘故。在急性肾脏感染期间忌施逆行性尿路造影，以免炎症扩散。

3.B型超声检查

显示肾皮质髓质界限不清，并有比正常回声偏低的区域。

4.CT扫描

显示患侧肾外形肿大，增强扫描可见楔形强化降低区，从集合系统向肾包膜放散。

【鉴别诊断】

急性肾盂肾炎需要和急性膀胱炎、肾皮质化脓性感染或肾周围炎、急性胰腺炎、急性胆囊炎、肺底部炎症相鉴别。胰腺炎患者，血清淀粉酶升高，尿中不含脓细胞。肺底部肺炎刺激胸膜引起肋缘下疼痛，与急性肾盂肾炎的区别可予以胸部摄片明确诊断。急性胆囊炎时疼痛在腹部，伴有右上腹部肌肉紧张和反跳痛，尿中无脓细胞。

【并发症】

急性肾盂肾炎因诊断不及时，未能很好地控制感染，特别是革兰氏阴性杆菌若侵入血循环，可导致菌血症和中毒性休克。若治疗不适当，可发展为慢性肾盂肾炎，引起肾衰竭。在急性暴发性肾盂肾炎期间，除可引起败血症外，可造成对侧肾感染和多数皮质脓肿，亦可在其他脏器引起转移性脓肿。

【预防】

首先要早期发现尿路梗阻，及时治疗。应用泌尿系器械时，必须严格执行无菌操作。对于全身性感染和身体其他部位的感染病灶，积极治疗，防止血行扩散。日常应注意个人卫生，及时清除附着于外阴部的细菌。

【治疗】

1.全身支持治疗

急性肾盂肾炎患者有高热，需卧床休息，给予足够营养，补充液体，保持体内水电解质平衡，应维持尿量每日在1500mL以上，以促进体内毒素排出。膀胱刺激症状明显者，可给予解痉药物泌尿灵。

2.抗菌药物治疗

首先收集尿液做尿沉渣涂片、细菌培养和抗生素敏感试验。急性肾盂肾炎病情较急，需要及时处理，在细菌培养尚未明确前，根据尿涂片染色结果，采用毒性小的广谱抗生素治疗。如为革兰氏阳性球菌，可选用万古霉素；革兰氏阴性杆菌，可选用头孢菌素、广谱青霉素、氨基糖甙类抗生素或者给予复方新诺明、喹诺酮类合成药物。根据尿液细菌培养结果和对抗生素敏感情况，选用有效抗菌药物。病情较重者，可以几种抗菌药物联合应用。有的患者在治疗过程中，原发细菌经治疗后消失，但又产生一种新的细菌，或者细菌本身发生突变，对正在应用的抗菌药物产生耐药性，所以需反复进行细菌培养及药物敏感试验，根据检查结果，重新调整抗菌药物。伴有肾功能不良者，应使用对肾脏毒性小的抗生素，氨基糖甙类抗生素对肾脏有毒性反应，要慎重使用。抗菌药物的使用，应持续到体温正常，全身症状消失，细菌培养阴性后2周。若治疗后，症状未好转，则应考虑并发肾内或肾周围脓肿，需行B型超声或者CT检查，以明确炎症发展情况。

【预后】

急性肾盂肾炎虽然发病较急，病情严重，若处理及时，选用适当的抗菌药物，彻底治疗，预后良好。根据Mevrier近15年观察，若急性肾盂肾炎由于延误诊断和治疗不彻底，约20%患者有导致患侧肾萎缩或皮质瘢痕形成的危险。有一部分病例因尿路梗阻而未采取相应措施，反复感染，可以转为慢性肾盂肾炎。

(二)慢性肾盂肾炎

慢性肾盂肾炎是由于急性感染期间治疗不当或者不彻底而转入慢性阶段。有时因为重新感染而引起轻度炎症。慢性肾盂肾炎的特征是有肾实质瘢痕形成。

【病因】

慢性肾盂肾炎常见于女性，有的患者在儿童时期有过急性尿路感染，经过治疗，症状消失，但仍有“无症状菌尿”，到成人时逐渐发展为慢性肾盂肾炎。大多数慢性肾盂肾炎是由于上行性感染引起。有些急性肾盂肾炎治愈后，因经尿道器械检查后而又激发感染。尿流不畅(如后尿道瓣膜、膀胱憩室、尿路结石和神经源性膀胱等)，膀胱输尿管反流也是引起反复尿路感染、肾瘢痕形成、肾功能损害的主要原因。革兰氏阴性菌的尿路感染，可引起全身和局部反应，在反复感染的患者中抗体增加，这些抗体大多数为IgG和IgA，IgG抗体可能形成抗原抗体复合物，并能固定补体，从而造成肾脏损害。

【病理】

慢性肾盂肾炎的肾脏根据病程和病情的进展，可以正常或者缩小。肾包膜苍白，不易剥脱，肾外表因瘢痕收缩而凹凸不平，呈大小不等的结节状，肾漏斗部瘢痕收缩，肾盏呈钝性扩张；肾实质萎缩，皮质与髓质有时分界不清；肾盂黏膜苍白和纤维化。镜下可见肾实质内有浆细胞和淋巴细胞广泛浸润，部分肾实质被纤维组织所代替。早期肾小球尚正常，肾小球周围有纤维化改变。晚期肾小球有硬化，肾小管萎缩，管腔内有时可见白细胞和透明管型。叶间动脉和弓状动脉壁变厚，管腔变窄导致肾脏瘢痕形成。

【临床表现】

慢性肾盂肾炎的临床表现根据肾实质损坏和肾功能减弱的程度而有所不同，而肾脏变化是进行性的。当炎症在静止期，症状不明显，但有持续细菌尿，常有肾区轻微不适感，或伴有轻度膀胱刺激症状。当出现反复发作的急性炎症时，可伴有局部肾区疼痛、畏寒、发热和膀胱刺激症状。如果侵犯双侧肾脏，可表现为慢性肾衰竭，患者有高血压、面部、眼睑等处水肿，恶心、呕吐和贫血等尿毒症症状。

【诊断】

目前多数学者认为，其诊断标准应该严格。指影像学检查发现有肾皮质疤痕和肾盂肾盏变形，肾功能学检查有异常，且在病史中或尿细菌学检查有尿路感染的证据者。如无上述改变，则尿路感染的病史虽长亦不能诊断为本病。对慢性肾盂肾炎患者需做全面彻底检查，以明确：①致病菌；②单侧或双侧感染；③原发病灶；④肾实质损害范围及肾功能减损程度；⑤有无尿路梗阻。首先应行尿液细菌培养和抗生素敏感试验，菌落计数每毫升尿液超过 10^5 细菌可肯定为感染。慢性肾盂肾炎患者往往有贫血，除非急性发作时血液中白细胞数可升高，一般正常。腹部平片可显示一侧或双侧肾脏较正常为小，同时发现有无尿路结石存在。静脉尿路造影可见肾盏扩张，肾实质变薄，有时显影较差，输尿管扩张。逆行肾盂造影能显示上述变化。如行膀胱排尿造影，部分患者可显示膀胱输尿管反流。膀胱镜检查可能发现在患侧输尿管口有炎症改变，输尿管插管受阻，静脉注射靛胭脂证实患肾功能减弱。放射性核素扫描可测定患肾功能损害，显示患肾较正常小。动态扫描还可查出膀胱输尿管反流。

【鉴别诊断】

必须指出，有些肾盂肾炎患者的临床表现与膀胱炎相似，仅凭临床表现很难鉴别，需进一步做定位检查方能确诊。

1.输尿管导尿法

通过输尿管导管收集肾盂尿液标本做培养，查明感染部位是一侧或双侧肾。此项检查为损伤性检查法，不作为临床上常规使用。

2.膀胱冲洗试验

是尿路感染直接定位诊断方法，近年来常用此法来定位，认为比较简便和准确。将导尿管插入膀胱，行尿液培养计数，然后注入 0.2%新霉素 100mL，20 分钟后排空膀胱，再用 2000mL 无菌生理盐水，反复冲洗，以后每 10 分钟收集尿 1 次，行尿菌培养及细菌计数，共计 3 次。经冲洗后，尿培养无细菌生长，说明为膀胱炎；如 3 次尿细菌培养为阳性，而每次菌落计数逐渐上升，说明为肾盂肾炎。

3.用免疫荧光技术检查

尿沉渣中抗体包裹细菌(ACB) 肾盂肾炎为肾实质感染，机体可产生抗体将致病菌包裹；而膀胱炎为黏膜浅表感染，故细菌无抗体包裹。

4.尿沉渣镜检

如能发现白细胞管型则是肾盂肾炎的有力证据。

5.尿酶测定

肾盂肾炎时，尿 N-乙酰-β -氨基葡萄糖苷酶(NAG)排出量增多，而下尿路感染时多为正常，但也有学者认为其定位作用有限。

6.尿 β2 微球蛋白(β2-MG)测定

多数学者认为尿 β2-MG 含量升高提示肾盂肾炎，但少数膀炎患者的尿 β2-MG 也可能升高。

7.Tamm-Horsfall(TH)蛋白及其抗体测定

曾有报告血清抗 TH 蛋白抗体在急性肾盂肾炎时会上升,特别是有膀胱输尿管反流时。新近提出,尿 TH 蛋白包裹游离细胞在肾实质感染时呈阳性,膀胱炎时则阴性。

8.血清 C-反应蛋白含量

Hellerstein 将 C-反应蛋白含量与 Fairley 试验多次比较,证实在肾盂肾炎患者中,存在 C-反应蛋白量升高的倾向,但本试验假阳性较高。

9.尿乳酸脱氢酶(LDH)测定

LDH 以几种同功酶形式在体内存在。正常尿液内 LDH 的 5 个同工酶不显,在膀胱炎时尿内仅见 LDH1 但在肾盂肾炎时可见 LDH1-5。

慢性肾盂肾炎与泌尿系结核,临床症状有相似之处。在结核患者中,尿液可发现抗酸杆菌,结核菌培养可确诊。静脉尿路造影可发现典型的一侧肾肾小盏边缘如虫蛀状,有时出现空洞和钙化。

【并发症】

由于严重血管硬化、肾缺血,可导致高血压,还可出现尿毒症的征象。

【治疗】

慢性肾盂肾炎的治疗,应采用综合措施。

4.全身支持疗法

注意适当休息,增进营养和纠正贫血,中医中药治疗等以促进全身情况的改善,每日需要保持足够液体的摄入。

2.加强抗菌药物治疗

抗菌药物治疗在慢性期间具有非常重要的意义,需要达到彻底地控制菌尿和反复发作的目的。所以抗生素的选择,应根据尿液细菌和抗生素敏感试验结果,选用最有效和毒性小的抗生素。抗菌药物的应用至少 2～3 周,还需要继续长期应用小剂量口服抗生素来抑制细菌生长。有时需维持几个月以上。治疗期间反复检查尿液中的白细胞和细菌培养。

3.彻底控制和清除体内感染病灶

慢性前列腺炎、盆腔炎和尿道炎等感染病灶需彻底控制和清除。

4.外科治疗

及时纠正引起感染的原发病变,如尿路梗阻、结石、畸形和膀胱输尿管反流等。

【预防及预后】

在治疗过程中,应当防止反复感染,如能早期解除尿路梗阻和纠正膀胱输尿管反流,则预后较好。由于延误诊断或治疗不彻底,导致双侧肾脏瘢痕萎缩,病情恶化,需行血液透析治疗和肾移植。但一般在无梗阻、反流及其他并发症时,成年患者,肾盂肾炎很少引起肾衰竭。

(三)黄色肉芽肿性肾盂肾炎

黄色肉芽肿性肾盂肾炎是慢性细菌性肾盂肾炎的一种类型,其特征是肾实质破坏,出现肉芽肿、脓肿和泡沫细胞。

【病因】

目前病因仍不明了，可能与以下因素有关：①细菌感染，长期慢性炎症致肾组织持续破坏，脂质释放，被组织细胞吞噬而形成黄色瘤细胞。②尿路梗阻合并感染。③脂代谢异常。④免疫功能紊乱，特别是局灶型黄色肉芽肿性肾盂肾炎多由于宿主免疫功能低下，以致肾实质内轻度炎症性病变不能自行愈合。变形杆菌、大肠杆菌是最常见的病原菌。耐青霉素的金黄色葡萄球菌也可引起。尽管可以肯定本病由细菌感染引起且尿路梗阻可促进其发生，但发病机制尚不清楚。

【病理】

病理表现有两种类型，①局灶型：较少见，主要表现为肾内黄色瘤样肿物。②弥漫型：患肾明显增大，多数为脓肾，肾实质严重破坏，肾盂肾盏表面或肾实质内可见大小不等的黄色瘤样肿物。病变可扩展到肾周和肾外组织，肾周广泛粘连纤维化，并累及周围邻近组织器官。

Malek 临床分期Ⅰ期肾内期：病变局限于肾实质，仅侵入 1 个肾盏或部分肾实质；Ⅱ期肾周期：肾内病变同Ⅰ期，但已穿透肾实质侵犯肾周围脂肪；Ⅲ期肾旁期：病变弥漫于大部分或全部肾脏，并广泛累及肾周围组织及后腹膜。

镜下见橙黄色病变由炎症组织构成，其组成为大的泡沫巨噬细胞、细胞质呈颗粒状的小巨噬细胞、中性白细胞、淋巴细胞、浆细胞和成纤维细胞。肾盂黏膜周围可见大量的中性粒细胞和坏死组织碎片。偶尔可见异物巨细胞。泡沫巨噬细胞的胞浆，特别是颗粒小巨噬细胞的胞浆，PAS 染色呈强阳性。

【临床表现】

本病不常见，但近年来有增多趋势。可发生于任何年龄，最常见于 50～70 岁，女多于男（2∶1）。本病仅仅累及一侧肾脏，极少双侧肾同时受累。临床表现多样复杂，缺乏特异性，绝大多数患者表现为肾区疼痛、发热、腹部肿块、乏力、厌食、体重下降和便秘。常合并有尿路结石、梗阻性肾病或糖尿病病史。常存在泌尿系感染，尿中有大量白细胞，中段尿细菌培养阳性率达 57％～78％。Ballesfercs 等报道尿中发现泡沫细胞阳性率达 80％，但其他报道阳性率不高。此外可有贫血、血沉增快、血白细胞增多等。部分病例表现为肝功能异常，是由于反应性肝炎所致，表现为 α-球蛋白升高，A/G 蛋白倒置，碱性磷酸酶升高，当肾切除后可恢复正常，这种肾原性肝功能改变是其重要特征。

【诊断】

黄色肉芽肿性肾盂肾炎临床表现缺乏特异性，应根据实验室和影像检查综合分析。静脉尿路造影检查无特异性，可表现患肾肾影增大，肾输尿管结石并肾积水、患肾不显影或肾盂肾盏受压、破坏。B 超对诊断黄色肉芽肿性肾盂肾炎无特异性，可表现为肾积水、肾输尿管结石，或肾内低回声病变。近年来有采用 B 超引导下细针穿刺活检而明确诊断的报道。CT 扫描对诊断黄色肉芽肿性肾盂肾炎有重要意义。局灶型，较少表现有泌尿系结石及梗阻，表现为肾实质内低密度软组织肿块，平扫密度低于肾实质，由于肿块内含有大量脂质的泡沫细胞，CT 值可为负值。增强扫描强化不明显或轻度强化：明显低于肾实质强化后密度。弥漫型，可显示肾输尿管结石，增大的肾内见多个水样低密度区（为扩张的肾盏及坏死液化的肉芽组织），增强扫描显示包绕低密度区域的周围肾组织轻度或中度强化，而低密度区并无强化。肾血管造影时，可见大多数黄色肉芽肿样肾病变区血管减少或完全无血管。虽可见肾内小动脉但无周围血管分支，然而，也有些病例显示血管增多。如尿中发现了泡沫细胞则可作出定性诊断。

【鉴别诊断】

黄色肉芽肿性肾盂肾炎常与尿路结石、梗阻和感染并存，而常被诊为尿路结石、脓肾、肾结核或肾肿瘤，术前需与这些疾病鉴别。其中与肾癌鉴别最为重要。肾癌多有肉眼血尿；肾癌CT平扫与肾实质相近，CT值30～50Hu，增强扫描有强化；血管造影，肾癌表现为血管增粗紊乱，并出现病理性血管和动静脉瘘，有助于鉴别。肾结核是易与黄色肉芽肿性肾盂肾炎混淆的另一疾病，肾结核常有膀胱刺激症状，并进行性加重，尿沉渣可查到抗酸杆菌，静脉尿路造影、CT有助于二者鉴别。

【治疗】

黄色肉芽肿性肾盂肾炎抗菌治疗效果不佳，但亦有报道小儿局灶型及弥漫型经长期抗感染治疗而痊愈者。因病变为单侧性，难与肾肿瘤鉴别，或肾功能完全破坏，大部分患者行肾切除术。近年来由于影像学发展，早期诊断率提高，主张根据临床分期决定治疗方案。Ⅰ、Ⅱ期可行肾部分切除术，Ⅲ期行患肾切除及肾周围病变组织切除术。

(四)肾乳头坏死

肾乳头坏死又称为坏死性乳头炎，是由肾乳头处髓质内层缺血性梗死而引起的一种疾病。在肾脏感染中为不常见类型。

【病因】

肾乳头坏死病因复杂，常发生于其他疾病病程内，直接或间接侵害肾脏，如糖尿病、酒精中毒、肝硬化、镰状细胞血色素病、尿路梗阻、感染等。常继发于长期服用某些非甾体类镇痛消炎药，包括阿司匹林、非那西汀、消炎痛、布洛芬等。罕见于长期服用利福平等抗结核药物。动物实验表明富含咖啡因的物质如咖啡、茶等可增加消炎止痛药物对肾小管间质的破坏作用，增加肾乳头坏死的发病率。关于肾乳头坏死的发病机制仍有争论，研究资料表明肾乳头微血管改变和局部缺血性损伤是主要原因，局部缺血被认为是引发肾乳头坏死最终的直接原因。

【病理】

肾乳头坏死的病理改变一般是双侧性，可以几个或者全部肾小盏进行性受损。根据肾乳头坏死严重程度分为原位肾乳头坏死、部分肾乳头坏死和全肾乳头坏死。最初损伤发生在肾乳头附近的肾髓质部直小血管，引起不同程度的循环障碍，血流缓慢而淤滞，造成乳头缺血性坏死。肾乳头坏死由乳头顶端开始直至皮质和髓质交界处。坏死乳头有时可脱落，随尿液排出体外。肾切面可见一个或几个乳头消失，有时在肾盂内可见到游离的脱落坏死乳头，表面钙化。肾乳头脱落处镜下可见有分叶核粒细胞，小圆形细胞和浆细胞浸润，有典型慢性肾盂肾炎的病变，肾锥体严重缺血。

【临床表现】

1.暴发型

少数患者表现为高热、寒战、肾区疼痛。病情迅速恶化出现中毒性休克、少尿和尿毒症，昏迷而死亡。

2.慢性型

大多数患者呈比较长期慢性症状,少数患者症状不明显,静脉尿路造影发现乳头病变。多数患者有不同程度的症状,有时表现为慢性膀胱炎症状,有时并发为急性肾盂肾炎。由于脱落的坏死乳头引起输尿管梗阻,有时表现为反复发作肾绞痛。

【诊断】

急性型肾乳头坏死有高热、休克和肾区叩痛。慢性型症状较少,若急性发作体温可升高,肾区有叩痛。病史中有糖尿病、镰状细胞血色素病、尿路梗阻、感染和长期使用消炎镇痛剂者有助于本病的诊断。

急性暴发型白细胞计数显著升高,尿液检查有脓细胞和细菌尿,进行性尿毒症,尤其是在未完全控制的糖尿病患者,氮质血症不断加重。慢性型患者有感染尿,贫血和肾功不全表现,酚红排泄试验降低.1.5 小时内排出量小于 30%,尿素氮升高。

排泄性尿路造影是诊断肾乳头坏死的首选方法,原位肾乳头坏死尿路造影缺乏特异性。部分肾乳头坏死和全肾乳头坏死尿路造影较典型,表现为肾乳头萎缩,边缘不规整,肾盏扩大,髓质内空洞。如全肾乳头坏死,坏死乳头脱落游离于充满造影剂的小腔中形成典型的"印戒征"(ringshadow),通常为三角形充盈缺损。超声对肾乳头坏死的诊断敏感性较低,表现为肾窦周围髓质多个圆形或三角形囊腔,偶尔可在囊腔边缘见到弓状动脉产生的强回声。肾盂内脱落的乳头,表面有时钙化,可拟诊为肾盂结石。

【鉴别诊断】

急性肾乳头坏死与急性肾盂肾炎的区别在于后者不像前者突发和发展为急性肾衰竭;菌廊症引起双肾皮质脓肿与急性肾乳头坏死相似.两者都有进行性肾功能损害。初期,静脉尿路造影,两者都可无异常,2～3 周后当肾乳头坏死脱落时,可显示肾乳头髓质之间的空洞。肾皮质脓肿 B 超、CT 检查可显示肾内占位病变,以此可助鉴别。

【治疗】

治疗上应积极控制原发病,肾乳头坏死与多种原发病有关,最常见的是糖尿病,对伴有糖尿病者,应首先设法控制血糖。对长期服用镇痛剂患者,应立即停止使用。加强抗菌药物治疗,根据尿细菌培养和药物敏感试验选用合适的抗菌药物。同时加强全身支持疗法。肾乳头坏死位于一侧,是暴发型不能控制而危及生命者,如对侧肾脏正常,可考虑切除患肾,但必须慎重,因对侧肾也有可能有早期病变或在以后受损。坏死的肾乳头脱落下降到输尿管引起急性尿路梗阻,需行输尿管内插入导管,最好是双 J 管,或者肾造瘘解除梗阻。Abek 等采用前列腺素 E_1,40mg 每日 1 次静脉注射治疗糖尿病引起的肾乳头坏死,在静脉注射前列腺素 E_1 后,肾血流量增加,血浆肌酐清除率提高,而抗生素治疗和输尿管插管肾盂积液引流都不能有效改善肾功能。前列腺素 E_1 治疗肾乳头坏死可以改善肾脏微循环,缓解局部缺血和阻止组织损伤,改善肾脏功能。

【预后】

少数急性暴发型肾乳头坏死患者,病情发展迅速,可引起死亡。多数慢性肾乳头坏死患者，虽然肾功能有所下降，经长期治疗后，预后尚好。

(五)肾皮质化脓性感染

肾皮质化脓性感染为葡萄球菌经血运进入肾脏皮质引起的严重感染，在没有形成液化的肾脏炎性肿块称为急性局灶性细菌性肾炎，形成脓肿时称之为肾皮质脓肿或化脓性肾炎，几个脓肿融合则称为肾痈。在广谱抗生素发展的今天，由于及时应用抗生素控制原发感染灶，肾皮质化脓性感染的发生率较前减少，而且多数表现为急性局灶性细菌性肾炎。

【病因】

肾皮质化脓性感染的致病菌最常见的是金黄色葡萄球菌，细菌可由体内其他部位化脓性病灶，经血液循环进入肾脏。例如疖、痈、脓肿、感染的伤口、上呼吸道感染或者肾邻近组织感染，偶可继发于尿路梗阻如尿路结石，或者先天性畸形如儿童的膀胱输尿管反流。近来有报道艾滋病患者发生肾脓肿常为真菌感染。

【病理】

初期病变局限于肾皮质，表现为肾间质充血、水肿和白细胞浸润，炎症可扩散至肾周。肾实质病灶可以坏死、液化形成脓肿，这些多发微小脓肿可集合形成多房性脓肿。多数病例由于治疗及时，控制炎症，皮质感染能自行消失：一部分病例由于未及时治疗，小脓肿融合成大脓肿，成为肾痈；少数病例发展到晚期，可穿破肾被膜，侵入肾周围脂肪，形成肾周围脓肿。偶尔感染侵犯、穿破肾盂肾盏。病变愈合后局部可形成瘢痕。

【临床症状】

本病一般为突然发作，伴有寒战、高热、食欲不振和菌血症症状，初期无泌尿系刺激症状，因感染在皮质未侵入肾盂，尿液检查无脓尿。患侧腰部可触及肿大的肾脏，肌肉紧张，由于化脓性病灶局限于肾皮质，使肾被膜张力增高，出现患侧腰痛及压痛，肋脊角有明显叩痛。部分病例在病程开始时仅呈亚急性或慢性炎症的表现，以至诊断困难，延误治疗，所以病程往往维持较长时期。

【诊断】

除上述病史，临床症状体征外，血液中白细胞增多，以分叶核粒细胞增多为主，血液细菌培养可呈阳性。影像学检查根据病变程度而有不同的表现。

1.急性局灶性细菌性肾炎

腹平片常无明显异常，静脉尿路造影对诊断有一定帮助，少数患者可出现肾盂肾盏受压。B超检查示肾实质局灶性低回声区，边界不清。CT检查为低密度实质性肿块，增强后密度不均匀增强，仍低于正常肾组织，肿块边界不清，不同于肾皮质脓肿由新生血管形成的界限清楚的壁。有文献报道CT示肾实质局限性肿大并有多个层面肾筋膜增厚是该病定性诊断依据。

2.肾皮质脓肿

腹部平片显示患侧肾脏增大，肾周围水肿使肾影模糊，腰大肌阴影不清楚或消失。当脓肿破裂到肾周围时，腰椎侧弯。静脉尿路造影可显示肾盂肾盏受压变形。B型超声显示不规则的脓肿轮廓，脓肿为低回声区，或混合回声区，肾窦回声偏移，稍向肾边缘凸出。CT肾扫描显示肾皮质不规则低密度病灶，CT值介于囊肿和肿瘤之间，增强CT扫描边缘增强明显，中心部无增强。肾被膜、肾周筋膜增厚，与邻近组织界面消失。放射性核素肾扫描显示肾占位病变，肾缺损区与肾囊肿相似，用 67Ga 可提示感染组织。

【鉴别诊断】

本病应与急性肾盂肾炎区别，因为两者症状和体征相似。急性肾盂肾炎在尿路造影中无肾盂肾盏受压移位改变，B 超、CT 无肾内占位病变。应注意与急性胆囊炎区别，急性胆囊炎患者尿液常规正常，右上腹可触及有压痛的胆囊，胆囊造影和尿路造影可助鉴别。与伴有发热的肾癌区别，肾癌不同于肾皮质化脓性感染的血白细胞，分叶核粒细胞明显增高，而血白细胞常为正常高值，肾区无明显叩痛，与急性局灶性细菌性肾炎相比较肾癌肿物较大，边界较清楚，经抗炎治疗后急性局灶性细菌性肾炎症状消退，复查 B 超、CT 肿块缩小，可助鉴别。肾肿瘤内液化坏死与肾皮质脓肿难以区别.CT 增强扫描脓肿壁呈壳状增强，而肿瘤不具有此特征。

【并发症】

本病治疗不及时，可发展为败血症，肾皮质脓肿可穿透肾包膜进入肾周围引起肾周围脓肿。

【治疗】

肾皮质化脓性感染一旦确诊为金黄色葡萄球菌引起，应立即应用耐青霉素酶及对 β 内酰胺酶有抵抗力的抗生素治疗。例如羧苄青霉素或先锋霉素等。对急性局灶性细菌性肾炎，局限于肾实质内小于 5cm 的脓肿采取抗菌药物治疗常能治愈，疗程 3～5 周，并定期 B 超、CT 检查监测肿物的变化。肾皮质脓肿如药物治疗无效时，脓肿直径大于 5cm，中心部液化明显，突向肾外者可行脓肿切开引流。

肾皮质化脓性感染继发于慢性肾盂肾炎，治疗可根据血液、尿液或脓肿穿刺液细菌培养和抗生素敏感试验结果，选用合适的抗生素。若伴有尿路结石，则需行取石术。如脓肿引流不畅，肾脏破坏严重，必要时可行肾切除术。并发肾周围脓肿时，应施行肾周围脓肿切开引流术。

【预后】

肾皮质化脓性感染若能早期获得诊断，选用对金黄色葡萄球菌有效的抗生素，预后良好，一般病程为 1～2 周，急性炎症症状逐渐消失。个别病例因严重脓毒症偶可死亡，但由于目前广谱抗生素的应用，已极为罕见。若延误诊断，内科治疗无效，并发肾周围脓肿，如早期手术切开引流，亦可获得治愈。

(六)肾周围炎与肾周围脓肿

肾周围炎是指炎症位于肾包膜与肾周围筋膜之间的脂肪组织中，如感染未能及时控制，则可发展成为脓肿，称为肾周围脓肿。以单侧多见，双侧少见，右侧多于左侧。男性较多。发病年龄常见于 20～50 岁之间。

【病因】

肾周围炎、肾周围脓肿可由多种致病菌引起，近年来由于广泛应用广谱抗生素，血运感染日趋减少，致病菌昔日以金黄色葡萄球菌为主，转为大肠杆菌及变形杆菌为主，金黄色葡萄球菌次之。其他致病菌还包括许多革兰氏阴性杆菌，如克雷白杆菌、肠杆菌、假单孢菌和绿脓杆菌等。肠球菌和链球菌在文献上也有过报道。某些厌氧菌如梭状芽孢杆菌、多形杆菌和放线菌也可致病，而且常规细菌培养为阴性。肾周脓肿约 25％为混合性感染。约 25 ％既往有糖尿病病史。

感染途径包括：①肾内感染蔓延至肾周间隙。多数肾周脓肿由此途径感染，包括肾皮质脓肿、慢性或复发性肾盂肾炎（由于存在尿路梗阻）、肾积脓、黄色肉芽肿性肾盂肾炎等。②血源性感染。体内其他部位感染病灶，经血运侵入肾周围间隙。常见有皮肤感染、上呼吸道感染等。③经腹膜后淋巴系统侵入。来自膀胱、精囊、前列腺、直肠周围、输卵管或其他盆腔组织的感染，由淋巴管上升到肾周围。④来自肾邻近组织的感染，包括肝、胆囊、胰腺、高位盲肠后阑尾炎和邻近肋骨或椎骨骨髓炎等。有时为肾外伤以及肾、肾上腺手术后引起的感染。

肾周围炎如原发病灶经抗菌药物控制感染后，炎症可在数周内逐渐消失，仅遗留纤维组织。如炎症继续发展，则形成脓肿。脓肿如在肾上部周围，离膈肌较近，可引起病侧胸膜腔积液、肺基底部炎症，或穿破横膈、胸膜和支气管形成支气管胸膜瘘。肾旁间隙脓肿，可向上形成膈下脓肿，如脓肿位于肾下后方，刺激腰肌，脓液沿腰大肌向下蔓延，可破入髂腰间隙、腹腔或肠道。

【临床症状】

如继发于严重慢性肾感染，则有持续和反复发作尿路感染病史。如为金黄色葡萄球菌感染，常有体内其他部位感染病灶（如皮肤感染等）。肾周围炎症进展缓慢，患侧肾区有叩痛。2周后当肾周围脓肿开始形成时，患者有寒战、发热等症状，患侧腰部和上腹部疼痛，患侧肋脊角叩痛，患侧腰部肌肉紧张和皮肤水肿，并可触及肿块。当患侧下肢屈伸及躯干向健侧弯曲时，均可引起剧痛。

【诊断】

肾周围炎的诊断除根据病史和体征外，还应行实验室检查。有贫血、白细胞总数和分叶核粒细胞升高。如为金黄色葡萄球菌感染，因系血运扩散，尿中无白细胞和细菌。如继发于肾脏本身感染，则尿中可找到脓细胞和细菌，血液培养可发现细菌生长。X 线检查，腹部平片显示肾外形不清，肾区密度增加，腰椎向一侧弯曲，凹向患侧，腰大肌阴影模糊；静脉尿路造影显示患侧肾显影差或不显影，摄片时如令患者做吸气动作，由于肾脏固定显影不受影响，相反，健侧肾由于可自由活动反而影像变模糊。有时可见肾盂或输尿管移位，肾盏拉长，如有结石则伴有尿路梗阻、积水；胸片有时可见患侧肺下叶浸润，胸膜腔积液，膈肌升高，胸部透视可发现膈肌运动受限。近年来 B 型超声检查和 CT 扫描对肾周围脓肿诊断和定位具有特殊意义。B 型超声检查可显示肾周围有一低回声的肿块，壁常不规则。如脓肿由产气菌引起，肿块内可能有强回声区。可在超声引导下行穿刺诊断，并可放入导管引流作为治疗手段。一项研究表明与 CT 比较超声检查有 36％的假阴性率。CT 是确定诊断的首选方法，CT 肾区扫描可见肾移位和肾周围有低密度肿块及密度稍高的炎性壁，患侧肾增大，肾周围筋膜增厚，有时可见病变内气体和气液面。CT 还能够确定脓肿累及范围及判断周围解剖关系。MRI 与 CT 在肾周脓肿诊断上没有太大差别，但 MRI 对判断脓肿与周围脏器界限敏感度较高，因而对因造影剂过敏或肾功能不全而不能做增强 CT 检查的患者，MRI 有其优越性。

【鉴别诊断】

肾周围脓肿与急性肾盂肾炎的区别在于后者经抗生素治疗后，病程较前者为短，B 超和

CT 检查可区别肾内和肾周围感染。肾周围脓肿有时容易误诊为胸膜炎、膈下脓肿、腹膜炎和腰椎结核引起腰大肌脓肿等。

【并发症】

肾周围脓肿若延误治疗，向上穿过横膈，进入胸腔形成支气管瘘。脓肿向下延伸可到髂嵴或腹股沟部，偶尔脓肿越过脊椎侵入对侧肾周围间隙。脓肿压迫输尿管可导致肾积水，脓肿引流后，在愈合过程中，由于纤维组织生长可引起输尿管狭窄。

【治疗】

早期肾周围炎在脓肿未形成前，若能及时应用合适的抗生素和局部理疗，炎症可以吸收。一旦脓肿形成，自行吸收而愈合的机会较少，应行切开引流术。也有学者认为对小于 5cm 肾周脓肿应首先考虑严格的抗生素治疗，如临床疗效不满意再考虑手术引流。目前由于腔内泌尿外科发展，也可在 B 超或 CT 指引下置管引流，引流术后继续配合有效的抗菌药物。症状好转，体温和血液中白细胞逐渐下降至正常范围，引流管内无分泌物，复查 B 超或 CT 扫捕，证明脓肿消失，可作为拔除引流管的适应证。肾周脓肿位于肾周围疏松脂肪组织中，感染不易局限，且常呈分隔的多房脓肿，因此早期确切充分的手术切开引流是治疗成功的关键。手术切口部分缝合，脓腔凡士林油纱填塞，术后脓腔换药，使脓腔自内向外愈合，引流充分，避免和减少术后复发。肾周围脓肿若继发于尿路结石而引起脓肾，或者继发于感染的肾积水，该侧肾功能严重损害，应考虑做肾切除术。切开引流术和肾切除术是否同时进行，还是分两期进行，应根据病情决定。

【预后】

如不是继发于肾脏疾病的肾周围脓肿，早期进行切开引流术，预后良好。若延误诊断和治疗，预后欠佳，死亡率可高达 57%。

（七）脓肾

脓肾为肾脏严重化脓性感染，肾实质全部破坏，形成一个充满脓液的“肾囊”。

【病因与病理】

以上尿路结石引起梗阻，继发感染最为常见；其次是肾和输尿管畸形引起感染性肾积水；亦可继发于肾盂肾炎。致病菌以大肠杆菌属为多见。肾组织遭到严重损坏，肾全部或一部分成为脓性囊。

【临床表现】

临床表现有两大类型，一类为急性发作型，以寒战、高热、全身无力、呕吐和腰部疼痛为主。另一类为慢型病程型，患者常有长期感染病史，或有上尿路结石病史，反复发作腰痛，腰部可扪及肿块。血液中白细胞升高，患者均有不同程度的贫血，如尿路有不完全梗阻，尿液常规检查有大量脓细胞，尿液细菌培养阳性。若尿路已完全梗阻，尿液常规检查改变不显著，尿液细菌培养可呈阴性。

【诊断与鉴别诊断】

脓肾的诊断除根据病史、体征和实验室检查外，还可进行以下检查：腹部平片显示肾影不清，有时可发现上尿路结石。静脉尿路造影显示患侧肾显影差或不显影。B 型超声检查对脓肾的诊断比尿路造影更有帮助。CT 肾扫描可显示肾脏内有脓液聚积及肾实质破坏程度。

脓肾的急性发作型需与急性肾盂肾炎、肠梗阻和胆石症等区别。脓肾慢性病程型需与肾结核、肾积水和肾肿瘤等区别。

【并发症】

脓肾如不及时治疗,可穿透肾包膜而形成肾周围脓肿。

【治疗】

根据全身情况,如对侧肾功能良好者,应行患侧肾切除术,术中密切注意脓肾与周围重要脏器和大血管之间粘连情况,仔细分离,以免损伤,必要时可行肾包膜内切除术。有时因脓肾与肾周围粘连较紧,肾体积过大,估计肾切除有困难,且手术分离易引起感染扩散,甚至出现败血症,可先行肾造瘘引流,以后再行肾切除术。

第三节 膀 胱 炎

膀胱炎常伴有尿道炎,统称之为下尿路感染。许多泌尿系统疾病可引起膀胱炎,而泌尿系统外的疾病(如生殖器官炎症、胃肠道疾患和神经系统损害等),亦可使膀胱受到感染。

【病因】

膀胱炎的高发人群包括 4 种,学龄期少女、育龄妇女、男性前列腺增生者、老年人。膀胱炎有多种因素引起:①膀胱内在因素,如膀胱内有结石、异物、肿瘤和留置导尿管等,破坏了膀胱黏膜防御能力,有利于细菌的侵犯。②膀胱颈部以下的尿路梗阻,引起排尿障碍,失去了尿液冲洗作用,残余尿则成为细菌生长的良好培养基。③神经系统损害,如神经系统疾病或盆腔广泛手术(子宫或直肠切除术)后,损伤支配膀胱的神经,造成排尿困难而引起感染。

膀胱感染的途径以上行性最常见,发病率女性高于男性,因女性尿道短,尿道外口解剖异常,常被邻近阴道和肛门的内容物所污染,即粪便—会阴—尿路感染途径。性交时摩擦损伤尿道,尿道远段 1/3 处的细菌被挤入膀胱;也可能因性激素变化,引起阴道和尿道黏膜防御机制障碍而导致膀胱炎。另外阴道内使用杀精子剂会改变阴道内环境,致使病菌易于生长繁殖,成为尿路感染的病原菌。男性前列腺精囊炎、女性尿道旁腺炎亦可引起膀胱炎。尿道内应用器械检查或治疗时,细菌可随之进入膀胱。最近青少年男性膀胱炎发病率有增高趋势,主要危险因素是包皮过长,性伴侣患有阴道炎症,以及男性同性恋者。下行性感染是指膀胱炎继发于肾脏感染。膀胱感染亦可由邻近器官感染经淋巴传播或直接蔓延所引起,但较少见。

膀胱炎致病菌以大肠杆菌属为最常见,其次是葡萄球菌、变形杆菌、克雷白杆菌等。

【病理】

膀胱炎分为急性膀胱炎和慢性膀胱炎。急性膀胱炎时,黏膜弥漫性充血、水肿,呈深红色。黏膜下层有多发性点状出血或淤血,偶见表浅溃溃,表面有时附着脓液或坏死组织,肌层很少受侵犯,病变以膀胱三角区为最明显。镜下所见除黏膜水肿外,还有黏膜脱落,毛细血管明显扩张，白细胞浸润可延伸至肌层。慢性膀胱炎黏膜苍白、粗糙、增厚，表面有时有滤泡，膀胱容量由于黏膜固有层和肌层有广泛纤维组织增生而降低，膀胱周围纤维化是罕见的并发症。镜下可见黏膜固有层和肌层有纤维母细胞、小圆形细胞和浆细胞浸润。

【临床表现】

急性膀胱炎可突然发生或缓慢发生，排尿时尿道有烧灼痛，尿频，往往伴尿急，严重时类似尿失禁。尿混浊，尿液中有脓细胞，有时出现血尿，常在排尿终末时明显。耻骨上膀胱区有轻度压痛。单纯急性膀胱炎，无全身症状，不发热。女性患者急性膀胱炎发生在新婚后，称之为"蜜月膀胱炎"。急性膀胱炎的病程较短，如及时治疗，症状多在 1 周左右消失。

慢性膀胱炎轻度的膀胱刺激症状，且经常反复发作。

【诊断与鉴别诊断】

急性膀胱炎的诊断，除根据病史及体征外，需做中段尿液检查，尿液中有脓细胞和红细胞。为及时治疗，先将尿涂片行革兰氏染色检查，初步明确细菌的性质，同时行细菌培养、菌落计数和抗生素敏感试验，为以后治疗提供更准确的依据。血液中白细胞升高。在急性膀胱炎时，忌行膀胱镜检查。对慢性膀胱炎的诊断.需详细进行全面的泌尿生殖系统检查，以明确有无慢性肾脏感染，男性患者需除外阴茎头包皮炎、前列腺精囊炎；女性患者应排除尿道炎、尿道憩室、膀胱膨出、阴道炎和尿道口处女膜伞或处女膜融合等情况。

急性膀胱炎需与急性肾盂肾炎区别，后者除有膀胱刺激症状外，还有寒战、高热和肾区叩痛。结核性膀胱炎发展缓慢，呈慢性膀胱炎症状，对抗菌药物治疗的反应不佳，尿液中可找到抗酸杆菌，尿路造影显示患侧肾有结核所致改变。膀胱炎与间质性膀胱炎的区别，后者尿液清晰，极少部分患者有少量脓细胞，无细菌，膀胱充盈时有剧痛，耻骨上膀胱区可触及饱满而有压痛的膀胱。嗜酸性膀胱炎的临床表现与一般膀胱炎相似，区别在于前者尿中有嗜酸粒细胞，并大量浸润膀胱黏膜。膀胱炎与腺性膀胱炎的鉴别诊断，主要依靠膀胱镜检查和活体组织检查。

【并发症】

少数女孩患急性膀胱炎伴有膀胱输尿管反流，感染可上升而引起急性肾盂肾炎，成年人中比较少见。

【治疗】

急性膀胱炎需卧床休息，多饮水，避免刺激性食物，热水坐浴可改善会阴部血液循环，减轻症状。用碳酸氢钠或枸橼酸钾碱性药物，降低尿液酸度，缓解膀胱痉挛。黄酮哌酯盐（泌尿灵）可解除痉挛，减轻排尿刺激症状。根据致病菌属，选用合适的抗菌药物。喹诺酮类抗菌药为广谱抗菌药，对多种革兰氏阴性、阳性菌均有效，耐药菌株低，是目前治疗单纯性膀胱炎的首选药物。单纯性膀胱炎国外提倡单次剂量或 3 日疗程，目前采用最多的治疗方案是 3 日短程疗法，避免不必要的长期服药而产生耐药细菌和增加副作用，但要加强预防复发的措施。若症状不消失，尿脓细胞继续存在，培养仍为阳性应考虑细菌耐药或有感染的诱因，要及时调整更换合适的抗菌药物，延长应用时间以期早日达到彻底治愈。对久治不愈或反复发作的慢性膀胱炎，在感染控制后则需做详细全面的泌尿系检查，对有尿路梗阻者应解除梗阻，控制原发病灶，使尿路通畅。对神经系统疾患所引起的尿潴留和膀胱炎，根据其功能障碍类型，进行治疗。

要注意个人卫生，使致病细菌不能潜伏在外阴部。由于性生活易引起女性膀胱炎，建议性交后和次日晨用力排尿；若同时服磺胺药物 1g 或呋喃妥因 100mg，也有预防作用。

急性膀胱炎经及时而适当治疗后，都能迅速治愈。对慢性膀胱炎，如能清除原发病灶，解除梗阻，并对症治疗，大多数病例能获得痊愈，但需要较长时间。

第四节 尿道炎

尿道炎是一种常见的疾病，临床上可分为急性和慢性两类。

【病因】

尿道炎多见于女性。致病菌以大肠杆菌属、链球菌和葡萄球菌为最常见。尿道炎常因尿道口或尿道内梗阻所引起，如包茎、后尿道瓣膜、尿道狭窄、尿道内结石和肿瘤等；或因邻近器官的炎症蔓延到尿道，如前列腺精囊炎、阴道炎和宫颈炎等；有时可因机械或化学性刺激引起尿道炎，如器械检查和留置导管等。近年来男性尿道炎发病率增高主要与不洁性交有关。

【病理】

尿道急性炎症时，尿道外口红肿，边缘外翻，黏膜表面常被浆液性或脓性分泌物所黏合，有时有浅表溃疡。镜下可见黏膜水肿，其中有白细胞、浆细胞和淋巴细胞浸润，毛细血管明显扩张，尿道旁腺体充血或被成堆脓细胞所填塞。，

慢性尿道炎病变主要在后尿道、膀胱颈和膀胱三角区，有时蔓延整个尿道。尿道黏膜表面粗糙呈暗红色颗粒状，因有瘢痕收缩，尿道外口较正常小。镜下可见淋巴细胞、浆细胞和少数白细胞，纤维母细胞增加。

【临床表现】

急性尿道炎在男性患者中的主要症状是有较多尿道分泌物，开始为黏液性，逐渐变为脓性，在女性患者中尿道分泌物少见。无论男女，排尿时尿道均有烧灼痛，出现尿频和尿急，尿液检查有脓细胞和红细胞。慢性尿道炎分泌物逐渐减少，或者仅在清晨第一次排尿时，可见在尿道口附近有少量浆液性分泌物。排尿刺激症状已不如急性期显著，部分患者可无症状。

【诊断与鉴别诊断】

尿道炎的诊断除性根据病史及体征外，需将尿道分泌物涂片染色检查或细菌培养，以明确致病菌。男患者若无尿道分泌物，应行三杯试验。急性期尿道内忌用器械检查。慢性尿道炎需行尿道膀胱镜检查以便明确发病的原因。有时可用金属尿道探条试探尿道，必要时行尿道造影，明确有否尿道狭窄。

鉴别诊断首先与淋菌性尿道炎区别，淋菌性尿道炎是一种特异性感染的性病，尿道有脓性分泌物，脓液涂片染色检查可见在分叶核粒细胞内有革兰氏阴性双球菌。其次应与非淋菌性尿道炎及滴虫性尿道炎区别，女性容易在阴道内找到滴虫，而男性不易找到滴虫，常需在包皮下、尿道口分泌物、前列腺液以及尿液中检查有无滴虫，做出诊断。Reiter 症候群除尿道炎外，

同时有结膜炎和关节炎。

【并发症】

尿道内感染可直接蔓延到膀胱或前列腺而引起膀胱炎或前列腺炎。急性尿道炎若处理不当可并发尿道旁脓肿，脓肿可穿破阴茎皮肤成为尿道瘘。在尿道炎症愈合过程中纤维化则可引起尿道狭窄。

【治疗】

急性尿道炎采用抗生素与化学药物联合应用，疗效较好。采用氟哌酸与磺胺药物联合应用，临床效果满意。近年来，喹诺酮类抗菌药物，由于对革兰氏阴性、阳性菌均有效，耐药菌株低，常作为治疗的首选药物。全身治疗应注意休息，补充足够液体，在急性期间，短期内避免性生活，否则会延长病程，慢性期间，若尿道外口或尿道内有狭窄，应作尿道扩张术。

第五节　尿路软斑症

软斑症（Malacoplakia）是一种罕见的炎症性疾病，可发生在身体各部位，最好发部位在泌尿系统。

【病因】

本症病因复杂，常伴有营养不良和其他疾病。尿路软斑症与大肠杆菌感染密切相关，而在众多的大肠杆菌感染患者中，只有少数并发软斑症，。目前一致认为尿路软斑与宿主免疫缺陷有关。然而体液免疫异常对软斑症的发病没有明显影响，主要是细胞免疫功能低下，使吞噬细胞吞噬细菌功能降低。实验证明受环核苷酸控制的微管功能有缺陷，导致细胞内杀菌能力丧失。

【病理】

Michaelis-Gutmann 小体是软斑症病理诊断特征性标记物，电镜下可见组织细胞的吞噬溶酶体中含有不同时期的细菌分解碎片，最终的分解碎片形成 4～10/Lun 同心圆晶状小体，它是由钙化的黏多糖和脂类组成。

肾软斑症分为单发和多发两种类型。单发病例表现为肾肿块，肉眼呈灰黄色，光滑，边界清楚，偶可见囊性或中心坏死钙化。肾多发软斑症表现为肾肿大，肾皮质多发小肿块，偶可见病灶累及肾髓质。仅局限于肾髓质或肾乳头的病例罕见。镜下所见分三期：①炎症早期：在水肿的间质有浆细胞和 PAS 阳性的大嗜伊红组织细胞。②肉芽肿期：可见典型的 Michaelis-Gutmann 小体和组织细胞，偶见巨细胞和纤维母细胞。③愈合期：可见组织细胞周围有纤维母细胞，成胶质和极少量的 Michalis-Gutmann 小体。

膀胱软斑症病变分布在两侧壁，膀胱镜可见分散或群集的浅黄色或黄灰色至褐色柔软天鹅绒样或轻度隆起的斑块，大小为 0.1～3.0cm，斑块一般被未受损害的黏膜覆盖，有时有浅表溃疡，局部可见凹陷，邻近组织有炎症或出血。镜下可见黏膜固有层有大量组织细胞和多少不等的淋巴细胞、浆细胞、分叶核粒细胞浸润，在一些组织细胞装内可见 Michaelis-Gutmaim 小体，小体呈圆形或卵圆形，苏木精浓染，PAS 反应阳性、铁钙反应阳性。病变中毛细血管扩张、淤血或伴有出血，表面覆以完整的移行上皮细胞，部分区域有程度不等的坏死。周围有轻度纤维组织增生，肌层小血管四周有少量圆形细胞浸润。

【临床表现】

尿路软斑症常见于成年妇女，男女比例为 1∶4，发病年龄女性在 30 岁以上，而男性在 50 岁以上。常见症状是血尿和反复发作的尿路感染，尿液培养最常见的是大肠杆菌，其次是变形杆菌、克雷白菌或混合感染。病变进一步发展可引起尿路梗阻。

肾软斑症常伴有发热、腰痛和腰部肿块。如果病变位于双侧或孤立肾，可导致尿毒症。膀胱软斑症患者可有尿痛、尿频、血尿和排尿困难等。有时症状不典型，可无临床症状而被偶然发现。

【诊断】

除病史中有尿路感染外，主要根据尿液显微镜检查发现典型的 Machaelis-Gutmann 小体组织细胞。肾软斑症影像学表现缺乏特异性，不易与肾恶性肿瘤鉴别，在腹部 X 线摄片中可显示增大的肾轮廓，静脉尿路造影显示肾盂肾盏受压，根据病情发展程度，肾排泄功能可减弱，甚至无功能，患肾不显影。B 型超声检查显示肾脏增大，皮髓质界限不清，肾区多灶性强回声区，偶有弥漫性低回声区，不易与脓肿鉴别。肾 CT 检查通常显示为密度不均匀肿块，因常伴有坏死，CT 增强扫描显示肾病变部位有低密度区。肾脏血管造影显示肾内动脉分支受压外展，有时可见新生血管。肾盂、输尿管、膀胱软斑症尿路造影显示有充盈缺损影，膀胱软斑症膀胱镜检查表现为膀胱肿物和炎症改变。

鉴别尿路软斑症与泌尿系感染和肿瘤，主要根据尿液中或活体组织中找到典型的尿路软斑组织细胞。

【治疗】

尿路软斑症属于炎症性病变，需要长期应用抗生素治疗，能改善症状，但易于复发。有的学者曾提出应用多种抗菌药物治疗，可以使尿液中细菌消失，但不能阻止病程的进展，因为一般抗生素对软斑症患者只能消灭细胞外间隙的细菌，却不能杀灭进入细胞内的细菌。实践证明，有的抗菌药物如利福平和磺胺异噁唑能进入吞噬细胞，帮助杀死细胞内细菌。近年来喹诺酮类药以其独有的组织渗透性越来越受到重视，喹诺酮类药物在巨噬细胞内的高浓度对清除细胞内病原菌非常有利。多项研究表明以环丙沙星 500mg，每日 2 次口服单纯治疗肾软斑症，效果良好，有效率达 90%。对于膀胱软斑症除了长期应用抗菌药物治疗外，还可以经尿道将膀胱内病变进行电灼治疗，对病变愈合有利。由于本症容易复发，需定期随诊做膀胱镜检查。对肾软斑症患者，虽然有的学者建议长期应用抗菌药治疗，但大多数学者认为单侧肾病变，一旦临床确诊为软斑症，需做患侧肾切除术。

近年来有些学者研究证明胆碱能药物和维生素 C 能纠正体内吞噬细胞的功能缺陷，临床应用氨甲线胆碱 10～25mg，每日 4 次，与维生素 C 治疗软斑症有不同程度的疗效，但尚需密切观察病情，若临床无缓解而有发展趋势，还需做肾切除术。

【预后】

尿路软斑能侵犯整个尿路上皮，若一旦重要器官受侵，死亡率可高达50%。单侧肾软斑肾切除后治疗效果良好，双侧肾软斑易合并肾衰，有效的抗生素治疗可以改善肾功能，但肾功能恢复较困难，死亡率高。文献上只有1例肾软斑症伴急性肾功衰竭的患者恢复了肾功能的报道。

第六节　前列腺炎

前列腺炎，尤其慢性前列腺炎是常见的疾病，青春期前男孩很少发生，男性成人经常发生。确切的发病率资料很少，1977年和1978年美国国家健康中心健康统计研究，1000名男性生殖尿道疾病中25%是前列腺炎。至今，大多数慢性前列腺炎的病因仍不清楚，疗效亦不甚满意。

现在已认识到“前列腺炎”不是一个病：前列腺炎以不同形式或综合征发生，这些综合征有其独立的原因、临床表现和结果。因此，临床医生必须根据不同情况做出不同诊断和进行适当处理。

【分型】

Drach等(1978)对前列腺炎最普遍的形式的新的分类法：①急性和慢性细菌性前列腺炎；②急性和慢性非细菌性前列腺炎；③前列腺痛(Prosta-todynia)。

细菌性前列腺炎伴有尿路感染(UTI)，在前列腺分泌物中有大量炎性细胞，局部分泌物细菌病原体培养阳性。急性细菌性前列腺炎(ABP)有突然发病和发热病史，明显的尿生殖道体征和症状；慢性细菌性前列腺炎(CBP)，其特点是尽管用抗生素治疗，在前列腺分泌系统中存在的病原体仍可引起再发性复发。而非细菌性前列腺炎(NBP)的患者尽管没有尿路感染历史和培养阴性，在前列腺分泌物中有大量炎性细胞。前列腺痛，没有尿路感染历史，培养阴性。前列腺分泌物正常。

【病因与发病机制】

细菌性前列腺炎的感染途径可能是：①上行性尿道感染；②排到后尿道的感染尿液反流到前列腺管；③直肠细菌直接扩散或通过淋巴管蔓延侵入前列腺；④血源性感染。

插入尿道导尿管和阴茎避孕管能够导致前列腺感染。细菌尿道已感染而未经治疗的患者，在做经尿道前列腺切除后常立即发作细菌性前列腺炎。

前列腺炎的感染有时由性生活引起，随着性交，男性尿道口被阴道细菌接种，而后产生感染，常常在前列腺液和阴道培养出同样的病原菌。没有保护的肛门直肠插入性交，造成由大肠杆菌引起尿道炎、尿路感染和急性附睾炎。毋庸置疑这种性行为同样能导致细菌性前列腺炎。

前列腺内尿反流发生普遍，在细菌性前列腺炎发病机制中可能占有最重要的作用。有人用晶体学研究前列腺结石，注意到许多结石含有仅在尿中才有的成分，而不是前列腺分泌物中成分。

细菌性前列腺炎的常见菌株是：大肠杆菌占主要地位，变形杆菌、克雷白杆菌、肠杆菌、假单胞菌属、沙雷菌属和其他少见的革兰氏阴性菌属较少发生。大多数前列腺感染是单个致病菌引起,偶尔也可由2个或多个菌株或类型的细菌引起。

革兰氏阳性菌在前列腺炎病因学中的作用尚有争论,大多数研究者同意肠球菌引起慢性前列腺炎,然而其他革兰氏阳性菌如葡萄球菌属、链球菌、细球菌、类白喉菌对前列腺炎的致病作用,许多学者还持有疑问。大多数研究者相信革兰氏阳性细菌除肠球菌外,很少引起前列腺炎。在国内,患者前列腺液培养中金黄色葡萄球菌还是常见的细菌,是否菌种上与国外情况不同,还是属于尿道菌的污染,需待进一步阐明。

非细菌性前列腺炎病因和发病机制仍未确定,然而,此综合征既可由仍未识别致病菌引起,也可代表非感染性疾病。有种观念即前列腺内尿反流引起"化学性前列腺炎",可能在前列腺痛和非细菌性前列腺炎发病机制中具有病因作用。

【诊断方法】

急性细菌性前列腺炎由于其临床表现明显和典型,易做出诊断:慢性前列腺炎综合征的临床特点变异较大,且不确切,许多症状、体征和病理学检查在慢性细菌性前列腺炎、非细菌性前列腺炎和前列腺痛中经常无法鉴别,放射学和尿道膀胱镜检查,对诊断可能有一些帮助,但也不能肯定诊断。前列腺组织学检查只在一些少见类型的前列腺炎,如肉芽肿型前列腺炎才需要。在慢性细菌性前列腺炎组织学改变对确定炎症为细菌病因并无特异性,因此前列腺活检在前列腺炎处理上很少有指导意义。

1.前列腺按摩液检查

前列腺按摩液显微镜检对前列腺炎的诊断和分类是重要的,但能造成假象。例如:前列腺按摩液中大量白细胞可能发生在尿道疾病(尿道炎、尿道狭窄、湿疣和憩室),同样也可发生在非感染的前列腺病变,健康男性在性交和射精后数小时,前列腺液中白细胞数也可显著增多。

临床医生必须经常做前列腺按摩液检查,前列腺按摩前立即排出的最初10mL尿液(尿道标本)以及中段尿(膀胱标本)的离心沉淀物涂片显微镜检比较,以确定炎症的局部位置。前列腺液中既有大量白细胞又有大量含有脂肪(卵磷脂小体)的巨噬细胞可确信为前列腺炎,正常男性前列腺液巨噬细胞含有脂肪很少。

2.精液检查

孤立做射精分析和培养而不结合尿道膀胱标本的研究比孤立做前列腺液检查更易误诊。因为精液不仅通过尿道,而且含有多个附属腺分泌的液体。由于很难区分未成熟的精子和白细胞而使细胞学检查变得复杂。Mobley提倡用精液培养来诊断细菌性前列腺炎,在收集精液前立即收集尿道(前段尿)和膀胱(后段尿)标本,所有标本都做定量细菌培养,比较3个培养的细菌数量。

3.免疫反应的测定

早在1963年在正常人前列腺液中定量测出免疫球蛋白G和A(IgG,IgA),随后有些学者用不同技术证明对前列腺细菌感染的全身和局部免疫反应。这些研究者观察到前列腺液一种独特的局部抗体反应,主要分泌IgA,是一种独立的血清反应,对感染病原菌有抗原-特异抗体。在用药物已治愈的急性细菌性前列腺炎中当感染初发时,在血清和前列腺液两者中抗原一特异IgG水平都升高,随后6～12个月慢慢下降。与之对照,在前列腺液中抗原一特异IgA

水平在感染后立即升高，只在12个月后开始下降，而最初升高的血清IgA仅1个月后即消失。在慢性细菌性前列腺炎（CBP）中虽然前列腺液中抗原一特异IgA和IgG两者水平都升高，在血清中两者都不升高。已用药物治愈的CBP，每种免疫球蛋白开始下降前，前列腺液中IgA仍然高几乎2年，而IgG水平高为6个月。没有治愈的细菌性前列腺炎，前列腺液抗原一特异IgA和IgG水平仍然持续升高。这显示前列腺液抗原一特异IgA和IgG测定不仅有助于确定诊断，同样有助于对细菌性前列腺炎患者治疗反应的判断。

4.细菌学诊断

只有定量培养出能清楚表明对前列腺局部致病的细菌才能确定细菌性前列腺炎的诊断。最简单准确鉴别细菌性和非细菌性前列腺炎和确诊慢性前列腺炎的方法是同时在前列腺按摩前做尿道、膀胱尿液，前列腺按摩液和按摩后尿液的细菌定量培养（Stamet四杯法）。收集尿前令患者多饮水，上翻包皮清洗阴茎头和尿道口，令患者做连续排尿，收集最初排出的尿10mL（VB_1即尿道尿），再排尿约200mL时取中段尿（VB_2即膀胱尿），按摩前列腺取前列腺液（EPS），然后排尿约10mL（VB_3含有前列腺液的尿），将以上标本分别做镜检及培养。比较各标本中细菌菌落数量，可区别感染的来源，有助于确认前列腺炎的性质。在慢性细菌性前列腺炎中通常发现前列腺液培养细菌生长数量少，认识到这点很重要，因为慢性细菌性前列腺炎一般是局灶性，不是弥散性，组织感染，没有绝对诊断的细菌数量即菌落形成单位/mL。

一、细菌性前列腺炎

（一）急性细菌性前列腺炎

1.病因

疲劳、感冒、过度饮酒、性欲过度、会阴损伤及痔内注射药物均能诱发急性细菌性前列腺炎。

2.病理

急性细菌性前列腺炎导致部分或整个前列腺明显炎症，大致分三个阶段：

（1）充血期：后尿道、前列腺管及其周围间质组织表现充血、水肿及圆细胞浸润，有成片分叶核粒细胞，腺管上皮细胞时有增生及脱屑。

（2）小泡期：炎症继续发展，前列腺管和小泡水肿及充血更明显，前列腺小管和腺泡膨胀，形成许多小型脓肿。

（3）实质期：微小脓肿逐渐增大，侵入更多的实质和周围基质，这种情况以葡萄球菌感染较多见。

3.临床表现

突然发热、寒战、后背及会阴痛，伴有尿频、尿急、尿道灼痛及排尿困难。夜尿多，全身不适并有关节痛和肌肉痛。上述症状并非全都出现，有的早期只有发热、尿道灼感，常被误认为感冒。直肠指诊前列腺肿胀、触痛明显，发热，整个或部分腺体坚韧不规则。前列腺液有大量白细胞或脓细胞以及含脂肪的巨噬细胞，培养有大量细菌生长。但急性期不应做按摩，以免引起菌血症。急性细菌性前列腺炎通常伴有不同程度膀胱炎，做尿培养可了解致病菌及药敏。

4.治疗

急性细菌性前列腺炎患者通常对抗菌药物治疗反应良好。这些药物正常情况下从血浆弥散到前列腺液较差。正像急性脑膜炎一样，弥漫性炎症反应可提高从血浆进入前列腺管和腺泡的药物的浓度。细菌性前列腺炎应采用快速有效的抗菌药物，迅速控制炎症，且不能满足体温正常、症状消失，用药应持续一段时间，以防迁延转成慢性和反复发作。用药之前应先做中段尿细菌培养和药敏，复方新诺明进入前列腺组织和分泌物中浓度高，常作为首选药物。但若体温较高、下尿路症状重、血中白细胞增高，应以静脉给药为佳，可静脉滴入青霉素 80 万～160 万 U，1 次/6～8h；或庆大霉素 8 万 U，1 次/12h(20～50 岁患者)；或 4 万 U，1 次/12h(50 岁以上)。亦可静脉滴入氨苄西林 1.5～2g，1 次/6h；或先锋霉素 V0.5g，静脉滴人，1 次/6～8h，严重者用菌必治 1.0g，1 次/8h 至体温正常后改为肌肉注射 1 周。若用药效果不好，即改用培养细菌敏感的药物。肌肉注射 1 周后改为口服药，持续 2～3 周。呋喃咀啶、吡哌酸、氟哌酸、环丙氟哌酸等，效果都较好，每种 7～10 天，交替应用。

同时，应给予全身支持疗法，补液利尿，退热止痛，卧床休息。若有急性尿潴留，最好做耻骨上膀胱穿刺吸尿或穿刺后细管造瘘。定时开放引流，尽量避免器械导尿或经尿道留置尿管，因患者耐受性差，易产生其他并发症，如尿道炎、急性附睾炎等。

(二)慢性细菌性前列腺炎(CBP)

1.病理

慢性细菌性前列腺炎组织学检查无特异性病变，与急性前列腺炎相比炎症反应较轻。在腺泡内和其周围有不等的浆细胞和巨噬细胞浸润，而这些改变也常见于无菌尿及无细菌感染的前列腺炎。因此，不能以此作为慢性细菌性前列腺炎的诊断依据。

2.临床表现

慢性细菌性前列腺炎的临床表现变异较大，其可由急性细菌性前列腺炎迁延而来。多数患者先前无急性前列腺炎病史，有些患者仅因偶尔发现无症状菌尿而诊断。大多数有不同程度的排尿刺激症状：尿痛、尿急、尿频、夜尿多，有些患者尿末流出白色黏液，会阴、肛周、耻骨上、下腹部、腰骶部、腹股沟、阴囊、大腿内侧及睾丸、尿道内有不适感或疼痛。偶有射精后疼痛、血精、早泄和阳痿。有时有急性发作。膀胱镜检查和泌尿系造影皆无异常发现。CBP 患者 PSA 可升高。

(三)感染的前列腺结石

前列腺结石多数不能被直肠指诊或以简单的骨盆 X 线平片中正确判定。经直肠前列腺超声扫描发现前列腺结石大小、数目及发病率和患者年龄有关，中年人为 75%，老年人为 100%。而且超声扫描发现的结石 70%X 线平片不能发现，手术和尸检标本中常可发现 X 线片不易发现的小结石，几乎每个成人前列腺中都有，这些结石小而成堆，多发大结石常见于慢性细菌感染的前列腺：无感染的前列腺结石往往不表现症状亦无害。但发生于慢性细菌性前列腺炎时，前列腺结石可成为细菌持续存在和尿路复发感染的病源，前列腺增生伴有前列腺管阻塞易使前列腺发生结石、感染。观察到前列腺内尿反流是某些前列腺结石的重要原因。原发或“内源性”结石主要成分为前列腺分泌物，而继发或“外源性”结石主要成分为尿。虽然适当的抗生素治疗通常能控制症状和使尿液无菌，但已感染的前列腺结石用内科治疗不能根除细菌，只有将已感染的结石和前列腺组织行手术切除，感染才能治愈，特别是“根治性”经尿道前列腺切除。

(四)非手术治疗

1.抗菌治疗

复方新诺明2片,1日2次,可达到最好的治愈率。长期持续治疗(4～6周),治愈率为30%～40%,明显超过短期治疗。Pfau(1986年)报告用卡那霉素(kanamycin)1.0g,2次/d,用3天,而后0.5g,2次/d,用11天,44%CBP患者治愈。治疗慢性细菌性前列腺炎的其他抗菌药物有红霉素、强力霉素、先锋霉素Ⅳ、头孢唑啉、环丙沙星、依诺沙星、氧氟沙星(ofloxacin)、吡哌酸、氟哌酸、呋喃咀啶效果较佳。有经会阴把抗菌药物直接注入前列腺内,但由于前列腺解剖结构为分叶状,药物不能弥散至所有腺管和腺泡。曾用抗生素离子导入前列腺或黄连大蒜液直肠灌肠作离子导入前列腺,获得一些效果。

2.中药治疗

中药治疗原则是活血化淤,通经活络,疏肝理气,清热解毒,利湿利尿,如黄芩、黄柏、连翘、车前子、王不留行、滑石、茴香、橘核、荔枝核、红花、赤芍、桃仁等。成药有前列腺丸、茴香橘核丸、六味地黄丸、肾气丸、癃闭舒、前列舒乐,也可行耳针、穴位艾灸和针刺。会阴和肛门胀坠者可肛门置入野菊花栓或前列安栓等治疗,皆可不同程度的缓解症状。

3.对症治疗

泌尿灵、尿多灵、膀胱灵、优必达可部分缓解症状,高特灵和哈乐效果更显。

4.其他治疗

传统疗法有定期前列腺按摩,排挤前列腺液;前列腺区超短波、微波照射等,皆有一定疗效。45℃～50℃热水坐浴,每日1～2次,每次30分钟,坚持半年,效果显著。

患CBP的患者应终身禁酒,防止会阴部受凉。

(五)手术治疗

对于非手术治疗不能治愈和难以控制的慢性细菌性前列腺炎和有感染的前列腺结石,前列腺精囊全切除术是有效的方法,但因有后遗症,很少被选用。如果切除者能成功地切除所有感染组织和结石,经尿道前列腺切除术能够治愈。但要达到此目的是困难的。因为前列腺周围常含有大量感染灶和结石。对某些患者由于切除了狭窄梗阻的腺管,利于残存腺体的引流,或改善了排尿情况,可能有一定效果。Meais等选择一些CBP患者做“根治性”经尿道切除。

二、非细菌性前列腺炎

【病因】

非细菌性前列腺炎(NBP)的病因尚不肯定,已排除霉菌、专性厌氧菌、毛滴虫和病毒作为致病因素。许多学者研究认为,脲原体属(Ureaplasmas)和支原体(Mycoplasma)不是非细菌性前列腺炎的致病原因。因为Shortliffeh和其同事发现在NBP患者中对抗脲原体属抗原-特异抗体没有明显升高,因此这些细菌在前列腺炎的病因作用是可疑的。男性40%非淋菌性尿道炎和35岁以下多数急性附睾炎均因沙眼衣原体(Chlamydiatra-chomatis)感染引起,因此,它可能为非细菌性前列腺炎的病因,但不少研究证明即使有一定关系,也不是重要的因素。Shortliffeh等在NBP患者的前列腺分泌物中发现对抗沙眼衣原体(Chlamydia)抗原-特异抗体无明显升高,因此,衣原体在前列腺炎的病因作用不明显。

【临床表现】

非细菌性前列腺炎，又称无菌性前列腺炎，这种最普通的前列腺炎综合征是一种原因不明的炎症病变。临床表现各不相同，主诉有尿频、尿急、夜尿多、尿痛。感觉骨盆区、耻骨上或会阴生殖区疼痛或不适。有时射精后痛和不适是突出特征。病理学检查无特殊发现。柔软、烂泥样前列腺并非这种前列腺炎的可靠表现。

虽然细菌性和非细菌性前列腺炎临床特征有很多相似之处，但非细菌性前列腺炎患者前列腺液细菌培养阴性，也无尿路感染史。然而非细菌性前列腺炎的前列腺按摩液中白细胞和含有脂肪的巨噬细胞同样较正常多。非细菌性前列腺炎可能是一种还未查清致病菌的感染疾病。

【治疗】

由于非细菌性前列腺炎的根本病因不清，很难达到肯定有效的治疗。当培养证明没有感染病菌，而解脲脲原体和衣原体是可疑致病因素时，临床可试用全量二甲胺四环素（Minocycline）、强力霉素（Doxycycline）或红霉素 2～4 周。辛辣食物和含有酒精的饮料可引起或加剧症状，应予限制。前列腺按摩是医生常用之法，热水坐浴能有效地缓解症状。α-阻滞剂，例如哈乐、高特灵等和抗胆碱能药，如普鲁本辛对刺激性的排尿不适有作用。

三、前列腺痛

前列腺痛是一个定义不很明确的疾病概念，病因不明，可能与盆底张力性肌痛、盆腔交感神经系统原发异常、前列腺内尿液反流及精神等多种因素有关。患者多为青壮年，具有类似前列腺炎的症状，但没有尿路感染的病史。

【临床表现】

前列腺痛是非细菌性前列腺炎的特殊类型。典型前列腺痛患者可能有前列腺炎的症状，但无尿路感染的病史，前列腺液培养无细菌生长，前列腺液中无大量炎症细胞，主要见于 20～45 岁的男性。主要症状是与排尿无关的“盆腔”痛，如会阴坠胀，阴茎、阴茎头、尿道痛，耻骨上下腹坠胀，腹股沟、阴囊、睾丸抽痛，下腰背痛，大腿内侧痛，个别甚至脚或肩痛，轻重不一，有的只有 2～3 个症状，少数几乎所有这些疼痛都有，精神痛苦很大，以致失眠。有些患者主诉间歇性尿急、尿频、夜尿多和排尿困难。刺激性排尿困难不是主诉。许多患者意识到有不同的梗阻性排尿障碍症状。

泌尿生殖系和神经系统检查无特殊异常，有些患者指检时肛门括约肌有些紧，前列腺和其周围组织有触痛。前列腺液细菌培养阴性，前列腺液镜检正常，膀胱镜检查常有轻中度梗阻和不同程度的膀胱小梁。前列腺痛的患者 PSA 不升高。

【治疗】

前列腺痛可以说是世界上最难治的泌尿生殖系疾病之一。因为前列腺痛是非感染性疾病，用抗生素是无根据的，也是无效的。对典型排尿困难的患者用 α 肾上腺素能受体阻滞剂酚苄明 10～20mg 口服每日 1～2 次。现在许多医生改用哌唑嗪 2～4mg 每日 1～2 次。有些前列腺痛的患者可单用安定 5mg，一日 3 次，也可和 α 肾上腺素能受体阻滞剂合用，症状多有改善。用泌尿灵 400mg，一日 2 次或尿多灵（Ditropan）5mg 一日 3 次，也能缓解症状。

对那些经过长期多种抗生素治疗无效，具有上述症状的 NBP/前列腺痛的患者施行 1 套治疗和预防复发方法：终身禁酒，会阴勿受凉，坐位超过2～3小时稍事走动，这些主要是防止前列腺区充血和受刺激。热水坐浴，每次半小时，1日2次，坚持3～6个月；同时口服哈乐0.2mg（或高特灵2mg）1次/d：癃闭舒3片，3次/d持续服3个月，这些主要解除膀胱颈痉挛和前列腺尿道不松弛以及盆底肌肉痉挛引起的下腰背痛。若有下腹坠、腹股沟和睾丸抽痛，予以茴香橘核丸6g，3次/d，2～3个月。若会阴坠，可用前列安栓或野菊花栓剂1粒塞入肛门内，每日1～2次，持续2～3个月。

四、非特异性肉芽肿性前列腺炎

非特异性肉芽肿性前列腺炎不常见。多见于50～69岁，有两种形式：非嗜酸性类和嗜酸性类，嗜酸性类很少。两种在临床上都很重要，因为直肠指诊时易与前列腺癌相混淆，故应引起重视。

【分类】

1.非嗜酸性类

非嗜酸性类肉芽肿性前列腺炎，表现为对已外渗异物型的组织反应。膀胱外口急性体征和症状伴有前列腺大而坚韧，临床表现像恶性性质。可有或无发烧和明显刺激性排尿障碍症状。尿培养常常无菌，但可有大肠杆菌生长。主要诊断依靠组织活检或手术切除标本。培养和其他方法以排除其他形式的感染性肉芽肿性前列腺炎。有些患者对抗生素、皮质类固醇和临时导尿膀胱引流有良好反应。也有要求做经尿道前列腺切除者。

2.嗜酸性类

特别当伴有纤维蛋白样坏死和全身血管炎，嗜酸性肉芽肿性前列腺炎是一种严重的疾病。这些患者几乎排除了过敏性疾病特别是哮喘，已知前列腺过敏性肉芽肿实际上是存在的。一般患者情况严重，高热，周围血象嗜酸性细胞明显增加，其前列腺明显增大、变硬，常发生完全尿潴留。确诊需做前列腺组织病理学检查。用皮质激素治疗常可获得良好效果。无需做手术解除膀胱出口梗阻。若伴有全身血管炎，最初的治疗反应决定其预后。

【病理】

肉眼可见小而坚硬的黄色颗粒状结节。镜检有丰富的非干酪性肉芽肿（有或没有中心液化坏死），这些肉芽肿局限在腺泡周围区，亦可广泛地侵及整个腺体，病变充满上皮样细胞，以组织细胞的泡沫样细胞占优势，易和癌细胞混淆。前列腺泡可被密集的分叶核粒细胞和嗜酸粒细胞浸润所取代，腺管常常扩张破裂，充满炎症细胞，病变早期可以有极度水肿，为除外特异型肉芽肿性反应，需行酵母菌、真菌和结核菌染色。

【诊断和鉴别诊断】

1.症状和体征

83%的患者有严重的下尿路感染症状，如发热、寒战、尿频、尿烧灼感、尿痛，偶见血尿、会阴痛、耻骨不适。实验室和放射学检查无特殊帮助.65 %尿中有明显感染，1/3患者血白细胞增多。血酸、碱性磷酸酶值正常。

直肠指诊：早期前列腺癌直肠指诊时，结节一般深在，中晚期浸润扩大或成块，一般呈弥散性。高低不平，无弹性。非特异性前列腺肉芽肿的肿块一般发展较快，硬结较大，有弹性，不规则，软硬不一致。

2.诊断性试验治疗

依据病史、直肠指诊的特点以及X线片和血生化结果，可进一步判断前列腺癌的可能性。若无条件做活检，可用抗生素或消炎药，必要时加用强的松2.5mg，1次/d，2～4周治疗观察，每2周行直肠指诊1次，2个月后，1～2月1次，若硬结变小，其他正常，即可确诊。也可用抗雄性激素或LHRH-A（抑那通或诺雷德）试验治疗1～2个月，硬度不变，PSA又不升高，可排除前列腺癌的可能。

3.前列腺穿刺活检

经会阴用Travenal Tru-Cut活检穿刺做组织学检查或经直肠超声引导下细针穿刺做组织学检查，能明确诊断。

【治疗】

以消炎药为主，辅以中药治疗。抗生素和消炎药交替使用2～3个月，治疗及时则肿块迅速消炎。中药治疗原则为：补肾阴，软坚、活血化淤、清热解毒，化湿利水。胎盘组织液肌肉注射亦有显著疗效。皮质类固醇治疗可能获得良好效果，但时间不宜过长，剂量不宜过大，建议口服强的松2.5mg，1次/d，1～2个月为宜，避免发生副作用。

五、前列腺脓肿

大多数是上行性尿道感染和感染尿前列腺内反流引起的急性细菌性前列腺炎的并发症。多发生在50～60岁，最小发病年龄46岁。多发于有糖尿病，特别是有肾衰用透析维持的糖尿病患者。那些由于不同原因免疫耐受的患者，以及经尿道器械检查治疗和导尿的患者也易发生。半数患者有急性尿潴留、尿频、排尿困难、直肠不适、血尿、尿道流脓、背痛，有的伴有附睾、睾丸炎。直肠指诊检查前列腺病侧增大，触之软，有波动感。偶尔前列腺可自然向尿道破溃，也可向直肠破溃，常被误认为直肠周围脓肿。因此，前列腺影像学（CT、MRI或经直肠超声图像）在前列腺脓肿诊断上很重要。

一旦确立诊断，应有针对性地给予抗菌药。行脓肿引流，引流可在局麻下经会阴穿刺抽吸，但常需经尿道切开引流，经会阴切开引流现已少用。及时诊断治疗，预后较好。

第七节　附睾非特异性感染

一、概述

附睾与睾丸炎症有时为单个器官，有时则为二者同时受累。因此，在泌尿外科临床工作中，根据两个器官炎症累及程度的多寡而分为附睾炎、睾丸炎或附睾睾丸炎。有单侧性或双侧性，急性或慢性炎症的分类。文献有众多的讨论涉及致病菌如何进入附睾或睾丸。因此对附睾及睾丸的基本解剖学、两个器官的连接以及其附件的认识是十分重要的，并有助于鉴别诊断。

附睾、睾丸的解剖特点：附睾的结构较狭窄。仅有4.5cm长，源自睾丸的上端。附睾头为一扩大的部分，通过12～15条睾丸输出小管，与睾丸相连，前者流入睾网后聚合而成附睾主管。这是一条弯曲的管，约有50cm长，由柱状上皮及非横纹肌组成，与输精管相连。在肾动脉水平之下的主动脉分出睾丸动脉，并有一分支进入附睾，因此进入睾丸的主要动脉是不通过附睾的。附睾、睾丸动脉周围有致密的淋巴管，将淋巴引流至主动脉旁及主动脉前淋巴结。附睾、睾丸的静脉均流入蔓状静脉丛。

二、急性附睾炎

由于附睾炎仅有极少数患者住院治疗，因此不能统计确切的发病率。从新生儿到老年人均可发生。小儿期的发病率在各年龄期很少波动，但在青春期前略有增多。在青春期的男性有阴囊肿胀及疼痛时，1/3 病例为附睾炎，1/3 为睾丸扭转，另 1/3 为睾丸附睾附件扭转所致。发病最高年龄为 19～35 岁，中、老年男性发病率偏低。

【病因】

1.致病菌入侵机制

直到最近，大多数年轻人的附睾炎还认为是“特发性”，医生们设想是患者用力对抗关闭的外括约肌，无菌尿被挤入输精管所致，然而军队中附睾炎患者有用力历史的<10%，在平民中 50 例患者中仅 2 人有用力历史。导致附睾炎及睾丸炎的致病菌一般认为通过输精管管腔进入附睾，亦有人认为是通过淋巴系统入侵。致病菌通过尿道进入尿路可以导致尿道炎、膀胱炎或前列腺炎，由此穿过淋巴系统或输精管侵入附睾及睾丸。细菌或病毒可通过扁桃体、牙齿感染或全身感染（肺炎、感冒等）进入血流导致附睾炎，如免疫能力下降，可发生睾丸炎。Moller 等将致病菌直接注入猴腹股沟部输精管可以产生真正的附睾睾丸炎。35 岁以下性活动期男性附睾炎发生的主要原因是性传播、小儿和老人主要是普通尿道致病菌。

2.尿液逆流进入射精管及输精管

正常男性在腹部用力情况下不能将尿液压入射精管。当膀胱内压为 7.23～7.8kPa，后尿道压力达到 9.0～9.6kPa 时，则可观察到，是肛提肌收缩所致。在精阜射精管开口处有瓣膜机制，防止逆流正常输精管充满分泌物及精子，不易通过液体。加上正常情况下输精管的蠕动波通向精囊亦可防止逆流。输精管的纤毛上皮亦有助于防止逆流。在有附睾炎患者的输精管内不能发现细菌。前列腺手术后进行双侧输精管结扎，不能完全防止附睾炎。综上所述，附睾炎入侵途径淋巴系统占有重要地位。因此，抗生素是一个有效的疗法。在小儿伴有后尿道瓣膜，肛门闭锁的结肠前列腺尿道瘘，新生儿伴有尿道狭窄者，常出现尿液从射精管逆流，导致反复发作的附睾炎。

3.损伤患者常主诉急性附睾炎前有阴囊损伤史

创伤后可有阴囊及附睾、睾丸血肿，但不多见。在临床实践中受损伤较多的男性（足球、田径及拳击运动员）附睾炎的发病率在伤后并不高。

4.导尿管及器械

脊髓损伤后，长期应用导尿管引流 21%～33%发生附睾炎或附睾睾丸炎。后者是由于长期尿路感染、细菌性膀胱炎、前列腺炎及尿道炎形成细菌病灶，不断地通过淋巴系统到达附睾或睾丸。暂时性膀胱引流发生附睾炎机会较少。毫无疑问在尿路感染时，短期导尿或器械操作如尿道扩张术，亦可诱发附睾炎。因此，对易感患者，应当用抗生素预防为妥。

5.致病菌

主要致病菌为大肠杆菌、变形杆菌、葡萄球菌、肠球菌及绿脓杆菌等。

【病理】

附睾炎早期是一种蜂窝织炎，一般在输精管开始再延伸至附睾尾部。在急性期，附睾肿胀高低不平。感染一般从附睾尾延至附睾头。此时如切开附睾可见小脓肿，鞘膜分泌液可呈脓状。精索变厚。睾丸的肿胀是继发于被动充血，极少数病例睾丸同时发生炎症。

早期组织学见水肿及中性白细胞、浆细胞及淋巴细胞浸润，以后即出现脓肿。感染在后期可完全消失而无损害，但附睾管周围的纤维化可使管腔阻塞。如为双侧附睾炎，可发生男性不育症。

【临床表现】

1.症状

不少患者在睡眠时突然发生附睾炎，发病数小时后形成急性炎症，附睾有局限疼痛与压痛，可放射至腹股沟区及腰部。附睾肿胀进展较快，可在3～4小时内使附睾体积成倍增大。此时体温可达40℃，亦可出现膀胱炎、前列腺炎症状。

2.体征

在腹股沟处(精索)或下腹部有压痛。阴囊增大，皮肤有红肿。如已有脓肿形成，皮肤呈干性、变薄，脓肿亦可自行破溃。发病早期肿大附睾可与睾丸分开，但在数小时后两个器官即形成一硬块，精索因水肿而增厚，数日内出现继发性睾丸鞘膜积液。前列腺触诊发现有急性或慢性前列腺炎体征，但不能做前列腺按摩，因可使附睾炎加剧。

3.实验室检查

血白细胞增多，核左移。儿童附睾炎常伴有大肠杆菌或绿脓杆菌引起的尿路感染，因此尿液分析及尿培养是重要的。附睾炎患者的中段尿及尿道分泌物可做革兰氏染色或培养来测定是哪一类细菌。年龄大于35岁者主要是大肠杆菌，小于35岁者主要是衣原体与淋病奈瑟菌所致的特异性附睾炎。

4.超声检查

超声检查可显示阴囊内容物的解剖影像。可将附睾与睾丸肿胀及炎症范围显示出来。

【鉴别诊断】

1.结核性附睾炎

很少有疼痛及体温升高，附睾在触诊时可与睾丸分清。输精管呈串珠状。前列腺高低不平，同时精囊增厚。尿液与前列腺液培养可找到结核杆菌。

2.睾丸肿瘤

是一个无痛肿块，有时在肿瘤内有急性出血，可使睾丸附睾发生疼痛。触诊时可将睾丸块质与正常附睾相区别。前列腺液及尿液分析均正常。阴囊超声有助于鉴别诊断。如诊断不能肯定时应行手术探查。

3.睾丸精索扭转

鉴别必须及时准确，否则会丧失睾丸。睾丸和精索扭转常见于青春期前儿童，有时亦见于年轻成人。35岁以上男子常易误诊，因附睾炎和扭转都有。但附睾炎多见，扭转较少见。若同时有尿道炎，一般为附睾炎，而不是扭转。

体检附睾炎肿胀局限于附睾尾，但15%患者早期扭转肿胀也仅限于附睾。早期扭转附睾可在睾丸前侧扪及，睾丸常向上收缩。后期，附睾及睾丸均增大，并有压痛。可用 Doppler 血流图或核素扫描来确定附睾炎。有疑问时，必须不失时机进行手术探查。

4.附睾、睾丸附件扭转

见于青春期前男孩。早期附件扭转后发生局限疼痛及肿胀。一旦进入后期即不能区别附睾炎或精索扭转，此时早期外科探查是必需的。

5.睾丸附睾损伤

不易与急性附睾炎区别。但损伤史、无脓尿及不正常尿道分泌物可以帮助鉴别。

6.流行性腮腺炎

引起的附睾睾丸炎，常伴有腮腺炎，无尿路症状，尿液分析无大量白细胞及细菌。

【并发症】

附睾脓肿可延伸并破坏睾丸(附睾睾丸炎)。急性附睾炎可演变为慢性附睾炎。

【预防】

非特异性附睾炎的预防应将尿路感染及前列腺炎予以彻底治疗，必要时为了防止反复发作，可行同侧输精管结扎。

【治疗】

1.内科治疗

由于附睾炎的病因是细菌性而不是尿液逆流，所以应采用药物治疗。非特异性附睾炎的致病菌常由肠道细菌或绿脓杆菌引起，多见于中老年男性。抗菌药物的选择应按细菌培养以及抗菌药物敏感试验来决定。如对复方新诺明敏感，应每日口服 2 次，共 4 周，特别是伴有细菌性前列腺炎者更为有用。若局部红肿明显，血白细胞增多，体温上升，应静脉滴入抗生素，至体温正常，改口服抗生素。均应对这些患者的泌尿生殖道进行检查。在急性附睾炎期间应卧床休息。阴囊用人工托，可以减轻疼痛。如附睾疼痛较重，可用 1%利多卡因 20mL 由睾丸上端处精索行局部注射，减轻不适，亦可用口服止痛及退热药。在早期可将冰袋放在附睾处，防止肿胀。晚期可用热敷，加速炎症消失，减轻患者不适。有时应用消炎痛亦可减轻症状。急性期间避免性生活、体力活动，二者均可加重感染症状。

2.外科治疗

绝大多数急性附睾炎经药物治疗后自行消失，但有 3%～9%病例在急性期 1 个月发生脓肿。少数急性附睾炎(1%)发展为睾丸梗死而行睾丸切除。有人主张对不能控制的急性附睾睾丸炎进行手术探查，如没有累及睾丸可仅做附睾切除。

【预后】

如对急性附睾炎做出正确诊断并治疗，一般均可恢复而不发生并发症。约需 2 周症状与疼痛消失，4 周或更长时间才能使附睾恢复正常大小和质地。所以并发症是少见的。但两侧急性附睾炎后可使患者生育力下降或不育。

三、慢性附睾炎

慢性附睾炎一般是严重急性附睾炎不可逆的终末期。慢性附睾炎由于纤维增生使整个附睾硬化。组织学上看到广泛的疤痕与附睾管闭塞。组织被淋巴细胞与浆细胞浸润。

慢性附睾炎除了在急性发作时有症状外，常无特异症状。患者也仅观察到阴囊内有一肿块。附睾增厚并增大，无压痛。触诊时极易将附睾与睾丸区别。精索增粗，其中输精管的直径增宽。前列腺发硬并有纤维化。如慢性附睾炎伴有慢性前列腺炎时，前列腺液可发现较多脓细胞。中段尿培养时可有各种引起前列腺炎或尿路感染的细菌。

诊断取决于病理学检查。

如慢性附睾炎是双侧的，可导致男子不育。

当慢性炎症有急性发作时，应当用适当的抗菌药物，但附睾的瘢痕往往阻碍抗生素进入附睾组织。反复发作来源于尿路炎症的慢性附睾炎，可行同侧输精管结扎，或附睾及附着的输精管切除。

除了疼痛和生育问题外，慢性附睾炎无其他严重后果。

第八节　睾丸非特异性感染

一、急性非特异性睾丸炎

【病因】

急性非特异性睾丸炎多发生在尿道炎、膀胱炎、前列腺炎、前列腺增生切除术后及长期留置导尿管的患者。感染经淋巴或输精管扩散至附睾引起附睾睾丸炎，常见的致病菌为大肠杆菌、变形杆菌、葡萄球菌、肠球菌及绿脓杆菌等。细菌也可经血行播散到睾丸，引起单纯的睾丸炎，但睾丸血运丰富，对感染有较强的抵抗力，故这种情况较少见。

【病理】

从肉眼观察，非特异性睾丸炎有不同程度的睾丸增大、充血、紧张。切开睾丸时见有小脓肿，组织学观察有多数局灶性坏死，结缔组织水肿及分叶核粒细胞浸润，细精管有炎症、出血、坏死，严重者可形成睾丸脓肿及睾丸梗死。

【临床表现】

多为单侧性，患者高热、寒战、睾丸疼痛并向腹股沟处放射，常有恶心、呕吐、阴囊皮肤发红、水肿、睾丸肿大，常伴有鞘膜积液。

急性非特异性睾丸炎应与急性附睾炎、腮腺炎睾丸炎、精索扭转、睾丸及附睾附件扭转及嵌顿斜疝相鉴别。超声扫描有助于鉴别诊断。

【治疗】

主要用药物治疗，卧床休息，托高阴囊，局部可用冷敷或热敷以减轻症状，由于抗生素的早期应用，特别是静脉点滴抗生素，化脓性睾丸炎及睾丸脓肿已较少见。同时用中药如意金黄散香油调匀后，敷于阴囊上，同样能取得良好效果。

急性非特异性睾丸炎实际上多为附睾睾丸炎，故治疗与急性附睾炎相同，在药物控制下，必要时可将附睾切除，继发的睾丸感染可逐步恢复。睾丸炎治愈后，由于纤维化及细精管的损害，可引起睾丸萎缩。

因长期尿道内留置导尿管而引起睾丸炎者，应尽早将导尿管除去。

二、急性腮腺炎睾丸炎

【病因与病理】

流行性腮腺炎是最常见的睾丸炎发病原因。多见于青春期后期的男性。肉眼可看到睾丸高度增大并呈蓝色。切开睾丸时，由于间质的反应和水肿，睾丸小管不能挤出。组织学观察到水肿与血管扩大，大量分叶核粒细胞、淋巴细胞和巨噬细胞浸润，细精管细胞有不同程度的变性。在睾丸炎愈合时，睾丸变小、质软。细精管有严重萎缩，但保存睾丸间质细胞。在炎症过程中，附睾可同样受累，有附睾炎者高达85%，并在睾丸炎前发生。

【临床表现】

1.症状

流行性腮腺炎引起的睾丸炎发病快，一般在腮腺炎发生后3～4日出现。阴囊呈红斑与水肿。与附睾炎不同，无排尿症状，体温可有显著虚脱。

2.体征

可查到腮腺炎或其他感染病灶，一侧或双侧睾丸增大并有高度压痛。触诊时可区别睾丸与附睾。阴囊皮肤呈红色，如有急性鞘膜积液时透光试验阳性。

3.实验室检查

血白细胞增高。尿液分析一般正常，有时有蛋白或镜下血尿。急性期可在尿液内发现致病病毒。

【鉴别诊断】

1.急性附睾炎

在发病早期附睾炎较易与睾丸炎区别。至后期时睾丸已有被动充血，不易与附睾炎鉴别。如有尿道分泌物、脓尿、不正常尿液发现，前列腺液培养阳性而无全身感染疾病可认为有急性附睾炎。

2.精索扭转

有时亦可使鉴别诊断发生困难。在扭转早期，附睾于睾丸前方被扪及，此时如无实验室及体征证实有感染性疾病，可以排除睾丸炎。

3.创伤性睾丸破裂和睾丸内急性出血

应与睾丸炎相鉴别。睾丸内出血有时是由于结节性多动脉炎引起。由于上述病变不易与睾丸肿瘤区别，常需进行睾丸切除术。

【并发症】

流行性腮腺炎引起的睾丸炎约有30%患者的精子发生不可逆的破坏。受累睾丸高度萎缩。如为双侧睾丸炎，导致男性不育症，但雄激素水平一般是正常的。

【预防】

活的减弱流行性腮腺炎病毒疫苗是一强有力预防流行性腮腺炎及并发的睾丸炎的制剂，一般对1岁以下易感儿童可以进行接种。亦可用流行性腮腺炎超免疫球蛋白20mL，在疾病潜伏期注射，可以减轻疾病的发展。常规应用雌激素或肾上腺糖皮质激素对流行性腮腺炎患儿可能有预防睾丸炎的作用，但目前尚有争论。

【治疗】

1.特异治疗

抗菌药物治疗对流行性腮腺炎引起的睾丸炎是无效的。为了使睾丸肿胀及疼痛得到缓解,可用1%利多卡因20mL做低位精索封闭注射。后者亦有改善睾丸血流,保护生精功能的作用。

2.一般治疗

卧床休息,局部冷敷均可减少疼痛,抬高睾丸可减少不适。缓解疼痛和退热药是需要的。

【预后】

双侧病变可以引起生精活动不可逆的破坏,导致不育。流行性腮腺炎引起的睾丸炎的急性期,一般为期1周。在发病后1~2月时即可观察到睾丸萎缩。

第九节 男性生殖系统软斑病

男性生殖系统软斑病是发生于男性生殖器官的一种非特异性肉芽肿性疾病。其表现为黄褐色圆形或補圆形肿块,病理特征为vonHansemann细胞和软斑小体(Michaelis-Gutmann体)。

【发病率】

软斑病少见,在2万例尸检中仅发现2例。软斑病主要见于泌尿生殖系,以膀胱软斑病最多见。男性生殖系软斑病主要见于睾丸和前列腺。附睾软斑病罕见,常合并其他器官受累。

【病理】

软斑病肉眼观为质软黄褐色斑块,单发或多发。镜下可见大量泡沫状嗜酸性巨噬细胞(vonHansemarm细胞)积聚,伴不同程度浆细胞和淋巴细胞浸润。间质及vonHansemann细胞胞浆内可见直径2~10μ软斑小体(Michaelis-Gutmann体)。此小体呈圆形或卵圆形,边界清楚,均质或具环状结构。

【病因与发病机制】

病因不明,泌尿生殖系软斑患者多有慢性大肠杆菌感染,80%以上患者尿、前列腺液培养有大肠杆菌生长,认为感染是该病的病因之一。软化斑小体是被巨噬细胞吞噬的革兰氏阴性杆菌经溶酶体包裹后磷酸钙和含铁血黄素沉着而成。此外约40%患者有免疫缺陷综合征、自身免疫性疾病或全身性疾病免疫机能受到抑制,认为免疫缺陷是软斑病的又一病因。

【临床表现与诊断】

软斑病的临床表现取决于其发生部位。睾丸软斑病与急性附睾睾丸炎相似,急性发作时阴囊肿胀、充血、局部压痛,睾丸增大,透光试验阴性,可触及结节,与睾丸肿瘤难以区别。前列腺软斑病表现为下尿路炎症和因前列腺增生引起的梗阻症状。患者常出现尿频、尿急、尿痛、夜尿增多,可出现尿潴留。肛门指诊检查前列腺增大并有结节。附睾软斑病常因附睾切除标本病理检查而发现。实验室检查尿、前列腺液中白细胞增多，培养有革兰氏阴性杆菌生长，特别是大肠杆菌。腔内B超前列腺有低密度结节。临床上不易诊断，需活检或病理检查才能确诊。

【治疗】

目前前列腺软斑病及睾丸软斑病难以与相应肿瘤鉴别，常需外科手术治疗。前列腺软斑病可行经尿道或开放前列腺摘除术，睾丸软斑病行睾丸切除术。药物治疗是针对慢性细菌感染，在术前及术后应用磺胺药、利福平、甲氧苄氨嘧啶（TMP）、四环素等抗菌药，疗程应长。其他药物如维生素C及胆碱能制剂如氨基甲酸甲基胆碱，可刺激巨噬细胞的杀菌能力，据报道效果好。

第五章　内分泌和代谢疾病

第一节　腺垂体功能减退症

腺垂体功能减退症(hypopituitarism),是多种原因引起的腺垂体激素分泌减少,致使其调节的性腺、甲状腺、肾上腺皮质腺体的功能发生继发性减退。可为单一激素缺乏或多种垂体激素同时缺乏。临床症状变化较大,可长期延误诊断。补充所缺乏的靶腺激素治疗后症状可迅速缓解。成人腺垂体功能减退症又称为西蒙病(Simmond disease),生育后妇女因产后腺垂体缺血性坏死所致者称为席汉综合征(Sheehan syndrome)。

【病因和发病机制】

多由于下丘脑病变和垂体本身的异常引起。过去比较多见的是产后大出血,近年来由于生育条件的改善已大为减少,但在农村地区仍不罕见,预计随着农村医疗条件的改善,由于产后大出血所致的席汉综合征将进一步减少。目前本症多是由于垂体肿瘤引起,约占50%,其他原因有颅内肿瘤、感染、肉芽肿、外伤、垂体放疗、手术、自身免疫性炎症等。

(一)垂体肿瘤

为成人发病最常见的原因。

(二)颅咽管瘤或下丘脑区域肿瘤

直接破坏下丘脑神经分泌细胞,释放激素分泌减少,从而使腺垂体分泌的多种促靶腺激素、GH 和 PRL 等减少。

(三)垂体缺血性坏死

妊娠期腺垂体增生肥大,血供丰富,分娩时由于前置胎盘、胎盘早期剥离、胎盘滞留、子宫收缩无力等引起大出血、休克、血栓形成,使腺垂体缺血,导致垂体缺血坏死和纤维化。

(四)蝶鞍区手术、放疗和创伤

垂体瘤切除可损伤正常垂体组织,术后放疗加重垂体损伤。严重头部损伤可引起颅底骨折、损毁垂体柄和垂体门静脉血液供应;鼻咽癌放疗也可损坏下丘脑和垂体,引起垂体功能减退。

(五)垂体-下丘脑区域的感染、炎症、浸润性病变等

(六)糖皮质激素长期治疗

反馈性抑制下丘脑促肾上腺皮质激素释放激素(CRH)和垂体 ACTH 合成,突然停用糖皮质激素后可出现医源性腺垂体功能减退,表现为肾上腺皮质功能减退。

(七)垂体卒中

可见于垂体瘤内突然出血、瘤体突然增大,压迫正常垂体组织和邻近神经组织,呈现急症危象。

(八)其他

淋巴细胞性垂体炎(多发生于妊娠期和产后)、空泡蝶鞍、海绵窦处颈内动脉瘤也可压迫垂体引起本病。近年随着对淋巴细胞性垂体炎认识的增加,对其报道越来越多,疑诊率也增加。其特征性垂体磁共振图像改变为对称均质增强,鞍底完整,垂体柄增粗。伴随或单独表现为尿崩症较常见,还有少数伴X染色体遗传的特发性病变。

【临床表现】

起病隐匿,症状与病因有关。一般认为,约50%以上腺垂体组织破坏后才有症状,约75%破坏时症状明显,达95%以上时,临床症状比较严重。Gn、GH和PRL缺乏为最早表现;TSH缺乏次之;然后可伴有ACTH缺乏。席汉综合征患者往往表现为所有垂体激素均缺乏的症状,但无占位性病变表现;垂体及鞍上肿瘤引起者则除有垂体功能减退外,常伴占位性病变的体征如视野缺损、眼外肌麻痹、视力减退、头痛、嗜睡、多饮、多尿、多食等下丘脑综合征表现。因原发疾病不同,临床表现多样,严重程度取决于腺垂体各促激素减少的程度和相应靶腺体萎缩的程度。腺垂体功能减退主要表现为性腺、甲状腺、肾上腺皮质功能减退。

(一)性腺(卵巢、睾丸)功能减退

女性有产后大出血、休克、昏迷病史,产后无乳、乳腺不胀、月经不再来潮、性欲减退、不育、阴道分泌物减少,外阴、子宫和阴道萎缩,阴道炎、性交痛、毛发脱落,尤以阴毛、腋毛为甚。席汉综合征患者的闭经一般无阵发性面部潮红等血管舒缩紊乱,此与绝经期妇女不同。

成年男子表现为性欲减退、阳痿、睾丸松软缩小、缺乏弹性;胡须和阴毛、腋毛稀少;无男性气质、肌力减弱、皮脂分泌减少、骨质疏松。

(二)甲状腺功能减

退患者怕冷、思睡、思维迟钝、表情淡漠、少汗、食欲减退、便秘;心率减慢,心电图示低电压、T波平坦,心脏一般不扩大,有的反而缩小。严重者可出现精神失常,有幻觉、妄想、木僵、甚至狂躁等。不同于原发性甲状腺功能减退的临床表现,黏液水肿、皮肤粗糙、胡萝卜素掌心皮肤改变相对少见,补充皮质醇后或严重病例可出现。通常无甲状腺肿。

(三)肾上腺皮质功能减退

由于ACTH缺乏,皮质醇分泌减少,患者常有明显的疲乏、软弱无力、体重减轻、食欲减退、恶心、呕吐、血压偏低等。对胰岛素敏感,可出现低血糖,伴生长激素缺乏时可加重低血糖发作。不同于原发性肾上腺皮质功能减退症,无色素沉着表现,皮肤相对苍白,类似贫血貌。有些患者在非应激状态可表现为皮质醇功能正常,但是在应激时可有垂体功能减退的临床症状出现。

(四)腺垂体功能减退性危象(简称垂体危象)

在腺垂体功能减退症基础上常因各种应激如感染、败血症、腹泻、呕吐、失水、饥饿、受寒、过度疲劳、创伤、手术、麻醉及使用镇静安眠药、降血糖药等诱发垂体危象。突出表现为消化系统、循环系统和神经精神方面的症状,如高热、循环衰竭、休克、恶心、呕吐、头痛、神志不清、谵妄、抽搐、昏迷等严重垂危状态。根据其主要症状可分为:①高热型(>40℃);②低体温型(≤30℃);③低血糖型;④低血压、循环衰竭型;⑤水中毒型;⑥混合型。

【实验室和其他检查】

(一)一般检查

(1)空腹血糖偏低,易出现低血糖症。

(2)血清钠、氯可偏低,血钾大多正常。

(二)内分泌功能检查

1.腺垂体功能测定

Gn[包括尿促卵泡素(FSH)和黄体生成素(LH)]、TSH、ACTH、PRL 及 GH 血浆水平低于正常。如需了解腺垂体贮备功能或鉴别下丘脑性者,可做有关兴奋试验,如 TRH 兴奋试验、GnRH 兴奋试验等。

2.靶腺功能测定

(1)性腺功能:血睾酮、雌激素、黄体酮水平低下,阴道黏膜涂片所见角化细胞减少,基础体温测量呈不排卵曲线。男性见血睾酮水平降低或正常低值,精液检查精子数量减少,形态改变,活动度差,精液量少。

(2)甲状腺功能:基础代谢率降低,大多数在-20%以下。血清总 T_4(TT_4)和游离 T_4(FT_4)均降低,总 T_3(TT_3)和游离 T_3(FT_3)可正常或稍低。

(3)肾上腺皮质功能:24 小时尿游离皮质醇、24 小时尿 17 羟皮质醇(17-OHCS)低于正常,血浆皮质醇(cortisol)降低,但节律正常;ACTH 兴奋试验,呈延迟反应,表明肾上腺皮质功能减退系继发于腺垂体病变。

【诊断和鉴别诊断】

(一)诊断

有典型的性腺、甲状腺和肾上腺皮质等多靶腺功能减退的症状、体征,同时具有实验室检查依据者,诊断较易。少数患者早期症状不典型,或者三种靶腺功能减退发展不平衡,则诊断较困难。

(二)鉴别诊断

1.多发性内分泌腺功能减退症

其主要依据是有关靶腺激素水平低,而促激素升高,可同时伴有其他内分泌腺体功能异常,如 1 型糖尿病或甲状旁腺功能减退。

2.慢性消耗性疾病或神经性厌食

前者有原发疾病症状,后者有精神因素,一般无腋毛、阴毛脱落。

【治疗】

(一)一般治疗

患者宜进高热量、高蛋白、高维生素饮食,适当增加食盐的摄入量。生活要有规律,注意保暖,预防感染,避免过度劳累及精神刺激。禁用或慎用吗啡等止痛剂、巴比妥等安眠药、氯丙嗪等中枢神经抑制剂及各种降血糖药,以防诱发昏迷。

(二)病因治疗

对于不明原因的腺垂体功能减退,应积极寻找原因,尤其是颅内肿瘤,以便获得早期有效的治疗,如手术切除、放射治疗(如伽马刀治疗)和化学治疗(如溴隐亭)。对于席汉综合征关键在于预防，对于已出现的不可恢复的腺垂体功能缺陷，只能进行激素替代疗法。

（三）靶腺激素替代疗法

虽然腺垂体激素替代治疗晟为理想，但是由于来源、使用不方便以及价格昂贵，有些制剂长期应用后可产生抗体，且当靶腺萎缩严重时，垂体促激素往往不能奏效，因此临床上少用。目前临床上普遍应用靶腺激素作为补充疗法，其疗效可靠、价格低廉、应用方便。

1.肾上腺皮质激素

剂量与使用方法见第七篇第八章“慢性肾上腺皮质功能减退症”。注意在治疗过程中应先补给糖皮质激素，然后再补充甲状腺激素，以防肾上腺危象发生。

2.甲状腺激素

一般在糖皮质激素服用3～5天后开始，或同时服用，剂量与使用方法见第七篇第六章“甲状腺功能减退症”，但需要量较原发性甲状腺功能减退者小。对于老年人、冠心病、骨密度低的患者，甲状腺激素宜从小剂量开始，并缓慢递增剂量为原则。

3.性激素

中年以上妇女，可不用或小剂量应用。年龄较轻者，可做人工月经。每晚睡前服己烯雌酚0.5～1.0mg，共20日，于服药第16日起，每日加肌内注射黄体酮10mg或口服甲羟黄体酮4～8mg，共5日。停药后3～5天可有月经出现，并可维持第二性征与性功能。第二疗程可于月经停止后，再按上法重复治疗。

对于席汉综合征如在此周期性治疗期间，能再生育一次有时可减轻病情，但须注意防止分娩时再次大出血而使病情恶化。对男性患者可给丙酸睾酮200mg/3周肌内注射一次，或十一酸睾酮（Andriol）每次40mg，每日2～3次口服，有利于改善男性性功能，但应注意前列腺肿瘤发生之可能。对于生育期妇女或男性，应用促性腺激素才能解决不育问题。

一般不必补充盐皮质激素。除儿童垂体性侏儒，一般成人不必应用人生长激素。所有替代治疗宜经口服给药，并且激素替代治疗需要长期、甚至终身维持，在应激情况下需要适当增加糖皮质激素剂量。

（四）危象处理

见第本篇第六章中“甲减危象”和第八章中“肾上腺皮质危象”内容。

【预后】

重者可因产后大出血休克或重度感染而死亡。轻者可带病延至数十年，但常呈虚弱状态，经适当治疗后其生活质量可如正常人，甚至可在再度妊娠后完全恢复正常。

第二节　尿崩症

尿崩症是指精氨酸加压素（AVP）又称抗利尿激素（ADH）分泌不足，或肾脏对ADH反应缺陷而引起的一组临床综合征。前者称为中枢性尿崩症，后者称为肾性尿崩症。临床表现主要有多尿、烦渴、多饮、低比重尿和低渗尿。本章主要阐述中枢性尿崩症。

【病因和发病机制】

中枢性尿崩症可分为继发性和特发性。是由于多种原因影响了AVP的合成、转运、储存及释放所致，由于AVP缺乏，肾脏远曲小管及集合管上皮细胞对水分重吸收减少而多尿，因大量低渗尿液排出致血浆渗透压升高，兴奋下丘脑口渴中枢引起烦渴而多饮。

(一)特发性

约占30%，临床无病因可找，多为散发性。对特发性尿崩症应定期随诊，有的腺垂体肿瘤可以在出现尿崩症10年后才出现肿瘤症状。部分患者尸解时发现下丘脑视上核与室旁核神经细胞明显减少或几乎消失，这种退行性病变的病因未明。近年来因自身免疫所致的垂体炎伴随尿崩症的病例逐渐增加，通过免疫调节治疗实现尿崩症治愈病例数也在增加。

(二)继发性

下丘脑产生AVP的神经核及其神经纤维因下列病因而受到破坏：①肿瘤：约占50%，常见的有颅咽管瘤、松果体瘤、第三脑室肿瘤、转移性肿瘤、白血病等。②创伤：约占10%，多由于颅脑外伤或下丘脑、垂体部位手术所致，又称创伤性尿崩症，可表现为暂时性、永久性或三相性三种形式。术后尿崩症常为暂时性；神经垂体或下丘脑严重受损可引起永久性尿崩症；神经垂体受损引起三相性，即急性期(4～5天)尿量明显增加，尿渗透压下降，中间阶段(4～5天)尿量迅速减少，尿渗透压上升及血钠降低，第三阶段为永久性尿崩症。③感染：脑炎、脑膜炎等。④肉芽肿病变及血管病变引起下丘脑.神经垂体的血供障碍。⑤其他：如血液性疾病、风湿性疾病、代谢性疾病、理化因素所致疾病等均可引起尿崩症。任何病变破坏下丘脑正中隆突(漏斗部)以上部位，常引起永久性尿崩症。若病变在正中隆突以下的垂体柄至神经垂体，可引起暂时性尿崩症。

(三)遗传性

少数中枢性尿崩症有家族史，可为常染色体显性、常染色体隐性或X-连锁隐性遗传。近来研究发现，AVP前体蛋白是AVP-垂体后叶素运载蛋白2(AVP-NPⅡ)，合成后沿垂体束轴突流向神经垂体，并成熟为AVP，现已发现AVP-NPⅡ基因的多个突变可引起AVP-NPⅡ成熟障碍和功能异常。大量的AVP-NPⅡ前体蛋白的积聚对AVP神经元具有细胞毒性，可引起下丘脑产生AVP的神经元减少。

另有1/3的家族性中枢性尿崩症可以是DIDMOAD综合征的一部分(可表现为尿崩症、糖尿病、视神经萎缩、耳聋，又称为Wolfram综合征，为常染色体隐性遗传，极为罕见)。

【临床表现】

尿崩症可发生于任何年龄，但以青少年为多见。主要是烦渴、多饮、喜冷饮、多尿，低比重尿。起病较急，一般起病日期明确。每日尿量可达5～10L。尿比重通常<1.005，尿渗透压常为50～200mOsm/L，尿渗透压低于血浆渗透压，尿色淡如清水。根据AVP缺乏程度，可分为完全性尿崩症和部分性尿崩症。部分性尿崩症尿量可少于5L，并且限制饮水后尿比重可超过1.010，尿渗透压超过血浆渗透压。伴发腺垂体功能不全时症状会减轻，补充糖皮质激素后症状加重。

一般在充足补充水分的情况下患者的健康可不受影响，但是如果同时存在下丘脑口渴中枢受损、过度限水、昏迷又没有补充足够水分时可引起严重失水，血浆渗透压和血清钠严重升高，表现为极度乏力、发热、昏迷甚至死亡，多见于继发性尿崩症。

【实验室和其他检查】

(一)禁水-加压素试验

1.原理

禁水后体内水分减少，血浆渗透压升高，刺激神经垂体分泌大量 AVP，因而尿量减少，尿液浓缩，尿比重及渗透压升高。尿崩症患者由于 AVP 缺乏，禁水后尿量仍多，尿比重及渗透压仍低，补充外源 AVP 可改善之。

注意事项：本试验应在严密观察下进行，一般需住院进行。禁水前及禁水过程中应密切测量体重、血压、尿量与尿比重或渗透压。

2.方法

禁水期间每 2 小时排尿一次，测尿量、尿比重或渗透压，每小时测体重与血压。如患者排尿较多、体重下降 3%～5%或血压明显下降，应立即停止试验，留尿、采血，测定渗透压和血电解质，采血后立刻让患者饮水。禁水时间视患者多尿程度而定，一般为 6～16 小时，重者数小时即可，轻者需十几小时或更长。当尿渗透压达到高峰平顶，即连续两次尿渗透压之差＜30mOsm/L，或尿比重差值＜0.001，而继续禁水尿渗透压不再增加时，测血浆渗透压和尿渗透压，然后皮下注射加压素 5U，注射后 1 小时和 2 小时测定尿比重和渗透压，对比注射前后的尿渗透压。结果判断见表 5-1。

(二)血浆 AVP 测定(放射免疫法，RIA)

正常人血浆加压素值为 2.3～7.4pmol/L，限饮后可明显升高。本病患者不能达到正常水平，限饮后也不增加或增加不多。肾性尿崩症患者往往升高。

(三)中枢性尿崩症的病因检查

尿崩症的诊断确定后，尚需进一步明确其病因，可摄蝶鞍 X 线片、视野检查、脑血管造影及颅脑 CT 或 MRI 检查等，有助于明确或除外垂体或其附近的肿瘤。

表 5-1　禁水-加压素试验结果判断及几种尿崩症的鉴别

	禁水后		5U 加压素皮下注射后	
	尿比重	尿渗透压(mOsm/L)	尿比重	尿渗透压(mOsm/L)
精神性烦渴	＞1.020	＞750	无须进行加压素试验	
肾性尿崩症				
部分性	1.010～1.020	＜750	1.010～1.020	＜750 或无反应
完全性	＜1.010	＜300	＜1.010	＜300 或无反应
中枢性尿崩症				
部分性	1.010～1.020	＜750	＞1.020	＞750 或升高＜50%
完全性	＜1.010	＜300	＞1.020	＞750 或至少升高 50%

【诊断与鉴别诊断】

根据典型症状结合尿比重、血浆、尿渗透压测定，尿崩症一般诊断不难。诊断依据：①尿量多,一般 4～10L/d;②低渗尿,尿渗透压＜血浆渗透压,一般低于 200mOsm/L,尿比重多在 1.005 以下;③禁水试验不能使尿渗透压和尿比重增加,而注射加压素后尿量减少、尿比重增加、尿渗透压较注射前增加 90%以上;④加压素(AVP)或去氨加压素(DDAVP)治疗有明显效果。

尿崩症需与原发性烦渴、肾性尿崩症相鉴别。

原发性烦渴尿比重低,与尿崩症相似。肾性尿崩症可为遗传性或继发性,前者常幼年起病,男性为主,症状较重;后者常有慢性肾脏疾病,尤其是肾小管疾病。低钾血症、高钙血症和原发性醛固酮增多症,均可影响肾脏浓缩功能而引起多尿、口渴等症状,但一般多尿的程度较轻,有相应原发疾病的临床特征。加压素试验有助于鉴别诊断(见表 6-1)。颅内压迫症状有助于继发性尿崩症的诊断。此外糖尿病也有多尿、烦渴、多饮等症状,但有尿糖阳性、尿比重增高、血糖升高,可资鉴别。

【治疗】

(一)病因治疗

确诊为继发性尿崩症的患者需要针对其病因进行相应治疗。

(二)对症治疗

轻者一般选用口服抗利尿药物治疗。多用氢氯噻嗪(双氢克尿噻)每次 25～50mg,每日 2～3次,可望使尿量减少一半,尿渗透压增加一倍以上。疗效稳定后,逐渐减至维持量,每曰 12.5～25mg。此药对肾性尿崩症也有效。其作用机制可能是由于尿中排钠增多,引起体内缺钠,肾近曲小管重吸收水钠增加,致使远曲小管的原尿减少,因而尿量减少。长期服用氢氯噻嗪可引起低钾血症,故在服用期间应适当补钾。

其他如卡马西平(酰胺咪嗪)、氯贝丁酯(安妥明)、氯磺丙脲虽有一定疗效,但由于不良反应较多而较少应用。

(三)激素替代疗法

1.鞣酸加压素油剂

即长效尿崩停,每毫升含加压素 5U,不能静脉给药,用时应摇匀。应从小剂量开始,每次 0.1～0.3ml(0.5～1.5U),深部肌内注射,以后酌情增大剂量至 0.3～1.0ml,作用可维持 3～4 天,长时间应用可因抗体产生而作用减弱。不良反应有头痛、恶心、腹痛等,一般不严重,但须防止过量造成水中毒。

2.加压素水剂

作用仅维持 3～6 小时,每次 5～10U 皮下或肌内注射,每日需注射 3～4 次,适用于短期治疗。

3.去氨加压素(1-脱氨-8-右旋精氨酸加压素,DDAVP)

是人工合成的精氨酸加压素类似物。此药抗利尿作用强,副作用少,为目前治疗尿崩症的首选。用法:①口服醋酸去氨加压素片剂,每次 0.1～0.4mg,每日 2～3 次,部分患者可睡前服用一次,以控制夜间排尿和饮水次数;②鼻腔喷雾吸入,每日 2 次,每次 10～20μg(儿童每次 5μg,每日一次);③肌内注射制剂每毫升含 4μg,每日 1～2 次,每次 1～4μg(儿童患者每次 0.2～1μg)。由于剂量的个体差异大,用药必须个体化,严防水中毒的发生。

【预后】

预后取决于基本病因。轻度脑损伤或感染引起的尿崩症可完全恢复;颅内肿瘤或全身性疾病,预后不良;特发性尿崩症常属永久性,在充分的饮水供应和适当的抗利尿治疗下,通常可以基本维持正常的生活,对寿命影响不大。一些女性患者,妊娠和生育也能安全度过。

第三节　单纯性甲状腺肿

单纯性甲状腺肿,也称之为非毒性甲状腺肿,是由于多种原因引起的非炎症性或非肿瘤性甲状腺肿大,不伴甲状腺功能减退或亢进表现。

【流行病学】

根据发病的流行情况,可分为地方性和散发性两种。前者流行于离海较远、海拔较高的山区,是一种见于世界各地的地方性多发病,我国西南、西北和华北等地区均有分布。近年来由于全民食用加碘盐的普及,缺碘性甲状腺肿已经明显减少;个别地区(如河北、山东等沿海地区)可能与经常性饮用高碘水有关。后者多因 TH 合成障碍或致甲状腺肿物质等引起,散发于全国各地,称为散发性甲状腺肿。单纯性甲状腺肿患者约占人群的 5%,女性发病率是男性的 3～5 倍。如果一个地区儿童中单纯性甲状腺肿的患病率超过 10%,称之为地方性甲状腺肿。

【病因和发病机制】

(一)病因

1.缺碘

是引起地方性甲状腺肿的主要原因。在流行区,其土壤、水和食物中的碘含量与发病呈反比,碘化食盐可减少疾病的发生,证实该病的发生与缺碘密切相关。人体每天最低碘需求量约为 75μg,WHO 推荐的成人每日碘的摄入量为 150μg。

在儿童生长期、青春期、妇女妊娠、哺乳期或感染、创伤、寒冷等状况下,人体对甲状腺素和碘的需要量增加,造成碘的相对不足,可诱发和加重本病。

2.高碘

少见,可呈地方性或散发性。其可能机制是过多的无机碘占用了过氧化物酶功能基团,影响了酪氨酸氧化和无机碘的有机化,甲状腺激素合成和释放减少,使甲状腺代偿性肿大。服用含碘药物(如胺碘酮等)亦可使碘摄入过量,长期服用可导致甲状腺肿的发生。

3.致甲状腺肿物质

可呈地方性或散发性。某些物质可阻滞甲状腺激素合成,从而引起甲状腺代偿性肿大,包括硫脲类药物、硫氰酸盐和保泰松等。卷心菜、核桃和木薯中的氰基苷在肠道内分解出硫氰酸盐,从而抑制甲状腺摄碘。锂盐过多,如饮水中锂含量过高或用碳酸锂治疗精神性疾病时,亦常导致甲状腺肿。这些物质抑制甲状腺激素合成的具体机制不清。

4.先天性甲状腺激素合成障碍

为儿童期散发性甲状腺肿的一种少见原因,由于酶的缺陷而影响碘的有机化、碘化酪氨酸偶联和甲状腺球蛋白水解等。

(二)发病机制

单纯性甲状腺肿发病机制不明,可能与以下机制有关:各种病因损害甲状腺合成和分泌功能,使垂体 TSH 分泌增加,致使甲状腺组织增生,腺体肿大。

【病理】

早期甲状腺呈弥漫性轻度或中度肿大,血管丰富,甲状腺滤泡上皮细胞常呈增生、肥大,并向滤泡腔内突出,腔内胶质减少,激素含量低。随着病程的延长,甲状腺组织因不规则增生或再生,逐渐出现结节。由于滤泡内积聚大量胶质(胶性甲状腺肿),形成巨大滤泡,上皮细胞受压成扁平。部分滤泡可发生坏死、出血、囊性变、纤维化或钙化。

【临床表现】

除甲状腺肿大外,往往无自觉症状。多开始于青春发育期,但在地方性甲状腺肿流行区,儿童期发病者也不少。甲状腺轻度或中度弥漫性肿大,质地较软,无压痛,无血管杂音。随着病情发展,甲状腺可逐渐增大,质地坚韧,多不对称,常有大小不等结节。重度肿大者对邻近组织器官可产生压迫症状,如压迫气管可引起刺激性干咳,胸闷甚至呼吸困难;压迫食管可有吞咽困难;压迫喉返神经可引起声音嘶哑。有时腺体内可发生出血、坏死,引起突然疼痛,急骤增大,触之有波动感,并可加重压迫症状。胸骨后甲状腺肿可表现为头部、颈部和上肢静脉回流受阻。

【实验室和其他检查】

(一)甲状腺功能检查

血清 TT_3、TT_4 一般为正常,血清 TT_3/TT_4 比值常增高。血清甲状腺球蛋白(Tg)增高,增高程度与甲状腺肿的体积呈正相关。TSH 一般正常。

(二)甲状腺摄 ^{131}I 率

大多增高,但高峰不提前,多在 24 小时达最高峰,称为碘饥饿曲线,可被 T_3 抑制。但当甲状腺结节有自主性功能时,可不被 T_3 所抑制。

(三)甲状腺 B 超

是确定甲状腺肿的主要检查方法。甲状腺弥漫性肿大。

(四)甲状腺扫描

弥漫性甲状腺肿常呈均匀性分布,结节性甲状腺肿可呈温结节或凉结节。胸骨后或胸腔内甲状腺肿,需借助于 X 线、CT 及甲状腺放射核素扫描检查与其他纵隔肿物相区别。

【诊断和鉴别诊断】

主要依据是甲状腺肿大而其功能基本正常。地方性甲状腺肿的地区流行病史有助于本病诊断。散发性甲状腺肿多发于青春期、妊娠、哺乳期或为食物中的碘化物、致甲状腺肿物质和药物等因素所致。

甲状腺肿大、质韧或有压痛者应与桥本甲状腺炎做鉴别,后者抗甲状腺球蛋白抗体(TGAb)和甲状腺过氧化物酶抗体(TPOAb)明显增高;做甲状腺细针穿刺细胞学检查,大多可明确诊断。单纯性甲状腺肿出现结节,特别当结节内出血,迅速增大,扫描显示冷结节时,需与甲状腺癌相鉴别,必要时做甲状腺细针穿刺活检。

【治疗】

主要取决于病因。

(一)生理性(如青春期、妊娠或哺乳期)

多数甲状腺肿大并不显著,一般不需特殊治疗,大多可自行逐渐消失。对于肿大显著或有结节形成者需适当治疗。

(二)由于摄入含有致甲状腺肿物质的食物或药物引起者

一般停止摄入这些物品后,甲状腺肿可自行消失。

(三)对先天性甲状腺激素合成障碍的患者

主要是及早给予左甲状腺素(LT_4)治疗,补充其生理不足,以减小甲状腺体积。

(四)对摄碘功能障碍的患者

可每日服用复方碘溶液2～3滴,以增加血液中碘的浓度,从而增加其向甲状腺内弥散,对其缺陷起到补偿作用。

(五)对缺碘所致者

应补充碘剂,如多吃些含碘的海产品如海带、紫菜或海蜇等,必要时服用少量左甲状腺素(LT_4)。缺碘地方性甲状腺肿流行地区可采用碘盐进行防治。食盐加碘是目前国际公认的预防碘缺乏病的有效措施。

妊娠和哺乳期妇女是防治碘缺乏病的重点人群,妊娠的生理变化可以引起尿碘排泄增加和胎儿甲状腺对碘原料需求的增加,从而使母体甲状腺激素相对不足。在碘缺乏地区,在妊娠碘需求增加的条件下,母体的低甲状腺素血症显现出来。在妊娠的前半期,胎儿脑发育所依赖的甲状腺素完全来源于母体,所以母体碘缺乏可导致后代神经智力的发育障碍。因此妊娠和哺乳期妇女除保证正常饮食的碘摄入量外,还要每日补碘150μg。

(六)手术

单纯性甲状腺肿一般不采取手术治疗,但当发生压迫症状,特别是经内科治疗无好转者,或结节性甲状腺肿怀疑有甲状腺癌者,或胸骨后甲状腺肿可行甲状腺次全切除术。术后常需长期服用甲状腺制剂,以免复发。

(七)高碘地方性甲状腺肿

应给予低碘饮食,避免饮用高碘水源水。

第六章　风湿免疫系统疾病

第一节　类风湿关节炎

一、概述

类风湿关节炎(Rheumatoid arthritis,RA)是一种病因不明的自身免疫性疾病,可发生于任何年龄,随着年龄的增长,发病率也随之增高,我国的患病率约为0.32%～0.36%。其中中年女性多见,女性高发年龄为45～55岁;性别与RA发病关系密切,女性约为男性的3倍。主要表现为对称性、慢性、进行性多关节炎。关节滑膜的慢性炎症、增生形成血管翳,侵犯关节软骨、软骨下骨、韧带和肌腱等,造成关节软骨、骨和关节囊破坏,最终导致关节畸形和功能丧失。

二、病因、发病机制

RA的发病机制至今尚未阐明。已发现同卵双生子的RA共同患病率为30%～50%,这表明RA发病与遗传有一定关系,但另一方面也说明遗传因素不是绝对和唯一的病因,尚受其他因素的影响,其中包括环境和感染因素。过去认为EB病毒或支原体等微生物感染可能是RA的病因,但均未得到证实。另外,体内激素水平也可能与发病有关。如女性在绝经期发病明显增高,在妊娠期症状多缓解。迄今对RA的病因还不完全明了,可能是一个具有遗传体质的人,受到环境因素的影响或微生物感染后,产生一系列的免疫反应,导致发生RA。

现在认为T细胞特别是$CD4^+$辅助T细胞是类风湿关节炎早期免疫反应的关键成分。在关节滑膜下层小血管周围有丰富的巨噬细胞和树突样细胞,这些细胞可以将抗原呈递给T细胞。抗原呈递细胞受抗原刺激后,在滑膜中出现迟发超敏反应,HLA-DR强阳性的巨噬细胞或树突样细胞与有$CD4^+$标志物的T淋巴细胞接触。B细胞也可以表达MHCⅡ抗原、呈递抗原以及产生活化细胞因子。当抗原、DR分子和IL-1同时存在时,$CD4^+$淋巴细胞可以引发包括产生IFN-γ、IL-2等细胞因子的级联放大反应,这些细胞因子可以激活T细胞、B细胞、巨噬细胞和内皮细胞,促使滑膜内皮细胞产生黏附因子,使更多的炎症细胞趋化聚集,从而使局部产生炎症反应,并且可以促进局部炎症细胞增生。这是类风湿关节炎细胞水平的基本病变。

关节和滑膜损害是RA最常见的也是主要的病变。由于巨噬细胞样的滑膜细胞(A型滑膜细胞)及成纤维细胞样的滑膜细胞(B型滑膜细胞)的增生,使滑膜明显增厚。在滑膜与软骨,或滑膜与骨的交界处,血管数量明显增多,形成血管翳,后者进入骨及软骨,破坏骨和软骨组织。滑膜组织增生、血管翳和肉芽组织形成是RA在关节方面具有特异性的病理改变。到RA晚期,由于纤维组织增生或钙化形成而导致关节强直和关节畸形,关节功能产生明显障碍。血管炎是RA的另一基本病理改变,主要表现为血管壁坏死,较易侵犯的部位为滑膜、皮肤、肌肉、心脏及神经。类风湿结节是RA的另一种特异性病变,突出表现为肉芽肿形成。类风湿结节可以出现于体内任何组织或器官，其中以关节周围组织最为常见。脏器中也可出现类风湿结节，是否表现出临床症状，主要取决于是否影响脏器的功能。

三、诊断思路

(一)病史要点

本例患者有：①反复关节疼痛达25年；②以对称性关节疼痛，以小关节为主；③伴有晨僵，持续时间大于1小时；④伴有手指小关节，尤其是近端指间关节的肿胀、压痛；⑤部分关节出现典型的畸变。

关节疼痛变形是类风湿关节炎的主要症状和体征，其临床特点如下：

(1)病情和病程有个体差异，从短暂、轻微的少关节炎到急剧进行性多关节炎均可出现。

(2)受累关节以近端指间关节、掌指关节、腕、肘、肩、膝和足趾关节最为多见；颈椎、颞颌关节、胸锁和肩锁关节也可受累，并伴活动受限；髋关节受累少见。

(3)关节炎常表现为对称性、持续性肿胀和压痛。

(4)常伴有晨僵。

(5)最为常见的关节畸形是腕和肘关节强直、掌指关节的半脱位、手指向尺侧偏斜和呈“天鹅颈”样及纽扣花样表现。重症患者关节呈纤维性或骨性强直，并因关节周围肌肉萎缩、痉挛失去关节功能，致使生活不能自理。

(6)除关节症状外，还可出现类风湿结节和心、肺、肾、周围神经及眼等内脏病变。

(二)辅助检查

典型的关节肿痛和变形是诊断本病的有力证据，但一些早期RA患者常常缺乏典型的症状和明显的体征，故而RA的确诊有赖于血清学和X线检查。

本例患者血常规：Hb 80g/L↓，PLT 504×10^9/L↑，WBC 12.88×10^9/L↑肝肾功：Alb 28.9g/L↓，BUN llmmol/L↑，Crea 191.4μmol/L↑，URIC 466.3μmol/L↑，余未见异常，血沉：34mm/h↑，免疫：RF 26.7 IU/ml↑，ANA 1∶100↑，抗CCP＞100RU/ml↑，CRP 63.2mg/L↑，AKA(-)，ENA谱(-)，C3、C4正常。双手X线片：双手、双腕、双膝骨质疏松；双膝骨质增生、退变，双腕关节融合、囊样改变。

为确诊类风湿关节炎诊断应作的辅助检查包括：

1.常规血液检查

多数活动期患者有轻至中度正细胞性贫血，白细胞数大多正常，有时可见嗜酸性粒细胞和血小板增多。

2.免疫学指标

血清免疫球蛋白IgG、IgM、IgA可升高，血清补体水平多数正常或轻度升高，60%～80%患者有高水平类风湿因子(RF)，但RF阳性也见于慢性感染(肝炎、结核等)、其他结缔组织病和正常老年人。其他如抗角质蛋白抗体(AKA)、抗核周因子(APF)和抗环瓜氨酸多肽(CCP)等自身抗体对类风湿关节炎有较高的诊断特异性，敏感性在30%～40%。

3.X线检查

为明确本病的诊断、病期和发展情况，在病初应拍摄包括双腕关节和手及(或)双足的X线片，以及其他受累关节的X线片。RA的X线片早期表现为关节周围软组织肿胀，关节附近轻度骨质疏松，继之出现关节间隙狭窄，关节破坏，关节脱位或融合。根据关节破坏程度将X线改变分为Ⅳ期(表6-1)。

表6-1 类风湿关节炎X线进展的分期

Ⅰ期(早期)
1.X线检查无破坏性改变
2.可见骨质疏松
Ⅱ期(中期)
1.骨质疏松，可有轻度的软骨破坏，有或没有轻度的软骨下骨质破坏
2.可见关节活动受限，但无关节畸形
3.邻近肌肉萎缩
4.有关节外软组织病损，如结节和腱鞘炎
Ⅲ期(严重期)
1.骨质疏松加上软骨或骨质破坏
2.关节畸形，如半脱位，尺侧偏斜，无纤维性或骨性强直
3.广泛的肌萎缩
4.有关节外软组织病损，如结节或腱鞘炎
Ⅳ期(末期)
1.纤维性或骨性强直
2.Ⅲ期标准内各条

(三)诊断要点

1.诊断标准

类风湿关节炎的诊断主要依靠临床表现、自身抗体及X线改变。典型的病例按1987年美国风湿病学学会分类标准(表6-2)诊断并不困难，但以单关节炎为首发症状的某些不典型、早期类风湿关节炎，常被误诊或漏诊。随着大家对早期RA的关注，为更好地早期诊断和及时治疗RA，2009年将颁布ACR和EULAR联合制订的新的RA诊断标准(表6-3)，该标准对RA具有较高的敏感性和特异性，这对早期诊断RA具有重要意义。除了血、尿常规、血沉、C反应蛋白、类风湿因子等检查外，患者还可做磁共振显像(MRI)，以求早期诊断。对可疑类风湿关节炎患者要定期复查、密切随访。

2.活动性判断

判断类风湿关节炎活动性的项目包括疲劳的严重性、晨僵持续的时间、关节疼痛和肿胀的程度、关节压痛和肿胀的数目、关节功能受限制程度以及急性炎症指标(如血沉、C反应蛋白和血小板)等。

3.缓解标准

类风湿关节炎临床缓解标准有：①晨僵时间低于15分钟；②无疲劳感；③无关节痛；④活动时无关节痛或关节无压痛；⑤无关节或腱鞘肿胀；⑥血沉(魏氏法)女性小于30mm/h，男性小于20mm/h。

表 6-2　1987 年美国风湿病学学会(ARA)类风湿关节炎分类标准

定义	注释
1.晨僵	关节及其周围僵硬感至少持续 1 小时(病程≥6 周)
2.3 个或 3 个区域以上关节部位的关节炎	医生观察到下列 14 个区域(左侧或右侧的近端指间关节、掌指关节、腕、肘、膝、踝及跖趾关节)中累及 3 个，且同时软组织肿胀或积液(不是单纯骨隆起)(病程≥6 周)
3.手关节炎	腕、掌指或近端指间关节炎中，至少有一个关节肿胀(病程≥6 周)
4.对称性关节炎	两侧关节同时受累(双侧近端指间关节、掌指关节及跖趾关节受累时，不一定绝对对称)(病程≥6 周)
5.类风湿结节	医生观察到在骨突部位，伸肌表面或关节周围有皮下结节
6.类风湿因子阳性	任何检测方法证明血清类风湿因子含量异常，而该方法在正常人群中的阳性率小于 5%
7.放射学改变	在手和腕的后前位相上有典型的类风湿关节炎放射学改变：必须包括骨质侵蚀或受累关节及其邻近部位有明确的骨质脱钙

以上 7 条满足 4 条或 4 条以上并排除其他关节炎即可诊断类风湿关节炎

表 6-3　2009 年 ACR/EULAR 类风湿关节炎诊断标准

受累关节数	分值(0～5 分)
1	0
2～10 中大关节	1
1～3 中大关节	2
4～10 小关节	3
＞10 小关节 至少一个为小关节	5
血清学抗体检测	(0～3 分)
RF 或抗 CCP 均阴性	0
RF 或抗 CCP 至少一项低滴度阳性	2
RF 或抗 CCP 至少一项高滴度阳性	3
滑膜炎持续时间	(0～1 分)
＜6 周	0
≥6 周	1
急性期反应物	(0～1 分)
CRP 或 ESR 均正常	0
CRP 或 ESR 增高	1

积分 6 分或以上肯定 RA 诊断

符合五条或五条以上并至少连续 2 个月者考虑为临床缓解；有活动性血管炎、心包炎、胸膜炎、肌炎和近期无原因的体重下降或发热，则不能认为缓解。

本例诊断：①类风湿关节炎(活动期)；②中度贫血；③慢性肾功能不全。

(四)鉴别诊断

类风湿关节炎是一种累及全身多关节和内脏的疾病,在它的诊断过程中,应注意与骨关节炎、痛风性关节炎、反应性关节炎、银屑病关节炎和其他结缔组织病(系统性红斑狼疮、干燥综合征、硬皮病等)所致的关节炎相鉴别。

1.骨关节炎

该病为退行性骨关节病,发病年龄多在40岁以上,主要累及膝、脊柱等负重关节。活动时关节痛加重,可有关节肿胀、积液。因手指骨关节炎常被误诊为类风湿关节炎,尤其在远端指间关节出现赫伯登(Heberden)结节和近端指关节出现布夏尔(Bouchard)结节时易被视为滑膜炎。骨关节炎通常无游走性疼痛,大多数患者血沉正常,类风湿因子阴性或低滴度阳性。X线示关节间隙狭窄、关节边缘呈唇样增生或骨疣形成。

2.痛风

慢性痛风性关节炎有时与类风湿关节炎相似,痛风性关节炎多见于中老年男性,常呈反复发作,好发部位为单侧第一跖趾关节,也可侵犯膝、踝、肘、腕及手关节,急性发作时通常血尿酸水平增高,慢性痛风性关节炎可在关节和耳廓等部位出现痛风石。

3.银屑病关节炎

银屑病关节炎以手指或足趾远端关节受累为主,也可出现关节畸形,但类风湿因子阴性,且伴有银屑病的皮肤或指甲病变。

4.强直性脊柱炎

本病主要侵犯脊柱,但周围关节也可受累,特别是以膝、踝,髋关节为首发症状者,需与类风湿关节炎相鉴别。该病有以下特点:①青年男性多见;②主要侵犯骶髂关节及脊柱,外周关节受累多以下肢不对称关节受累为主,常有肌腱端炎;③90%~95%患者HLA-B27阳性;④类风湿因子阴性;⑤骶髂关节及脊柱的X线改变对诊断极有帮助。

5.结缔组织病所致的关节炎

干燥综合征、系统性红斑狼疮均可有关节症状,且部分患者类风湿因子阳性,但它们都有相应的特征性临床表现和自身抗体。

6.其他

对不典型的以单个或少关节起病的类风湿关节炎要与感染性关节炎(包括结核感染)、反应性关节炎和风湿热相鉴别。

四、治疗

目前,类风湿关节炎的治疗包括药物治疗、外科治疗和心理康复治疗等。

(一)药物治疗

当前国内外应用的药物,包括植物药均不能完全控制关节破坏,而只能缓解疼痛、减轻或延缓炎症的发展。治疗类风湿关节炎的常用药物分为四大类,即非甾类抗炎药(NSAIDs)、改善病情的抗风湿药(DMARDs)、糖皮质激素和植物药。

1.NSAIDs

通过抑制环氧化酶活性,减少前列腺素合成而具有抗炎、止痛、退热、消肿作用。由于NSAIDs使前列腺素的合成减少,故可出现相应的不良反应,如胃肠道不良反应:恶心、呕吐、腹痛、腹泻、腹胀、食欲不佳，严重者有消化道溃疡，出血、穿孔等；肾脏不良反应：肾灌注量减少，出现水钠潴留、高血钾、血尿、蛋白尿、间质性肾炎，严重者发生肾坏死致肾功能不全。NSAIDs 还可引起外周血细胞减少、凝血障碍、再生障碍性贫血、肝功损害等，少数患者发生过敏反应（皮疹、哮喘），以及耳鸣、听力下降、无菌性脑膜炎等。治疗类风湿关节炎的常见 NSAIDs 见表 6-4。

表 6-4 类风湿关节炎常用的 NSAIDS

分类	英文	半衰期(小时)	每日总剂量(mg)	每次剂量(mg)	次/日
丙酸衍生物					
布洛芬	ibuprofen	2	1 200～3 200	400～600	3
萘普生	naproxen	14	500～1 000	250～500	2
苯酰酸衍生物					
双氯芬酸	diclofenac	2	75～150	25～50	3
吲哚酰酸类					
吲哚美辛	indometacin	3～11	75	25	3
非酸性类					
萘丁美酮	nabumetone	24	1 000～2 000	1 000	1～2
昔康类					
炎痛喜康	piroxicam	30～86	20	20	1
烯醇酸类					
美洛昔康	meloxicam	20	15	7.5～15	1
磺酰苯胺类					
尼美舒利	nimesulide	2～5	400	100～200	2
昔布类					
塞来昔布	celecoxi	b11	200～400	100～200	1～2

近年来的研究发现，环氧化酶有两种同功异构体，即环氧化酶-1（COX-1）和环氧化酶-2（COX-2）。选择性 COX-2 抑制剂（如昔布类）与非选择性的传统 NSAIDs 相比，能明显减少严重胃肠道不良反应。必须指出的是无论选择何种 NSAIDs，剂量都应个体化；只有在一种 NSAIDs 足量使用 1～2 周后无效才更改为另一种；避免两种或两种以上 NSAIDs 同时服用，因其疗效不叠加，而不良反应增多；老年人宜选用半衰期短的 NSAIDs 药物，对有溃疡病史的老年人，宜服用选择性 COX-2 抑制剂以减少胃肠道的不良反应。应强调，NSAIDs 虽能减轻类风湿关节炎的症状，但不能改变病程和预防关节破坏，故必须与 DMARDs 联合应用。

2.DMARDs

该类药物较 NSAIDs 发挥作用慢，临床症状的明显改善需 1～6 个月，故又称慢作用药。它虽不具备即刻止痛和抗炎作用，但有改善和延缓病情进展的作用。目前尚不清楚类风湿关节炎的治疗首选何种 DMARDs。从疗效和费用等考虑，一般首选甲氨蝶呤，并将它作为联合治疗的基本药物。常用于类风湿关节炎的 DMARDs 见表 6-5。

表 6-5 类风湿关节炎常用的 DMARDs

药物	起效时间(个月)	常用剂量(mg)	给药途径	毒性反应
甲氨蝶呤	1～2	7.5～15 每周	口服、肌注、静注	胃肠道症状、口腔炎、皮疹、脱发、偶有骨髓抑制、肝脏毒性、肺间质变(罕见但严重，可能危及生命)
柳氮磺吡啶	1～2	1000 2～3 次/日	口服	皮疹，偶有骨髓抑制，胃肠道不耐受，对磺胺过敏者不宜服用
来氟米特	1～2	10～20 1 次/日	口服	腹泻、瘙痒、可逆转型转氨酶升高、皮疹、脱发
氯喹	2～4	250 1 次/日	口服	头晕、头痛、皮疹、视网膜毒性、偶有心肌损害、禁用于窦房结功能不全，传导阻滞者
羟氯喹	2～4	200 1～2 次/日	口服	偶有皮疹、腹泻，罕有视网膜毒性，禁用于窦房结功能不全，传导阻滞者
金诺芬	4～6	3 1～2 次/日	口服	可有口腔炎、皮疹、骨髓抑制、血小板减少、蛋白尿，但发生率低，腹泻常见
硫唑嘌呤	2～3	50～150 1 次/日	口服	骨髓抑制，偶有肝毒性、早期流感样症状(如发热、胃肠道症状、肝功能异常)
青霉胺	3～6	250～750 1 次/日	口服	皮疹、口腔炎、味觉障碍、蛋白尿、骨髓抑制，偶致严重自身免疫病

(1)甲氨蝶呤(methotrexate，MTX)：口服、肌注或静注均有效。口服 60%吸收，每日给药可导致明显的骨髓抑制和毒性作用，故多采用每周一次给药。常用剂量为 7. 5～25mg/周，个别重症患者可以酌情加大剂量。常见的不良反应有恶心、口炎、腹泻、脱发、皮疹，少数出现骨髓抑制、听力损害和肺间质变。也可引起流产、畸胎和影响生育力。服药期间，应定期查血常规和肝功能。

(2)柳氮磺吡啶(sulfasalazine，SSZ)：一般服用 4～8 周后起效。从小剂量逐渐加量有助于减少不良反应，使用方法：250～500mg/d 开始，之后每周增加 500mg/d，直至 2.0g/d，如疗效不明显可增至 3.0g/d，如 4 个月内无明显疗效，应改变治疗方案。主要不良反应有恶心、呕吐、厌食、消化不良、腹痛、腹泻、皮疹、无症状性转氨酶增高和可逆性精子减少，偶有白细胞血小板减少，该药服药期间应定期查血常规和肝功能。

(3)来氟米特(leflunomide，LEF)：剂量为 10～20mg/d 治疗。主要不良反应有腹泻、瘙痒、高血压、肝酶增高、皮疹、脱发和一过性白细胞下降等，服药初期应定期查肝功能和白细胞。因有致畸作用，故孕妇禁服。由于来氟米特和 MTX 两种药是通过不同环节抑制细胞增生，故两者合用有协同作用。服药期间应定期查血常规和肝功能。

(4)抗疟药(antimalarials)：有氯喹(每片 250mg)和羟氯喹(每片 100mg)两种。该药起效慢，服用后 3～4 个月疗效达高峰，至少连服 6 个月后才能宣布无效，有效后可减量维持。用法为：氯喹 250mg/d，羟氯喹 200～400mg/d。本药有蓄积作用，易沉淀于视网膜的色素上皮细胞，引起视网膜变性而致失明，服药半年左右应查眼底。另外，为防止心肌损害，用药前后应查心电图，有窦房结功能不全，心率缓慢，传导阻滞等心脏病患者应禁用。其他不良反应有头晕、头疼、皮疹、瘙痒和耳鸣等。

(5)青霉胺(D-penicillamine):250～500mg/d,口服,起效后可逐渐减至维持量250mg/d。青霉胺不良反应较多,长期大剂量应用可出现肾损害(包括蛋白尿、血尿、肾病综合征)和骨髓抑制等,如及时停药多数能恢复。其他不良反应有恶心、呕吐、厌食、皮疹、口腔溃疡、嗅觉丧失、淋巴结肿大、关节痛,偶可引起自身免疫病,如重症肌无力、多发性肌炎、系统性红斑狼疮及天疱疮等。治疗期间应定期查血、尿常规和肝肾功能。

(6)金诺芬(auranofin):为口服金制剂,初始剂量为3mg/d,2周后增至6mg/d维持治疗。常见的不良反应有腹泻、瘙痒、皮炎、舌炎和口炎,其他有肝、肾损伤、白细胞减少、嗜酸性粒细胞增多、血小板减少或全血细胞减少、再生障碍性贫血。还可出现外周神经炎和脑病。为避免不良反应,应定期查血尿常规及肝、肾功能。孕妇、哺乳期妇女不宜使用。

(7)硫唑嘌呤(azathioprine,AZA):口服后约50%吸收。常用剂量1～2mg/(kg·d),一般100mg/d,维持量为50mg/d。不良反应有脱发、皮疹、骨髓抑制(包括血小板减少、贫血),胃肠反应有恶心、呕吐,可有肝损害、胰腺炎,对精子、卵子有一定损伤,出现致畸,长期应用可致癌。服药期间应定期查血常规和肝功能等。

(8)环孢素A(cyclosporin,CsA):与其他免疫抑制剂相比,CsA的主要优点为无骨髓抑制作用,用于重症类风湿关节炎。常用剂量3～5mg/(kg·d),维持量是2～3mg/(kg·d)。CsA的主要不良反应有高血压、肝肾毒性、神经系统损害、继发感染、肿瘤以及胃肠道反应、齿龈增生、多毛等。不良反应的严重程度、持续时间均与剂量和血药浓度有关。服药期间应查血常规、血肌酐和血压等。

(9)环磷酰胺(cyclophosphamide,CYC):较少用于类风湿关节炎,在多种药物治疗难以缓解病情的特殊情况下,可酌情试用。

3.糖皮质激素

能迅速减轻关节疼痛、肿胀。关节炎急性发作、或伴有心、肺、眼和神经系统等器官受累的重症患者,可给予短效激素,其剂量依病情严重程度而调整。小剂量糖皮质激素(泼尼松10mg/d或等效其他激素)可缓解多数患者的症状,并在DMARDs起效前发挥"桥梁"作用,或NSAIDs疗效不满意时的短期措施。必须纠正单用激素治疗类风湿关节炎的倾向,用激素时应同时服用DMARDs。激素治疗类风湿关节炎的原则是:不需用大剂量时则用小剂量;能短期使用者,不长期使用;并在治疗过程中,注意补充钙剂和维生素以防止骨质疏松。

关节腔注射激素有利于减轻关节炎症状,改善关节功能。但一年内不宜超过3次。过多的关节腔穿刺除了并发感染外,还可发生类固醇晶体性关节炎。

4.植物药制剂

(1)雷公藤:雷公藤多苷30～60mg/d,分3次饭后服。主要不良反应是性腺抑制,导致精子生成减少、男性不育和女性闭经。雷公藤还可以引起食欲缺乏、恶心、呕吐、腹痛、腹泻等,可有骨髓抑制作用,出现贫血、白细胞及血小板减少,并有可逆性肝酶升高和血肌酐清除率下降,其他不良反应包括皮疹、色素沉着、口腔溃疡、指甲变软、脱发、口干、心悸、胸闷、头疼、失眠等。

(2)青藤碱:青藤碱20mg/片,饭前口服,每次1～4片,每日三次。常见不良反应有皮肤瘙痒、皮疹等过敏反应,少数患者出现白细胞减少。

(3)白芍总苷:常用剂量为300mg,每次2片,每日2~3次。毒不良反应小,其不良反应有大便次数增多、轻度腹痛、食欲缺乏等。

(二)外科治疗

类风湿关节炎患者经过内科积极正规的药物治疗,病情仍不能控制时,为防止关节的破坏、纠正畸形或改善生活质量,可考虑手术治疗。但手术并不能根治类风湿关节炎,故术后仍需内科药物治疗。常用的手术主要有滑膜切除术、关节形成术、软组织松解或修复手术、关节融合术。

1.滑膜切除术

对早期(Ⅰ期及Ⅱ期)患者经积极正规的内科治疗仍有关节肿胀、疼痛,且滑膜肥厚,X线显示关节软骨已受侵犯,病情相对稳定,受累关节比较局限,为防止关节软骨进一步破坏应考虑滑膜切除术。有条件时,应尽可能在关节镜下进行滑膜切除,这样手术创伤小,术后恢复快。滑膜切除术对早期类风湿病变疗效较好,术后关节疼痛和肿胀明显减轻,功能恢复也比较满意,但疗效随术后时间的逐渐延长而减退,部分残留滑膜可增生,再次产生对关节软骨的侵蚀作用。因此,滑膜切除术后仍需内科正规治疗。

2.人工关节置换术

是一种挽救关节畸形和缓解症状的手术,其中髋、膝关节是目前临床置换最多的关节。其术后十年以上的成功率达90%以上。该手术对减轻类风湿关节炎病变、关节疼痛、畸形、功能障碍、改善日常生活能力有着十分明确的治疗作用,特别是对中晚期、关节严重破坏,由于疼痛、畸形、功能障碍不能正常工作和生活的患者尤为有效。肘、腕及肩关节为非负重关节,大多数患者通过滑膜切除术或其他矫形手术,以及其他各关节之间的运动补偿可缓解症状,不一定必须采用关节置换术。

3.其他软组织手术

由于类风湿关节炎除了骨性畸形和关节内粘连所造成的关节畸形外,关节囊和关节周围肌肉、肌腱的萎缩也是造成关节畸形的原因之一,因此,为了解除关节囊和关节周围肌肉、肌腱的萎缩,从而达到矫正关节畸形的目的,可行软组织松解术,包括关节囊剥离术、关节囊切开术、肌腱松解或延长术,由于这些手术常同时进行,故可称之为关节松解术。其中肌腱手术在手部应用最广泛,在进行人工关节置换时,常需要采用软组织松解的方法来矫正畸形。软组织松解术常用于髋关节内收畸形时,切断内收肌以改善关节活动及矫正内收畸形,还可用于某些幼年型类风湿关节炎患者畸形的早期矫正。腕管综合征亦常采用腕横韧带切开减压术。滑囊炎见于类风湿关节炎的肩、髋关节等处,如经保守治疗无效,常需手术切除。腘窝囊肿较常见于各类膝关节炎,尤其是类风湿关节炎,原发疾病缓解后常能自行退缩,偶需手术治疗。类风湿结节一般见于疾病的活动期,很少需手术切除,只有结节较大,有疼痛症状,经保守治疗无效者,需手术切除。

4.关节融合术

随着人工关节置换术的成功应用,近年来,关节融合术已很少使用,但对于晚期关节炎患者、关节破坏严重、关节不稳的,可行关节融合术。此外,关节融合术还可作为关节置换术后失败的挽救手术。

(三)心理和康复治疗

关节疼痛、害怕残疾或已经面对残疾、生活不能自理、经济损失、家庭、朋友等关系改变、社交娱乐活动的停止等诸多因素不可避免地给类风湿关节炎患者带来精神压力,他们渴望治疗,却又担心药物不良反应或对药物实际作用效果信心不足,这又加重了患者的心理负担。抑郁是类风湿关节炎患者中最常见的精神症状,严重的抑郁有碍疾病的恢复。因此,在积极合理的药物治疗同时,还应注重类风湿关节炎的心理治疗。另外,在治疗方案的选择和疗效评定上亦应结合患者精神症状的改变。对于急性期关节剧烈疼痛和伴有全身症状者应卧床休息,并注意休息时的体位,尽量避免关节受压,为保持关节功能位,必要时短期夹板固定(2～3周),以防畸形。在病情允许的情况下,进行被动和主动的关节活动度训练,防止肌萎缩。对缓解期患者,在不使患者感到疲劳的前提下,多进行运动锻炼,恢复体力,并在物理康复科医师指导下进行治疗。

(四)其他治疗

生物制剂,如抗肿瘤坏死因子-α(TNF-a),国外已开始用于类风湿关节炎的治疗。至今有多种抗 TNF-α 拮抗剂制剂(英夫利息单抗 infliximab、依那西普 etanercept、阿达木单抗 Adalimumab 等)。Infliximab 是 TNF-α 的单克隆抗体,Etanercept 是一种重组的人可溶性 TNF-α 受体融合蛋白,Adalimumab 是 TNF-α 的人源化单克隆抗体。国内抗 TNF-α 拮抗剂治疗类风湿关节炎相关研究也显示其可快速起效,有效控制病情。常见的不良反应可为:感染风险增加、肿瘤发生几率增高等。

自体外周血干细胞移植疗法,在国内已开始用于难治性类风湿关节炎的治疗,其确切远期疗效还有待更多病例的积累和随诊观察。

(五)治疗原则

在当今,类风湿关节炎不能被根治的情况下,防止关节破坏,保护关节功能,最大限度的提高患者的生活质量,是我们的目标。因此,治疗时机非常重要。尽管 NSAIDs 和糖皮质激素可以减轻症状,但关节炎症和破坏仍可发生或进展。而 DMARDs 可改善和延缓病情,应及早使用。早期积极、合理使用 DMARDs 治疗是减少致残的关键。必须指出,药物选择要符合安全、有效、经济和简便的原则。

类风湿关节炎一经诊断即开始 DMARDs 治疗。推荐首选 MTX,也可选用柳氮磺吡啶或羟氯喹。视病情可单用也可采用两种或两种以上的 DMARDs 联合治疗。一般对单用一种 DMARDs 疗效不好,或进展性、预后不良和难治性类风湿关节炎患者可采用治疗机制不同的 DMARDs 联合治疗。如 MTX 可选用 7.5～25mg/w 和柳氮磺吡啶 1.0～3.0g/d。目前常用的联合方案有:①MTX＋柳氮磺吡啶;②MTX＋羟氯喹(或氯喹);③MTX＋青霉胺;④MTX＋金诺芬;⑤MTX-硫唑嘌呤;⑥柳氮磺吡啶＋羟氯喹。国内还可采用 MTX 和植物药(如雷公藤、青藤碱和白芍总苷)联合治疗。如患者对 MTX 不能耐受,可改用来氟米特或其他 DMARDs,难治性类风湿关节炎可用 MTX＋来氟米特或多种 DMARDs 联合治疗。联合用药时,可适当减少其中每种药物的剂量。

2009～2011 年,ACR/EULAR 等多个国际会议上肯定了生物制剂在治疗中重度类风湿关节炎的疗效。对于中重度类风湿关节炎患者,推荐在甲氨蝶呤作为基本用药的基础上联合使用抗 TNF-α 拮抗剂可快速、有效缓解病情，避免关节进一步损伤。

必须再次强调指出：无论选用哪一种治疗方案，在治疗前必须照双手(包括腕关节)x 线相或受累关节的对称性 x 线相，并于治疗后逐年复查 x 线相用以比较疗效。为避免药物不良反应，用药过程中应严密观察血、尿常规和肝、肾功能，并随时调整剂量。评价治疗反应，除比较治疗前后的关节压痛程度及数目、关节肿胀程度及数目、受累关节放射学改变外，还应包括功能状态的评价，医生和患者对疾病活动性的总体评估。

对所有患者都应监测病情的活动性。对早期、急性期或病情持续活动的患者应当密切随访，直至病情控制。处于缓解期的患者可以每半年随访一次，同时，根据治疗药物的要求定期化验相应指标。

应该明确，经治疗后的症状缓解，不等于疾病的根治，近期有效不等于远期有效。DMARDs 可以延缓病情进展，但亦不能治愈类风湿关节炎，基于这一点，为防止病情复发，原则上不停药，但也可依据病情逐渐减量维持治疗，直至最终停用。

五、预后

大多数类风湿关节炎患者病程迁延，类风湿关节炎头 2～3 年的致残率较高，如不及早合理治疗，3 年内关节破坏达 70%。积极、正确的治疗可使 80%以上的类风湿关节炎患者病情缓解，只有少数最终致残。

目前尚无准确预测预后的指标，通常认为：男性比女性预后好；发病年龄晚者较发病年龄早者预后好；起病时关节受累数多或有跖趾关节受累、或病程中累及关节数大于 20 个预后差：持续高滴度类风湿因子阳性、持续血沉增快、C 反应蛋白增高、血中嗜酸性粒细胞增多均提示预后差：有严重全身症状(发热、贫血、乏力)和关节外表现(类风湿结节、巩膜炎、间质性肺病、心包疾病、系统性血管炎等内脏损伤)预后不良；短期激素治疗症状难以控制或激素维持剂量不能减至 10mg/d 以下者预后差。

第二节　系统性红斑狼疮

一、概述

系统性红斑狼疮(Systemic Lupus Erythematosus，SLE)是一个涉及多种系统和脏器损害的慢性结缔组织疾病和自身免疫性疾病，可累及皮肤、关节、黏膜、泌尿、血液及中枢神经系统等，病情呈反复发作与缓解交替过程。该病确切病因不明，通常认为是遗传基因、环境、性激素等多种因素综合作用所致。本病的发生有家族聚集倾向，遗传背景极其复杂，与二十多种不同的遗传决定簇相关联。患者体内产生大量多种自身抗体，是典型的系统性自身免疫病，具有复杂的免疫系统紊乱性，几乎牵涉到多种免疫失调的机制：如淋巴细胞和抗原递呈细胞功能异常、细胞因子失衡、细胞凋亡异常、细胞和体液免疫功能异常、免疫失耐受、自身抗体和免疫复合物大量产生且清除障碍、补体异常活化，最终导致多器官受损等，被公认为是自身免疫病的原型。SLE 好发于生育年龄女性，多见于 15～45 岁，女：男比例为 7～9：1。SLE 的流行病学在美国多地区的调查报告，其患病率为14.6～122/10万人，我国患病率为70/10万人，妇女中则高达115/10万人。

二、病因及发病机制

系统性红斑狼疮是一种多系统受累的自身免疫性疾病，其病理机制十分复杂，涉及遗传、各种自身抗体、雌激素受体、Th细胞和B细胞功能亢进、抑制性T细胞功能降低、单核吞噬细胞、补体及其受体清除功能障碍和多种细胞因子等因素，病因是多方面的。至今，本病的病因和发病机制不明，目前的研究主要集中在以下三个方面。

1.免疫因素

患者体内有多种自身抗体形成，提示B细胞活动亢进是本病的发病基础。周围血中B细胞体外培养实验结果发现其增生能力较正常强8～10倍。

3.遗传因素

遗传因素与本病的关系表现为：①在纯合子双胎中有很高(69%)的一致性；②SLE患者家属成员中发病的可能性明显增加；③北美白人中SLE与HLA DR2、DR3有关。这可能是由于位于HLAD区的免疫反应基因对抗原(包括自身抗原)所激发的免疫反应的程度有调节作用的缘故。

3.其他

非遗传因素在启动自身免疫反应中亦起着一定的作用。这些因素包括：①药物：盐酸肼苯哒嗪(hydralazine)、普鲁卡因胺(普鲁卡因酰胺)(procainamide)等可引起SLE样反应。但停药后常可自愈；②病毒：在实验动物NZB和NZB/WF1小鼠中的自发性SLE样病中发现C型病毒感染，在肾小球中可检出病毒抗原一抗体复合物。但在SLE病中病毒因素尚未能充分得到证实；③性激素对SLE的发生有重要影响，其中雄激素似有保护作用，而雌激素则似有助长作用，故患者以女性为多，特别多发生在生育年龄，病情在月经和妊娠期加重。

三、诊断思路

(一)病史特点

系统性红斑狼疮其临床表现可概括为以下几个方面：

1.全身症状

起病可急可缓，多数早期表现为非特异的全身症状，如发热，尤以低热常见、全身不适、乏力、体重减轻、脱发等。病情常缓解加重交替出现。SLE患者常常出现发热，可能是SLE活动期的表现，但应除外感染因素，尤其是在免疫抑制治疗中出现的发热，更需警惕。SLE患者常有疲劳，容易被忽视，可能是导致劳动力丧失的主要症状，疲劳常是狼疮活动的先兆。它反映了多种问题，包括抑郁、失眠、纤维肌痛和病情活动。感染、日晒、药物、精神创伤、手术等均可诱发或加重。

2.皮肤黏膜

皮肤黏膜表现是临床医生确立诊断、判断活动性的依据。包括：颊部红斑、盘状红斑、口腔溃疡、雷诺现象、网状青斑、肢端发绀、甲周红斑、躯干部或四肢的斑丘疹等。狼疮患者的面部典型红斑为蝶形红斑：为面颊两侧(累及鼻梁更典型)形成的类似蝴蝶的充血水肿样红斑，色鲜红，略有毛细血管扩张及鳞片状脱屑，严重者出现水疱、溃疡、皮肤萎缩和色素沉着，经过治疗可完全恢复不留瘢痕。颊部蝶形红斑与 SLE 密切相关，是 SLE 的特异性表现之一。盘状红斑是 SLE 的诊断标准之一。盘状狼疮是红斑上覆有鳞屑。可中间凹陷伴色素减退，四周隆起肿胀发红，类似盘状，通常遗留瘢痕。若出现在头部，可导致斑秃。尽管盘状红斑对皮肤的影响最大，但不会危及生命。亚急性皮肤型红斑狼疮的环状皮损提示疾病严重程度不高，主要为患者前胸或后背的环状充血样斑疹、丘疹鳞屑样皮疹，多不留瘢痕，无内脏受损。

3.皮肤血管炎样改变

是反映狼疮活动的重要指标之一。包括指端及指(趾)甲周红斑、手(足)指(趾)尖及手掌和足底皮肤等部位出现的点片状红斑、紫斑等。严重者可出现点片状梗死灶或坏疽，伴有疼痛。在严重的、危及生命的狼疮患者中，可以出现手和足的 Janeway 皮损和 Osler 结节，产生原因可能是免疫复合物的沉积。应与二尖瓣和主动脉瓣的感染性栓子导致的 Libman-Sack 心内膜损害(非疣状细菌性心内膜炎)相鉴别，血培养、心电图和对患者的仔细检查有所帮助，但鉴别仍较困难。越来越多的证据表明，存在抗磷脂抗体的狼疮患者发生瓣膜疾病及相关的血栓栓塞的危险性增大。网状青斑多出现于大腿、臀部皮肤。

4.部分患者有雷诺现象

即在寒冷、情绪激动、紧张等刺激条件下出现双手(足)指(趾)尖、甚至鼻尖等部位皮肤血管痉挛、短暂性缺血而导致的皮肤突然先后变白、变紫、再恢复到正常色泽的过程，持续数秒钟至数分钟不等，可伴有疼痛不适。长期出现雷诺现象的患者常合并肺动脉高压。

5.光过敏

是狼疮诊断标准之一，它是指紫外线(UVB)作用于部分狼疮患者皮肤可引起剧烈的红斑反应，如面、颈部皮肤充血发红甚至肿胀。饮食和药物也可使光敏反应增加，如芹菜和香菇会增加光敏反应发生的几率。紫外线对表皮一真皮部分的影响，包括使凋亡增加，黏附分子释放增加，局部淋巴细胞反应性增高。

6.狼疮发或脱发

也常出现于狼疮患者。前额边缘的头发参差不齐被称为狼疮发，是狼疮的征象之一。头发稀疏通常发生在狼疮活动期，也可能与使用免疫抑制剂(激素、莱福米特、硫唑嘌呤或环磷酰胺)有关，需予以鉴别。狼疮患者偶可表现出指端肿胀硬化和毛细血管扩张，这可能意味着向另一种疾病类型如硬皮病、混合性结缔组织病发展，这样就增加了诊疗的难度。

7.口腔溃疡

是狼疮诊断标准之一。新发的或复发增多的口腔溃疡提示病情的复发加重。狼疮患者长期应用激素和免疫抑制剂，常出现口腔黏膜白斑，多为念珠菌感染，称为鹅口疮。有口腔溃疡时也易并发鹅口疮。

8.骨骼肌肉损害

关节炎是患者最常见体征。狼疮患者的关节炎与类风湿关节炎有所不同，关节痛常见，少有关节肿胀，或仅轻微肿胀；多无关节面下骨侵蚀和关节畸形。SLE 中非侵蚀性畸形性关节病叫做 jaccoud 关节病，可影响掌指关节、腕关节和跖趾关节，其分布与类风湿关节炎相似，四肢多关节可受累。此外患者常会出现腱鞘炎和滑囊炎等。在肌腱上，特别是手的屈肌腱上可以形成结节。纤维肌痛症是狼疮患者常见的问题，在一定程度上也会造成患者全身乏力的症状。虽然狼疮可以出现肌炎表现,但临床上并不常见。

9.肾脏问题

患者通常都会有肾脏问题,这是因为肾脏有大量的毛细血管床、带负电荷的基膜、复杂的肾小球和肾小管细胞的功能,导致肾脏对自身抗体介导的免疫炎症反应高度易感。尿常规、尿蛋白、细胞和管型及血清学尿素氮、肌酐检查是监测患者肾损最有效的常规方法,并且为治疗和判断预后提供依据。患者常出现蛋白尿、血尿、管型尿、白细胞尿、低比重尿、浮肿、血压增高、血尿素氮和肌酐增高等。

10.肾脏病变

患者通常都会有肾脏问题,这是因为肾脏有大量的毛细血管床、带负电荷的基膜、复杂的肾小球和肾小管细胞的功能,导致肾脏对自身抗体介导的免疫炎症反应高度易感。尿常规、尿蛋白、细胞和管型及血清学尿素氮、肌酐检查是监测患者肾损最有效的常规方法,并且为治疗和判断预后提供依据。患者常出现蛋白尿、血尿、管型尿、白细胞尿、低比重尿、水肿、血压增高、血尿素氮和肌酐增高等。肾脏病理可提供狼疮活动性的指标,如肾小球细胞增生性改变、纤维素样坏死、核碎裂、细胞性新月体、透明栓子、金属环、炎细胞浸润,肾小管间质的炎症等均提示狼疮肾炎(lupus nephritis,LN)活动;而肾小球硬化、纤维性新月体,肾小管萎缩和间质纤维化则是 LN 慢性指标。活动性指标高者,肾损害进展较快,但积极治疗可以逆转;慢性指标提示肾脏不可逆的损害程度,药物治疗只能减缓而不能逆转慢性指数的继续升高。抗 ds-DNA 抗体与弥漫增生型肾小球肾炎密切相关,而抗 Sm 抗体与膜性肾病密切相关。其他自身抗体出现时也可有肾脏累及,血管闭塞现象可伴随抗心磷脂抗体出现。

肾脏病变可在进展和改善之间可相互转化。狼疮肾炎的活动性及预后的尽早判断对于调整治疗方案极其重要。血清清蛋白和血胆固醇水平是肾病综合征以及蛋白尿严重程度的标志。肾外表现诸如高血压、低补体水平和淋巴细胞减少可以为肾功能恶化提供更明确的证据。就肾功能而言,蛋白尿的加重恶化提示预后不良。肾功能正常的患者如果血清清蛋白水平高于 40mg/L,每年体检血压正常,则正常的肾功能可保持多年。然而,如果血清清蛋白水平降低、淋巴细胞计数小于 1 000,至少 50%的患者病情可能进展;约 25%的患者发现有蛋白尿但没有肾功能不全的证据,在未来 10~12 个月会进展到肾功能不全,特别是那些合并有血尿、同时有白细胞减少或补体降低的患者。一旦肾功能减退至血肌酐水平>400mmol/L,患者可能在一年内需要血液透析或肾移植。

11.血液系统损害

几乎全部患者在某一阶段发生一项或几项血液系统异常,依次有贫血、白细胞减少、血小板减少、血中抗凝物质引起出血现象等,贫血的发生率 80%,正细胞正色素或轻度低色素性。贫血的原因是复合性的,包括肾脏疾病、感染、药物、红细胞生成减慢。骨髓铁利用障碍、溶血等。常并发溶血性贫血,多有网织红细胞升高和 Coornb's 试验阳性,属自身免疫性溶血,提示病情活动。缺铁性低色素贫血多与服阿司匹林或氢化可的松引起隐匿性消化道出血有关。白细胞减少常见,约 60%患者开始时白细胞持续低于 $4.5\times10^9/L$,粒细胞和淋巴细胞绝对值均可减少,但主要是由于淋巴细胞数目减少。疾病本身或其治疗都可引起淋巴细胞减少。SLE 本身可出现白细胞减少,治疗 SLE 的细胞毒药物也常引起白细胞减少,需要鉴别。SLE 的白细胞减少，一般发生在治疗前或疾病复发时，多数对激素治疗敏感；细胞毒药物所致的白细胞减少，其发生与用药相关，恢复也有一定规律。血小板减少与血小板抗体、抗磷脂抗体以及骨髓巨核细胞成熟障碍有关。部分患者在起病初期或疾病活动期伴有淋巴结肿大和(或)脾大。

如果患者没有接受激素或免疫抑制剂治疗，白细胞减少表明免疫活动。淋巴细胞的数目是动态变化的。联合观察淋巴细胞水平、补体水平及血压等指标，可能在判断疾病进展及预后方面比确定亚型更重要。粒细胞减少可能因血中抗粒细胞抗体和免疫复合物在粒细胞表面沉积有关。血中存在抗淋巴细胞抗体导致淋巴细胞(T、B 细胞)减少。约 50％患者出现血小板减少伴轻重不等的出血倾向，血中有抗血小板抗体和循环免疫复合物固定在血小板表面。继之破坏它，是血小板减少的原因，10％患者血中有抗凝物质，当合并血小板减少或低凝血酶原血症时，可出现出血症状。一般认为血小板减少与出血倾向有关，如果血小板水平低于 3 万，也需考虑抗磷脂综合征和血栓栓塞的可能。抗磷脂抗体综合征与血小板减少显著相关，可能是由于血小板膜活化引起一部分磷脂暴露的缘故。偶可见严重的致命性血栓性血小板减少性紫斑，通常提示狼疮病情高度活跃。

12.心血管

10％～50％患者出现心脏病变，常由疾病本身或长期服用糖皮质激素治疗所致。心脏受累可发生在任何部分，病变包括心包炎、心肌炎、心内膜及瓣膜病变等，依个体病变不同，表现有胸闷、胸痛、心悸、心脏扩大、充血性心力衰竭、心律失常、心脏杂音等，少数患者死亡冠状动脉梗塞。有心包炎表现的活动期狼疮患者可迅速出现心包积液。大剂量激素对这种心包积液效果好。近几年，越来越强调在狼疮患者中冠状动脉疾病可提早出现。有调查显示 30～40 岁女性发生冠状动脉疾病的危险性是年龄性别匹配的对照组的 50 倍，特别是在高胆固醇血症、使用激素、高血压、卵巢早衰及肥胖的情况下。Libman- Sack 病引起的二尖瓣和主动脉瓣病变在常规的心脏超声检查部位发现率最高，抗磷脂抗体综合征与 Libman-Sack 病之间的关系日益得到认识。

13.呼吸系统

肺和胸膜受累约占 50％，其中约 10％患狼疮性肺炎，胸膜炎和胸腔积液较常见，肺实质损害多数为间质性肺炎和肺间质纤维化，引起肺不张和肺功能障碍。急性狼疮性肺炎有双肺弥漫斑片状影浸润，病情可进展迅速，患者呼吸困难、咳嗽、很快出现低氧血症，大剂量激素治疗可缓解。SLE 所引起的肺间质性病变主要是处于急性和亚急性期的肺间质磨玻璃样改变和慢性肺间质纤维化，表现为活动后气促、干咳、低氧血症，肺功能检查常显示弥散功能下降。少数病情危重者、伴有肺动脉高压者或血管炎累及支气管黏膜者可出现咳血。SLE 合并弥漫性出血性肺泡炎死亡率极高。SLE 还可出现肺动脉高压、肺梗死、肺萎缩综合征(shrinking-lung syndrome)。后者表现为肺容积的缩小，横膈上抬，盘状肺不张，呼吸肌功能障碍，可能是由于膈肌无力或纤维化或膈神经受累所致。而无肺实质、肺血管的受累，也无全身性肌无力、肌炎、血管炎的表现。在狼疮性肺损害基础上，常继发细菌感染。必要时应行肺高分辨率 CT (HRCT)检查，结合痰、支气管—肺泡灌洗液的涂片和培养，以明确诊断。

14.胃肠道

部分患者可表现为胃肠道症状，如上消化道出血、便血、腹水、麻痹性肠梗阻等，这可由胃肠道的血管炎所致，如肠系膜血管炎。肠系膜血管的动、静脉伴行，支配胃肠营养和功能，如发生病变，则所支配的部位产生相应症状，严重时累及生命。肠系膜血管炎可以导致胃肠道黏膜溃疡、小肠和结肠水肿、梗阻、出血、腹水等，出现腹痛、腹胀、腹泻、便血和黑粪、麻痹性肠梗阻等临床表现。如不及时诊断、治疗，可致肠坏死、穿孔，造成严重后果。

15.肝脏

系统性红斑狼疮引起的肝损害主要表现为肝大、黄疸、肝功能异常以及血清中可存在多种自身抗体等。其中，肝占10%～32%，多在肋下2～3cm，少数可明显肿大。红斑狼疮引起黄疸的原因很多，主要有溶血性贫血、合并病毒性肝炎，胆道梗阻及急性胰腺炎等。30%～60%的红斑狼疮患者可有肝功能试验异常，主要表现为转氨酶水平升高、血清清蛋白水平降低、球蛋白水平及血脂水平升高等。红斑狼疮合并肝损害常常为轻、中度肝功能异常，严重肝损害者较少见。系统性红斑狼疮可并发Ⅰ型自身免疫性肝炎（狼疮性肝炎），多发生于年轻的女性，临床上可表现为乏力、关节痛、发热、肝脾大、黄疸等。

16.血栓栓塞并发症

部分SLE患者有血栓形成或栓塞，可有抗磷脂抗体阳性。抗磷脂抗体与血栓栓塞引起的并发症相关，在习惯性流产、早期流产以及宫内死胎中起病理生理作用，导致抗磷脂抗体综合征（抗磷脂抗体阳性、血小板下降、血栓形成、反复习惯性流产、早期流产以及宫内死胎）。

17.神经精神狼疮

SLE患者在神经精神方面的表现变化多端，极其复杂，一旦出现，多提示病情活动和危重。神经精神狼疮（NPSLE）涵盖了中枢神经系统、外周神经系统、心理的异常。患者有可能同时具有一种以上神经精神方面的表现，或随时间推移表现越来越多。轻者仅有偏头痛、性格改变、记忆力减退或轻度认知障碍；重者可表现为脑血管意外、昏迷、癫痫持续状态等。中枢神经系统表现包括无菌性脑膜炎，脑血管病，脱髓鞘综合征，头痛，运动障碍，脊髓病，癫痫发作，急性精神错乱，焦虑，认知障碍，情绪失调，精神障碍；周围神经系统表现包括格林-巴利综合征，自主神经系统功能紊乱，单神经病变，重症肌无力，颅神经病变，神经丛病变，多发性神经病变，共计19种。存在一种或一种以上上述表现，并除外感染、药物等继发因素的情况下，结合影像学、脑脊液、脑电图等检查可诊断神经精神狼疮。以弥漫性的高级皮层功能障碍为表现的神经精神狼疮，多与抗神经元抗体、抗核糖体P蛋白（Ribsomal P）抗体相关；有局灶性神经定位体征的精神神经狼疮，又可进一步分为两种情况，一种伴有抗磷脂抗体阳性，另一种常有全身血管炎表现和明显病情活动，在治疗上应有所侧重。

18.感染和其他并发症

大多狼疮患者先后都出现过感染。接受激素和免疫抑制剂治疗的狼疮患者，发生感染的危险性高，属易感人群，患者可以出现卡氏肺孢子虫病、真菌、分枝杆菌等少见病原微生物的感染。SLE疾病活动时常很难与感染相区分。如患者仅有发热和乏力，可能由于狼疮本病活动，也可能是出现了感染，需予鉴别。检测急性期反应物，如血沉、C-反应蛋白，可以确定炎症反应状态。但不能区分疾病活动和感染。外周血白细胞和（或）中性粒细胞升高提示急性细菌感染，但结果经常模棱两可，长期用激素也可升高白细胞。如果补体C3、C4的水平降低，高滴度自身抗体，多脏器明显损害，则判断狼疮本病活动导致的可能性较大。

19.生殖系统及妊娠

女性SLE患者中性激素水平失衡，高表达的激素为卵泡刺激素（FSH）、催乳素（prolectin）/性激素、雄激素（androgens）/孕酮（progesterone）；雌二醇（E2）在女性和男性狼疮患者中均高表达；但ACTH水平与正常人相同；狼疮患者的怀孕的机会与正常人相同，但应用环磷酰胺（CTX）、泼尼松药物的狼疮肾炎患者有生育力低下的风险；70%的狼疮女性患者具有正常的卵巢功能，正常的青春期发育，但初潮（menarche）延迟，应用CTX后面临卵巢功能地下的风险为11%～30%。

20.其他

部分患者在病变活动时出现淋巴结肿大。SLE的眼部受累常见，包括结膜炎、葡萄膜炎、眼底改变、视神经病变等。眼底改变包括出血、视乳头水肿、视网膜渗出等，视神经病变可以导致突然失明。SLE常伴有继发性干燥综合征，有外分泌腺受累，表现为口干、眼干，唾液腺肿大，常有血清抗SSB、抗SSA抗体阳性。患者可有月经紊乱和闭经。

四、辅助检查

（1）贫血、白细胞减少、血小板减少。贫血的发生率80%，正细胞正色素或轻度低色素性。贫血的原因是复合性的，包括肾脏疾病、感染、药物、红细胞生成减慢。骨髓铁利用障碍、溶血等。常并发溶血性贫血，多有网织红细胞升高和Coomb's试验阳性，属自身免疫性溶血，提示病情活动。

（2）蛋白尿、血尿、管型尿、白细胞尿、低比重尿、水肿、血尿素氮和肌酐增高。

（3）肾穿刺活检有助于确立诊断、判断预后、指导治疗。电镜和免疫荧光检查几乎100%有肾脏病理学异常，根据肾穿刺结果对狼疮肾炎进行了分类（表6-6），这些病理学分类结合临床和实验室检查，通常用于判断患者肾脏的预后。Ⅰ型（肾穿刺活检正常）预后良好；Ⅱ型系膜增生型（MesLN）（肾小球系膜增生及免疫复合物沉积）为预后较好；Ⅲ型局灶增生型（FPLN）（系膜和内皮细胞增生，毛细血管免疫复合物沉积，肾小球受累不超过50%）预后中等；Ⅳ型弥漫增生型（DPLN）（超过50%的肾小球弥漫性增生，细胞增生，新月体形成）预后差，需积极的激素加免疫抑制剂治疗，有可能逆转病情；Ⅴ型膜型（MLN）（膜性肾小球肾炎，上皮下颗粒状免疫复合物沉积）与肾性蛋白尿相关，但患者的肌酐清除率通常是正常的，见于2/3的患者；Ⅵ型（硬化改变、伴纤维化新月体和血管硬化）是一危险信号，预示肾脏病变不可逆，多有可能发展到肾衰竭。

（4）脑脊液：在SLE伴神经精神病变者中，大多无明显变化，约30%有脑脊液异常，表现有蛋白和（或）细胞数增加，IgG合成率增加。

（5）肺部CT：胸膜炎和胸腔积液较常见，肺实质损害多数为间质性肺炎和肺间质纤维化，引起肺不张和肺功能障碍。部分有急性狼疮性肺炎，病情凶险。一些患者合并肺部感染。

（6）免疫检查：免疫荧光抗核抗体（IFANA）是狼疮诊断的必要条件；IFANA检查的目的不是用来确定诊断，而是当其结果为阴性时，用于排除诊断。抗核抗体反应阳性提示结缔组织疾病，是SLE的筛选检查。除SLE之外，其他结缔组织病的血清中也常存在ANA，一些慢性感染也可出现低滴度的ANAs。

ANAs包括一系列针对细胞核中抗原成分的自身抗体。其中，抗双链DNA（ds-DNA）抗体对 SLE 的诊断特异性为 95%，敏感性为 70%，它与疾病活动性及预后有关；抗 Sm 抗体对 SLE 的诊断特异性高达 99%，但敏感性仅 25%左右，该抗体的存在与疾病活动性无明显关系；抗核糖体 P 蛋白(rRNP)抗体与 SLE 的精神症状有关；抗单链 DNA、抗组蛋白、抗 ulRNP、抗 SSA 和抗 SSB 等抗体也可出现于 SLE 的血清中，但其诊断特异性低，因为这些抗体也见于其他自身免疫性疾病。抗 SSB 与继发干燥综合征有关。

其他自身抗体还有与抗磷脂抗体综合征有关的抗磷脂抗体(包括抗心磷脂抗体和狼疮抗凝物)；与溶血性贫血有关的抗红细胞抗体；与血小板减少有关的抗血小板抗体；与神经精神性狼疮有关的抗神经元抗体。另外，SLE 患者还常出现血清类风湿因子阳性，高 γ 球蛋白血症和低补体血症。

表 6-6　国际肾病学会/肾脏病理学会(ISN/RPS) 2003 年狼疮性肾炎分型

Ⅰ型	微小系膜性 LN	光镜正常，但免疫荧光和电镜可见系膜区免疫符合物沉积
Ⅱ型	系膜增生性 LN	光镜下单纯的系膜区细胞或基质增生，伴系膜区免疫复合物沉积；免疫荧光或电镜可有少量上皮或内皮下沉积，但光镜下上述区域无异常发现
Ⅲ型	局灶性 LN	活动行或非活动性之局灶性，节段性或球性血管内皮或血管外肾小球肾炎(<50%的小球受累)，通常伴有局灶性内皮下免疫复合物沉积，伴或不伴系膜改变
Ⅲ(A)		活动性病变：局灶增生性 LN
Ⅲ(A/C)		活动性+慢性病变：局灶增生性+硬化性 LN
Ⅲ(C)		慢性非活动性病变伴肾小球瘢痕：局灶硬化性 LN
Ⅳ型	弥漫性 LN	活动性或非活动性之弥漫性，节段性或球性血管内皮或血管外肾小球肾炎(>50%的小球受累)，通常伴有弥漫性内皮下免疫复合物沉积，伴或不伴系膜改变，其中弥漫节段性 LN(Ⅳ-S)是指有≥50%的小球存在节段性病变，节段性是指小于 1/2 的小球血管襻受累；弥漫性球性 LN(Ⅳ-G)是指≥50%小球存在球性病变，包括弥漫的“金属圈”而无或少有小球增生改变者
Ⅳ-S(A)		活动性病变：弥漫性节段性增生性 LN
Ⅳ-G(A)		活动性病变：弥漫性球性增生性 LN
Ⅳ-S(A/C)		活动性+慢性病变：弥漫性节段性增生性+硬化性 LN
Ⅳ-G(A/C)		活动性+慢性病变：弥漫性球性增生性+硬化性 LN
Ⅳ-S(C)		慢性非活动性病变伴肾小球瘢痕：弥漫性节段性硬化性 LN
Ⅳ-G(C)		慢性非活动性病变伴肾小球瘢痕：弥漫性节球性硬化性 LN
Ⅴ型	膜性 LN	球性或节段性上皮下免疫复合物沉积的光镜及免疫荧光或电镜表现，伴或不伴系膜改变。Ⅴ型 LN 可合并于Ⅲ型或Ⅳ型 LN，应予分别诊断；Ⅴ型 LN 可有严重的硬性表现
Ⅵ型	晚期的硬化性 LN	≥90%的小球表现为球性硬化，且不伴参与的活动性病变

应列出小管萎缩、间质炎症和纤维化的程度(轻、中、重)，及动脉硬化或其他血管病变的程度

五、诊断依据

分类诊断标准目前使用较多的是美国风湿学会 1982 年提出的分类标准(表 6-7)，基本的原则是在 SLE 分类的 11 项诊断标准中，患者必须具备 4 条或 4 条以上，即确诊为 SLE。

表 6-7 SLE 分类标准

标准	定义
1)颊部红斑	遍及颊部的扁平或高出皮肤表面的固定性红斑。常不累及鼻唇沟附近皮肤
2)盘状红斑	隆起的红斑上覆有角质性鳞屑和毛囊栓塞，旧病灶可有萎缩性瘢痕
3)光过敏	患者自述或医生观察到日光照射引起皮肤过敏
4)口腔溃疡	医生检查到口腔或鼻咽部溃疡，通常为无痛性
5)关节炎	非侵蚀性关节炎，常累及 2 个或 2 个以上的周围关节。以关节肿痛和渗液为特点
6)浆膜炎	a)胸膜炎：胸痛、胸膜磨擦音或胸腔渗液 b)心包炎：心电图异常、心包摩擦音或心包渗液
7)肾脏病变	a)持续性蛋白尿，大于 0.5g/d 或＞＋＋＋ b)管型：可为红细胞、血红蛋白、孤粒管型或混合性管型
8)神经系统异常	a)抽搐：非药物或代谢紊乱，如尿毒症、酮症酸中毒或电解质紊乱所致 b)精神病：非药物或代谢紊乱，如尿毒症、酮症酸中毒或电解质紊乱所致
9)血液系统异常	a)溶血性贫血伴网织红细胞增多 b)白细胞减少：至少 2 次测定少于 $4\times10^9/L$ c)淋巴细胞减少：至少 2 次测定少于 $1.5\times10^9/L$ d)血小板减少：少于 $100\times10^9/L$
10)免疫学异常	a)抗 ds-DNA 抗体阳性 b)抗 Sm 抗体阳性 c)抗磷脂抗体阳性：①抗心磷脂抗体 IgG 或 IgM 水平异常；②标准方法测定狼疮抗凝物阳性；③梅毒血清试验假阳性至少 6 个月，并经梅毒螺旋体固定试验或梅毒抗体吸收试验证实
11)抗核抗体(ANA)	免疫荧光抗核抗体滴度异常或相当于该法的其他试验滴度异常，排除了药物诱导的“狼疮综合征”

要记住这 11 项标准，相对比较困难，通过首字母缩略语“MD SOAP BRAIN”，较容易记忆。从 6 个临床逻辑整体来看也许更容易记忆，即关节、皮肤、浆膜腔、肾脏、血液系统、神经精神性表现，最后将这些系统性表现联系起来即免疫导致的多系统异常。该患者满足 7 项诊断标准，在自身抗体阳性条件下，排除其他多系统受损疾病和原因的基础上，可诊断狼疮。

六、狼疮疾病活动度评估

各种 SLE 的临床症状，尤其是新近出现的症状，以及某些实验室指标，均可提示疾病的活动。主要表现有：中枢神经系统受累(可表现为癫痫、精神病、器质性脑病、狼疮性头痛等，但需排除中枢神经系统感染)，肾脏受累(包括管型尿、血尿、蛋白尿、脓尿)，血管炎，胸膜炎、心包炎，新发的关节炎、肌炎、皮肤黏膜表现(如新发红斑、脱发、黏膜溃疡)，低补体血症，DNA 抗体滴度增高，不明原因的低热，血三系减少(需除外药物所致的骨髓抑制)。

系统性的判断狼活活动程度对于指导治疗和判断预后有重要意义。常用的是 SLEDAI(SLE 活动性指数)，它是指根据评分前 10d 内的症状对 24 个项目进行 SLE 疾病活动性评分。6 个神经系统症状每个 8 分，包括癫痫样发作、精神症状、器质性脑病、视网膜受累视力改变、脑神经受累及新发生的脑血管意外。血管炎也是 8 分。肾脏损害包括新发生的蛋白尿、管型尿、血尿、脓尿共计 16 分，每个症状 4 分。关节炎、肌炎各 4 分。胸膜炎、心包炎和黏膜溃疡每个 2 分。新发皮疹、脱发各 2 分。补体降低和抗 ds-DNA 阳性每个增加 2 分；发热、血小板减少、白细胞降低每个增加 1 分。当评分为 5～9 分为轻度活动，10～14 分为中度活动，≥15 分为重度活动。SLEDAI(SLE 疾病活动性指数)常被用于回顾性评估。

该患者病情活动度评分如下：神经精神病变 8 分；双手血管炎 8 分；肾脏损害(蛋白尿、管型尿、血尿、脓尿共计 16 分)；关节炎 4 分；面部红斑 2 分；脱发 2 分；补体下降 2 分；抗 ds-DNA 阳性 2 分；血小板减少 1 分。共计 45 分，属重度活动。

七、鉴别诊断

本病应与其他结缔组织病，细菌或病毒感染性疾病，组织细胞增生症 X，恶性网状内皮细胞增多症，血小板减少症，溶血性贫血，各种类型的肾脏病，肝炎，心肌-心包炎，神经系统疾病相鉴别。尤须与类狼疮综合征、新生儿红斑狼疮综合征鉴别。

1.感染

SLE 80%的患者活动期有发热，大多为高热，需与感染相鉴别，此类患者找不到确切的感染灶，且用抗生素治疗效果不佳，有关化验检查及免疫学检查有助诊断。

2.类风湿关节炎

SLE 和类风湿关节炎均可见于青年女性，且患者可有多关节病变，尤其对 RF 阴性的类风湿关节炎患者来讲，排除系统性红斑狼疮很重要，类风湿关节炎患者中晚期 X 线片多有双手多关节骨质侵蚀破坏，而狼疮患者少有双手关节骨质侵蚀破坏。对于发病时间不长的患者来说，除做必要的免疫学检查外，密切随访也是很重要的。

3.血液系统疾病

(1)溶血性贫血：SLE 约 2%的患者以溶血性贫血起病，不伴或很少伴有系统性红斑狼疮的其他症状者易误诊，应做免疫学检查以助诊断。

(2)血小板减少性紫癜：SLE 少部分患者以血小板减少性紫癜为首发表现而就诊，当其他系统症状较少时，应注意查免疫学指标，以防漏诊。

(3)肾脏系统疾病：SLE 以“肾小球肾炎”或“肾病综合征”为首要表现时，应注意有无其他系统的表现，除查免疫指标外，肾活检是较好的鉴别方法，因为狼疮肾的病理上可见到多种免疫复合物的沉积，而原发性肾病者则与此不同。

(4)多发性肌炎或皮肌炎：SLE 可以有肌肉痛及无力的表现，但肌酶谱及肌电图可以正常或轻微损害，且抗 Jo-l 抗体一般阴性。

(5)白塞病：可以有口腔溃疡及眼部改变，也可有关节痛，皮肤针刺反应阳性，一般抗 Sm 抗体及抗 ds-DNA 抗体为阴性。

(6)混合性结缔组织病：混合性结缔组织病除了具有系统性红斑狼疮的某些特征外，还常伴有类似皮肌炎和系统性硬化症的临床表现，如肌肉疼痛、肌无力、手指肿胀、皮肤绷紧、弹性差、频繁发生的雷诺现象和食管功能不全表现，肾脏和中枢神经病变少见，实验室检查常有肌酶和肌电图异常以及食管功能不全的 X 射线征象，高滴度的抗 ul-RNP 抗体阳性是本病的特征。混合性结缔组织病对糖皮质激素的治疗反应也较系统性红斑狼疮为好，因此预后也较好。

(7)结节性多动脉炎：虽然结节性多动脉炎也可出现多形红斑、结节性红斑、猩红热样皮疹以及关节肿胀疼痛等皮肤、关节病变、肾脏也是最常受累的器官，但结节性多动脉炎常见的皮下结节如黄豆大小，沿动脉排列或聚集在血管近旁，有压痛，关节病变多表现为大关节肿痛，血白细胞明显增多，且以中性多核细胞和嗜酸性粒细胞增多为主，抗核抗体和类风湿因子阳性者罕见。皮下结节或肌肉活检有助确诊。

八、治疗

(一)治疗原则

治疗方案因病情的不同而不同，通常在确诊后需评估全身多脏器受累损害的个数及程度、自身抗体的滴度、补体下降的水平等来综合分析以评价病情的活动性和严重性，从而决定相应的治疗方案。需被评价的器官系统包括：综合一般状况、皮肤黏膜、肌肉骨骼、心肺系统、血液系统、肾脏、神经系统、胃肠系统。对于SLE的诊断和治疗应包括如下内容：①明确诊断；②评估SLE疾病严重程度和活动性；③拟订SLE常规治疗方案；④处理难控制的病例；⑤抢救SLE危重症；⑥处理或防治药物不良反应；⑦处理SLE患者面对的特殊情况，如妊娠、手术等。

(二)一般治疗

(1)教育：避免过多的紫外光暴露，使用防紫外线用品，注意休息，避免过度疲劳和感冒，避免食用芹菜和香菇及诱发狼疮的药物。正确认识疾病，消除焦虑心理，明白规律用药的意义，强调定期随诊的必要性。

(2)对症治疗和去除各种影响疾病预后的因素，如注意保护胃黏膜、控制高血压、补钙、活血改善血管炎、防治各种感染等。

(三)药物治疗

SLE不可根治，但恰当的治疗可以延缓病情的发展、改善生活质量、减少病死率。强调早诊断、早治疗、定期服药、定期随诊。SLE是一种高度异质性的疾病，强调个体化治疗，临床医生应根据病情的轻重程度，掌握好治疗的风险与效益之比。既要清楚药物的毒不良反应，又要懂得药物给患者带来的生机。

1.轻型SLE的治疗

轻型的SLE，常无明显内脏损害，即便有狼疮活动，也症状轻微，仅表现疲乏、光过敏、皮疹、关节炎或轻度浆膜炎。治疗药物包括：

(1)小剂量激素：(如泼尼松≤10mg/d)可减轻症状。

(2)抗疟药：对许多狼疮性皮炎患者有效，不论是SLE皮损、亚急性皮肤型狼疮还是盘状狼疮。抗疟药具有多重阻断阳光、抗炎和免疫抑制效应，从而控制皮疹和减轻光敏感，常用硫酸羟氯喹(HCQ)0.4mg/d，分两次服。主要不良反应是眼底病变，Hco用药超过6个月者，可停药一个月。每3～6月查一次眼底和视野。有心脏病史者，特别是心动过缓或有传导阻滞者禁用抗疟药。

(3)非甾类抗炎药(NSAIDs)：可用于控制关节肿痛。NSAIDs诱发胃十二指肠炎或溃疡或出血，需加用质子泵抑制剂(奥美拉唑等)；可降低肾小球滤过率和肾血流量，需监测血肌酐水平；导致水钠潴留可使血压升高；一过性肝损，需监测肝功。

(4)沙利度胺：可用于治疗难治性狼疮皮疹或亚急性皮肤型狼疮(以及活动性狼疮的其他

表现，如难治性口腔溃疡）。小剂量（每日 50～100mg，因致嗜睡，建议睡前服）也有效，其不良反应更少。最为严重的不良反应是致畸。其他不良反应包括周围神经病变，中性粒细胞减少，高血压，心率减慢，癫痫发作，嗜睡，头昏，腹泻及发热。

应注意轻型 SLE 可因过敏、感染、妊娠生育、环境变化、药物减量等因素而加重，甚至进入重型狼疮，甚至狼疮危象。

2.重型 SLE 的治疗

治疗主要分两个阶段，即诱导期和缓解期治疗。诱导治疗的目的在于迅速控制病情，阻止或逆转内脏损害，力求疾病完全缓解（包括血清学、症状和受损器官的功能恢复）。诱导治疗主要为糖皮质激素联合免疫抑制剂，强调诱导期的糖皮质激素剂量要充足有力，从而在减药时避免复发，使病情缓解巩固、维持相当长的时间。但应注意过分抑制免疫诱发的并发症，尤其是感染、性腺抑制等。目前，多数患者的诱导缓解过程需要超过半年至 1 年，不可急于求成。

(1)糖皮质激素：是治疗 SLE 的基础药，多种 SLE 表现对糖皮质激素治疗反应良好。糖皮质激素具有强大的抗炎作用和免疫抑制作用，对免疫细胞的许多功能及对免疫反应的多个环节均有抑制作用，尤以对细胞免疫的抑制作用突出，在大剂量时还能够明显抑制体液免疫，使抗体生成减少，超大剂量则可有直接的淋巴细胞溶解作用。

a.治疗方案

诱导期治疗：重症、活动性 SLE 的治疗。

方案 1：每日口服短效糖皮质激素（泼尼松、泼尼松龙、甲泼松龙、甲泼尼龙），剂量 1～2mg/(kg·d)；开始分次给药。优点包括：快速控制病情——血液系统或中枢神经系统疾病、浆膜炎或血管炎 5～10d；肾小球肾炎 2～10 周。不良反应相对大，包括：感染、失眠、欣快、高血糖、精神病、高血压、体重增加、低钾、皮肤脆性增加、青紫、骨质疏松、骨缺血性坏死、月经不规则、肌肉痉挛、多汗、痤疮、多毛、白内障。

方案 2：大剂量静脉冲击甲泼尼龙 500～1 000mg/d，连用 3～5d，再减量致糖皮质激素 1～1.5mg/(kg·d)。优点包括：快速控制病情——可能比每日口服治疗起效更快；部分对方案 1 无反应者对方案 2 有反应。毒性与每日疗法类同，但达到类固醇维持剂量可能更快，产生疗效更早，累积剂量较少。

方案 3：方案 1 或 2 联合一种细胞毒药物或其他免疫抑制剂（环磷酰胺等）。

维持治疗：经治疗控制良好的 SLE 的治疗。

方案 1：继续每日口服糖皮质激素，建议晨起顿服，之后开始缓慢减量；若耐受好，每周减量 5%～15%。达到 30mg/d，一次减 2.5mg。当达到 10～15mg 时，一次减量 1mg。若病情复发，增至最近的有效剂量并维持数周。

方案 2：隔日糖皮质激素治疗方案。每日晨起顿服，然后开始按隔日减量治疗。例如：60mg/d 减至 60mg 与 50mg 交替。直到每隔一日使用 60mg/d，然后每 1～2 周减少 5%～15%。

方案 3：在方案 1 或 2 基础上，加用抗疟药、非甾体抗炎药、环磷酰胺口服等药，有助于糖皮质激素减量。如果能够减至 15mg/d 或隔日 30mg 或更小而病情无复发，则考虑单独用糖皮质激素。如果维持剂量大，考虑加用细胞毒药物。

b.临床表现对糖皮质激素的反应

对糖皮质激素通常没有反应的表现包括：血栓形成（包括脑卒中等）、肾小球肾炎（纤维化终末期肾病。单纯膜性肾小球肾炎）、顽固性血小板减少或溶血性贫血（少数患者）、与SLE之外的疾病有关的精神病，如糖皮质激素治疗。

c.不良反应：激素的不良反应除感染外，还包括高血压、高血糖、高血脂、低钾血症、骨质疏松、无菌性骨坏死、白内障、体重增加、水钠潴留等。应记录血压、血糖、血钾、血脂、骨密度，胸片等作为评估基线，并定期随访。应注意在发生重症SLE、尤其是危及生命的情况下，激素的不良反应如股骨头无菌性坏死并非是使用大剂量激素的绝对禁忌。大剂量MP冲击疗法常见不良反应包括：脸红、失眠、头痛、乏力、血压升高、短暂的血糖升高；严重不良反应包括：感染、上消化道大出血、水钠潴留、诱发高血压危象、诱发癫痫大发作、精神症状、心律失常。甲基泼尼松龙冲击治疗应强调缓慢静脉滴注60分钟以上，注射速度过快有突然死亡风险。SLE患者使用的激素疗程较漫长，故应注意保护下丘脑-垂体-肾上腺轴，避免使用对该轴影响较大的地塞米松等长效和超长效激素。

(2)环磷酰胺（CTX cyclophosphamide，也简称为CTX）是治疗重症SLE的有效的药物之一，尤其是在狼疮性肾炎和血管炎的患者中，环磷酰胺与激素联合治疗能有效地诱导疾病缓解，阻止和逆转病变的发展，改善远期预后。除了对肾小球肾炎和血管炎有效外，静脉用CTX对某些严重肾外表现的SLE患者有效、包括弥漫性CNS疾病、血小板减少和间质性肺炎。CTX主要作用于S期的细胞周期特异性烷化剂，通过影响DNA合成发挥细胞毒作用。其对体液免疫的抑制作用较强，能抑制B细胞增生和抗体生成，且抑制作用较持久。糖皮质激素激素联合CTX治疗，其疾病复发次数和肾功能的维持优于单用糖皮质激素疗组。CTX停药后，约25%患者5年内出现SLE复发，50%在10年内出现复发。CTX的用法有以下几种方案：

方案1：即大剂量CTX冲击治疗：每月静脉使用CTX、共6次（0.5～1g/m² 之体表面积），接着每季度冲击一次、再延长给药时间12～24个月，或更长。

方案2：即小剂量CTX冲击治疗：每2周静脉使用400～600mg CTX，连续6次。而后延长CTX给药时间，或改为硫唑嘌呤维持治疗。

方案3：每日口服CTX，2～3mg/(kg·d)。

过去认为环磷酰胺累积剂量不应超过9～12g以上，新近的研究提示，环磷酰胺累积剂量可以至30g，可以使LN的远期疗效更为巩固，且安全性并未由此降低。若CTX连用9～11月无效，即停药。

CTX有一定不良反应。包括白细胞减少、诱发感染和出血性膀胱炎等。治疗中应注意避免导致白细胞过低，一般要求白细胞低谷不小于 $3.0\times10^9/L$。环磷酰胺冲击治疗的其他不良反应包括：性腺抑制（尤其是女性的卵巢功能衰竭）、胃肠道反应、脱发、肝功能损害，少见远期致癌作用（主要是淋巴瘤等血液系统肿瘤），出血性膀胱炎、膀胱纤维化和膀胱癌在长期口服环磷酰胺治疗者常见，而间歇环磷酰胺冲击治疗罕见。

(3)硫唑嘌呤：为嘌呤类似物，可通过抑制DNA合成发挥淋巴细胞的细胞毒作用。疗效不及环磷酰胺冲击疗法，尤其在控制肾脏和神经系统病变效果较差，而对浆膜炎、血液系统、皮疹等较好。用法每日 1～2.5mg/kg，常用剂量 50～100mg/d，即 50mg 每日口服 1～2 次。不良反应包括：骨髓抑制、胃肠道反应、肝功能损害等。少数对硫唑嘌呤极敏感者用药短期就可出现严重脱发和造血危象，引起严重粒细胞和血小板缺乏症。

(4)甲氨蝶呤：二氢叶酸还原酶拮抗剂，通过抑制核酸的合成发挥细胞毒作用。疗效不及环磷酰胺冲击疗法，但长期用药耐受性较佳。剂量 10～15mg，每周 1 次。主要用于关节炎、肌炎、浆膜炎和皮肤损害为主的 SLE。主要不良反应有胃肠道反应、口腔黏膜糜烂、肝功能损害、骨髓抑制，偶见甲氨蝶呤导致肺炎和肺纤维化。

(5)环孢素：可特异性抑制 T 淋巴细胞 IL-2 的产生，发挥选择性的细胞免疫抑制作用，是一种非细胞毒免疫抑制剂。在治疗 SLE 方面，对狼疮性肾炎(特别是Ⅴ型 LN)有效，可用环孢素每日剂量 3～5mg/kg，分两次口服。用药期间注意肝、肾功能及高血压、高尿酸血症、高血钾等，有条件者应测血药浓度，调整剂量，血肌酐较用药前升高 30%，需要减药或停药。环孢素对 LN 的总体疗效不如环磷酰胺冲击疗法，而且价格昂贵、毒不良反应较大、停药后病情容易反跳。

(6)霉酚酸酯：为次黄嘌呤单核苷酸脱氢酶的抑制剂，可抑制嘌呤从头合成途径，从而抑制淋巴细胞活化。霉酚酸酯治疗狼疮性肾炎有效，能够有效的控制Ⅳ型 LN 活动。每日剂量 10～30mg/kg 体重，分 2 次口服。与 CTX 相比，疗效相当，毒不良反应相对少，但价格昂贵。

(7)免疫球蛋白：对于重症狼疮、狼疮活动期患者，可静脉大剂量用丙种球蛋白冲击治疗 400mg/(kg·d)，共 3～5 天。既抑制狼疮病情活动，且增强抗感染的抵抗力，有利于狼疮高度活动又伴随严重感染的患者。

(8)特殊治疗：血浆置换等治疗 SLE，不宜列入诊疗常规，应视患者具体情况选择应用。

3.重症狼疮治疗

治疗狼疮危象的目的在于挽救生命、保护受累脏器、防止后遗症。通常需要大剂量甲基泼尼松龙冲击治疗，针对受累脏器的对症治疗和支持治疗，以帮助患者度过危象。后继的治疗可按照重型 SLE 的原则，继续诱导缓解和维持巩固治疗。

(1)狼疮性肾炎(lupus nephritis，LN)的治疗：狼疮性肾炎(lupus nephritis，LN)患者联合用药包括糖皮质激素加用①CTX 服用，2～3mg/(kg·d)；②CTX 口服 1.5～2.5mg/(kg·d)，加硫唑嘌呤口服 1.5～2.5mg/(kg·d)；③每天口服霉酚酸酯。口服方案具有方便的优点，且可每天对疾病进行免疫抑制。但 CTX 口服给药产生膀胱毒性的危险很大(出血性膀胱炎、慢性硬化性膀胱癌)，静脉给药时此风险大大降低。CTX 静脉冲击对大多数重型患者有效。某些患者每日口服给药可能比大剂量间歇冲击更有效(毒性更大)。糖皮质激素联合硫唑嘌呤及 CTX 口服对部分常规糖皮质激素加 CTX 冲击方案失败者有效，尚无在 SLE 患者中进行的前瞻性对照研究支持这一观点。加用霉酚酸酯对此类患者有效。

重症狼疮性肾炎：表现为急性进行性少尿、水肿、大量蛋白尿/血尿、严重低蛋白血症、肾功能进行性下降、血压增高、高血钾、贫血、代谢性酸中毒等。B 超肾脏体积常增大，肾脏病理多符合 WHO 的 LN 的Ⅳ(弥漫增生性)型，往往呈新月体肾炎。在评估 SLE 活动性和全身情况和有无治疗反指征的同时，应抓紧时机肾脏穿刺，判断病理类型和急慢性指标，制订治疗方案。对明显活动、非肾脏纤维化/硬化等不可逆病变为主的患者，应积极使用激素[泼尼松≥2mg/

(kg·d)],并可使用大剂量 MP 冲击疗法。对症治疗包括纠正水电解质酸碱平衡紊乱、低蛋白血症,防治感染,纠正高血压,心衰等合并症,保护重要脏器,必要时需要透析支持治疗。

(2)神经精神狼疮的治疗:神经精神狼疮的诊断必须除外化脓性脑膜炎、结核性脑膜炎、隐球菌性脑膜炎、病毒性脑膜脑炎等中枢神经系统感染。弥漫性神经精神狼疮提示病情高度活动,如精神错乱、弥漫性脱髓鞘病、脊髓病,结合全身血管炎表现的活动证据,需立即使用大剂量糖皮质激素或联合细胞毒药物积极治疗。应用大剂量 MP 冲击治疗(500~1 000mg/天,连用 3~5 天后减量),每一周重新评价神经精神症状有无好转,若无改善可重复冲击治疗。同时静脉输注大剂量人体免疫球蛋白(IVIG),每日剂量 0.4g/kg 体重,连用、3~5 天。中枢狼疮包括横贯性脊髓炎在内,可试用地塞米松 10mg 加甲氨蝶呤鞘内注射/wk 治疗,共 2~3 次。在控制 SLE 的基础药物上强调对症治疗,包括抗精神病药物,癫痫大发作或癫痫持续状态时需积极抗癫痫治疗,注意加强护理。ACL 相关神经精神狼疮,应加用抗凝、抗血小板聚集药物。

(3)妊娠生育:过去妊娠生育曾经被列为 SLE 的禁忌证。而今大多数 SLE 患者在疾病控制后,可以安全地妊娠生育。一般来说,在无重要脏器损害、病情稳定一年或一年以上,细胞毒免疫抑制剂(环磷酰胺、甲氨蝶呤等)停药半年,激素仅需小剂量时方可怀孕,多数能安全地妊娠和生育。

第三节　强直性脊柱炎

一、概述

强直性脊柱炎(AS)是一种慢性进行性疾病,主要侵犯骶髂关节,脊柱骨突,脊柱旁软组织及外周关节,并可伴发关节外表现。严重者可发生脊柱畸形和关节强直。

AS 的患病率在各国报道不一,如美国为 0.13%~0.22%,日本本土人为 0.05%~0.2%,及我国为 0.26%。以往认为本病男性多见,男女之比为 10.6∶1;现报告男女之比为 2~3∶1,只不过女性发病较缓慢及病情较轻。发病年龄通常在 13~31 岁,30 岁以后及 8 岁以前发病者少见。AS 的病理性标志和早期表现之一为骶髂关节炎。脊柱受累到晚期的典型表现为竹节状脊柱。外周关节的滑膜炎在组织学上与类风湿关节炎难以区别。肌腱末端病为本病的特征之一。因主动脉根部局灶性中层坏死可引起主动脉环状扩张,以及主动脉瓣膜尖缩短变厚,从而导致主动脉瓣关闭不全。

二、AS 的病因及发病机制

AS 的病因未明。从流行病学调查发现,基因和环境因素在本病的发病中发挥作用。已证实,AS 的发病和 HLA-B27(下称 B27)密切相关,并有明显家族发病倾向。正常人群的 B27 阳性率因种族和地区不同差别很大,如欧洲的白种人为 4%~13%,我国为 2%~7%,可是 AS 患者的 B27 的阳性率在我国患者达 91%。另有资料显示,AS 的患病率在普通人群为 0.1%,在 AS 患者的家系中为 4%,在 B27 阳性的 AS 患者的一级亲属中高达 11%~25%,这提示 B27 阳性者或有 AS 家族史者患 AS 的危险性增加。但是,大约 80%的 B27 阳性者并不发生 AS,以及大约

10%的AS患者为B27阴性，这提示还有其他因素参与发病，如肠道细菌及肠道炎症。

三、病史特点

AS发病隐袭。腰背部或骶髂部疼痛和(或)僵硬是最常见的症状，疾病早期疼痛多在一侧呈间断性，数月后疼痛多在双侧呈持续性。随病情进展由腰椎向胸颈部脊椎发展，则出现相应部位疼痛、活动受限或脊柱畸形。据报道，我国患者中大约45%的患者是从外周关节炎开始发病。24%～75%的AS患者在病初或病程中出现外周关节病变，以膝、髋、踝和肩关节居多，肘及手和足小关节偶有受累。非对称性、少数关节或单关节，及下肢大关节的关节炎为本病外周关节炎的特征。我国患者除髋关节外，膝和其他关节的关节炎或关节痛多为暂时性，极少或几乎不引起关节破坏和残疾。髋关节受累占38%～66%，表现为局部疼痛，活动受限，屈曲挛缩及关节强直，其中大多数为双侧，而且94%的髋部症状起于发病后前5年内。发病年龄小，及以外周关节起病者易发生髋关节病变。

AS的全身表现轻微，少数重症者有发热、疲倦、消瘦、贫血或其他器官受累。跖底筋膜炎、跟腱炎和其他部位的肌腱末端病在本病常见。1/4的患者在病程中发生眼色素膜炎，单侧或双侧交替，一般可自行缓解，反复发作可致视力障碍。神经系统症状来自压迫性脊神经炎或坐骨神经痛、椎骨骨折或不全脱位以及马尾综合征，后者可引起阳痿、夜间尿失禁、膀胱和直肠感觉迟钝、踝反射消失。极少数患者出现肺上叶纤维化，有时伴有空洞形成而被误认为结核，也可因并发真菌感染而使病情加剧。主动脉瓣闭锁不全及传导障碍见于3.5%～10%的患者。AS可并发IgA肾病和淀粉样变性。

四、辅助检查

AS活动期患者可见血沉增快、C-反应蛋白增高及轻度贫血。类风湿因子阴性和免疫球蛋白轻度升高。虽然AS患者HLA-B27阳性率达90%左右，但无诊断特异性，因为正常人也有HLA-B27阳性。HLA-B27阴性患者只要临床表现和影像学检查符合诊断标准，也不能排除AS可能。

X线表现具有诊断意义。AS最早的变化发生在骶髂关节。该处的X线片显示软骨下骨缘模糊，骨质糜烂，关节间隙模糊，骨密度增高及关节融合。通常按X线片骶髂关节炎的病变程度分为5级：0级为正常，Ⅰ级可疑，Ⅱ级有轻度骶髂关节炎，Ⅲ级有中度骶髂关节炎，Ⅳ级为关节融合强直。脊柱的X线片表现有椎体骨质疏松和方形变，椎小关节模糊，椎旁韧带钙化以及骨桥形成。晚期广泛而严重的骨化性骨桥表现称为“竹节样脊柱”。耻骨联合、坐骨结节和肌腱附着点(如跟骨)的骨质糜烂，伴邻近骨质的反应性硬化及绒毛状改变，可出现新骨形成。对于临床可疑病例，而X线片尚未显示明确的或Ⅱ级以上的双侧骶髂关节炎改变者，应该采用计算机断层(CT)检查。该技术的优点还在于假阳性少。但是，由于骶髂关节解剖学的上部为韧带，因其附着引起影像学上的关节间隙不规则和增宽，给判断带来困难。另外，类似于关节间隙狭窄和糜烂的骶髂关节髂骨部分的软骨下老化是一自然现象，不应该视为异常。磁共振成像技术(MRI)对了解软骨病变优于CT，可用于AS的早期诊断。

五、诊断依据

AS诊断的最好线索是患者的症状、关节体征和关节外表现及家族史。AS最常见的和特征性早期主诉为下腰背发僵和疼痛。由于腰背痛是普通人群中极为常见的一种症状，但大多数为机械性非炎性背痛，而本病则为炎性疼痛。以下 5 项有助于脊柱炎引起的炎性背痛和其他原因引起的非炎性背痛的鉴别：①背部不适发生在 40 岁以前；②缓慢发病；③症状持续至少 3 个月；④背痛伴晨僵；⑤背部不适在活动后减轻或消失。以上 5 项有 4 项符合则支持炎性背痛。

近年来 AS 的诊断有不同标准，现在仍沿用 1966 年纽约标准，或 1984 年修订的纽约标准。但是，对一些暂时不符合上述标准者，可参考欧洲脊柱关节病初步诊断标准。

1.纽约标准（1966 年）

有 X 线片证实的双侧或单侧骶髂关节炎（按前述 0～Ⅳ级分级），并分别附加以下临床表现的 1 条或 2 条，即，①腰椎在前屈、侧屈和后伸的 3 个方向运动均受限；②腰背痛史或现有症状；③胸廓扩展范围小于 2.5cm。根据以上几点，诊断肯定的 AS 要求有：X 线片证实的Ⅲ～Ⅳ级双侧骶髂关节炎，并附加上述临床表现中的至少 1 条；或者 X 线证实的Ⅲ～Ⅳ级单侧骶髂关节炎或Ⅱ级双侧骶髂关节炎，并分别附加上述临床表现的 1 条或 2 条。

2.修订的《纽约标准》（19 84 年）

①下腰背痛的病程至少持续 3 个月，疼痛随活动改善，但休息不减轻；②腰椎在前后和侧屈方向活动受限；③胸廓扩展范围小于同年龄和性别的正常值；④双侧骶髂关节炎Ⅱ～Ⅳ级，或单侧骶髂关节炎Ⅲ～Ⅳ级。如果患者具备④并分别附加①～③条中的任何 1 条可确诊为 AS。

3.欧洲脊柱关节病研究组标准

炎性脊柱痛或非对称性以下肢关节为主的滑膜炎，并附加以下项目中的任何一项，即：①阳性家族史；②银屑病；③炎性肠病；④关节炎前 1 个月内的尿道炎、宫颈炎或急性腹泻；⑤双侧臀部交替疼痛；⑥肌腱末端病；⑦骶髂关节炎。

六、鉴别诊断

1.类风湿关节炎（RA）

AS 与 RA 的主要区别是：

（1）AS 在男性多发而 RA 女性居多。

（2）AS 无一例外有骶髂关节受累，RA 则很少有骶髂关节病变。

（3）AS 为全脊柱自下而上地受累，RA 只侵犯颈椎。

（4）外周关节炎在 AS 为少数关节、非对称性，且以下肢关节为主；在 RA 则为多关节、对称性和四肢大小关节均可发病。

（5）AS 无 RA 可见的类风湿结节。

（6）AS 的 RF 阴性，而 RA 的阳性率占 60%～95%。

（7）AS 以 HLA-B27 阳性居多，而 RA 则与 HLA-DR4 相关。AS 与 RA 发生在同一患者的几率为 1/10 万～20 万。

2.椎间盘突出

椎间盘脱出是引起炎性腰背痛的常见原因之一。该病限于脊柱，无疲劳感、消瘦、发热等全身表现，所有实验室检查包括血沉均正常。它和 AS 的主要区别可通过 CT、MRI 或椎管造影检查得到确诊。

3.结核

对于单侧骶髂关节病变要注意同结核或其他感染性关节炎相鉴别。

4.弥漫性特发性骨肥厚(DISH)综合征

该病发病多在50岁以上男性，患者也有脊椎痛、僵硬感以及逐渐加重的脊柱运动受限。其临床表现和X线所见常与AS相似。但是，该病X线可见韧带钙化，常累及颈椎和低位胸椎，经常可见连接至少四节椎体前外侧的流注形钙化与骨化，而骶髂关节和脊椎骨突关节无侵蚀，晨起僵硬感不加重，血沉正常及HLA-B27阴性。根据以上特点可将该病和AS区别开。

5.髂骨致密性骨炎

本病多见于青年女性，其主要表现为慢性腰骶部疼痛和发僵。临床检查除腰部肌肉紧张外无其他异常。诊断主要依靠X线前后位平片，其典型表现为在髂骨沿骶髂关节之中下2/3部位有明显的骨硬化区，呈三角形者尖端向上，密度均匀，不侵犯骶髂关节面，无关节狭窄或糜烂，故不同于AS。

6.其他

AS是血清阴性脊柱关节病的原型，在诊断时必需与骶髂关节炎相关的其他脊柱关节病如银屑病关节炎、肠病性关节炎或赖特综合征等相鉴别。

七、治疗

AS尚无根治方法。但是患者如能及时诊断及合理治疗，可以达到控制症状并改善预后。应通过非药物、药物和手术等综合治疗，缓解疼痛和僵硬，控制或减轻炎症，保持良好的姿势，防止脊柱或关节变形，以及必要时矫正畸形关节，以达到改善和提高患者生活质量的目的。

1.非药物治疗

(1)对患者及其家属进行疾病知识的教育是整个治疗计划中不可缺少的部分，有助于患者主动与医师合作参与治疗过程。同时还应关注患者的社会心理需要。

(2)劝导患者要谨慎而不间断地进行体育锻炼，以取得和维持脊柱关节的最好位置，增强椎旁肌肉力量和增加肺活量，其重要性不亚于药物治疗。

(3)站立时应尽量保持挺胸、收腹和双眼平视前方的姿势。坐位也应保持胸部直立。应卧硬板床，多取仰卧位，避免促进屈曲畸形的体位。宜睡低枕，一旦出现上胸或颈椎受累应停用枕头。

(4)减少或避免引起持续性疼痛的体力活动，定期测量身高。通过身高记录可发现早期脊柱弯曲的证据。

(5)可选择必要的物理治疗。

2.药物治疗

(1)非甾体抗炎药:这类药物可迅速改善患者腰背部疼痛和僵硬感，减轻关节肿胀、疼痛及增加关节活动范围，无论对早期或晚期AS患者的症状治疗都是首选的。抗炎药种类繁多，但对AS的疗效大致相当。可选药物包括:吲哚美辛25mg，每日3次;双氯芬酸，每日总剂量为75～150mg;萘丁美酮1 000mg，每晚1次;美洛昔康7.5mg，每日2次;依托度酸400mg，每日1次;塞来昔布200mg，每日2次等。

非甾体抗炎药的不良反应中较多的是胃肠不适，少数可引起溃疡；其他较少见的有头痛、头晕，肝、肾损伤，血细胞减少，水肿，高血压及过敏反应等。医师应针对每例患者的具体情况选用一种抗炎药物。同时使用2种或2种以上的抗炎药不仅不会增加疗效，反而会增加药物不良反应，甚至带来严重后果。抗炎药物通常需要使用2个月左右，待症状完全控制后减少剂量，以最小有效量巩固一段时间，再考虑停药，过快停药容易引起症状反复。如一种药物治疗2～4周疗效不明显，应改用其他不同类别的抗炎药。在用药过程中应始终注意监测药物不良反应并及时调整。

(2)柳氮磺吡啶：本品可改善AS的关节疼痛、肿胀和僵硬感，并可降低血清IgA水平及其他实验室活动性指标，特别适用于改善AS患者的外周关节炎，并对本病并发的前色素膜炎有预防复发和减轻病变的作用。至今，本品对AS的中轴关节病变的治疗作用及改善疾病预后的作用均缺乏证据。通常推荐用量为每日2.0g，分2～3次口服，剂量增至3.0g/d，疗效虽可增加，但不良反应也明显增多。本品起效较慢，通常在用药后4～6周。为了增加患者的耐受性，一般以0.25g，每日3次开始，以后每周递增0.25g，直至1.0g，每日2次，维持1～3年。本品的不良反应包括消化系症状，皮疹，血细胞减少，头痛，头晕以及男性精子减少及形态异常(停药可恢复)。磺胺过敏者禁用。

(3)甲氨蝶呤：活动性AS患者经柳氮磺吡啶和非甾体抗炎药治疗无效时，可采用甲氨蝶呤。本品仅对外周关节炎、腰背痛、僵硬感、虹膜炎、血沉、C-反应蛋白水平有改善作用，而对中轴关节的放射线病变无改善证据。通常以甲氨蝶呤7.5～15mg，口服，每周1次，个别重症者可酌情增加剂量，疗程半年至3年不等。同时，可并用1种抗炎药。尽管小剂量甲氨蝶呤有不良反应较少的优点，但仍应注意，其中包括胃肠不适，肝损伤，肺间质炎症和纤维化，血细胞减少，脱发，头痛及头晕等，故在用药前后应定期复查血常规、肝肾功能及其他有关项目。

(4)糖皮质激素：对其他治疗不能控制的下腰痛，在CT指导下行皮质类固醇骶髂关节注射，部分患者可改善症状，疗效可持续3个月左右。本病伴发的长期单关节(如膝)积液，可行长效皮质激素关节腔注射，间隔3～4周重复一次，一般不超过2～3次。糖皮质激素口服治疗不能阻止本病的发展，不建议长期使用。

(5)其他药物：一些难治性AS患者应用沙利度胺(thalidomide，反应停)后，临床症状、血沉、C-反应蛋白均明显改善。初始剂量50mg/d，每10天递增50mg，至200～300mg/d维持。本品的不良反应有嗜睡，口渴，血细胞下降，肝酶增高，镜下血尿及指端麻刺感等。因此对选用此种药物者应做严密观察，每2～4周查肝血常规、肾功能。对长期用药者应定期做神经系统检查，以便及时发现可能出现的外周神经炎。

3.生物制剂

目前已将抗肿瘤坏死因子-α用于治疗活动性或对抗炎药治疗无效的AS，包括Infliximab、Etanercept、Adalimumab等。Infliximab是抗肿瘤坏死因子的单克隆抗体，其用法为：3～5mg/kg，静点，间隔2～8周重复1次，通常使用3～6次，治疗后患者的外周关节炎、肌腱末端炎以及C-反应蛋白均可得到明显改善，但其长期疗效及对中轴关节X线病变的影响如何尚待观察。本品的不良反应有感染、严重过敏反应及狼疮样病变等。

Etanercept是一种重组的人可溶性肿瘤坏死因子受体融合蛋白，能可逆性地与TNFα结合，竞争性抑制 TNFα 与 TNF 受体位点的结合。目前已用于治疗活动性 AS。以本品 25mg，皮下注射，每周 2 次，连用 3～6 个月，80％的患者病情可获改善。本品主要不良反应为感染。

4.外科治疗

髋关节受累引起的关节间隙狭窄、强直和畸形是本病致残的主要原因，人工全髋关节置换术可有效改善患者的关节功能和生活质量。

本例患者使用非甾体类抗炎药＋柳氮磺胺吡啶＋生物制剂后，症状明显缓解。

八、预后

本病在临床上表现的轻重程度差异较大，有的患者病情反复持续进展，有的长期处于相对静止状态，可以正常工作和生活。但是，发病年龄较小，髋关节受累较早，反复发作虹膜睫状体炎和继发性淀粉样变性，诊断延迟，治疗不及时和不合理，以及不坚持长期功能锻炼者预后差。总之，AS 是一种慢性进展性疾病，应在专科医师指导下长期随诊。

第七章　心脏外科急症

第一节　急性心包炎

急性心包炎是由心包脏层和壁层急性炎症引起的综合征。临床特征包括胸痛、心包摩擦音和一系列异常心电图变化。病因较多,可来自心包本身疾病,也可为全身性疾病的一部分,临床上以结核性、非特异性、肿瘤者为多见,全身性疾病如系统性红斑狼疮、尿毒症等病变易累及心包引起心包炎。其治疗包括对原发疾病的病因治疗、解除心脏压塞和对症治疗,自然病程及预后取决于病因。

一、病因

急性心包炎的病因很多,部分病因不明。常见的病因有特发性(非特异性)、感染性(病毒、细菌、结核等)、免疫－炎症性、肿瘤及创伤等。其中以非特异性、结核性、化脓性和风湿性心包炎较为常见。国外资料表明,非特异性心包炎已成为成年人心包炎的主要类型;国内报告则以结核性心包炎居多,其次为非特异性心包炎。恶性肿瘤和急性心肌梗死引起的心包炎在逐渐增多。随着抗生素和化学治疗的进展,结核性、化脓性和风湿性心包炎的发病率已明显减少。除系统性红斑狼疮性心包炎外,男性发病率明显高于女性。

二、临床表现

1.症状

(1)心前区疼痛常于体位改变、深呼吸、咳嗽、吞咽、卧位尤其当抬腿或左侧卧位时加剧,坐位或前倾位时减轻。疼痛通常局限于胸骨下或心前区,常放射到左肩、背部、颈部或上腹部,偶向下颌,左前臂和手放射。有的心包炎疼痛较明显,如急性非特异性心包炎;有的则轻微或完全无痛,如结核性和尿毒症性心包炎。

(2)心脏压塞的症状可出现呼吸困难、面色苍白、烦躁不安、发绀、乏力、上腹部疼痛、水肿、甚至休克。

(3)心包积液对邻近器官压迫的症状肺、气管、支气管和大血管受压迫引起肺瘀血,肺活量减少,通气受限制,加重呼吸困难,使呼吸浅而速。患者常自动采取前卧坐位,使心包渗液向下及向前移位,以减轻压迫症状。气管受压可产生咳嗽和声音嘶哑。食管受压可出现咽下困难症状。

(4)全身症状心包炎本身亦可引起畏寒、发热、心悸、出汗、乏力等症状,与原发疾病的症状常难以区分。

2.体征

(1)心包摩擦音是急性纤维蛋白性心包炎的典型体征。在胸骨左缘第三、四肋间、胸骨下部和剑突附近最清楚。常仅出现数小时、或持续数天、数星期不等。当渗液出现两层心包完全分开时，心包摩擦音消失；如两层心包有部分粘连，虽有大量心包积液，有时仍可闻及摩擦音。在心前区听到心包摩擦音，就可作出心包炎的诊断。

(2)心包积液积液量在200ml以上或渗液迅速积聚时产生以下体征：①心脏体征心尖搏动减弱、消失或出现于心浊音界左缘内侧处。心浊音界向两侧扩大、相对浊音区消失，患者由坐位转变为卧位时第二、三肋间的心浊音界增宽。心音轻而远，心率快。少数患者在胸骨左缘第三、四肋间可听得舒张早期额外者(心包叩击音)，此音在第二心音后0.1秒左右，声音较响，呈拍击样。②左肺受压迫的征象有大量心包渗液时，心脏向后移位，压迫左侧肺部，可引起左肺下叶不张。左肩胛肩下常有浊音区，语颤增强，并可听到支气管呼吸音。③心脏压塞的征象快速心包积液，即使仅100ml，可引起急性心脏压塞，出现明显的心动过速，如心排血量显著下降，可产生休克。当渗液积聚较慢时、除心率加速外，静脉压显著升高，可产生颈静脉怒张，搏动和吸气时扩张，肝大伴触痛，腹腔积液，皮下水肿和肝-颈静脉反流征阳性等体循环瘀血表现。可出现奇脉。

三、检查

1.心电图

急性心包炎的心电图演变典型演变可分四期：①ST段呈弓背向下抬高，T波高。一般急性心包炎为弥漫性病变，故出现于除aVR和V1外所有导联，持续2天至2周左右。V6的ST/T比值≥0.25。②几天后ST段回复到基线，T波减低、变平。③T波呈对称型倒置并达最大深度，无对应导联相反的改变(除aVR和V1直立外)。可持续数周、数月或长期存在。④T波恢复直立，一般在3个月内。病变较轻或局限时可有不典型的演变，出现部分导联的ST段、T波的改变和仅有ST段或T波改变。

2.超声心动图检查

检查是否存在心包积液，有助于确诊急性心包炎。可估计心包积液的量，提示有无心脏压塞，是否合并其他心脏疾病，如心肌梗死、心力衰竭。心脏压塞时的特征为：右心房及右心室舒张期塌陷；吸气时右心室内径增大，左心室内径减少，室间隔左移等。

3.血液化验

感染者可能有白细胞计数增多、红细胞沉降率增快及C反应蛋白浓度增加。肌钙蛋白可以轻度升高，可能与心外膜心肌受到炎症刺激有关，大部分急性心包炎患者合并肌钙蛋白升高者，冠脉造影正常。

4.X线检查

可见心脏阴影向两侧扩大，心脏搏动减弱；尤其是肺部无明显充血现象而心影明显增大是心包积液的有力证据，可与心力衰竭相鉴别。成人液体量小于250ml，X线难以检出心包积液。

5.心脏CT或心脏MRI

心脏CT和心脏MRI越来越多地用来诊断心包炎，二者均可以非常敏感地探测到心包积液和测量心包的厚度。心脏CT可以测量急性心包炎时心包的增厚，但这并不是诊断急性心包炎的指标。最敏感的诊断急性心包炎的方法是心包MRI延迟显像。

四、诊断

在心前区听到心包摩擦音，则心包炎的诊断即可确立。在可能并发心包炎的疾病过程中，如出现胸痛、呼吸困难、心动过速和原因不明的体循环静脉瘀血或心影扩大，应考虑为心包炎伴有渗液的可能。心电图异常表现者，应注意与早期复极综合征、急性心肌缺血等进行鉴别。

尽管目前尚没有统一的诊断标准，但既往的研究提示诊断急性心包炎需要满足以下四个条件中的至少两条：

(1)特征性的胸痛。

(2)心包摩擦音。

(3)具有提示性的心电图改变。

(4)新出现的或者加重的心包积液。

五、治疗

急性心包炎的治疗包括对原发疾病的病因治疗、解除心脏压塞和对症治疗。风湿性心包炎时应加强抗风湿治疗；结核性心包炎时应尽早开始抗结核治疗，并给予足够的剂量和较长的疗程，直到结核活动停止后一年左右再停药，如出现心脏压塞症状，应进行心包穿刺放液；如渗液继续产生或有心包缩窄表现，应及时作心包切除，以防止发展为缩窄性心包炎；化脓性心包炎时应选用足量对致病菌有效的抗生素，并反复心包穿刺抽脓和心包腔内注入抗生素，如疗效不著，即应及早考虑心包切开引流，如引流发现心包增厚，则可作广泛心包切除；非特异性心包炎时肾上腺皮质激素可能有效，如反复发作亦可考虑心包切除。

第二节　心脏压塞

心脏压塞是指指心包腔内液体增长的速度过快或积液量过大时，压迫心脏而限制心室舒张及血液充盈的现象。

一、疾病简介

大量的炎性渗出性液体或血液进入心包腔，使心包腔内压力增高，由正常时的负压成为程度不等的正压，由于心包腔内压力的异常增高，对心房和心室都产生压力，使心脏活动受限、回心血量减少，每搏心搏量减少。

心脏压塞常见的病因有肿瘤、心包炎、尿毒症、心肌梗死、心导管操作，胸部挫伤或钝器伤也可引起心脏压塞。

典型的临床表现为急性循环衰竭，动脉压下降、脉压变小甚至休克。慢性心脏压塞症状不典型，表现为体循环静脉压增高，如颈静脉怒张、奇脉等心脏压塞的治疗有心包穿刺抽液、心包开窗引流等。

二、病因及分类

根据心包腔内液体量增长的速度快慢可分为急性心脏压塞和慢性心脏压塞。

急性心脏压塞可见于急性心包炎、心包积血(心肌梗死后、主动脉瘤或夹层动脉瘤破裂)、胸部创伤(穿透性)及肿瘤等。

慢性心脏压塞见于特发性心包积液、结核性心包积液、心脏和心包肿瘤、黏液性水肿、心肌梗死后综合征,心包切开术后综合征、结缔组织病、胸部放射治疗后等。

三、诊断要点

1.病史

患者可有引起心包积液的基础病,如心脏肿瘤或其他部位肿瘤、心包炎、心脏/主动脉外伤史、心导管检查史或正在使用抗凝剂等。

2.症状

急性心脏压塞主要表现为心排血量显著减少,亚急性或慢性心脏压塞主要表现为静脉系统瘀血,两者的血流动力学改变有所不同,临床表现有较大的差别。急性心脏压塞,患者突发胸闷,呼吸困难,全身冷汗,极度烦躁、面色苍白或发绀、神志不清,呈现休克或休克前状态。亚急性心脏压塞,患者有胸部压迫感或胸痛,呼吸困难,恶心、腹痛或腹胀。

3.体征

急性心脏压塞时典型征象为Beck三联征:动脉压下降、静脉压上升和心音遥远。在亚急性心脏压塞时,则表现为另一三联征:心包积液、奇脉与颈静脉怒张。

(1)脉搏细弱,可触及奇脉;血压极低者,可触不到奇脉。亚急性心脏压塞患者中奇脉发生率为77%。但应与梗阻性肺部疾病、缩窄性心包炎、限制型心肌病和肺栓塞鉴别。

(2)动脉压下降,尤其是收缩压下降,是本病的主要表现或唯一的早期表现。脉压小于30mmHg,动脉血压持续下降可呈现休克表现。凡原因不明低血压或休克患者均应考虑心脏压塞的可能。

(3)体循环静脉压增高,出现颈静脉怒张,呈现Kussmaul征象;肝脏肿大,肝-颈静脉回流征阳性,腹水及下肢水肿等。急性心脏压塞尤其是伴低血容量者或肥胖患者,上述表现可不明显,而易漏诊。

(4)心脏听诊表现为心率增快,心音弱而遥远。少数患者早期可因出现迷走反射而表现为窦性心动过缓或停搏。

4.辅助检查

(1)超声心动图是诊断心脏压塞的首选检查方法。即使少量心包积液(50～100ml)时亦能作出诊断。主要特征表现为:①心包膜脏、壁层之间出现无回声区。②右心室显著受压,右心室流出道变窄。③吸气时,右心室内径增大,左心室内径减少,室间隔向左心室偏移,呼气时则相反;右心室前壁可出现舒张期塌陷,右心房壁可出现收缩期塌陷征象。④主动脉瓣开放时间缩短,心脏每搏量减低;⑤二尖瓣、三尖瓣与肝静脉多普勒血流频谱亦有相应的改变。

(2)X线检查在X线透视下发现心脏搏动普遍减弱是急性心脏压塞最主要的X线表现。而X线摄片,只有心包积液量超过250ml时,方可见心影向两侧扩大;积液量超过1000ml时,心影普遍增大,正常轮廓消失,呈烧瓶样,且心影随体位而变化。X线摄片检查不适宜用于早期诊断,但有助于病因的诊断。

(3)心电图心电图检查对心脏压塞诊断缺乏特异性。77%的心脏压塞患者表现为窦性心动过速。少数患者可有P波、QRS波和T波的电交替,此与心脏跳动时左、右心室充盈量发生交替有关。QRS波群电压降低,以肢体导联最为明显,但亦可无低电压。

四、治疗

1.改善血流动力学

(1)快速静脉输注生理盐水目的是扩充血容量,增加中心静脉压与回心血量,以维持一定的心室充盈压。可在心包腔内减压前或减压的同时快速静脉输注500ml生理盐水(液体复苏),其后输液总量视补液后患者血流动力学状态而定。

(2)正性肌力药首选多巴酚丁胺。多巴酚丁胺在增加心肌收缩力的同时不会导致心脏后负荷增加。心脏压塞时多巴胺与去甲肾上腺素可增加心脏后负荷,导致心排量减少,应避免使用。

2.降低心包腔内压

(1)心包穿刺术一旦确诊急性心脏压塞,应立即行心包穿刺术,迅速排除积液,并可插管至心包腔进行较长时间的持续引流。

(2)心包切开引流术即外科心包切开。该法仅需局麻,可在床边进行,方法简单,引流可靠,尚能同时做心包活检并进一步探查心包腔及心肌情况。

(3)心包切除术对于缩窄性心包炎导致的慢性心脏压塞,应尽早行心包切除手术,以免病程过久导致患者全身情况不佳,心肌萎缩加重,肝功能进一步减退,影响手术效果。

(一)心包穿刺术

患者取半坐位,连接心电监护仪,常规消毒皮肤。根据病情选择不同的穿刺针。抽吸心包积液时,选用20号穿刺针;估计为血性或脓性积液时选用16号穿刺针。针体长度为12～18cm。局麻后,在剑突尖左侧,胸肋角下2～3cm处进针,针体与水平面、额状面和矢状面均成45°角,指向左肩胛中部,在左肋下缓缓进针,通过膈肌连接部进入心脏下缘的心包腔。针尖进入心包腔时可有突破感,同时有液体自针心滴出(连接注射器时可抽到液体)。由于心脏收缩扩张,可发现穿刺针摆动。如果抽出的血液自凝,红细胞压积与周围血相等,提示针尖在心腔内,应退针。一旦抽出心包内液体,随即接上三通和注射器抽吸液体。如能在超声心动图引导下进行穿刺,则更为安全可靠。穿刺时应注意患者血压、脉搏和心电图的变化。患者如有不适,应立即停止抽吸,过去曾将心电图的胸前导联的金属夹夹在穿刺针尾端,以发现针尖触到心脏时产生的“损伤电流”(QRS波负向偏移),实际上没有多大意义。

(二)心包切开引流术

在剑突左下方行心包切开引流术,是治疗急性心包填塞的最好方法。

局麻后,沿剑突左缘作5～6cm长的纵切口,切开腹直肌前鞘、腹直肌、腹直肌后鞘,在肋缘下,膈肌附着处上方,分离出腹直肌与胸横肌之间的平面,显露心包的下缘。这一径路是迅速进入心包腔和引流心包的最佳途径,特别是心包腔内存有血块或黏稠脓液时,试穿抽到脓液后切开心包,吸净脓液,手指探查心包腔,如有粘连或分隔,轻轻将其分开。然后在心包腔内置入一根多孔硅橡胶管以备术后持续引流,用抗生素溶液冲洗切口后固定引流管,逐层缝合切口。

第三节 主动脉夹层动脉瘤

主动脉夹层动脉瘤也称主动脉夹层、主动脉夹层血肿或主动脉夹层分离。是一种起病急骤,预后相当凶险的主动脉疾病,其发病率为每年 50～100 人/10 万,急性期死亡率可高达 70%。主动脉夹层指主动脉腔内的血液通过内膜的破口进入主动脉壁囊样变性的中层而形成夹层血肿,随血流压力的驱动,逐渐在主动脉中层内扩展,是主动脉中层的解离过程,并非主动脉壁的扩张,有别于主动脉瘤。

一、病因

病因至今未明。大部分主动脉夹层的患者有高血压,不少患者有囊性中层坏死。高血压并非引起囊性中层坏死的原因,但可促进其发展。临床与动物实验发现,不是血压的高度而是血压波动的幅度,与主动脉夹层分裂象关。遗传性疾病马凡综合征中主动脉囊性中层坏死颇常见,发生主动脉夹层的机会也多,其他遗传性疾病如特纳综合征、埃-当综合征,也有发生主动脉夹层的趋向。主动脉夹层还易在妊娠期发生,其原因不明,猜想妊娠时内分泌变化使主动脉的结构发生改变而易于裂开。

正常成人的主动脉壁耐受压力颇强,使壁内裂开需 66.7kPa(500mmHg)以上。因此,造成夹层裂开的先决条件为动脉壁缺陷,尤其中层的缺陷。一般而言,在年长者以中层肌肉退行性变为主,年轻者则以弹性纤维的缺少为主。至于少数主动脉夹层无动脉内膜裂口者,则可能由于中层退行性变病灶内滋养血管的破裂引起壁内出血所致。合并存在动脉粥样硬化有助于主动脉夹层的发生。

二、临床表现

本病多急剧发病,突发剧烈疼痛、休克和血肿压迫相应的主动脉分支血管时出现的脏器缺血症状。部分患者在急性期(2 周内)死于心脏压塞、心律失常等心脏合并症。年龄高峰为 50～70岁,男性发病率高于女性。

1.疼痛

为本病突出而有特征性的症状,部分患者有突发、急起、剧烈而持续且不能耐受的疼痛,不像心肌梗死的疼痛是逐渐加重,且不如其剧烈。疼痛部位有时可提示撕裂口的部位;如仅前胸痛,90%以上在升主动脉,痛在颈、喉、颌或面部也强烈提示升主动脉夹层,若为肩胛间最痛,则 90%以上在降主动脉,背、腹或下肢痛也强烈提示降主动脉夹层。极少数患者仅诉胸痛,可能是升主动脉夹层的外破口破人心包腔而致心脏压塞的胸痛,有时易忽略主动脉夹层的诊断,应引起重视。

2.休克、虚脱与血压变化

约半数或 1/3 患者发病后有苍白、大汗、皮肤湿冷、气促、脉速、脉弱或消失等表现,而血压下降程度常与上述症状表现不平行。某些患者可因剧痛甚至血压增高。严重的休克仅见于夹层瘤破入胸膜腔大量内出血时。低血压多数是心脏压塞或急性重度主动脉瓣关闭不全所致。两侧肢体血压及脉搏明显不对称,常高度提示本病。

3.其他系统损害

由于夹层血肿的扩展可压迫邻近组织或波及主动脉大分支，从而出现不同的症状与体征，致使临床表现错综复杂，应引起高度重视。

三、检查

1.心电图

可示左心室肥大，非特异性ST-T改变。病变累及冠状动脉时，可出现心肌急性缺血甚至急性心肌梗塞改变。心包积血时可出现急性心包炎的心电图改变。

2.X线

胸部平片见上纵隔或主动脉弓影增大，主动脉外形不规则，有局部隆起。如见主动脉内膜钙化影，可准确测量主动脉壁的厚度。正常在2～3mm，增到10mm时则提示夹层分离可能性，若超过10mm则可肯定为本病。主动脉造影可以显示裂口的部位，明确分支和主动脉瓣受累情况，估测主动脉瓣关闭不全的严重程度。缺点是它属于有创性检查，术中有一定危险性。CT可显示病变的主动脉扩张。发现主动脉内膜钙化优于X线平片，如果钙化内膜向中央移位则提示主动脉夹层，如向外围移位提示单纯主动脉瘤。此外CT还可显示由于主动脉内膜撕裂所致内膜瓣，此瓣将主动脉夹层分为真腔和假腔。CT对降主动脉夹层分离准确性高，主动脉升、弓段由于动脉扭曲，可产生假阳性或假阴性。但CT对确定裂口部位及主动脉分支血管的情况有困难，且不能估测主动脉瓣关闭不全的存在。

3.超过心动图

对诊断升主动脉夹层分离具有重要意义，且易识别并发症（如心包积血、主动脉瓣关闭不全和胸腔积血等）。在M型超声中可见主动脉根部扩大，夹层分离处主动脉壁由正常的单条回声带变成两条分离的回声带。在二维超声中可见主动内分离的内膜片呈内膜摆动征，主动脉夹层分离形成主动脉真假双腔征。有时可见心包或胸腔积液。多普勒超声不仅能检出主动脉夹层分离管壁双重回声之间的异常血流，而且对主动脉夹层的分型、破口定位及主动脉瓣反流的定量分析都具有重要的诊断价值。应用食管超声心动图。结合实时彩色血流显像技术观察升主动脉夹层分离病变较可靠。对降主动脉夹层也有较高的特异性及敏感性。

4.磁共振成像（MRI）

MRI能直接显示主动脉夹层的真假腔，清楚显示内膜撕裂的位置和剥离的内膜片或血栓。能确定夹层的范围和分型，以及与主动脉分支的关系。但其不足是费用高，不能直接检测主动脉瓣关闭不全，不能用于装有起搏器和带有人工关节、钢针等金属物的患者。

5.数字减影血管造影（DSA）

无创伤性DSA对B型主动脉夹层分离的诊断较准确，可发现夹层的位置及范围，有时还可见撕裂的内膜片，但对A型病变诊断价值较小。DSA还能显示主动脉的血流动力学和主要分支的灌注情况。易于发现血管造影不能检测到的钙化。

6.血和尿检查

白细胞计数常迅速增高。可出现溶血性贫血和黄疸。尿中可有红细胞，甚至肉眼血尿。

四、诊断

近各种检查方法对确立主动脉夹层很大帮助，超声心动图、CT扫描、磁共振均可用以诊断,对考虑手术者主动脉造影仍甚必要。

急起剧烈胸痛、血压高、突发主动脉瓣关闭不全、两侧脉搏不等或触及搏动性肿块应考虑此症。胸痛常被考虑为急性心肌梗死,但心肌梗死时胸痛开始不甚剧烈,逐渐加重,或减轻后再加剧,不向胸部以下放射,用止痛药可收效,伴心电图特征性变化,若有休克症状则血压常低,也不引起两侧脉搏不等,以上各点足资鉴别。

五、治疗

一旦疑及或诊为本病,即应住院监护治疗。治疗的目的是减低心肌收缩力、减慢左室收缩速度和外周动脉压。治疗目标是使收缩压控制在 13.3～16.0kPa(100～120mmHg),心率 60～75 次/分钟。这样能有效地稳定或终止主动脉夹层的继续分离,使症状缓解,疼痛消失。治疗分为紧急治疗与巩固治疗二个阶段。

1.紧急治疗

(1)止痛用吗啡与镇静剂。

(2)补充血容量输血。

(3)降压对合并有高血压的患者,可采用普奈洛尔 5mg 静脉间歇给药与硝普钠静滴,调节滴速,使血压降低至临床治疗指标。血压下降后疼痛明显减轻或消失是夹层分离停止扩展的临床指征。其他药物如维拉帕米、硝苯地平、卡托普利及哌唑嗪等均可选择。利血平肌内注射也有效。此外,也可用拉贝洛尔,它具有 α 及 β 双重阻滞作用,且可静脉滴注或口服。需要注意的问题是:合并有主动脉大分支阻塞的高血压患者,因降压能使缺血加重,不可采用降压治疗。对血压不高者,也不应用降压药,但可用普奈洛尔减低心肌收缩力。

2.巩固治疗

对近端主动脉夹层、已破裂或濒临破裂的主动脉夹层,伴主动脉瓣关闭不全的患者应进行手术治疗。对缓慢发展的及远端主动脉夹层,可以继续内科治疗。保持收缩压于 13.3～16.0kPa(100～120mmHg),如上述药物不满意,可加用卡托普利口服。

3.手术治疗

StanfordA 型(相当于 DebakeyI 型和 II 型)需要外科手术治疗。DebakeyI 型手术方式为升主动脉+主动脉弓人工血管置换术+改良支架象鼻手术。DebakeyII 型手术方式为升主动脉人工血管置换术。

如果合并主动脉瓣关闭不全或冠状动脉受累,同时需做主动脉瓣置换术和 Bentall's 手术。

4.介入治疗

目前 StanfordB 型的首选经皮覆膜支架置入术,必要时外科手术治疗。

第四节 急性心肌梗死

急性心肌梗死是冠状动脉急性、持续性缺血缺氧所引起的心肌坏死。临床上多有剧烈而持久的胸骨后疼痛,休息及硝酸酯类药物不能完全缓解,伴有血清心肌酶活性增高及进行性心电图变化，可并发心律失常、休克或心力衰竭，常可危及生命。本病在欧美最常见，美国每年约有150万人发生心肌梗死。中国近年来呈明显上升趋势，每年新发至少50万，现患至少200万。

一、病因

患者多发生在冠状动脉粥样硬化狭窄基础上，由于某些诱因致使冠状动脉粥样斑块破裂，血中的血小板在破裂的斑块表面聚集，形成血块（血栓），突然阻塞冠状动脉管腔，导致心肌缺血坏死；另外，心肌耗氧量剧烈增加或冠状动脉痉挛也可诱发急性心肌梗死，常见的诱因如下。

1.过劳

过重的体力劳动，尤其是负重登楼，过度体育活动，连续紧张劳累等，都可使心脏负担加重，心肌需氧量突然增加，而冠心病患者的冠状动脉已发生硬化、狭窄，不能充分扩张而造成心肌缺血。剧烈体力负荷也可诱发斑块破裂，导致急性心肌梗死。

2.激动

由于激动、紧张、愤怒等激烈的情绪变化诱发。

3.暴饮暴食

不少心肌梗死病例发生于暴饮暴食之后。进食大量含高脂肪高热量的食物后，血脂浓度突然升高，导致血黏稠度增加，血小板聚集性增高。在冠状动脉狭窄的基础上形成血栓，引起急性心肌梗死。

4.寒冷刺激

突然的寒冷刺激可能诱发急性心肌梗死。因此，冠心病患者要十分注意防寒保暖，冬春寒冷季节是急性心肌梗死发病较高的原因之一。

5.便秘

便秘在老年人当中十分常见。临床上，因便秘时用力屏气而导致心肌梗死的老年人并不少见。必须引起老年人足够的重视，要保持大便通畅。

6.吸烟、大量饮酒

烟和大量饮酒可通过诱发冠状动脉痉挛及心肌耗氧量增加而诱发急性心肌梗死。

二、临床表现

半数以上的急性心肌梗死患者，在起病前1～2天或1～2周有前驱症状，最常见的是原有的心绞痛加重，发作时间延长，或对硝酸甘油效果变差；或继往无心绞痛者，突然出现长时间心绞痛。典型的心肌梗死症状包括：

1.突然发作

剧烈而持久的胸骨后或心前区压榨性疼痛，休息和含服硝酸甘油不能缓解，常伴有烦躁不安、出汗、恐惧或濒死感。

2.少数患者无疼痛

一开始即表现为休克或急性心力衰竭。

3.部分患者疼痛位于上腹部

可能误诊为胃穿孔、急性胰腺炎等急腹症；少数患者表现颈部、下颌、咽部及牙齿疼痛，易误诊。

4.神志障碍

可见于高龄患者。

5.全身症状

难以形容的不适、发热。

6.胃肠道症状

表现恶心、呕吐、腹胀等,下壁心肌梗死患者更常见。

7.心律失常

见于75%～95%患者,发生在起病的1～2周内,以24小时内多见,前壁心肌梗死易发生室性心律失常,下壁心肌梗死易发生心率减慢、房室传导阻滞。

8.心力衰竭

主要是急性左心衰竭,在起病的最初几小时内易发生,也可在发病数日后发生,表现为呼吸困难、咳嗽、发绀、烦躁等症状。

9.低血压、休克

急性心肌梗死时由于剧烈疼痛、恶心、呕吐、出汗、血容量不足、心律失常等可引起低血压,大面积心肌梗死(梗死面积大于40%)时心排血量急剧减少,可引起心源性休克,收缩压＜80mmHg,面色苍白,皮肤湿冷,烦躁不安或神志淡漠,心率增快,尿量减少(＜20ml/h)。

三、检查

1.心电图

特征性改变为新出现Q波及ST段抬高和ST-T动态演变。

2.心肌坏死血清生物标志物升高

肌酸激酶同工酶(CK-MB)及肌钙蛋白(T或I)升高是诊断急性心肌梗死的重要指标。可于发病3～6h开始增高,CK-MB于3～4d恢复正常,肌钙蛋白于11～14d恢复正常。GOT和LDH诊断特异性差,目前已很少应用。

3.检测心肌坏死血清生物标志物

采用心肌钙蛋白I/肌红蛋白/肌酸激酶同工酶(CK-MB)的快速诊断试剂,可作为心肌梗死突发时的快速的辅助诊断,被越来越多的应用。

4.其他

白细胞数增多,中性粒细胞数增多,嗜酸性粒细胞数减少或消失,血沉加快,血清肌凝蛋白轻链增高。

四、鉴别诊断

根据典型的临床表现,特征性心电图衍变以及血清生物标志物的动态变化,可作出正确诊断。心电图表现为ST段抬高者诊断为ST段抬高型心肌梗死;心电图无ST段抬高者诊断为非ST段抬高型心肌梗死(过去称非Q波梗死)。老年人突然心力衰竭、休克或严重心律失常,也要想到本病的可能。表现不典型的常需与急腹症、肺梗死、夹层动脉瘤等鉴别。

五、并发症

1.心脏破裂

常发生在心肌梗死后1～2周内，好发于左心室前壁下1/3处。原因是梗死灶失去弹性，心肌坏死、中性粒细胞和单核细胞释放水解酶所致的酶性溶解作用，导致心壁破裂，心室内血液进入心包，造成心包填塞而引起猝死。另外室间隔破裂，左心室血液流入右心室，可引起心源性休克和急性左心衰竭。左心室乳头肌断裂，可引起急性二尖瓣关闭不全，导致急性左心衰竭。

2.室壁瘤可发生在心肌梗死早期或梗死灶已纤维化的愈合期

由梗死心肌或瘢痕组织在心室内压力作用下，局限性的向外膨隆而形成室壁瘤。室壁瘤可继发附壁血栓、心律不齐及心功能不全。

3.附壁血栓形成

多见于左心室。由于梗死区内膜粗糙，室壁瘤处出现涡流等原因而诱发血栓形成。血栓可发生机化，少数血栓因心脏舒缩而脱落引起动脉系统栓塞。

4.心律失常

多发生在发病早期，也可在发病1～2周内发生，以室性早搏多见，可发生室性心动过速、心室颤动，导致心搏骤停、猝死。缓慢性心律失常如心动过缓、房室传导阻滞多见于下壁梗死患者发病早期，多可恢复，少数需永久起搏器治疗。

5.心力衰竭和心源性休克

可见于发病早期，也可于发病数天后出现，详见临床表现部分。

6.心肌梗死后综合征

一般在急性心肌梗死后2～3周或数月内发生，表现为心包炎、胸膜炎、或肺炎，有发热、胸痛等症状，可反复发生，可能为机体对心肌坏死形成的自身抗原的过敏反应。

六、治疗

急性心肌梗死发病突然，应及早发现，及早治疗，并加强入院前处理。治疗原则为挽救濒死的心肌，缩小梗死面积，保护心脏功能，及时处理各种并发症。

1.监护和一般治疗

无并发症者急性期绝对卧床1～3天；吸氧；持续心电监护，观察心率、心律变化及血压和呼吸，低血压、休克患者必要时监测肺毛楔入压和静脉压。低盐、低脂、少量多餐、保持大便通畅。无并发症患者3天后逐步过渡到坐在床旁椅子上吃饭、大小便及室内活动。一般可在2周内出院。有心力衰竭、严重心律失常、低血压等患者卧床时间及出院时间需酌情延长。

2.镇静止痛

小量吗啡静脉注射为最有效的镇痛剂，也可用杜冷丁。烦躁不安、精神紧张者可给于地西泮口服。

3.调整血容量

入院后尽快建立静脉通道，前3天缓慢补液，注意出入量平衡。

4.再灌注治疗，缩小梗死面积

再灌注治疗是急性ST段抬高心肌梗死最主要的治疗措施。在发病12小时内开通闭塞冠状动脉，恢复血流，可缩小心肌梗死面积，减少死亡。越早使冠状动脉再通，患者获益越大。

“时间就是心肌，时间就是生命”。因此，对所有急性 ST 段抬高型心肌梗死患者就诊后必须尽快做出诊断，并尽快做出再灌注治疗的策略。

(1)直接冠状动脉介入治疗(PCI)。在有急诊 PCI 条件的医院，在患者到达医院 90 分钟内能完成第一次球囊扩张的情况下，对所有发病 12 小时以内的急性 ST 段抬高型心肌梗死患者均应进行直接 PCI 治疗，球囊扩张使冠状动脉再通，必要时置入支架。急性期只对梗死相关动脉进行处理。对心源性休克患者不论发病时间都应行直接 PCI 治疗。因此，急性 ST 段抬高型心肌梗死患者应尽可能到有 PCI 条件的医院就诊。

(2)溶栓治疗。如无急诊 PCT 治疗条件，或不能在 90 分钟内完成第一次球囊扩张时，若患者无溶栓治疗禁忌证，对发病 12 小时内的急性 ST 段抬高型心肌梗死患者应进行溶栓治疗。常用溶栓剂包括尿激酶、链激酶和重组组织型纤溶酶原激活剂(rt-PA)等，静脉注射给药。溶栓治疗的主要并发症是出血，最严重的是脑出血。溶栓治疗后仍宜转至有 PCI 条件的医院进一步治疗。

非 ST 段抬高型心肌梗死患者不应进行溶栓治疗。

5.药物治疗

持续胸痛患者若无低血压可静脉滴注硝酸甘油。所有无禁忌证的患者均应口服阿司匹林，置入药物支架患者应服用氯吡格雷一年，未置入支架患者可服用一月。应用 rt-PA 溶栓或未溶栓治疗的患者可用低分子肝素皮下注射或肝素静脉注射 3～5 天。对无禁忌证的患者应给与β阻滞剂。对无低血压的患者应给与肾素-血管紧张素转氨酶抑制剂(ACEI)，对 ACEI 不能耐受者可应用血管紧张素受体阻滞剂(ARB)。对β受体阻滞剂有禁忌证(如支气管痉挛)而患者持续有缺血或心房颤动、心房扑动伴快速心室率，而无心力衰竭、左室功能失调及房室传导阻滞的情况下，可给予维拉帕米或地尔硫䓬。所有患者均应给与他汀类药物。

6.抗心律失常

偶发室性早搏可严密观察，不需用药；频发室性早搏或室性心动过速(室速)时，立即用利多卡因静脉注射继之持续静脉点滴；效果不好时可用胺碘酮静脉注射。室速引起血压降低或发生室颤时，尽快采用直流电除颤。对缓慢心律失常，可用阿托品肌内注射或静脉注射；Ⅱ～Ⅲ度房室传导阻滞时，可安置临时起搏器。室上性心律失常：房性早搏不需特殊处理，阵发性室上性心动过速和快心室率心房颤动可给予维拉帕米、地尔硫䓬、美托洛尔、洋地黄制剂或胺碘酮静脉注射。对心室率快、药物治疗无效而影响血液动力学者，应直流电同步电转复。

7.急性心肌梗死合并心源性休克和泵衰竭的治疗

肺水肿时应吸氧，静脉注射吗啡、速尿，静脉点滴硝普钠。心源性休克可用多巴胺、多巴酚丁胺或阿拉明静脉滴注，如能维持血压，可在严密观察下加用小量硝普钠。药物反应不佳时应在主动脉内气囊反搏术支持下行直接 PCI，若冠状动脉造影病变不适于 PCI，应考虑急诊冠状动脉搭桥手术。

8.出院前评估及出院后生活与工作安排

出院前可进行 24 小时动态心电监测、超声心动图、放射性核素检查，发现有症状或无症状性心肌缺血和严重心律失常，了解心功能，从而估计预后，决定是否需血管重建治疗，并指导出院后活动量。

出院后2～3个月，可酌情恢复部分工作或轻工作，以后，部分患者可恢复全天工作，但要避免过劳或过度紧张。

9.家庭康复治疗

急性心肌梗死患者，在医院度过了急性期后，对病情平稳、无并发症的患者，医生会允许其回家进行康复治疗。

(1)按时服药，定期复诊；保持大便通畅；坚持适度体育锻炼。

(2)不要情绪激动和过度劳累；戒烟限酒和避免吃得过饱。

第八章　腹部外科急症

第一节　急性阑尾炎

性阑尾炎是外科常见病,居各种急腹症的首位。转移性右下腹痛及阑尾点压痛、反跳痛为其常见临床表现,但是急性阑尾炎的病情变化多端。其临床表现为持续伴阵发性加剧的右下腹痛、恶心、呕吐,多数患者白细胞和嗜中性粒细胞计数增高。右下腹阑尾区(麦氏点)压痛,则是该病重要体征。急性阑尾炎一般分四种类型:急性单纯性阑尾炎,急性化脓性阑尾炎,坏疽及穿孔性阑尾炎和阑尾周围脓肿。

一、病因

1.梗阻

阑尾为一细长的管道,仅一端与盲肠相通,一旦梗阻可使管腔内分泌物积存、内压增高,压迫阑尾壁阻碍远侧血运。在此基础上管腔内细菌侵入受损黏膜,易致感染。梗阻为急性阑尾炎发病常见的基本因素。

2.感染

其主要因素为阑尾腔内细菌所致的直接感染。阑尾腔因与盲肠相通,因此具有与盲肠腔内相同的以大肠杆菌和厌氧菌为主的菌种和数量。若阑尾黏膜稍有损伤,细菌侵入管壁,引起不同程度的感染。

3.其他

被认为与发病有关的其他因素中有因腹泻、便秘等胃肠道功能障碍引起内脏神经反射,导致阑尾肌肉和血管痉挛,一旦超过正常强度,可以产生阑尾管腔狭窄、血供障碍、黏膜受损,细菌入侵而致急性炎症。此外,急性阑尾炎发病与饮食习惯、便秘和遗传等因素有关。

二、分类

1.急性单纯性阑尾炎

为早期的阑尾炎,病变以阑尾黏膜或黏膜下层较重。阑尾轻度肿胀、浆膜面充血、失去正常光泽。黏膜上皮可见一个或多个缺损,并有嗜中性粒细胞浸润和纤维素渗出。黏膜下各层有炎性水肿。

2.急性蜂窝织炎性阑尾炎

又称急性化脓性阑尾炎,常由单纯阑尾炎发展而来。阑尾显著肿胀,浆膜高度充血,表面覆以纤维素性渗出物。镜下可见炎性病变呈扇面形由表浅层向深层扩延,直达肌层及浆膜层。阑尾壁各层皆为大量嗜中性粒细胞弥漫浸润,并有炎性水肿及纤维素渗出。阑尾浆膜面为渗出的纤维素和嗜中性粒细胞组成的薄膜所覆盖,即有阑尾周围炎及局限性腹膜炎表现。

3.急性坏疽性阑尾炎

是一种重型的阑尾炎。阑尾因内腔阻塞、积脓、腔内压力增高及阑尾系膜静脉受炎症波及而发生血栓性静脉炎等,均可引起阑尾壁血液循环障碍,以致阑尾壁发生坏死。此时,阑尾呈暗红色或黑色,常导致穿孔,引起弥漫性腹膜炎或阑尾周围脓肿。

三、临床表现

1.腹痛

典型的急性阑尾炎初期有中上腹或脐周疼痛,数小时后腹痛转移并固定于右下腹。早期阶段为一种内脏神经反射性疼痛,故中上腹和脐周疼痛范围较弥散,常不能确切定位。当炎症波及浆膜层和壁腹膜时,疼痛即固定于右下腹,原中上腹或脐周痛即减轻或消失。因此,无典型的转移性右下腹疼痛史并不能除外急性阑尾炎。

单纯性阑尾炎常呈阵发性或持续性胀痛和钝痛,持续性剧痛往往提示为化脓性或坏疽性阑尾炎。持续剧痛波及中下腹或两侧下腹,常为阑尾坏疽穿孔的征象。有时阑尾坏疽穿孔,腹痛反而有所缓解,但这种疼痛缓解的现象是暂时的,且其他伴随的症状和体征并未改善,甚至有所加剧。

2.胃肠道症状

单纯性阑尾炎的胃肠道症状并不突出。在早期可能由于反射性胃痉挛而有恶心、呕吐。盆腔位阑尾炎或阑尾坏疽穿孔可有排便次数增多。

3.发热

一般只有低热,无寒战,化脓性阑尾炎一般亦不超过38℃。高热多见于阑尾坏疽、穿孔或已并发腹膜炎。伴有寒战和黄疸,则提示可能并发化脓性门静脉炎。

4.压痛和反跳痛

腹部压痛是壁腹膜受炎症刺激的表现。阑尾压痛点通常位于麦氏点,即右髂前上棘与脐连线的中、外1/3交界处。随阑尾解剖位置的变异,压痛点可相应改变,但关键是右下腹有一固定的压痛点。反跳痛也称Blumberg征。在肥胖或盲肠后位阑尾炎的患者,压痛可能较轻,但有明显的反跳痛。

5.腹肌紧张

阑尾化脓即有此体征,坏疽穿孔并发腹膜炎时腹肌紧张尤为显著。但老年或肥胖患者腹肌较弱,须同时检查对侧腹肌进行对比,才能判断有无腹肌紧张。

6.皮肤感觉过敏

在早期,尤其在阑尾腔有梗阻时,可出现右下腹皮肤感觉过敏现象,范围相当于第10～12胸髓节段神经支配区,位于右髂嵴最高点、右耻骨嵴及脐构成的三角区,也称Sherren三角,它并不因阑尾位置不同而改变,如阑尾坏疽穿孔则在此三角区的皮肤感觉过敏现象即消失。

四、检查

1.血常规

急性阑尾炎患者白细胞计数增多,约占患者的90%,是临床诊断中重要依据。一般在$(10\sim15)\times10^9/L$。随着炎症加重,白细胞数随之增加,甚至可超过$20\times10^9/L$。但年老体弱或免疫功能受抑制的患者,白细胞数不一定增多。与白细胞数增多的同时,中性粒细胞数也有增高。二者往往同时出现，但也有仅中性粒细胞明显增高，具有同样重要意义。

2.尿常规

急性阑尾炎患者的尿液检查并无特殊，但为排除类似阑尾炎症状的泌尿系统疾病，如输尿管结石，常规检查尿液仍属必要。偶有阑尾远端炎症并与输尿管或膀胱相粘连，尿中也可出现少量红、白细胞。

3.超声检查

阑尾充血、水肿、渗出，在超声显示中呈低回声管状结构，较僵硬，其横切面呈同心圆似的靶样显影，直径≥7mm，是急性阑尾炎的典型图像。但坏疽性阑尾炎或炎症已扩散为腹膜炎时，大量腹腔渗液和肠麻痹胀气影响超声的显示率。超声检查可显示盲肠后阑尾炎，因为痉挛的盲肠作为透声窗而使阑尾显示。超声检查也可在鉴别诊断中起重要作用，因为它可显示输尿管结石、卵巢囊肿、异位妊娠、肠系膜淋巴结肿大等，因此对女性急性阑尾炎的诊断和鉴别诊断特别有用。

4.腹腔镜检查

该项检查是急性阑尾炎诊断手段中能得到最肯定结果的一种方法。因为通过下腹部插入腹腔镜可以直接观察阑尾有无炎症，也能分辨与阑尾炎有相似症状的邻近其他疾病，不但对确定诊断可起决定作用，并可同时进行治疗。

五、诊断

1.结肠充气试验

患者取仰卧位时，用右手压迫左下腹，再用左手挤压近侧结肠，结肠内气体可传至盲肠和阑尾，引起右下腹疼痛为阳性。

2.腰大肌试验

患者取左侧卧位，使右大腿后伸，引起右下腹疼痛者为阳性。说明阑尾位于腰大肌前方、盲肠后位或腹膜后位。

3.闭孔内肌试验

患者取仰卧位，使右髋和右大腿屈曲，然后被动向内旋转，引起右下腹疼痛者为阳性。提示阑尾靠近闭孔内肌。

4.小儿急性阑尾炎的特点

(1)病情发展较快而且严重，早期即出现高热和呕吐。

(2)右下腹体征不明显，但有局部明显压痛和肌紧张。

(3)穿孔率高，并发症和死亡率也较高。

六、并发症

1.腹膜炎

局限性或弥漫性腹膜炎是急性阑尾炎常见并发症，其发生、发展与阑尾穿孔密切相关。穿孔发生于坏疽性阑尾炎，但也可发生于化脓性阑尾炎的病程晚期。

2.脓肿形成

是阑尾炎未经及时治疗的后果，在阑尾周围形成的阑尾脓肿最常见，也可在腹腔其他部位形成脓肿常见部位有盆腔、膈下或肠间隙等处。

3.内、外瘘形成

阑尾周围脓肿如未及时引流，则可向肠道、膀胱或腹壁突破，形成各种内瘘或外瘘。

4.化脓性门静脉炎

阑尾静脉内的感染性血栓可沿肠系膜上静脉至门静脉，导致门静脉炎，进而可形成肝脓肿。

七、治疗

1.非手术治疗

(1)当急性阑尾炎处在早期单纯性炎症阶段时可用抗生素抗感染治疗。一旦炎症吸收消退，阑尾能恢复正常。当急性阑尾炎诊断明确，有手术指征，但因患者周身情况或客观条件不允许，也可先采取非手术治疗，延缓手术。若急性阑尾炎已合并局限性腹膜炎，形成炎性肿块，也应采用非手术治疗，使炎性肿块吸收，再考虑择期阑尾切除。

(2)一般治疗主要为卧床休息、禁食，给予水、电解质和热量的静脉输入等。

(3)抗生素应用阑尾炎绝大多数属混合感染，应用氨苄西林(氨苄青霉素)、庆大霉素与甲硝唑联合，其性价比较好。

(4)止痛药应用适用于已决定手术的患者，但禁用于一般情况、尤其是体弱者。

(5)对症处理如镇静、止吐、必要时放置胃减压管等。

2.手术治疗

原则上急性阑尾炎，除黏膜水肿型可以保守后痊愈外，都应采用阑尾切除手术治疗。

第二节　急性胆囊炎

急性胆囊炎是由于胆囊管阻塞和细菌侵袭而引起的胆囊炎症；其典型临床特征为右上腹阵发性绞痛，伴有明显的触痛和腹肌强直。约95%的患者合并有胆囊结石，称为结石性胆囊炎；5%的患者未合并胆囊结石，称为非结石性胆囊炎。

一、病因

1.机械性炎症

由于胆囊腔内压力升高，使胆囊壁及黏膜受压缺血引起。

2.化学性炎症

磷脂酶作用于胆汁内的卵磷脂，产生溶血卵磷脂，产生化学炎症。

3.细菌性炎症

由大肠杆菌、克雷伯杆菌属、链球菌、葡萄球菌等积存于胆囊内，发生细菌性炎症。细菌性炎症占急性胆囊炎的50%～80%。

二、临床表现

1.症状

主要症状为右上腹痛、恶心、呕吐与发热。患者常首先出现右上腹痛，向右肩背部放散，疼痛呈持续性,阵发性加剧,可伴随有恶心、呕吐。呕吐物为胃、十二指肠内容物。后期表现发热,多为低热,寒战、高热不常见,早期多无黄疸,当胆管并发炎症或炎症导致肝门淋巴结肿大时,可出现黄疸。

2.体征

局部体征表现为患者右上腹有压痛,约 25%的患者可触及肿大胆囊,患者在深吸气或咳嗽时,放于右肋下的手指会触到肿大的胆囊,患者会因疼痛突然终止吸气(murphy 征),右上腹有压痛、肌紧张及反跳痛,当胆囊穿孔后会出现全腹的炎症;全身检查患者可出现巩膜黄染,有体温升高,脉搏加快,呼吸加快,血压下降等,如出现胆囊穿孔,炎症加重时,可表现感染性休克。

三、检查

1.实验室检查

(1)白细胞总数及中性粒细胞约 80%患者白细胞计数增高,平均在(10～15)$\times 10^9$/L,其升高的程度和病变严重程度及有无并发症有关,若白细胞总数在 20$\times 10^9$/L 以上时,应考虑有胆囊坏死或穿孔存在。

(2)血清总胆红素临床上约 10%患者有黄疸,但血清总胆红素增高者约 25%,单纯急性胆囊炎患者血清总胆红素一般不超过 34mmol/L,若超过 85.5mmol/L 时应考虑有胆总管结石并存;当合并有急性胰腺炎时,血,尿淀粉酶含量亦增高。

(3)血清转氨酶 40%左右的患者血清转氨酶不正常,但多数在 400U 以下,很少高达急性肝炎时所增高的水平。

2.影像学检查

(1)B 型超声 B 超是急性胆囊炎快速简便的非创伤检查手段,其主要声像图特征为:①胆囊的长径和宽径可正常或稍大,由于张力增高常呈椭圆形;②胆囊壁增厚,轮廓模糊;有时多数呈双环状,其厚度大于 3mm;③胆囊内容物透声性降低,出现雾状散在的回声光点;④胆囊下缘的增强效应减弱或消失。

(2)X 线检查近 20%的急性胆囊结石可以在 X 线平片中显影,化脓性胆囊炎或胆囊积液,也可显示出肿大的胆囊或炎性组织包块阴影。

(3)CT 检查 B 超检查有时能替代 CT,但有并发症而不能确诊的患者必须行 CT 检查,CT 可显示胆囊壁增厚超过 3mm,若胆囊结石嵌顿于胆囊管导致胆囊显著增大,胆囊浆膜下层周围组织和脂肪因继发性水肿而呈低密度环,胆囊穿孔可见胆囊窝部呈液平脓肿,如胆囊壁或胆囊内显有气泡,提示“气肿性胆囊炎”,这种患者胆囊往往已坏疽,增强扫描时,炎性胆囊壁密度明显增强。

四、诊断

对有右上腹突发性疼痛,并向右肩背部放射,伴有发热,恶心,呕吐,体检右上腹压痛和肌卫,Murphy 征阳性,白细胞计数增高,B 超示胆囊壁水肿,即可确诊为本病,如以往有胆绞痛病史,则可有助于确诊。需要指出的是,15%～20%的病例其临床表现较轻,或症状发生后随即有所缓解,但实际病情仍在进展时,可增加诊断上的困难。

五、鉴别诊断

1.十二指肠溃疡穿孔

多数患者有溃疡病史，其腹痛程度较剧烈，呈连续的刀割样痛，有时可致患者于休克状态，腹壁强直显著，常呈“板样”，压痛，反跳痛明显；肠鸣音消失；腹部X线检查可发现膈下有游离气体，惟少数病例无典型溃疡病史，穿孔较小或慢性穿孔者病状不典型，可造成诊断上的困难。

2.急性胰腺炎

腹痛多位于上腹正中或偏左，体征不如急性胆囊炎明显，Murphy征阴性；血清淀粉酶升高幅度显著；B超显示胰腺肿大，边界不清等而无急性胆囊炎征象；CT检查对诊断急性胰腺炎较B超更为可靠，因为B超常因腹部胀气而胰腺显示不清。

3.高位急性阑尾炎

为转移性腹痛，腹壁压痛，腹肌强直均可局限于右上腹，易误诊为急性胆囊炎，但B超无急性胆囊炎征象及Rovsing(罗符苯)征阳性(按左下腹可引起阑尾部位的疼痛)有助于鉴别，此外，胆囊炎的反复发作史，疼痛的特点，对鉴别诊断也有参考价值。

4.急性肠梗阻

肠梗阻的绞痛多位于下腹部，常伴有肠鸣音亢进，“金属音”或气过水声，腹痛无放射性，腹肌亦不紧张，X线检查可见腹部有液平面

5.右肾结石

发热少见，患者多伴有腰背痛，放射至会阴部，肾区有叩击痛，有肉眼血尿或显微镜下血尿，X线腹部平片可显示阳性结石，B超可见肾结石或伴肾盂扩张。

6.右侧大叶性肺炎和胸膜炎

患者也可有右上腹痛，压痛和肌卫而与急性胆囊炎相混，但该病早期多有高热、咳嗽、胸痛等症状，胸部检查肺呼吸音减低，可闻及啰音或胸膜摩擦音，X线胸片有助于诊断。

7.冠状动脉病变

心绞痛时疼痛常可涉及上腹正中或右上腹，若误诊为急性胆囊炎而行麻醉或手术，有时可立即导致患者死亡，因此，凡50岁以上患者有腹痛症状而同时有心动过速，心律不齐或高血压者，必须作心电图检查，以资鉴别。

8.急性病毒性肝炎

急性重症黄疸型肝炎可有类似胆囊炎的右上腹痛和肌卫，发热，白细胞计数增高及黄疸，但肝炎患者常有食欲不振，疲乏无力，低热等前驱症状；体检常可发现肝区普遍触痛，白细胞一般不增加，肝功能明显异常，一般不难鉴别。

六、并发症

1.胆囊积脓和积水

胆囊炎伴胆囊管持续阻塞时，可发生胆囊积脓，此时症状加重，患者表现高热，剧烈右上腹痛，极易发生穿孔，需急诊手术。如胆囊管长期阻塞，胆囊内无细菌感染，可并发胆囊积水或黏液囊肿，胆囊肿大，临床上在右上腹可触及一无痛性或轻弃压痛的肿大胆囊，宜手术治疗。

2.胆囊穿孔

胆囊在坏疽的基础上并发穿孔，穿孔局部常被网膜包绕，不被包绕者死亡率可达30%。

3.胆瘘

胆囊炎症可造成局部穿孔，形成胆囊十二指肠瘘、胆囊结肠瘘、胆囊胃瘘、空肠瘘、胆囊胆管瘘等。

七、治疗

急性胆囊炎以外科手术为主要治疗手段，但术前宜常规进行禁食、胃肠减压，纠正水、电解质异常，给予抗生素治疗。当患者出现以下情况时，宜选用手术治疗：①胆囊炎伴严重的胆道感染；②胆囊炎出现并发症，如胆囊坏疽性炎症、积脓、穿孔等；③准备手术的患者，并发急性胆囊炎者，手术治疗可选用胆囊切除术与胆囊造瘘术。

第三节　急性重症胆管炎

一、概述

急性重症胆管炎以往称急性梗阻性化脓性胆管炎，是指胆管严重的急性梗阻性化脓性感染，常伴胆管内压升高。患者除了有右上腹痛、畏寒发热、黄疸夏科三联征外，还伴有休克及精神异常症状五联征。本病是我国胆道疾病最突出的急症，也是最严重的感染性急腹症。近年来对本病的诊断和治疗虽取得很大进展，但病死率仍然较高。本病多因胆石症，胆道蛔虫或肝脓肿引起。感染的细菌绝大多数是大肠桿菌、绿脓桿菌、变形桿菌等。我国东南沿海各省发病率高，尤其农村地区。直至今天，本病仍是胆道良性疾病死亡的首要原因。其特点是发病急骤、病情危重、发展迅速，常伴有中毒性休克，如处理不及时，常会出现严重后果。

二、临床表现

(1)多有胆道感染或胆道手术史。

(2)起痛急，有夏科三联征伴恶心、呕吐等消化道症状。

(3)约 50%患者出现烦燥不安，昏睡或昏迷。

(4)体温高热或不升；脉快(120 次/分以上)；血压下降；神志改变，呈休克状态。

(5)右上腹肌紧张、压痛、肝大、胆囊大，触痛，肠胀气明显。

三、诊断鉴别

(1)白细胞高达 20×10^9/L 以上，核左移，血清胆红素升高，代谢性酸中毒。

(2)血细菌培养可阳性。

(3)B 超示胆囊、肝增大，胆管扩张，内有蛔虫。

(4)术中见胆总管增粗、压力高，有脓性胆汁，细菌培养阳性。

(5)CT 或 MRI 显示胆管内有结石或蛔虫影。

四、疾病治疗

(一)治疗原则

1.支持疗法

迅速扩充血容量，纠正水电解质紊乱及酸中毒，补充维生素 K 维生素 C。

2.解痉止痛

3.联合应用抗生素

4.抗休克

5.保护肝、肾功能

6.减低胆管压力,行经鼻胆管置管引流

7.手术治疗

掌握手术时机,以挽救患者。

(二)用药原则

(1)迅速建立输液通道,补充糖盐、平衡液 Vitk、Vitc 等。

(2)联合应用 A 项抗生素,如菌必治+灭滴灵,必要时加复他欣。

(3)纠正酸中毒:5% $NaHCO_3$。

(4)中毒严重者用地塞米松和"C"项中抗菌强的抗生素。

(5)血压偏低者选用 A 项中血管活性药物。

(6)少尿者予以利尿剂。

(7)尽早手术治疗。

第四节　急性胰腺炎

急性胰腺炎是多种病因导致胰酶在胰腺内被激活后引起胰腺组织自身消化、水肿、出血甚至坏死的炎症反应。临床以急性上腹痛、恶心、呕吐、发热和血胰酶增高等为特点。病变程度轻重不等,轻者以胰腺水肿为主,临床多见,病情常呈自限性,预后良好,又称为轻症急性胰腺炎。少数重者的胰腺出血坏死,常继发感染、腹膜炎和休克等,病死率高,称为重症急性胰腺炎。临床病理常把急性胰腺炎分为水肿型和出血坏死型两种。

一、病因

本病病因迄今仍不十分明了,胰腺炎的病因与过多饮酒、胆管内的胆结石等有关。

1.梗阻因素

由于胆道蛔虫、乏特壶腹部结石嵌顿、十二指肠乳头缩窄等导致胆汁反流。如胆管下端明显梗阻,胆道内压力甚高,高压的胆汁逆流胰管,造成胰腺腺泡破裂,胰酶进入胰腺间质而发生胰腺炎。

2.酒精因素

长期饮酒者容易发生胰腺炎,在此基础上,当某次大量饮酒和暴食的情况下,促进胰酶的大量分泌,致使胰腺管内压力骤然上升,引起胰腺泡破裂,胰酶进入腺泡之间的间质而促发急性胰腺炎。酒精与高蛋白高脂肪食物同时摄入,不仅胰酶分泌增加,同时又可引起高脂蛋白血症。这时胰脂肪酶分解甘油三酯释出游离脂肪酸而损害胰腺。

3.血管因素

胰腺的小动、静脉急性栓塞、梗阻,发生胰腺急性血循环障碍而导致急性胰腺炎;另一个因素是建立在胰管梗阻的基础上，当胰管梗阻后，胰管内高压，则将胰酶被动性的"渗入"间质。由于胰酶的刺激则引起间质中的淋巴管、静脉、动脉栓塞，继而胰腺发生缺血坏死。

4.外伤

胰腺外伤使胰腺管破裂、胰腺液外溢以及外伤后血液供应不足，导致发生急性重型胰腺炎。

5.感染因素

急性胰腺炎可以发生各种细菌感染和病毒感染，病毒或细菌是通过血液或淋巴进入胰腺组织，而引起胰腺炎。一般情况下这种感染均为单纯水肿性胰腺炎，发生出血坏死性胰腺炎者较少。

6.代谢性疾病

可与高钙血症、高脂血症等病症有关。

7.其他因素

如药物过敏、血色沉着症、遗传等。

二、临床表现

急性水肿型胰腺炎主要症状为腹痛、恶心、呕吐、发热，而出血坏死型胰腺炎可出现休克、高热、黄疸、腹胀以至肠麻痹、腹膜刺激征以及皮下出现瘀血斑等。

1.一般症状

(1)腹痛：为最早出现的症状，往往在暴饮暴食或极度疲劳之后发生，多为突然发作，位于上腹正中或偏左。疼痛为持续性进行性加重，似刀割样。疼痛向背部、胁部放射。若为出血坏死性胰腺炎，发病后短暂时间内即为全腹痛、急剧腹胀，同时很快即出现轻重不等的休克。

(2)恶心、呕吐：发作频繁，起初为进入食物胆汁样物，病情进行性加重，很快即进入肠麻痹，则吐出物为粪样。

(3)黄疸：急性水肿型胰腺炎出现的较少，约占 1/4。而在急性出血性胰腺炎则出现的较多。

(4)脱水：急性胰腺炎的脱水主要因肠麻痹、呕吐所致，而重型胰腺炎在短短的时间内即可出现严重的脱水及电解质紊乱。出血坏死型胰腺炎，发病后数小时至 10 几小时即可呈现严重的脱水现象，无尿或少尿。

(5)由于胰腺大量炎性渗出，以致胰腺的坏死和局限性脓肿等，可出现不同程度的体温升高。若为轻型胰腺炎，一般体温在 39℃以内，3～5 天即可下降。而重型胰腺炎，则体温常在 39～40℃，常出现谵妄，持续数周不退，并出现毒血症的表现。

(6)少数出血坏死性胰腺炎，胰液以至坏死溶解的组织沿组织间隙到达皮下，并溶解皮下脂肪，而使毛细血管破裂出血，使局部皮肤呈青紫色，有的可融成大片状，在腰部前下腹壁，亦可在脐周出现。

(7)胰腺的位置深在，一般的轻型水肿型胰腺炎在上腹部深处有压痛，少数前腹壁有明显压痛。而急性重型胰腺炎，由于其大量的胰腺溶解、坏死、出血，则前、后腹膜均被累及，全腹肌紧、压痛，全腹胀气，并可有大量炎性腹水，可出现移动性浊音。肠鸣音消失，出现麻痹性肠梗阻。

(8)由于渗出液的炎性刺激，可出现胸腔反应性积液，以左侧为多见，可引起同侧的肺不张，出现呼吸困难。

(9)大量的坏死组织积聚于小网膜囊内，在上腹可以看到一隆起性包块，触之有压痛，往往包块的边界不清。少数患者腹部的压痛等体征已不明显，但仍然有高热、白细胞计数增高以至经常性出现似"部分性肠梗阻"的表现。

2.局部并发症

(1)胰腺脓肿：常于起病2～3周后出现。此时患者高热伴中毒症状，腹痛加重，可扪及上腹部包块，白细胞计数明显升高。穿刺液为脓性，培养有细菌生长。

(2)胰腺假性囊肿：多在起病3～4周后形成。体检常可扪及上腹部包块，大的囊肿可压迫邻近组织产生相应症状。

3.全身并发症

常有急性呼吸衰竭、急性肾衰竭、心力衰竭、消化道出血、胰性脑病、败血症及真菌感染、高血糖等并发症。

三、检查

1.血常规

多有白细胞计数增多及中性粒细胞核左移。

2.血尿淀粉酶测定

血清(胰)淀粉酶在起病后6～12小时开始升高，48小时开始下降，持续3～5天，血清淀粉酶超过正常值3倍可确诊为本病。

3.血清脂肪酶测定

血清脂肪酶常在起病后24～72小时开始上升高，持续7～10天，对病后就诊较晚的急性胰腺炎患者有诊断价值，且特异性也较高。

4.淀粉酶内生肌酐清除率比值

急性胰腺炎时可能由于血管活性物质增加，使肾小球的通透性增加，肾对淀粉酶清除增加而对肌酐清除未变。

5.血清正铁白蛋白

当腹腔内出血时红细胞破坏释放血红素，经脂肪酸和弹力蛋白酶作用能变为正铁血红素，后者与白蛋白结合成正铁血白蛋白，重症胰腺炎起病时常为阳性。

6.生化检查

暂时性血糖升高，持久的空腹血糖高于10mmol/L反映胰腺坏死，提示预后不良。高胆红素血症可见于少数临床患者，多于发病后4～7天恢复正常。

7.X线腹部平片

可排除其他急腹症，如内脏穿孔等，"哨兵襻"和"结肠切割征"为胰腺炎的间接指征，弥漫性模糊影腰大肌边缘不清提示存在腹腔积液，可发现肠麻痹或麻痹性肠梗阻。

8.腹部B超

应作为常规初筛检查，急性胰腺炎B超可见胰腺肿大，胰内及胰周围回声异常；亦可了解胆囊和胆道情况；后期对脓肿及假性囊肿有诊断意义，但因患者腹胀常影响其观察。

9.CT 显像

对急性胰腺炎的严重程度附近器官是否受累提供帮助。

四、鉴别诊断

1.消化性溃疡急性穿孔

有较典型的溃疡病史，腹痛突然加剧，腹肌紧张，肝浊音消失，X 线透视见膈下有游离气体等，可资鉴别。

2.胆石症和急性胆囊炎

常有胆绞痛史，疼痛位于右上腹，常放射到右肩部，Murphy 征阳性，血及尿淀粉酶轻度升高，B 超及 X 线胆道造影可明确诊断。

3.急性肠梗阻

腹痛为阵发性，腹胀，呕吐，肠鸣音亢进，有气过水声，无排气，可见肠型，腹部 X 线可见液气平面。

4.心肌梗死

有冠心病史，突然发病，有时疼痛限于上腹部，心电图显示心肌梗死图像，血清心肌酶升高，血尿淀粉酶正常。

五、治疗

1.非手术治疗

防治休克，改善微循环、解痉、止痛，抑制胰酶分泌，抗感染，营养支持，预防并发症的发生，加强重症监护的一些措施等。

(1)防治休克改善微循环应积极补充液体、电解质和热量，以维持循环的稳定和水电解质平衡。

(2)抑制胰腺分泌：①H2 受体阻断剂；②抑肽酶；③5-氟尿嘧啶；④禁食和胃肠减压。

(3)解痉止痛应定时给以止痛剂，传统方法是静脉内滴注 0.1%的普鲁卡因用以静脉封闭。并可定时将杜冷丁与阿托品配合使用，既止痛又可解除 Oddi 括约肌痉挛，禁用吗啡，以免引起 Oddi 括约肌痉挛。另外，亚硝酸异戊酯、亚硝酸甘油等在剧痛时使用，特别是年龄大的患者使用，既可一定程度地解除 Oddi 括约肌的痉挛，同时对冠状动脉供血也大有好处。

(4)营养支持急性重型胰腺炎时，机体的分解代谢高、炎性渗出、长期禁食、高热等，患者处于负氮平衡及低血蛋白症，故需营养支持，而在给予营养支持的同时，又要使胰腺不分泌或少分泌。

(5)抗生素的应用抗生素对急性胰腺炎的应用，是综合性治疗中不可缺少的内容之一。急性出血坏死性胰腺炎时应用抗生素是无可非议的。急性水肿性胰腺炎，作为预防继发感染，应合理的使用一定量的抗生素。

(6)腹膜腔灌洗对腹腔内有大量渗出者，可做腹腔灌洗，使腹腔内含有大量胰酶和毒素物质的液体稀释并排除体外。

(7)加强监护。

(8)间接降温疗法。

2.手术治疗

虽有局限性区域性胰腺坏死、渗出，若无感染而全身中毒症状不十分严重的患者，不需急于手术。若有感染则应予以相应的手术治疗。

第五节 胃、十二指肠溃疡急性穿孔

胃十二指肠溃疡在活动期逐渐向深部侵蚀，由粘模至肌层，终致穿破浆膜而发生穿孔。穿孔部位多数位于幽门附近的胃十二指肠前壁。临床表现为急性弥漫性腹膜炎。胃十二指肠溃疡穿孔为消化性溃疡最严重的并发症，多发生于冬春两季，男女比例6～15：1，可发生于任何年龄，以30～50岁多见。十二指肠溃疡比胃溃疡发生穿孔者高3～10倍，前者平均年龄33岁，后者平均年龄46岁。该病发病急，变化快，若不及时诊治，会因腹膜炎的发展而危及生命。

一、临床表现

(1)突发性上腹部刀割样疼痛，很快弥漫全腹。多数伴恶心、呕吐。

(2)腹式呼吸消失，腹肌紧张如“板状”，全腹压痛反跳痛，以右上腹明显。肝浊音界缩小或消失，肠鸣音减弱或消失。

(3)随病情发展，可出现腹胀，甚至中毒性休克。

二、诊断鉴别

(1)大多数患者有溃疡病史，而且近期内溃疡症状加重。

(2)突发性上腹部刀割样疼痛，很快波及全腹。多数伴有恶心、呕吐。

(3)全腹压痛，肌紧张，尤以右上腹为甚，肝浊音界缩小或消失，肠鸣音减弱或消失。

(4)X线片及腹部透视见膈下游离气体。腹穿抽得黄色混浊液体。

三、疾病治疗

(一)治疗原则

(1)禁食、胃肠减压，半坐卧位。

(2)输液，纠正水电解质，酸碱平衡失调。

(3)应用抗生素。

(4)手术治疗指征包括：

饱食后穿孔，顽固性溃疡穿孔，伴有幽门梗阻或出血者。

年老，全身情况差或疑有癌变者。

经非手术治疗6～8小时后症状体征无好转，反而加重者。

手术方式有胃大部切除术和单纯穿孔修补术。

(二)用药原则

(1)轻型保守治疗病例以静滴抗生素＋雷尼替丁为主。

(2)重型行溃疡穿孔修补术病例，静脉应用抗生素＋雷尼替丁，注意支持疗法，维持水电解质平衡,必要时根据临床和药敏试验选择有效的抗生素。

(3)重型行胃大部切除术病例,静脉应用抗生素,注意支持疗法和防止并发症如体质极差者可用"C"项药。

第六节　急性肠梗阻

由于肠内及肠外各种原因引起的小肠肠道机械性堵塞称为肠梗阻。肠腔内容物正常运行和通过发生障碍时,称肠梗阻。为腹部外科常见疾病,若未得到及时合理的治疗,往往危及患者的生命。

一、分类

对肠梗阻的分类是为了便于对病情的认识、指导治疗和对预后的估计,通常有下列几种分类方法。

1.按病因分类

(1)机械性肠梗阻临床上最常见,是由于肠内、肠壁和肠外各种不同机械性因素引起的肠内容通过障碍。

(2)动力性肠梗阻是由于肠壁肌肉运动功能失调所致,并无肠腔狭窄,又可分为麻痹性和痉挛性两种。前者是因交感神经反射性兴奋或毒素刺激肠管而失去蠕动能力,以致肠内容物不能运行;后者系肠管副交感神经过度兴奋,肠壁肌肉过度收缩所致。有时麻痹性和痉挛性可在同一患者不同肠段中并存,称为混合型动力性肠梗阻。

(3)血运性肠梗阻是由于肠系膜血管内血栓形成,血管栓塞,引起肠管血液循环障碍,导致肠蠕动功能丧失,使肠内容物停止运行。

2.按肠壁血循环分类

(1)单纯性肠梗阻有肠梗阻存在而无肠管血循环障碍。

(2)绞窄性肠梗阻有肠梗阻存在同时发生肠壁血循环障碍,甚至肠管缺血坏死。

3.按肠梗阻程度分类

可分为完全性和不完全性或部分性肠梗阻。

4.按梗阻部位分类

可分为高位小肠梗阻、低位小肠梗阻和结肠梗阻。

5.按发病轻重缓急分类

可分为急性肠梗阻和慢性肠梗阻。

6.闭襻型肠梗阻

是指一段肠襻两端均受压且不通畅者,此种类型的肠梗阻最容易发生肠壁坏死和穿孔。

肠梗阻的分类是从不同角度来考虑的,但并不是绝对孤立的。如肠扭转可既是机械性、完全性,也是绞窄性、闭襻性。不同类型的肠梗阻在一定条件下可以转化,如单纯性肠梗阻治疗不及时,可发展为绞窄性肠梗阻。机械性肠梗阻近端肠管扩张,最后也可发展为麻痹性肠梗阻。不完全性肠梗阻时，由于炎症、水肿或治疗不及时，也可发展成完全性肠梗阻。

二、临床表现

1.粘连性肠梗阻

表现：

(1)以往有慢性梗阻症状和多次反复急性发作的病史。

(2)多数患者有腹腔手术、创伤、出血、异物或炎性疾病史。

(3)临床症状为阵发性腹痛，伴恶心、呕吐、腹胀及停止排气排便等。

体检：

(1)全身情况：梗阻早期多无明显改变，晚期可出现体液丢失的体征。发生绞窄时可出现全身中毒症状及休克。

(2)腹部检查应注意如下情况：①有腹部手术史者可见腹壁切口瘢痕；②患者可有腹胀，且腹胀多不对称；③多数可见肠型及蠕动波；④腹部压痛在早期多不明显，随病情发展可出现明显压痛；⑤梗阻肠襻较固定时可扪及压痛性包块；⑥腹腔液增多或肠绞窄者可有腹膜刺激征或移动性浊音；⑦肠梗阻发展至肠绞窄、肠麻痹前均表现肠鸣音亢进，并可闻及气过水声或金属音。

2.绞窄性肠梗阻

表现：

(1)腹痛为持续性剧烈腹痛，频繁阵发性加剧，无完全休止间歇，呕吐不能使腹痛腹胀缓解。

(2)呕吐出现早而且较频繁。

(3)早期即出现全身性变化，如脉率增快，体温升高，白细胞计数增高，或早期即有休克倾向。

(4)腹胀：低位小肠梗阻腹胀明显，闭襻性小肠梗阻呈不对称腹胀，可触及孤立胀大肠襻，不排气排便。

(5)连续观察：可发现体温升高，脉搏加快，血压下降，意识障碍等感染性休克表现，肠鸣音从亢进转为减弱。

(6)明显的腹膜刺激征。

(7)呕吐物为血性或肛门排出血性液体。

(8)腹腔穿刺为血性液体。

三、检查

1.粘连性肠梗阻

(1)实验室检查梗阻早期一般无异常发现。应常规检查白细胞计数，血红蛋白，血细胞比容，二氧化碳结合力，血清钾、钠、氯及尿便常规。

(2)辅助检查X线立位腹平片检查：梗阻发生后的4～6小时，腹平片上即可见胀气的肠袢及多数气液平面。如立位腹平片表现为一位置固定的咖啡豆样积气影，应警惕有肠绞窄的存在。

2.绞窄性肠梗阻

(1)实验室检查：①白细胞计数增多，中性粒细胞核左移，血液浓缩；②代谢性酸中毒及水电解质平衡紊乱；③血清肌酸激酶升高。

(2)辅助检查 X 线立位腹平片表现为固定孤立的肠襻,呈咖啡豆状,假肿瘤状及花瓣状,且肠间隙增宽。

四、治疗

1.粘连性肠梗阻

(1)非手术疗法对于单纯性、不完全性肠梗阻,特别是广泛粘连者,一般选用非手术治疗;对于单纯性肠梗阻可观察 24～48 小时,对于绞窄性肠梗阻应尽早进行手术治疗,一般观察不宜超过 4～6 小时。

基础疗法包括禁食及胃肠减压,纠正水、电解质紊乱及酸碱平衡失调,防治感染及毒血症。还可采用中药及针刺疗法。

(2)手术疗法粘连性肠梗阻经非手术治疗病情不见好转或病情加重;或怀疑为绞窄性肠梗阻,特别是闭襻性肠梗阻;或粘连性肠梗阻反复频繁发作,严重影响患者生活质量时,均应考虑手术治疗。①粘连带或小片粘连行简单切断分离。②小范围局限紧密粘连成团的肠襻无法分离,或肠管已坏死者,可行肠切除吻合术,如肠管水肿明显,一期吻合困难,或患者术中情况欠佳,可先行造瘘术。③如患者情况极差,或术中血压难以维持,可先行肠外置术。④肠襻紧密粘连又不能切除和分离者,可行梗阻部位远、近端肠管侧侧吻合术。⑤广泛粘连而反复引起肠梗阻者可行肠排列术。

2.绞窄性肠梗阻

(1)绞窄性小肠梗阻,一经诊断应立即手术治疗,术中根据绞窄原因决定手术方法。

(2)如患者情况极严重,肠管已坏死,而术中血压不能维持,可行肠外置术方法,待病情好转再行二期吻合术。

第七节　消化道出血

消化道出血是临床常见严重的症候。消化道是指从食管到肛门的管道,包括胃、十二指肠、空肠、回肠、盲肠、结肠及直肠。上消化道出血部位指屈氏韧带以上的食管、胃、十二指肠、上段空肠以及胰管和胆管的出血。屈氏韧带以下的肠道出血称为下消化道出血。

一、病因

消化道出血可因消化道本身的炎症、机械性损伤、血管病变、肿瘤等因素引起,也可因邻近器官的病变和全身性疾病累及消化道所致。

1.上消化道出血的病因

(1)食管疾病食管炎(反流性食管炎、食管憩室炎)、食管癌、食管溃疡、食管贲门黏膜撕裂症、器械检查或异物引起损伤、放射性损伤、强酸和强碱引起化学性损伤。

(2)胃、十二指肠疾病消化性溃疡、急慢性胃炎(包括药物性胃炎)、胃黏膜脱垂、胃癌、急性胃扩张、十二指肠炎、残胃炎、残胃溃疡或癌。还有淋巴瘤、平滑肌瘤、息肉、肉瘤、血管瘤、神经纤维瘤。膈疝、胃扭转、憩室炎、钩虫病等。

(3)胃肠吻合术后的空肠溃疡和吻合口溃疡。

(4)门静脉高压,食管胃底静脉曲线破裂出血、门脉高压性胃病肝硬化、门静脉炎或血栓形成的门静脉阻塞、肝静脉阻塞(Budd-Chiari 综合征)。

2.下消化道出血病因

(1)肛管疾病痔、肛裂、肛瘘。

(2)直肠疾病直肠的损伤、非特异性直肠炎、结核性直肠炎、直肠肿瘤、直肠类癌、邻近恶性肿瘤或脓肿侵入直肠。

(3)结肠疾病细菌性痢疾、阿米巴痢疾、慢性非特异性溃疡性结肠炎、憩室、息肉、癌肿和血管畸形。

(4)小肠疾病急性出血性坏死性肠炎、肠结核、克隆病、空肠憩室炎或溃疡、肠套叠、小肠肿瘤、胃肠息肉病、小肠血管瘤及血管畸形。

二、临床表现

失血量的估计对进一步处理极为重要。一般每日出血量在 5ml 以上,大便色不变,但匿血试验就可以为阳性,50～100ml 以上出现黑粪。以呕血、便血的数量作为估计失血量的资料,往往不太精确。因为呕血与便血常分别混有胃内容与粪便,另一方面部分血液尚贮留在胃肠道内,仍未排出体外。因此可以根据血容量减少导致周围循环的改变,做出判断。

1.一般状况

失血量少,在 400ml 以下,血容量轻度减少,可由组织液及脾贮血所补偿,循环血量在 1h 内即得改善,故可无自觉症状。当出现头晕、心慌、冷汗、乏力、口干等症状时,表示急性失血在 400ml 以上;如果有晕厥、四肢冰凉、尿少、烦躁不安时,表示出血量大,失血至少在 1200ml 以上;若出血仍然继续,除晕厥外,尚有气短、无尿,此时急性失血已达 2000ml 以上。

2.脉搏

脉搏的改变是失血程度的重要指标。急性消化道出血时血容量锐减、最初的机体代偿功能是心率加快。小血管反射性痉挛,使肝、脾、皮肤血窦内的储血进入循环,增加回心血量,调整体内有效循环量,以保证心、肾、脑等重要器官的供血。一旦由于失血量过大,机体代偿功能不足以维持有效血容量时,就可能进入休克状态。所以,当大量出血时,脉搏快而弱(或脉细弱),脉搏每分钟增至 100～120 次以上,失血估计为 800～1600ml;脉搏细微,甚至扪不清时,失血已达 1600ml 以上。

3.血压

血压的变化同脉搏一样,是估计失血量的可靠指标。

当急性失血 800ml 以上时(占总血量的 20%),收缩压可正常或稍升高,脉压缩小。尽管此时血压尚正常,但已进入休克早期,应密切观察血压的动态改变。急性失血 800～1600ml 时(占总血量的 20%～40%),收缩压可降至 9.33～10.67kPa(70～80mmHg),脉压小。急性失血 1600ml 以上时(占总血量的 40%),收缩压可降至 6.67～9.33kPa(50～70mmHg),更严重的出血,血压可降至零。

4.血常规

血红蛋白测定、红细胞计数、血细胞压积可以帮助估计失血的程度。但在急性失血的初期，由于血浓缩及血液重新分布等代偿机制，上述数值可以暂时无变化。一般需组织液渗入血管内补充血容量，即3～4h后才会出现血红蛋白下降，平均在出血后32h，血红蛋白可被稀释到最大程度。如果患者出血前无贫血，血红蛋白在短时间内下降至7g以下，表示出血量大，在1200ml以上。大出血后2～5h，白细胞计数可增高，但通常不超过$15\times10^9/L$。然而在肝硬化、脾功能亢进时，白细胞计数可以不增加。

5.尿素氮

上消化道大出血后数小时，血尿素氮增高，1～2天达高峰，3～4天内降至正常。如再次出血，尿素氮可再次增高。尿素氮增高是由于大量血液进入小肠，含氮产物被吸收。而血容量减少导致肾血流量及肾小球滤过率下降，则不仅尿素氮增高，肌酐亦可同时增高。如果肌酐在133μmol/L(1.5mg%)以下，而尿素氮＞14.28mmol/L(40mg%)，则提示上消化道出血在1000ml以上。

三、检查

1.X线钡剂检查

仅适用于出血已停止和病情稳定的患者其对急性消化道出血病因诊断的阳性率不高；

2.内镜检查。

3.血管造影

4.放射性核素显像

近年应用放射性核素显像检查法来发现活动性出血的部位其方法是静脉注射m锝胶体后作腹部扫描以探测标记物从血管外溢的证据可直到初步的定向作用。

四、诊断

1.上消化道大量出血的早期识别

若上消化道出血引起的急性周围循环衰竭征象的出现先于呕血和黑粪，就必须与中毒性休克、过敏性休克、心源性休克或急性出血坏死性胰腺炎，以及子宫异位妊娠破裂、自发性或创伤性脾破裂、动脉瘤破裂等其他病因引起的出血性休克相鉴别。有时尚须进行上消化道内镜检查和直肠指检，借以发现尚未呕出或便出的血液，而使诊断得到及早确立。

2.出血的病因和部位的诊断

(1)病史与体征消化性溃疡患者80%～90%都有长期规律性上腹疼痛史，并在饮食不当、精神疲劳等诱因下并发出血，出血后疼痛减轻，急诊或早期胃内镜检查即可发现溃疡出血灶。呕出大量鲜红色血而有慢性肝炎、血吸虫病等病史，伴有肝掌、蜘蛛痣、腹壁静脉曲张、脾大、腹水等体征时，以门脉高压食管静脉曲张破裂出血为最大可能。45岁以上慢性持续性粪便匿血试验阳性，伴有缺铁性贫血者应考虑胃癌或食管裂孔疝。有服用消炎止痛或肾上腺皮质激素类药物史或严重创伤、手术、败血症时，其出血以应激性溃疡和急性胃黏膜病变为可能。50岁以上原因不明的肠梗阻及便血，应考虑结肠肿瘤。60岁以上有冠心、心房颤动病史的腹痛及便血者，缺血性肠病可能大。突然腹痛，休克，便血者要立即想到动脉瘤破裂。黄疸，发热及腹痛者伴消化道出血时，胆道源性出血不能除外，常见于胆管结石或胆管蛔虫症。

(2)特殊诊断方法线钡剂检查：仅适用于出血已停止和病情稳定的患者，其对急性消化道出血病因诊断的阳性率不高。内镜检查；血管造影；放射性核素显像：近年应用放射性核素显像检查法来发现活动性出血的部位，其方法是静脉注射 99m 锝胶体后作腹部扫描，以探测标记物从血管外溢的证据，可直到初步的定向作用。

五、治疗

1.一般治疗

卧床休息；观察神色和肢体皮肤是冷湿或温暖；记录血压、脉搏、出血量与每小时尿量；保持静脉能路并测定中心静脉压。保持患者呼吸道通畅，避免呕血时引起窒息。大量出血者宜禁食，少量出血者可适当进流质。多数患者在出血后常有发热，一般毋需使用抗生素。

2.补充血容量

当血红蛋白低于 9g/dl，收缩血压低于 12kPa(90mmHg)时，应立即输入足够量的全血。对肝硬化站静脉高压的患者要提防因输血而增加门静脉压力激发再出血的可能性。要避免输血、输液量过多而引起急性肺水肿或诱发再次出血。

3.上消化道大量出血的止血处理

(1)胃内降温。

(2)口服止血剂。

(3)抑制胃酸分泌和保护胃黏膜。

(4)内镜直视下止血。

(5)食管静脉曲张出血的非外科手术治疗。

4.下消化道出血的治疗

下消化道出血是一种常见的肠道疾病，主要症状是便血，如果长期便血，会造成严重后果。

(1)一般治疗总的原则是按不同的病因确定治疗方案，在未能明确诊断时，应积极的给予抗休克等治疗。患者绝对卧位休息，禁食或低渣饮食，必要时给予镇静剂。经静脉或肌肉途径给予止血剂。治疗期间，应严密观察血压、脉搏、尿量。注意腹部情况，记录黑便或便血次数、数量，定期复查血红蛋白、红细胞计数、红细胞比容、尿常规、血尿素氮、肌酐、电解质、肝功能等。

(2)手术治疗在出血原因和出血部位不明确的情况下，不主张盲目行剖腹探查，若有下列情况时可考虑剖腹探查术：①活动性仍有大出血并出现血流动力学不稳定，不允许做 TCR-BCS、动脉造影或其他检查；②上述检查未发现出血部位，但出血仍在持续；③反复类似的严重出血。术中应全面仔细探查，消化道应全程仔细触摸，并将肠道提出，结合在灯光下透照，有时可发现小肠肿瘤或其他病变。如果仍未发现病变(约占 1/3)，可采用经肛门和(或)经肠造口导入术中内镜检查。由内镜专科医生进行，手术医生协助导引进镜、并可转动肠管，展平黏膜皱襞，使内镜医生获得清晰视野，有利于发现小而隐蔽的出血病灶。同时，手术医生通过内镜透照，有时亦可从浆膜面发现病灶。

(3)介入治疗在选择性血管造影显示出血部位后，可经导管行止血治疗：①脉内灌注加压素。动脉插管造影发现出血部位后，经局部血管注入加压素 0.2～0.4U/min，灌注 20 分钟后，造影复查，确定出血是否停止。若出血停止，继续按原剂量维持 12～24 小时，逐渐减量至停用。然后在导管内滴注右旋糖酐或复方氯化钠溶液，证实无再出血后拔管。大部分病例可达到止血目的，虽其中部分病例在住院期间会再次发生出血，但其间改善了患者的全身情况，为择期手术治疗创造了良好条件。相对憩室出血(多为动脉出血)而言,动静脉畸形等所致的出血用加压素效果较差。值得指出的是,肠道缺血性疾病所致的消化道出血,加压素滴注会加重病情,当属禁忌。②动脉栓塞。对糜烂、溃疡或憩室所致的出血,采用可吸收性栓塞材料(如明胶海绵、自身血凝块等)进行止血。对动静脉畸形、血管瘤等出血采用永久性栓塞材料,如金属线圈、聚乙烯醇等。一般来说,下消化道出血的病例在动脉置管后不主张采用栓塞止血方法,原因是栓塞近端血管容易引起肠管的缺血坏死,尤其是结肠。

(4)内镜治疗纤维结肠镜下止血作用有限,不适用急性大出血病例,尤其对弥漫性肠道病变作用不大。具体方法有:激光止血、电凝止血(包括单极和多极电凝)、冷冻止血、热探头止血以及对出血病灶喷洒肾上腺素、凝血酶、立止血等。对憩室所致的出血不宜采用激光、电凝等止血方法,以免导致肠穿孔。

以上就是关于下消化道出血的治疗方法,对于上述几种治疗方法,大家要谨慎选择,因为每个患者的情况不一样,所以对症治疗才是最重要的。

5.手术处理

(1)食管胃底静脉曲张出血采取非手术治疗如输血、药物止血、三腔客、硬化剂及栓塞仍不能控制出血者,应作紧急静脉曲张结扎术,此种方法虽有止血效果,但复发出血率较高。如能同时作脾肾静脉分流手术可减少复发率。其他手术如门奇静脉断流术、H形肠系膜上静脉下腔静脉分流术、脾腔静脉分流术等也在临床应用中。择期门腔分流术的手术死亡率低,有预防性意义。由严重肝硬化引起者亦可考虑肝移植术。

(2)溃疡病出血当上消化道持续出血超过48小时仍不能停止;24小时内输血1500ml仍不能纠正血容量、血压不稳定;保守治疗期间发生再出血者;内镜下发现有动脉活动出血等情况,死亡率高达30%,应尽早外科手术。

(3)肠系膜上动脉血栓形成或动脉栓塞常发生在有动脉粥样硬化的中老年人,突然腹痛与便血,引起广泛肠坏死的死亡率高达90.5%,必需手术切除坏死的肠组织。

第九章　肿瘤概述

第一节　肿瘤流行病学

一、世界恶性肿瘤发病及死亡情况

根据世界卫生组织2008年报公布，全世界范围内年癌症发病及死亡情况公布如下：

2008年全世界新患癌症的患者数高达1270万余人，死于癌症的患者人数约760多万人（约占所有死亡人数的13%），癌症死亡在发达国家居人口死亡原因的首位，而在发展中国家居第2位。世界卫生组织癌症研究中心2008年公布的研究报告指出，根据目前癌症的发病趋势，到2030年，癌症的新病例会增加到2130万人，其中死亡人数将超过1330万人。

癌症死亡最常见的病种包括：肺癌、胃癌、结肠癌、直肠癌、肝癌、乳腺癌、口腔癌、宫颈癌、食管癌。

1.肺癌

对人类威胁最大的癌症是肺癌，居癌症发病及死亡率的首位。2008年全世界新增肺癌病例160万人（占全年癌症总发病率13%），其中140万人死于肺癌（占全年癌症总死亡数的18%），肺癌治疗效果差，5年生存率仅7%～12%。在发达国家和发展中国家中，肺癌居男性癌症发病率的首位。吸烟是肺癌的主要致癌因素，约80%的男性及50%女性肺癌发生率与吸烟关系密切。而在非吸烟肺癌患者人群中，女性较男性多发，且呈逐年升高趋势，在亚洲一些国家（例如中国），女性肺癌中非吸烟者的比例高达61%～83%，远高于欧美女性吸烟人群的发病率。

2.胃癌

胃癌死亡居世界癌症死亡的第2位，约占癌症死亡的10%。2008年全球胃癌新增患者人数为989600人，死于胃癌的患者人数为73.8万人，其中近70%发生在发展中国家。在过去的30年里，全世界范围内的胃癌发病率有所降低，这与维生素、新鲜水果及蔬菜的摄入增加，腌制食品摄入减少等饮食结构变化有关。幽门螺杆菌感染是胃癌患病的危险因素。胃癌的治疗效果差，5年生存率仅为20%。

3.结直肠癌

发达国家结直肠癌发病率高，但近年来发展中国家结直肠癌的发病率也在上升。2008年全球新发结直肠癌病例约120万人，死亡人数约608700人，居男性恶性肿瘤第3位，女性恶性肿瘤第2位。在结直肠癌中，约2/3发生于结肠，1/3发生于直肠。结直肠癌与饮食结构有关。一些来自低发病率国家的移民，到发达国家长期居住后结直肠癌的发病率增加。例如，日本到美国的第一代移民，5年生存率早期癌达90%，晚期癌仅8%。

4.肝癌

肝癌的全球发病率居癌症第 5 位，然而死亡率却高居第 2 位。发展中国家的肝癌发病率高，中国的肝癌患者占全世界肝癌病例的 55％。肝癌男性病例数是女性的 2 倍。70％～85％的肝癌与乙型肝炎病毒（HBV）或丙型肝炎病毒（HCV）感染有关，肝癌也与过量饮酒有关。2008 年全世界新增肝癌人数 74.83 万人，死于肝癌的人数达 695900 人，肝癌死亡占癌症死亡的 8.8％。肝癌的治疗效果差，5 年生存率仅 6％。

5.乳腺癌

其发病率在全世界范围内高居女性恶性肿瘤发病率之首，并且是威胁女性健康的“头号杀手”。2008 年全年乳腺癌新增病例数约 138 万人，死亡人数达 458400 人。乳腺癌的发病率呈逐年增高、低龄化趋势。约一半的乳腺癌分布在发展中国家，死亡率达 60％。乳腺癌发病与生活方式、激素、高脂饮食及肥胖有关。乳腺癌的 5 年生存率达 50％以上。

6.食管癌

2008 年全世界新增食管癌患者约 482300 人，其中死亡人数约 406800 人。食管癌主要发生于发展中国家，男女发病比率为(3～4)：1。吸烟和酒精是食管癌发病的主要危险因素，两者同时存在时，患癌危险性显著增加。此外营养不良、水果蔬菜摄入不足、腌制食品摄入过多或常年饮用过热饮品等不良生活习惯也与食管癌的发病相关。食管鳞状细胞癌好发于食管的中上 1/3，而腺癌则常见于下段食管或胃.食管结合部。75％的食管癌患者在诊断后 1 年内死亡，5 年生存率仅 5％～10％。

7.口腔癌

2008 年全世界新增唇癌和口腔癌患者约 263900 例，其中死亡人数约 128000 人。约 3/4 的口腔癌病例分布于发展中国家。口腔癌与 HPV 感染相关，此外吸烟和饮酒也是口腔癌患病的主要危险因素。摄入新鲜蔬菜和水果对预防口腔癌有积极作用。早期口腔癌的 5 年生存率达 80％，晚期病例仅为 5％。

8.宫颈癌

宫颈癌在全球女性恶性肿瘤中位列第 3 位，仅次于乳腺癌和结直肠癌，在发展中国家则是仅次于乳腺癌、居第 2 位的常见恶性肿瘤，是最常见的女性生殖道恶性肿瘤，死亡率居女性癌症死因的第 3 位。2008 年全球新增宫颈癌患者 529800 例，死亡人数达 275100 人。宫颈癌是发展中国家女性最常见的癌症，85％宫颈癌患者分布于发展中国家。在发达国家中，宫颈癌发病率和死亡率已显著降低，这主要归功于宫颈癌普查工作的成功实施。95％以上的宫颈癌患者与人类乳头瘤病毒（HPV）感染有关。预防性 HPV 疫苗已于 2006 年 6 月 8 日经美国 FDA 批准上市，而第二代 HPV 疫苗正在研制当中。宫颈癌的生存率取决于临床分期，早期宫颈癌的 5 年生存率达 90％，晚期仅为 10％。

据世界卫生组织公布的数据，2005 年全球有 760 万人死于癌症，而到 2020 年全球每年的癌症死亡人数将增加 1 倍左右(届时全球将至少有 1500 万人死于癌症)，未来 10 年中可能会有 8400 万人死于癌症。不仅如此，发展中国家未来面临的癌症防治形势将会越来越严峻。据预测，未来 10 年内，全球约有 70％的新增癌症病例将会出现在发展中国家。

世界卫生组织在 2006 年将肿瘤定义为“可以控制的慢性非传染性疾病”，并指出目前发生的肿瘤,1/3 可以预防,1/3 通过早期诊断可以治愈,另外 1/3 经过合理治疗,特别是中晚期患者心理等方面的治疗,可以提高其生活质量。然而近 30 年,全球癌症发病数以年均 3%～5%的速度递增,3/4 新增病例发生在新兴工业国家及发展中国家,癌症已成为人类最重要的死因之一。研究表明,约 1/7 癌症患者与吸烟密切相关。减少烟草危害,可降低部分癌症对人类的威胁。据目前研究进展,期望通过抗病毒疫苗的研制来降低肝癌、宫颈癌、胃癌的发病率。

二、中国恶性肿瘤发病及死亡情况

中国的癌症形势十分严峻。每年全球癌症死亡人数约 700 万人,其中 240)发生在中国。然而中国癌症患者的生存率和治愈率仅为 13%。自 20 世纪 70 年代以来,我国癌症死亡率一直呈持续增长趋势,70 年代、90 年代和 21 世纪初每年死于癌症的人数分别为 70 万人、117 万人和 150 万人。

自 2006 年卫生部疾病预防控制局决定将肿瘤登记数据资料报告改为年报制以来,全国肿瘤登记中心每年均发布中国登记地区恶性肿瘤发病和死亡数据,为科研、临床和制订肿瘤防治策略提供了不可或缺的宝贵资料。据近年来资料统计显示,恶性肿瘤在我国疾病死亡原因中位列第 2 位,同时已成为城市的首位死因(占 25.0%),农村的第 2 位死因(占 21.0%)。据《2011 中国肿瘤登计年报》报告显示,我国 2008 年全国肿瘤登记地区恶性肿瘤发病率为 299.12/10 万(男性 330.16/10 万,女性 267.56/10 万)。恶性肿瘤的死亡率为 184.67/10 万(男性 228.14/10 万,女性 140.48/万)。发病率位列前 10 种的恶性肿瘤依次为:①肺癌;②胃癌;③结直肠癌;④肝癌;⑤女性乳腺癌;⑥食管癌;⑦胰腺癌;⑧膀胱癌;⑨淋巴瘤;⑩脑,神经系统肿瘤;占全部恶性肿瘤的 75.94%。而死亡率高居前 10 位的恶性肿瘤依次为:①肺癌;②胃癌;③肝癌;④食管癌;⑤直结肠癌;⑥胰腺癌;⑦女性乳腺癌;⑧白血病;⑨脑,神经系统肿瘤;⑩淋巴瘤;占全部恶性肿瘤的 83.54%。

我国居民一生罹患癌症的概率为 22%,全国 35～39 岁年龄段恶性肿瘤发病率为 87.07/10 万:40～44 岁年龄段恶性肿瘤发病率几乎翻倍,为 154.53/10 万;50 岁以上人群发病率占全部发病的 80%以上,60 岁以上癌症发病率超过 1%。

我国居民因癌症死亡的概率是 13%,即每 7～8 人中会有 1 人因癌症死亡。50 岁以前肿瘤死亡率处于较低水平,但男性 45 岁以上,女性 50 岁以上死亡率有较大升高,并随年龄增长而升高,60 岁以上癌症死亡的占全部癌症死亡的 63%以上,死亡率达 1%。

城市抽样地区恶性肿瘤发病率和死亡率:城市地区发病率为 307.04/10 万(男性 332.20/10 万,女性 281.52/10 万),城市地区发病率前 10 位恶性肿瘤依次为:①肺癌;②结直肠癌;③胃癌;④女性乳腺癌;⑤肝癌;⑥食管癌;⑦胰腺癌;⑧膀胱癌;⑨淋巴瘤;⑩肾及泌尿系统肿瘤。城市死亡率排名前 10 位的恶性肿瘤依次为:①肺癌;②肝癌;③胃癌;④直结肠癌;⑤食管癌;⑥胰腺癌;⑦女性乳腺癌;⑧淋巴瘤;⑨胆囊及肝外胆管癌;⑩白血病。其合计死亡率为 181.54/10 万人口。

农村抽样地区恶性肿瘤发病率和死亡率:农村地区发病率为 269.57/10 万(男性 322.58/10 万,女性 215.18/10 万),农村地区发病率前 10 位恶性肿瘤依次为:①胃癌;②食管癌;③肺癌;④肝癌;⑤结直肠癌;⑥女性乳腺癌;⑦子宫颈癌;⑧胰腺癌;⑨脑,神经系统肿瘤;⑩白血病。农村死亡率排名前 10 位的恶性肿瘤依次为:①胃癌;②食管癌;③肺癌;④肝癌;⑤直结肠癌;⑥胰腺癌;⑦脑,神经系统肿瘤;⑧白血病;⑨女性乳腺癌;⑩淋巴瘤。其合计死亡率为196.34/10万人口。

综合上述结果:我国恶性肿瘤死亡率为184.67/10万人口,男性高于女性,城市略高于农村。我国肿瘤登记地区无论城市还是农村,恶性肿瘤发病占前几位的主要是肺癌、胃癌、结直肠癌、肝癌、女性乳腺癌、食管癌、胰腺癌、脑瘤、淋巴瘤等,占全部恶性肿瘤发病的75%左右。恶性肿瘤死亡占前几位的主要是肺癌、胃癌、肝癌、食管癌、结直肠癌、胰腺癌、乳腺癌、脑瘤、白血病和淋巴瘤,占全部恶性肿瘤死亡的80%左右。农村地区发病、死亡是以食管癌、胃癌为主的消化系统恶性肿瘤较高,其次为肺癌、肝癌、结直肠癌;而城市地区发病、死亡以肺癌位居第1位,女性以乳腺癌位居女性发病第1位,其次是肝癌、胃癌、结直肠癌较高。因此,肺癌、胃癌、结直肠癌、肝癌、食管癌、女性乳腺癌为威胁我国居民健康的主要恶性肿瘤,应作为我国今后恶性肿瘤的防控重点。

三、流行病学常用术语

死亡率:一年中当地平均人口的死亡人数。计算公式:死亡率=(某年该地死亡人数/某年该地平均人数)×100000110万。

发病率:特定时间内,暴露人群中发生的新病例数。计算公式:发病率=(某年该地新发病例数/某年该地平均暴露人群人口数)×100000110万。

患病率:某时期内,暴露人群中发生的新老病例总数。计算公式:患病率=(某时期内新、老病例数/某时期内暴露人群人口数)×100000110万。

年龄调整死亡率:(每一年龄组标准人口×年龄组别死亡率)/标准人口。

年龄调整发病率:(每一年龄组标准人口×年龄组别发病率)/标准人口。

第二节　肿瘤诊断

癌症能否早期诊断涉及的环节较多,一方面取决于患者对疾病的认识,另一方面则取决于初诊医生的责任感和医疗水平。医生应善于听取患者的陈述,亲自动手进行体格检查,从中发现重要的线索,并由此分析判断是否需要进行特殊检查。癌症诊断大致分为两大步骤:一是定性,即确诊是否患恶性肿瘤,并明确其组织学类型和分化程度;二是分期,即明确病变范围,了解癌症浸润转移情况,以初步判断预后并确定治疗原则。

一、定性诊断

根据肿瘤诊断依据的可靠性,可将诊断水平分为五级。

一级:临床诊断。仅根据临床症状、体征,参考疾病发展规律,在排除非肿瘤性疾病后做出诊断,该诊断不能作为治疗依据。

二级:专一性检查(理化)诊断。根据临床症状、体征,结合具有一定特异性的物理或生化检查结果而做出的诊断,如肝癌根据超声波和(或)AFP,肺癌根据胸片,消化道肿瘤根据X线钡剂造影,胰、肾、脑等深部组织根据CT或MRI扫描结果做出诊断。

三级:手术诊断。根据手术或内镜肉眼直观到新生物而做出诊断。

四级:细胞病理学诊断。根据脱落细胞学,穿刺细胞学做出诊断。白血病根据外周血液涂片细胞学检查做出诊断。

五级:组织病理学诊断。经粗针穿刺、钳取、切取或切除肿瘤组织,取其活体组织制片进行组织病理学诊断,包括白血病的骨髓穿刺涂片检查诊断。

上述诊断依据的可靠性依次递增,组织病理学诊断是目前肿瘤定性诊断标准方法,这是借助光学显微镜和其他组织化学与电子影像技术的描述性诊断方法。细胞学诊断也是肿瘤定性诊断,尤其是普查癌症的重要方法。由于细胞学诊断的局限性,只要能活检都应争取行组织病理学诊断。细胞的结构与细胞恶性行为密切相关,但这种相关并非绝对。新的肿瘤分类法要求明确了解癌变组织的部位、细胞自主性生长的特点、癌浸润和转移的方式以及机体调控的渠道的完整性等。癌细胞周期诊断、癌基因和抑癌基因诊断是深入认识和诊断癌细胞特性的新方法。

二、分期诊断

确诊为癌症后的下一步重要工作是评估病变范围,即分期诊断。分期诊断有两个目的:即提示治疗的纲要和估计预后。分期是以解剖学为基础,反映病变的大小和扩散方式。制订统一和规范的分期标准,有利于判断预后,有利于制订治疗方法,有利于人们在同一标准下选择患者进行临床试验、评价疗效及进行学术交流。

常用的分期方法有两类。一类是Ⅰ临床分期法,即分为0、Ⅰ、Ⅱ、Ⅲ、Ⅳ期。临床分期法主要是根据大量病例研究及随访结果,按患者的生存率进行归类分期。另一类是TNM分期法。T代表局部肿瘤,N代表区域淋巴结,M代表有无远处转移。TNM分期即确定局部肿瘤的大小(T),有无区域淋巴结转移及转移的程度(N),有无远处转移(M)。20世纪40年代,肿瘤分期一般分为局限型、区域型和远处转移型,长期追踪已显示这种分期方法的优点。TNM分期法是在此基础上建立和完善的。TNM分期法详细描述了肿瘤的病变范围。TNM分期又可分为临床TNM分期(CTNM分期)和病理TNM分期(PTNM分期),后者比前者评估预后及指导治疗更有价值。肿瘤大小与淋巴结转移及远处转移密切相关。

三、诊断方法

用于肿瘤诊断的方法包括:内镜、影像学、生化、肿瘤标志物、细胞学、病理学、免疫组织化学等。其中组织病理学检查是确诊癌症的最可靠方法。

(一)影像学检查

1.X线检查

该检查的基本技术包括X线片、体层摄影、造影检查。其中X线平片检查是X线检查最基本的方法,它主要适用于具有良好自然对比部位的检查,如胸部平片。体层摄影用于进一步检查胸片上的异常影像,如显示肿瘤病灶的层面。脑、脊髓、消化道、泌尿系统的肿瘤则需要造影检查。造影检查也用于血管和淋巴系统显影检查。X线胸片检查是诊断肺部肿瘤的首选方法,必要时结合体层摄影,可对大多数肺部肿瘤做出较准确的判断。

2.CT检查

CT检查的最大特点是能直接检查出许多实质器官内部的肿瘤。CT检查还能显示器官的轮廓、形态、病变范围、病灶与邻近器官的关系。CT检查在癌症诊断、分期、预后判断、设计放疗计划、治疗后随诊等方面,占有重要地位。该检查主要是依据组织密度变化及解剖结构变化等情况做出判断。螺旋CT检查可减少扫描时体内器官移动所造成的影像误差,保持影像的连续性。

(1)颅内肿瘤:CT扫描是脑瘤诊断的常用方法。多数脑瘤的密度与正常脑组织的密度有差异,CT扫描可以观察肿瘤的部位、数目、大小、坏死、肿瘤周围组织水肿等情况。

(2)头颈部肿瘤:CT扫描检查在诊断眼、眼眶、鼻、鼻咽、鼻窦、喉肿瘤方面有较好的优势。高分辨力可以显示肿瘤的部位、大小、周围软组织及骨受侵犯的情况。

(3)胸部肿瘤:与普通X线胸片相比较,CT扫描在诊断纵隔肿瘤方面有较好的优势,它可以显示纵隔的全貌。胸部CT扫描用于检查普通X线胸片难以观察到的肿瘤,如奇静脉食管旁、心后区、脊椎旁、气管腔内等部位的小肿瘤。CT扫描检查可以观察到肿瘤的大小、肿瘤是否侵犯胸膜、肺门淋巴结、纵隔淋巴结等。目前64层螺旋CT可采用亚毫米准确值在一次短暂屏气后完成整个胸部扫描,运动伪影和容积效应几乎可以忽略。不仅如此,还可以对原始数据进行后处理,实现高分辨率算法重建(HRCT)功能和进行多平面重建(MPR)及三维重建(3D),进一步提高诊断准确性。

(4)腹部肿瘤:CT扫描对于腹部空腔脏器的显示效果不佳,但对实质性脏器的显示效果较好,如肝脏、胰腺、肾脏、腹膜后淋巴结。腹部CT扫描的优点是,可以在同一断面显示多个脏器,了解多病灶与周围组织的关系。

(5)盆腔肿瘤:盆腔内组织结构复杂,普通CT图像分析较困难。在膀胱、阴道、结肠直肠内充填造影剂,能较清楚地显示盆腔内是否有肿瘤病变、病灶的部位、范围与邻近器官的关系。

3.磁共振(MRI)检查

MRI检查诊断肿瘤的原理是基于核内磁性变化,经模数转换及图像处理而成为直观的图像。与CT比较,MRI检查的主要优点:①可以显示机体任何解剖截面的图像,可多层面直接成像,可更直观地了解肿瘤病变范围、起源和侵犯的结构,为肿瘤定位、定性提供重要帮助;②对比度高,CT只有一个成像参数,即X线吸收系数,而MRI成像参数及成像方法较多,软组织对比度明显高于CT,对软组织及淋巴结转移灶的显示能力强;③检查时无机械性及放射性损伤;④无骨伪影干扰靠近骨骼的病变同样可清晰显示。目前MRI检查的空间分辨力不及CT扫描。MRI检查中移动伪影、金属干扰等问题尚未得到较好的解决。造影剂可增强不同组织间MRI信号的差异,使图像的分辨力增强,缩短检查时间。MRI血管造影或非造影剂增强的灌注成像、弥散成像技术可用于肿瘤血管显示,这些技术可以提高肿瘤诊断和鉴别诊断的水平。

MRI光谱检查是无损检查活组织生化成分的新方法。检查时患者的身体或躯体的层次可分为一组小方块,然后通过对MRI信号单元的局部强度进行观察,可获得比常规MRI影像更为清晰的图像。在提供组织生化信息时还可能定位,从而使获得的信号不仅能反映它是来自患者头部某处组织,而且还能表明信号是来自脑瘤或正常脑组织,有助于判断肿瘤的良恶性特性、恶性程度。实验表明,光谱与氧含量值明显相关。

MRI光谱对预测肿瘤预后和患者治疗的反应有帮助,估计可减少约25%效果不大的癌症放、化疗。鉴别软组织肉瘤的良性与恶性的灵敏度为100%，特异性为93%。

4.核医学

核医学显像诊断癌症的手段分为两大类：一类是普通的放射性核素扫描，如骨扫描、甲状腺扫描；另一类是放射免疫显像。这两类方法都是将放射性核素注射或口服人体内，间隔一定时间，待放射性核素分布于机体后，利用显像设备获得放射性核素在体内的聚集部位和范围等分布情况。各种组织器官组织及肿瘤组织对不同的放射性核素的选择性聚集程度存在差异，放射性核素扫描正是利用这种核素分布的差异图像来判断有无病变。放射免疫显像与普通核素扫描所不同的是，放射性核素是标记在对肿瘤相关性抗原的特异性抗体上，这样肿瘤组织局部的放射性聚集程度将可能明显超过正常组织。因此，放射性免疫显像更有利于显示肿瘤病变，提高肿瘤诊断的灵敏性、特异性和准确性。

(1)放射性核素扫描：该技术广泛用于肿瘤诊断，与其他影像学检查手段相比较，甲状腺和骨的放射性核素显像检查的效果具有较大的优势。

1)内分泌腺肿瘤：甲状腺扫描显像剂常用^{131}I或^{99}Tc。甲状腺扫描可以对甲状腺肿瘤进行定位及鉴别诊断，对晚期甲状腺癌的患者，全身放射性核素显像有助于寻找甲状腺癌的转移性病灶。甲状旁腺扫描用^{75}Se代蛋氨酸显像。肾上腺皮质显像用^{131}I化胆固醇诊断肾上腺皮质腺瘤，其灵敏度约为93%，特异性为96.4%。肾上腺髓质肿瘤的显像用^{131}I磺化苄胍，其灵敏度为88%，特异性为95%。

2)骨肿瘤：放射性核素骨扫描包括全身骨平面及SPECT断层显像，显像剂为^{99}Tc。骨扫描对骨肿瘤，尤其是转移性骨肿瘤，具有早期诊断的价值。骨扫描诊断骨转移病灶的灵敏度高，发现及显示病灶的时间可能比普通X线摄片提早3～6个月。一次性全身骨扫描可同时显示全身骨骼情况。骨扫描的灵敏度高是因为放射性核素显像所反映的是骨骼局部血供、新骨形成及骨反应性增生的情况。而X线骨片反映的则是骨局部钙磷盐的密度。对于溶骨性病变来说，只有骨破坏达到一定程度(脱钙30%～50%，总量≥1.5g)时，骨X线平片才显示出异常影像。对于核素扫描单发性骨显像异常，尤其是该部位近期有创伤史的患者，诊断时应慎重，勿轻易下骨转移的诊断。

3)肺肿瘤：肺显像用^{67}镓(^{67}Ga)作为显像剂，其阳性率为88%～96%。当肿瘤直径＜2cm时，核素扫描不易发现病灶。此外，该检查的特异性欠佳，肺部的结节性病灶、炎症等病变都可能出现假阳性结果。

4)淋巴系统肿瘤：放射性核素扫描检查淋巴系统用^{99}Tc标记的胶体颗粒作为显像剂。淋巴系统放射性显像可以显示淋巴引流的走向，淋巴结形态及摄取胶体颗粒的能力。上半身淋巴系统显像主要用于乳腺癌，了解胸骨旁内乳淋巴链和腋窝淋巴结的情况。下半身淋巴系统显像主要用于检查宫颈癌、膀胱癌、前列腺癌、直肠癌、肛门癌的淋巴结转移情况。淋巴系统显像的缺点是：①某一区段淋巴引流受阻，其上部的淋巴链就不能显示；②分辨力及解剖关系不理想。在淋巴瘤诊断中，^{67}Ga扫描在分期和随访疗效中均具有重要意义。它不但能提供解剖信息，还提供功能性信息。^{67}Ga扫描在侵袭性类型的淋巴瘤，例如弥散大B细胞淋巴瘤中阳性率高于滤泡型的惰性淋巴瘤。^{67}Ga扫描评价膈上病变的精确性高达90%，膈下病变的精确性较差(因为容易受结肠摄取的影响)。有脾脏肿大的淋巴瘤患者可行^{99}Tc扫描。

5)肝肿瘤:B超和CT的普及使放射性核素肝扫描不再是肝癌诊断的首选方法。但是,近年肝胆放射性核素显像剂及SPECT及PET技术的进展,使肝的显像水平得到了明显的提高,这些新技术可以通过显示肝血流来鉴别肝内占位性病变的性质,在肝血管瘤诊断方面,其灵敏度高于其他影像学检查。

6)脑肿瘤:脑肿瘤诊断往往不会首选放射性核素显像检查,但是SPECT或PET脑显像技术,能比X线和CT扫描更确切反映脑占位性病变的血流和功能改变情况。

7)肾肿瘤:SPECT或γ照相肾血流动态显像,可以了解肾血流灌注情况。

(2)放射免疫显像:放射免疫显像技术是综合核医学、分子免疫学、生物化学、肿瘤学、影像学诊断等学科的成果而取得的进展。该技术在肿瘤早期诊断和判断疗效等方面,具有发展前景。

1)肿瘤抗原:肿瘤抗原是细胞恶变过程中出现的具有免疫原性的新的大分子物质的总称。用于放射免疫显像的理想的肿瘤抗原应具有肿瘤特异性,并在细胞表面及细胞内保持一定的浓度不被代谢,这些抗原还能接触和结合血流中的抗体。然而,迄今为止,尚未能从人类肿瘤中提取出纯化的,而且是正常组织缺乏的肿瘤特异性抗原。目前制备用于放射免疫显像抗体的抗原是肿瘤相关性抗原。人类肿瘤相关性抗原有下列几类。

①分子抗原:人类肿瘤细胞异常表达存在于正常细胞上的分化抗原,即一些正常抗原出现异常分布,如红细胞血型抗原出现在胃癌细胞上,恶性淋巴瘤和淋巴细胞性白血病的细胞表面出现淋巴细胞分化抗原。

②组织交叉反应性肿瘤抗原:具有组织交叉反应肿瘤抗原和肿瘤,包括神经母细胞瘤、膀胱癌、恶性黑色素瘤、结肠癌、乳腺癌、肺癌、卵巢癌、睾丸癌、肾癌、软组织肉瘤等。

③病毒相关性抗原:病毒相关性抗原血清学检查,用于检查与HTLV、EB、HPV感染相关的肿瘤。

④胚胎性抗原:已发现多种人类肿瘤胚胎性抗原,如AFP、CEA、FSA、胎盘碱性磷酸酶、γ胚胎蛋白等。其中AFP和CEA的研究最深入,临床应用也较广。

⑤其他抗原:HLA-Ⅰ型抗原、MHC-Ⅱ型抗原等检查也有一定的价值。

2)抗体:针对肿瘤相关性抗原制备抗体,多采用杂交瘤技术和遗传工程技术。抗体包括多克隆抗体和单克隆抗体,如抗AFP-IgG、CEA-McAb、结肠癌抗体F(ab′)2、肝癌铁蛋白IgG、抗人肺非小细胞肺癌McAb 2E3和6DI、骨形成蛋白(BMP)McAb等。近年,采用人-鼠嵌合抗体DNA重组技术制备人-鼠嵌合抗体,可以减轻因反复注射异源性抗体后,宿主体内产生抗体的现象,从而提高放射免疫显像的效果。

3)放射性核素的标记:用于放射性核素显像的常用标记核素是^{131}I、^{99}Tc和^{111}In。标记核素的必备条件是核素能与抗体相结合,而且不影响其抗体的活性。

4)显像:将核素标记抗体经口服、皮下、静脉、胸腹或动脉注入患者的体内。给药时,应该注意个别患者可能发生过敏性反应。核素标记抗体进入体内后,根据其代谢分布特点,间隔一定的时间进行显像检测。显像用γ照相仪或SPECT扫描仪。

目前,放射免疫显像技术存在的主要问题是如何提高靶组织与非靶组织的放射性比值。制备肿瘤特异性抗原及相应的特异性高的抗体。

(3)PET 及 PET-CT 正电子发射断层显像(PET)和正电子发射断层-X 线计算机断层显像(PET-CT)是目前临床应用较为广泛的分子影像学检查方法,是利用正电子发射体标记的葡萄糖、氨基酸、胆碱、胸腺嘧啶等药物作为示踪剂,以解剖图像方式从分子水平上反映人体组织的生理、病理、生化代谢改变的显影技术。^{18}F-FDC(^{18}氟标记脱氧葡萄糖)是目前最常用的肿瘤 PET 显像剂。PET 的分辨力范围 4～5mm,目前国内外研究多采用 2.5 作为区分良恶性病变的 SUV 界值。若病灶 SUV＞2.5 时则认为是恶性,若病灶 suv 小于 2.5 则认为是良性。值得注意的是,PET 或 PET-CT 检查仍然存在一定的假阳性和假阴性。

5.超声波检查

超声波检查技术诊断肿瘤已有较长历史,近年该技术发生了显著的进步。B 型超声波全面普及,B 型超声波诊断仪的探头及成像技术有了质的飞跃。超声三维图像诊断仪、C 型超声扫描、F 型超声扫描、超声 CT 及超声全息装置等技术已处于积极探索研究阶段。超声波诊断属于无损伤性检查,检查费用较经济。超声波检查对肝脏、胸腔积液、腹水、子宫、附件、前列腺等部位的诊断,具有较大的优势。超声波检查鉴别实质性、液性及气体性肿块的准确性高。

B 型超声波检查:常用的 B 型超声波仪有线阵超声实时成像仪、扇形超声实时成像仪、彩色多普勒超声诊断仪。B 超检查前患者及医生需要进行一定的准备工作。准备工作包括:①根据病史、体格检查结果明确需要检查的部位和脏器;②肝、胆、胰、胃等器官应在空腹状态下检查,以便在脂餐或饮水后了解其变化;③膀胱、前列腺、子宫、卵巢等器官检查前,应让膀胱充盈;④腹部检查前应先排便,必要时行清洁灌肠。

(1)超声波检查对各器官组织肿瘤的诊断价值

1)颅内肿瘤:超声波检查可以了解大脑中线位置、天幕上的占位性病变、肿瘤与血流的关系。超声波检查颅内肿瘤的价值远不及 CT 或 MRI 扫描。

2)眼及眼眶肿瘤:超声波检查可以清晰显示眼球及眶内组织,了解肿瘤与视神经、眼肌及眶骨之间的关系。

3)甲状腺肿瘤:超声波检查可以迅速鉴别甲状腺肿块是囊性还是实质性占位性病变。

4)唾液腺肿瘤:超声波检查可以清晰地显示腮腺和颌下腺的形态轮廓,分辨肿块与腺体的关系。

5)乳腺肿瘤:对于乳汁潴留性乳房肿块,超声波诊断较准确,但对慢性乳腺炎及早期乳腺癌的鉴别诊断尚有一定困难。

6)纵隔肿瘤:超声波检查对上前纵隔的肿瘤的诊断有一定价值。

7)肺部肿瘤:超声波对肺部肿瘤探测的价值不大。

8)胸膜:对胸腔积液及胸膜肿块的诊断及定位价值较高。

9)肝脏肿瘤:超声波是检查肝脏占位性病变的首选方法。该方法能显示直径小于 1cm 大小的肝占位性病变,迅速鉴别囊肿、多囊肝、肝血管瘤、转移性肝癌等肝脏的占位性病变。

10)脾脏肿瘤:超声波可探测脾脏的大小,检查有无占位性病变。

11)胆囊肿瘤:超声波对早期胆囊癌的诊断价值高,检查可以显示胆囊的形态、大小及收缩功能。

12)胰腺肿瘤:胰腺肿瘤检查常首选超声波检查。检查时应注意,肿块直径小于 2cm 时,经腹壁探查可能误诊。

13)胃肠道肿瘤:B超探查对于胃肠道肿瘤的诊断价值不如钡餐及内镜检查,但腔内超声检查对胃肠道肿瘤的诊断有实用价值。

14)肾脏肿瘤:超声波是肾脏肿瘤诊断的首选方法,它可以从肾脏的冠状面、矢状面、横切面三个切面检查,该检查对于鉴别肾占位性病变的性质有较高的准确性,但对较小的肾实质性肿瘤的诊断尚有一定的困难。

15)肾上腺肿瘤:首选超声波检查。该检查可能发现直径小于1cm的肿瘤。

16)膀胱肿瘤:超声波检查可以探测膀胱肿瘤的大小、部位、有无蒂等情况。但是,如果膀胱壁上的肿块呈扁平状,而且直径小于0.5cm,经腹壁探测就不容易准确诊断。

17)男性生殖器肿瘤:超声波经腹壁及会阴部探查,可以较好地了解前列腺情况。超声波检查睾丸肿块,可以鉴别睾丸肿大是积液还是实质性肿块,但对结核和癌症的鉴别较困难。

18)女性生殖器官肿瘤:超声波检查是子宫、附件的首选检查项目。超声波检查可以显示子宫壁、子宫内膜、卵巢的占位性病变,并可了解肿块的密度。

19)腹膜:超声波可以探测腹膜有无占位性病变,诊断腹水的准确性高于其他检查项目。

20)腹膜后肿瘤:超声波检查可用于探测腹膜后肿大淋巴结及腹膜后肿块,鉴别腹腔与腹膜后肿块。

(2)腔内超声探测:普通B型超声波检查对胃肠道等空腔脏器的肿瘤,尤其是肿块呈扁平状,体积小的肿瘤难以探测。近年,超声探头的研究有了较大的革新,各类腔内探头相继问世,如超声食管、胃肠、膀胱、阴道、宫腔、腹腔、血管、输尿管、输卵管内探头。这些腔管内探头可以直接置于上述器官的内壁上进行探测,它不仅可以探测出经体外难以探出的早期癌症,而且还可能了解癌症浸润深度和范围,同时还可以引导直接活检,使内镜检查和活检一次完成。近年,腔内超声检查已逐渐开始广泛应用于配合内镜或手术中病变的探测检查。内镜超声检查技术将是空腔脏器病变诊断检查技术发展的方向。

(3)介入性超声:介入性超声技术是指在实时超声监视引导下,经皮肤把穿刺针或导管置入预定的部位,进行穿刺活检抽吸检查,插管引流,注药造影,化疗或放疗等操作。超声检查引导下,细针穿刺诊断早期小肝癌是介入性超声诊断技术成功的典范。

(4)术中超声:手术中进行超声波检查,主要用于术中肿瘤定位检查。探查手术直视下看不见,触摸不到的脏器深部肿瘤,了解肿瘤侵犯的范围、血管内有无瘤栓、周围淋巴结受累等情况,以利于手术穿刺活检或其他治疗的进行。

(5)超声声学造影:该技术在临床应用不多,如胃声学造影、大肠灌水造影、过氧化氢溶液肝脏造影、过氧化氢溶液子宫输卵管造影技术等。

(6)彩色多普勒技术:该技术检查可以代替血管造影的一部分作用。彩色多普勒技术检查对肝脏占位性病变的诊断和鉴别诊断有较大的帮助。肝癌患者在肝动脉栓塞治疗后,定期行彩色多普勒检查,可以监测病情变化。例如,肝癌患者行栓塞治疗后,经彩色多普勒检查发现被栓塞后的肿瘤血管重新开放,则提示癌症复发。

6.介入放射学

介入放射学是在放射诊断学基础上发展起来的新学科。该技术包括肿瘤介入诊断和治疗两方面内容。介入放射学用于肿瘤诊断的技术包括经导管动脉造影、在影像诊断设备引导经皮肤穿刺活检术。介入技术用于肿瘤诊断的创伤性微小,定位准确。

7.患者档案交流系统(PACS)

经计算机处理把患者的核医学功能影像与CT或MRI的解剖影像合二为一,成为单一的既有功能,又有解剖的影像。

(二)内镜检查

内镜检查在癌症诊断中占有非常重要的地位。内镜检查不仅可以直接窥视许多体内腔及孔隙部位的癌前病变及癌肿,而且还可以取活检,以便组织病理学检查确诊。内镜的发展经历了硬式内镜、纤维光导内镜、电子纤维光导内镜三个阶段。内镜与超声波、微波、激光等高新技术结合,将进一步提高内镜在肿瘤诊断中的作用。目前内镜超声波检查技术已逐渐成熟,并且已逐渐广泛应用于消化道肿瘤诊断及消化系统肿瘤的术中探查诊断。

常用的内镜种类:纤维鼻咽镜、喉镜、支气管镜、纵隔镜、食管镜、胃镜、结肠镜、直肠镜、胆管镜、阴道镜、宫腔镜、输卵管镜、肾盂输尿管镜、膀胱尿道镜等。内镜在消化系统、呼吸系统、女性生殖器、泌尿系统、耳鼻喉等部位肿瘤的诊断中常用。在进行消化道及支气管镜检查时,应注意严格掌握适应证和禁忌证。如果患者病情危重预计难以耐受检查、可能发生大出血、合并明显感染、心肺功能严重障碍或有穿孔迹象时,都不宜行消化道或支气管镜检查。

(三)肿瘤标志物

人们一直企图寻找到一种简单快速和准确诊断早期癌症的方法,期望肿瘤标志物能成为这种简便的方法。理想的肿瘤标志物应该是肿瘤所特有的,而不存在于正常组织的物质(大分子蛋白、肽类、酶、小分子脂类、氨基酸衍生物等)。然而,迄今为止,人们还未找到肿瘤特异性标志物。不过在研究过程中,人们已发现了许多含量明显有别于相应正常组织的化学成分,如胚胎性抗原、同工酶、激素等。目前,临床上通常所说的肿瘤标志物就是这一类肿瘤相关性标志物。

临床常用的肿瘤相关性标志物:

1.本周蛋白

本周蛋白于1946年被发现,它是人类首次发现的肿瘤相关性标志物。本周蛋白出现于多发性骨髓瘤患者的尿液中,该蛋白是由骨髓瘤细胞合成分泌,它是一种单克隆的免疫球蛋白轻链,分子质量小,可以经肾小球滤过排出。此蛋白在尿中酸化到pH 4.5～5.0时,或加热到56～60℃时,蛋白就凝固,出现沉淀。但是,把尿液继续加热到90℃以上时,蛋白则会溶解,故该蛋白又称为凝溶蛋白。40%～70%的多发性骨髓瘤患者的尿液中可以检测出本周蛋白。尿本周蛋白检测可以监测多发性骨髓瘤患者病情变化。为提高检测的灵敏度,可以将尿液浓缩后进行检查,也可将尿液透析后进行电泳检查(类血清电泳出现M带蛋白)。

2.激素和异位激素

内分泌腺肿瘤常表现出激素分泌亢进,这些激素往往与肿瘤所起源组织产生的激素相同。检测这些过高的正位分泌的激素水平,有助于诊断内分泌腺的肿瘤。某些非内分泌腺的恶性肿瘤也可能出现某种激素异常升高的现象。研究其原因发现,某些肿瘤可以产生异位激素。人体的激素分为四类:类固醇、单胺类(脂肪酸衍生物)、氨基酸衍生物、肽类或蛋白类。目前发现,肿瘤分泌的异位激素只有肽类或蛋白类激素,几乎所有的肽类激素都可由肿瘤异位分泌。异位激素的结构与生理性分泌激素的结构相同。异位激素产生的种类及量与临床表现关系密切。微量异位激素可能不引起任何临床症状,而分泌大量异位激素则可能出现严重并发症。例如,大量ACTH分泌可能出现严重的肾上腺皮质功能亢进综合征;大量分泌促胃液素可引起严重的出血性消化道溃疡。产生异位激素的主要恶性肿瘤是小细胞性肺癌,其次是类癌、恶性淋巴瘤、甲状腺髓样癌、卵巢癌、乳腺癌等。人绒毛膜促性腺激素(HCG)是最有用途的激素类肿瘤标志物,它用于恶性滋养细胞肿瘤及生殖细胞肿瘤的诊断,检测HCG水平或其亚单位β-HCG的水平,能够较准确地反映肿瘤病情变化。

3.酶及同工酶癌症患者的酶学异常有两种基本表现

一种是胚胎性表达;另一种是异位性表达。酶学变化大多局限在肿瘤组织内,只有当肿瘤体积较大,或已发生广泛转移时,才表现出外周血循环酶学异常变化。

(1)酸性磷酸酶(ACP):用于前列腺癌检查,阳性率约70%,孽酶还可作为判断前列腺癌病情变化的指标。成骨肉瘤和恶性肿瘤骨转移也可能表现出酸性磷酸酶活性升高。

(2)碱性磷酸酶及其同工酶(ALP、AKP):该酶存在于多种细胞的胞膜上,因此,许多疾病都可能表现出血清碱性磷酸酶活性异常升高。各类组织的碱性磷酸酶的电泳迁移率不一致,根据其电泳迁移图谱将这些亚型分别定为碱性磷酸酶Ⅰ、Ⅱ、Ⅲ、Ⅳ、Ⅴ、Ⅵ、Ⅶ同工酶。把碱性磷酸酶的同工酶作为肿瘤标志物,其临床应用价值高于单测定总碱性磷酸酶活性。

(3)α-L-岩藻糖苷酶(AFU):原发性肝癌患者中,70%~81%患者可能表现出血清α-L-岩藻糖苷酶阳性结果,转移性肝癌或肝良性病变的阳性仅17.6%。因此,α-L-岩藻糖苷酶可作为AFP阴性肝癌的补充性标志物,也可作为鉴别原发性肝癌与转移性肝癌的参考指标之一。

(4)去γ羧基凝血酶原(DCP):DCP又称为异常凝血酶原。正常人血清DCP阴性,约90%肝癌患者表现出DCP阳性,转移性肝癌及非肿瘤性肝脏疾病患者DCP阳性率低。部分AFP阴性的原发性肝癌患者,可能表现出DCP阳性。因此,DCP可作为肝癌的标志物。

(5)半乳糖转移酶Ⅱ(GalT-Ⅱ):半乳糖转移酶位于高尔基体及细胞膜上,GalT-Ⅱ是其同工酶。恶性肿瘤患者血清GalT-Ⅱ活性升高,阳性率为71%~83%,其活性升高程度与癌症病情变化有关。癌性渗出液的CalT-Ⅱ阳性率为87.5%。CalT-Ⅱ阳性主要出现于内胚层起源的癌症,如消化系统肿瘤、乳腺癌、肺癌。

(6)γ谷氨酰胺转移酶及其同工酶(GGT):GCT的同工酶Ⅰ′、Ⅱ和Ⅱ′称为新GGT。新GGT用于原发性肝癌辅助诊断,也可用于监测病情变化。

(7)胎盘型谷胱甘肽S-转移酶(胎盘型GST):胎盘型GST在恶性肿瘤诊断中的阳性率,肝癌占64.7%,胃肠道恶性肿瘤占76.9%,胆道癌占70%,胰腺癌占41.7%,食管癌占53.3%。

(8)糖酵解酶类同工酶:作为肿瘤标志的糖酵解酶同工酶主要是胎儿型同工酶,如A型醛缩酶同工酶、乳酸脱氢酶同工酶(LDH)、丙酮酸激酶同工酶、神经无特异性醇化酶。LDH是判断恶性淋巴瘤预后及治疗后随访的重要标志物。LDH同工酶分为LDH1、LDH2、LDH3、LDH4、LDH5,恶性肿瘤多表现为LDH4和LDH5活性升高,而LDH1和LDH2活性相对降低,白血病和肺癌患者还可表现出LDH3活性明显升高,原发性肝癌LDH5>LDH4,转移性肝癌则LDH4>LDH5。

(9)胸腺嘧啶核苷酸酶Ⅰ(TK-Ⅰ):白血病、多发性骨髓瘤、小细胞性肺癌患者血清TK-Ⅰ的阳性率约70%。

4.糖脂类

许多肿瘤标志物的化学本质是中性鞘糖衍生物或神经节苷脂。血清CA199、CA50、CA242值在胰腺癌及消化道恶性肿瘤患者中升高,其阳性率为54%~89%。神经节苷脂和脂结合唾液酸含量升高,见于肝癌、消化道肿瘤及肺癌患者。

5.糖蛋白类

目前临床上最常用的肿瘤标志物如AFP、CEA等胚胎型蛋白及肿瘤相关性抗原,大多属于糖蛋白。

(1)AFP:AFP升高发生于肝癌、卵黄囊瘤的患者。AFPⅡ临床用于肝癌的普查、诊断、治疗后病情监测及预后判断。

(2)CEA:正常情况下结肠上皮细胞可以产生和分泌CEA。结肠癌、胰腺癌、胃癌、乳腺癌等患者可表现出血清CEA值升高,其升高水平的变化可以反映癌症病情变化。

(3)CA125:1998年发现CA125是卵巢上皮性癌的相关性抗原,继后发现乳腺、子宫、胰腺、胃肠、肺等部位癌症患者的血清,也可检测出CA125,其阳性率为20%~73%。因此,CA125被认为是一种与多种肿瘤有关的肿瘤相关性抗原。

(4)CA153:1982年发现CA153是乳腺癌的肿瘤相关性抗原。卵巢癌、肺癌及乳腺良性病变也可能表现出CA153阳性。

(5)CA199:1979年发现CA199在多种腺癌中升高,如胰腺癌、肺癌、结直肠癌及胃癌等。75%以上的卵巢浆液性囊腺癌、胰腺癌、胃癌中,出现CA199升高。血清CA199水平显著升高对胰腺癌有较高的诊断价值(高于正常100倍),大肠癌等其他恶性肿瘤患者血清CA199亦明显升高(高于正常10~40倍)。CA199对胰腺和胆道系统恶性肿瘤阳性检出率较高,其癌症检出率依次为胰腺癌(75%)、胆道癌(71.4%)、胃癌(42.7%)、结肠癌(39.1%)、肝癌(27%)、食管癌(18.2%)、其他癌(7.1%),对转移性癌的诊断也有较高的阳性率。

(6)CA242:该抗原是一种新的肿瘤标志物,主要用于消化道腺癌的诊断检测。对胰腺癌、结直肠癌分别有86%和62%的阳性检出率,对肺癌、乳腺癌也有一定的阳性检出率。

(7)神经元特异性烯醇化酶(NSE):NSE是糖分解代谢中的一个磷酸化酶,正常情况下主要见于神经元和神经外胚层细胞,但也见于前列腺、肾小管袢、支气管上皮、浆细胞和巨核细胞。NSE在小细胞肺癌、垂体腺瘤、类癌、胃类癌、肠类癌等肿瘤中增高。

(8)黏蛋白样癌相关性抗原(MCA):该抗原作为乳腺癌的标志物,其灵敏度低于CA153,但其特异性高于CA153。

(9)前列腺特异性抗原(PSA):正常情况下PSA产生并存在于前列腺组织中。前列腺癌患者血清PSA阳性率高达82%~97%。前列腺炎也可能出现PSA值升高。

(10)胰腺癌胚抗原(POA):胰腺癌患者POA阳性率为48%~60%。POA可用于监测胰腺癌患者病情变化。

(11)鳞状细胞癌相关性抗原(SCC):SCC是宫颈鳞状细胞癌、肺鳞状细胞癌、头颈部鳞状细胞癌及其他鳞状细胞癌的相关性抗原。SCC主要用于判断预后,监测病情变化。

6.多种肿瘤标志物联合检测

临床上现在应用的肿瘤标志物检测的阳性率和特异性都不理想。同时检测多种肿瘤标志物,可能提高疾病检出的阳性率,但会在一定程度上降低检查的特异性。

(1)肝癌:单用AFP检测的阳性率为60%~80%,如同时检测GGT、AFU、DCP等项目中的任一项,可使阳性率升高至75.8%~93%。

(2)乳腺癌:CEA+CA153+CA125联合检测可能提高乳腺癌检出的灵敏度。

(3)肺癌:小细胞性肺癌检测神经元标志物及神经内分泌多肽素类肿瘤标志物。非小细胞性肺癌检测CEA+TSA,或CEA+FER等。

(4)胰腺癌:CA199与CA50联合检测,阳性率约80.3%。

(5)卵巢癌:CA125、CEA、CA199等项目联合检测。

四、细胞学及病理学诊断

(一)细胞学诊断

细胞学检查技术是癌症普查和诊断的重要手段。细胞学检查不能取代组织病理学检查。由于细胞学检查有较高的可靠性,而且技术简单易行,因此,细胞学检查是癌症定性诊断的方法之一。细胞学检查方法依据取材方式分为两类。

1.脱落细胞学检查

该方法取自然脱落细胞,或用刮片及刷片法取附着于黏膜表面的脱落细胞,进行细胞学检查。可获得自然脱落细胞的标本包括尿、痰、脑脊液、胸腔积液、腹水等。用刮片或刷片方法可获得脱落细胞的部位包括:宫颈刮片、支气管刷片。脱落细胞学诊断恶性肿瘤取得成功的例证是宫颈癌普查和早期诊断,该检查的阳性达90%以上。脱落细胞学检查对食管癌、肺癌、鼻咽癌、膀胱癌的诊断阳性率也较高。脱落细胞学诊断还用于癌前病变和癌症普查及诊断。

2.非脱落细胞穿刺取材细胞学检查

穿刺细胞学是经穿刺捕取细胞,或从手术切除的新鲜组织表面印片,进行细胞学检查。不少患者对穿刺术有顾虑,他们担心穿刺术会促使癌细胞扩散转移。一般来说,用细针进行穿刺是安全的。

(二)组织病理学诊断

组织病理学诊断是目前肿瘤诊断最可靠的诊断依据。一旦怀疑患恶性肿瘤,就应该尽可能取活体组织标本,送组织病理学检查。活体组织病理学检查一般常规做石蜡包埋切片及HE染色检查。快速切片主要用于手术中病理学会诊,以便决定手术治疗的方式和切除范围。冰冻快速切片的准确性低于常规石蜡切片。因此,术中快速切片检查的诊断,事后仍需做常规石蜡切片检查确诊。组织病理学检查虽然是肿瘤确诊最可靠的手段,但是该检查本身还有一些局限性。在标本的取材部位、取材方式、标本固定、包埋、制片、阅片等步骤中,任何一处工作不当,都可能影响组织病理学检查的准确性。在临床上,如果遇到病理学诊断与临床不相符时,应该及时与病理学诊断医师联系,共同商讨,必要时重新取材送检。

(三)特殊病理学检查

对于一些常规石蜡切片及光学湿微镜病理学检查难以确诊或需要深入研究的病变,可以考虑行免疫组织化学等特殊榆查。

1.免疫组织化学

免疫组织化学检查简称免疫组化法。免疫组织化学技术在近20年来发展迅速，目前该技术已广泛用下临床肿瘤病理学诊断，主要用于肿瘤的鉴别诊断、功能分类、病因研究、组织学起源和发病机制的研究。

对于普通光学显微镜下难以确诊的某些肿瘤，免疫组织化学具有重要的鉴别诊断价值。例如，怀疑恶性淋巴瘤时，可用白细胞共同抗原（LCA）和非淋巴细胞标志物（如CK、EMA、CEA、Desmin Mg NSE、S-100）等进行鉴别；腺癌可用CEA免疫组化法鉴别；鳞状细胞癌可用SCC抗原免疫组化法鉴别。TTF-1在鉴别原发性肺腺癌与转移性肺腺癌时很重要：大多数原发性肺腺癌TTF-1阳性而转移性肺腺癌TTF-1几乎都是阴性。原发性肺腺癌通常CK7阳性而CK20阴性，结直肠腺癌肺转移CK7阴性而CK20阳性，故二者可借此鉴别。

应用免疫组织化学法可以对一些肿瘤进行组织及功能学分类。例如，根据恶性淋巴瘤的细胞起源，分为T细胞和B细胞两大类型，并对淋巴细胞的系列亚型进行分类。

免疫组织化学检测还是目前进展迅速的分子靶向治疗提供个体化治疗的重要依据。例如，对B细胞淋巴瘤的CD20检测、乳腺癌等上皮细胞性实体瘤的HER-2检测等，均有利于指导临床选择个体化分子靶向治疗。

不仅如此，借助免疫组化及检测技术，还能判断肿瘤细胞的增生速度。Ki67是一种与细胞周期相关的一种核蛋白，主要表达于细胞增生分裂的各个时期（G1、S、G2和M期），但是在静息的细胞（G0期）中不表达。Ki67常用于检测肿瘤细胞的生长指数（免疫组化法利用计算细胞总数中的Ki67阳性细胞数所占比例得到Ki67指数），反映肿瘤细胞的增生程度。

除此之外，免疫组化技术还有助于预测患者接受治疗的获益情况。例如在非小细胞肺癌接受手术治疗后，采用标准免疫组化测定的ERCC1蛋白表达可以预测含顺铂辅助治疗的获益情况：ERCC1蛋白低表达者可以从辅助化疗中获益，且低表达者治疗缓解率更高。免疫组化结合分子生物学技术将有助于提高诊断的准确性。

2.电子显微镜

电子显微镜可以观察肿瘤细胞的细胞器、分泌颗粒、细胞表面结构、细胞核等超微结构。观察肿瘤的超微结构，对疑难病例的诊断和鉴别诊断有帮助。目前，电子显微镜检查仍未作为常规检查手段，它主要用于肿瘤的基础研究。

3.自动图像分析

自动图像分析技术可以分析细胞核的核面积、核DNA含量、核与细胞面积之比、肿瘤细胞与间质之比、间质中微血管数目。自动图像分析技术对肿瘤病理分片组织进行形态定量研究和细胞核DNA含量测定，可用于良恶性肿瘤的鉴别诊断，也可用于研究肿瘤的分化程度等生物学行为。

4.流式细胞分析

流式细胞分析技术是现代分析细胞学的主要方法之一。该技术检查可定量测定细胞核内DNA的含量、细胞周期分布及周期调控物等多种参数。流式细胞分析技术不仅用于肿瘤细胞学的基础研究，而且还用于肿瘤早期诊断、治疗后的病情监测。流式细胞仪技术能从1000万个白细胞中检出一个癌细胞。用于检测血液或骨髓标本中是否含有癌细胞，如乳腺癌、白血病及骨髓瘤。应用流式细胞分析仪检测癌组织S期细胞有助于对肿瘤预后的判断。

5.细胞遗传学与分子生物学技术

(1)核型分析:应用染色体显带技术研究染色体的数目和结构异常,研究和诊断遗传性疾病和相关病变。研究证实,几乎所有肿瘤细胞都有染色体异常,其数目增减和结构变化并不是随机的,因此,肿瘤细胞遗传学可作为病理诊断的一种辅助手段。在实体瘤中,许多恶性淋巴瘤、软组织肉瘤和骨肿瘤有频发性、非随机性染色体异常。

(2)比较基因组杂交(CGH):分别提取肿瘤细胞和正常淋巴细胞中的DNA,用不同荧光染料染色后杂交,从而确定肿瘤细胞所有染色体上整个基因组是否存在某些染色体区域或整条染色体的增加或减少。CGH不需要肿瘤分裂中期细胞或特异性DNA探针。CGH可用于分析染色体的获得、丢失和基因扩增。

(3)原位杂交:是指将特定标记的已知序列核酸(DNA或RNA)为探针与细胞或组织切片中核酸进行杂交,从而对组织细胞中的特定核酸序列(DNA、mRNA)进行精确定量、定位检测的过程。原位杂交可以在细胞标本或组织标本上进行。该技术检测特异性强,准确性高,目前已应用于肿瘤临床。荧光原位杂交(FISH)技术是在已有的放射性原位杂交技术的基础上发展起来的一种非放射性DNA分子原位杂交技术。它利用荧光标记的核酸片段为探针,通过荧光检测系统(荧光显微镜)检测信号DNA序列在染色体或DNA显微切片上的目的DNA序列,进而确定其杂交位点。FISH技术检测时间短,检测灵敏度高,无污染,已广泛应用于染色体的鉴定、基因定位和肿瘤诊断领域(如乳腺癌HER-2基因的检测)。

(4)聚合酶链反应(PCR):PCR是一种体外扩增特异DNA片段的酶学方法,又被称为"体外基因扩增法"。PCR技术可以快速、简便、灵敏、特异地将DNA特定序列的单个拷贝扩增至百万倍,因此,它是检测微量DNA的灵敏手段。PCR技术对所扩增的基因进行分析,可以鉴别基因突变、易位、病毒致癌基因、癌基因、抑癌基因等等。这些分析对肿瘤的诊断、预后判断、癌变机制的研究都有很重要的意义。

(5)Real-time PCR:实时荧光定量PCR技术,是在定性PCR技术基础上发展起来的核酸定量技术。在PCR反应体系中加入荧光基团,利用荧光信号积累实时监测整个PCR进程,使每一个循环变得"可见",最后通过Ct值和标准曲线对样品中的DNA(或cDNA)的起始浓度进行定量的方法。实时荧光定量PCR是目前确定样品中DNA(或cDNA)拷贝数最敏感、最准确的方法。在非小细胞肺癌诊断中,利用real-time PCR技术可用于预后生物标记ERCC1和RRM1的检测。ERCC1是核苷酸剪切修复复合体的5核酸内切酶。肿瘤ERCC1 mRNA高表达的患者生存期显著长于低表达者,同时可用于预测含铂化疗治疗NSCLC的疗效,高水平者耐药,低水平者敏感。RRM1是编码核糖核苷酸还原酶调节亚基的基因,在核苷酸转变为脱氧核苷酸对过程中起着至关重要的作用。在完全切除的、未接受过围术期化疗或放疗的NSCLC患者中,RRM1 mRNA水平是生存预后指标。肿瘤RRM1 mRNA高表达的患者生存期显著长于低表达者。而RRM1表达水平同样是肿瘤缓解的预测指标,RRM1低表达的晚期NSCLC患者对吉西他滨联合铂类治疗的缓解率较高。Real-time PCR在肿瘤诊断中的另一项运用便是对乳腺癌石蜡标本中提取的RNA进行21基因分析(Oncotype Dx)。该方法能提供连续性变量,对激素受体阳性、腋窝淋巴结阴性浸润性乳腺癌患者定量的评估复发风险,并预测他莫西芬和 CMF 化疗或甲氨蝶呤/5-氟尿嘧啶/亚叶酸钙化疗的疗效。

(6)基因测序:DNA 测序能快速、准确、直接的显示靶基因的序列及突变情况,进而预测疗效及预后。在非小细胞肺癌患者中,最常见的 EGFR 突变为外显子 19 缺失和外显子 21 L858R 突变,二者都与肿瘤对小分子酪氨酸激酶抑制剂(TKI)(如厄洛替尼、吉非替尼)的敏感度相关。对 NSCLC 患者而言,K-ras 基因突变状态时生存的预后指标,携带 K-ras 基因突变的患者生存期短于 K-ras 野生型患者。不仅如此,即使存在 EGFR 突变,同时伴有 K-ras 突变的晚期患者接受 ECFR-TKI 治疗无效。而在晚期结直肠癌患者中,只有 K-ras 野生型患者有可能在接受西妥昔单抗治疗后获益。随着第三代高通量 DNA 测序技术地不断发展,肿瘤个体化分子靶向治疗将迈入新时代。

(7)DNA 芯片:DNA 芯片又叫作基因芯片或基因微阵列,寡核酸芯片,或 DNA 微阵列,它是通过微阵列技术将高密度 DNA 片段阵列以一定的排列方式使其附着在固相支持物上(如玻璃、尼龙等材料),然后与标记的样品杂交,通过对杂交信号的检测分析,即可获得样品的遗传信息。利用 DNA 芯片对乳腺癌特征的研究,目前可将乳腺癌分为 5 大类:ER-阳性/HER-2 阴性(Luminal A 亚型和 Luminal B 亚型)、ER-阴性/HER-2 阴性(基底亚型)、HER-2 阳性以及与正常乳腺组织相似型(正常乳腺样)。在回顾分析中,这些基因亚型的无复发生存率和总生存率不同。目前 Mammaprint 分析法使用 DNA 芯片技术对乳腺癌组织的 70 个基因的表达谱分析,以在早期淋巴结阴性乳腺癌患者中找出远处转移高危个体。

第三节　肿瘤治疗

一、外科治疗

手术治疗是恶性肿瘤治疗的主要手段之一。手术治疗除作为肿瘤的主要治疗手段,还可作为肿瘤诊断及分期的工具。手术治疗适用于治疗某些癌前病变,以防止病变恶变。

(一)用于肿瘤诊断与分期

活检手术或探查手术是用于肿瘤诊断和分期的主要手术方式。活检一般是在局部麻醉下切除小块肿瘤组织送组织病理学检查。原发部位不明的颈部淋巴结转移癌,也可行转移癌的活检术。探查手术、剖腹探查术可了解肿瘤的病变部位、范围,并可活检取材,以明确诊断。切取活检是要获得足够的标本,一般至少 1cm×1cm 大小,而且需避免机械损伤。肿瘤切除或根治手术不仅能切除肿瘤,而且还能进行手术分期。在手术探查后,可根据肿瘤侵犯的程度,淋巴结转移及远处转移的分期为手术分期。术后病理分期是根据术后组织学检查原发灶的侵犯程度和转移情况进行病理分期。手术分期较临床分期准确性高,术后病理分期更为可靠。

(二)用于肿瘤治疗

1.治疗原则

肿瘤外科治疗的原则归纳为三条,即外科治疗前病例的选择、治疗中术式的把握,以及全程中强调综合治疗的原则:①依据不同肿瘤疾病的特点,选择适宜的病例实施外科手术;②最大限度的切除肿瘤组织、保留器官和集体的正常功能;③充分认识外科治疗的局限性,遵循肿瘤综合治疗原则,同时强调早期发现、早期诊断、早期治疗的肿瘤治疗基本原则。

外科治疗的目的是彻底切除肿瘤争取达到治愈。手术时要考虑患者的一般情况,手术对正常生理功能的影响程度,手术的复杂性及本身死亡率及麻醉的选择。除应掌握外科的理论及基本操作技术外,还应熟悉肿瘤的治疗方法,设计个体化手术治疗方案,以达到最佳效果。正确的选择切除范围及手术方式十分重要,注意手术后肿瘤控制与功能损伤的关系,力争保留正常组织器官的外形及功能,在争取达到根治目的的同时,提高患者的生存质量。

恶性肿瘤的手术特点与其他手术不同,操作不当可能造成肿瘤的弥散,这与肿瘤本身的生物学行为及机体免疫状态有关系。探查操作应轻柔,减少局部挤压。切除时用钝性分离,采用电刀切除,减少出血,减少血道及局部种植转移。手术操作时,创面及切缘用纱布垫保护正常组织,在允许的情况下切除范围要充分,包括全部肿瘤病灶及病变周围一定的正常组织。若有血液污染应勤换器械,在手术期或吻合创面前给予抗癌药物冲洗创面,可降低复发率。

2.手术方式

(1)良性肿瘤、交界性肿瘤以及部分低度恶性肿瘤的外科治疗:这类肿瘤通常采用单纯肿瘤切除术。需手术治疗的常见良性肿瘤包括表皮样囊肿、脂肪瘤、纤维瘤、甲状腺腺瘤、乳腺纤维瘤、子宫肌瘤、神经鞘瘤、涎腺混合瘤等。大多数良性肿瘤有完整的色膜,呈局部膨胀性生长,无明显全身症状。手术方式应将肿瘤及包膜完整切除。切除的范围仅局限于切除肿瘤本身即可,不宜行肿瘤部分切除术,以免出现肿瘤复发。术后一定要行组织病理学检查,以避免将恶性肿瘤及良性肿瘤恶变误诊为良性肿瘤,而延误患者进一步诊治。对于交界性肿瘤,如包膜不完整的神经纤维瘤、黏膜乳头状瘤、胃肠道的间质瘤等,生物学行为介于良性和恶性之间,主要生长方式以膨胀性生长为主,部分可有浸润性生长的表现。而细胞形态往往趋于良性,但继续生长可能发生恶变,应采取积极的外科治疗。由于手术切除后仍有复发和转移的可能性,切除范围应适当扩大,将肿瘤组织及周围一定范围内的正常组织一并切除,但不可盲目扩大切除范围。对于大多数低度恶性的肿瘤,由于它们对放化疗不敏感,外科治疗是最有效和最主要的治疗措施,这类肿瘤的切除范围应适度扩大,包括肿瘤周围一定范围内的正常组织,如气管的腺样囊性癌和黏液表皮样癌。

(2)恶性肿瘤的外科治疗:恶性肿瘤具有浸润性和扩散性的生物学特征,不同类型的肿瘤、其临床表现亦不同。有的发展缓慢;有的发展极为迅速。虽然类型相同,但癌细胞分化程度不同,有的局部生长快甚至早期出现远处转移。手术方式的选择应根据个体情况而定。恶性肿瘤外科治疗的常用手术方式有:根治性手术、姑息性手术、诊断性手术以及减瘤术等。

1)标准术式(根治术):包括原发肿瘤所在器官的部分或全部,连同周围一定范围内的正常组织的整块切除及相关区域淋巴结的清扫。实质性肿瘤病变局限于原发部位或病灶仅累及邻近区域淋巴结的患者,如全身情况允许,均应争取行原发灶切除术及区域淋巴结清扫术,即根治性手术(如乳腺癌、宫颈癌、胃癌、直肠癌等)。对于早期恶性肿瘤患者在没有麻醉和手术禁忌证的前提下均应尽量实行此类手术。手术范围应根据不同肿瘤生物学特征发展的规律而定。随着肿瘤外科上百年的临床实践,长期对患者的追踪观察和不断总结治疗中的经验教训,逐渐形成了对每一种器官或组织的肿瘤实施统一的规范的标准术式,如:肺癌的肺叶切除+同侧肺门及纵隔淋巴结清扫；乳腺癌的一侧乳腺切除＋同侧腋下淋巴结清扫；舌癌部分舌切除＋同侧颈部淋巴结清扫等。

标准术式是肿瘤外科最具代表性和最有特点的手术方式，是肿瘤外科手术区别于普通外科手术的标志性术式。按不同肿瘤的所在器官和部位的限制，不同肿瘤的生物学行为和生长特点以及淋巴结转移规律而确定手术切除范围和淋巴结清扫范围。如皮肤的基底细胞癌以局部浸润性生长为主，很少有淋巴结转移，故手术切除范围可以较局限，不必行区域淋巴结的清除；而恶性黑色素瘤则需要做局部广泛性切除术，同时行区域淋巴结清扫术。胃癌根治术切除范围包括切除全胃或胃大部分、大网膜、胃大弯、胃小弯、肝门及胃左动脉旁淋巴结。在原有根治术切除范围基础上进一步扩大切除范围和淋巴结清扫范围，期望获得更好的术后生存率，被称为扩大根治术。但近年来这种治疗模式受到质疑，逐渐被大多数肿瘤外科医生所放弃。反而一些肿瘤的根治术有缩小切除范围的趋势，如乳腺癌的保乳术式。

肿瘤外科根治术强调两方面的内容：①癌瘤的整块切除，即 en bloc 原则；②区域淋巴结清扫。大多数拟行根治性手术治疗的患者，除清除临床上已确诊转移的淋巴结外，还应较彻底清除区域内未确诊转移的淋巴结。注意临床检查及影像学检查未发现肿大淋巴结，清扫术后病理检查可能发现淋巴结转移。

2)姑息性手术：对部分姑息性手术而言，其基本手术方式和手术范围同标准手术，只是由于肿瘤局部外侵或转移淋巴结累及一些重要的组织器官，不能彻底切净肿瘤组织或转移性淋巴结，但手术切除仍有其积极的治疗价值。这类手术往往术前不能确定，因术中的发现而确定为姑息性手术。还有一部分姑息性手术，其主要目的是减轻疼痛、梗阻等症状，以改善生存质量。如消化道肿瘤姑息性手术用于肠梗阻及出血。肠造瘘、肾盂造瘘术是肿瘤治疗的常用姑息性手术。如姑息性手术还包括肠管吻合转流术、神经阻滞术、血管结扎术等。

3)减瘤术：一些患者术前检查已经提示外科治疗已不可能将肿瘤组织彻底切除，但这些患者所患的肿瘤疾病根据临床经验判断对放化疗不敏感，或已经进行了放化疗但效果不佳，可以考虑实施外科手术将主要的肿瘤组织切除，以最大限度地控制手术所残留的癌组织，从而减轻肿瘤负荷，为其他治疗创造有利条件，这种手术称减瘤手术。如卵巢肿瘤、软组织肉瘤可采用这种减瘤手术方法，通过尽量切除肿瘤组织达到减低瘤负荷、止痛、止血、解除梗阻症状，并尽可能改善患者生存质量。减瘤术也属于姑息性手术的一种。

4)局部复发的手术治疗：首次根治术治疗不彻底，则局部复发机会增多，不仅再次手术困难，亦减少根治的机会。应正确估计手术适应证及手术范围，争取使患者获得根治的机会。头颈部癌的局部复发率在30%左右，复发者再次手术切除，有一定的治疗效果。宫颈癌、宫体癌手术及放疗后有残瘤者再次手术行盆腔清除术，5 年生存率为 20%，如高位复发及盆腔周围浸润不宜再次手术。

5)转移灶的手术治疗：远处转移的好发部位为肺、肝、骨等部位。对于一些组织器官出现的转移瘤，通过手术切除仍然可以取得比较好的治疗效果。对孤立性转移病灶、原发灶已经控制、无手术禁忌证、肿瘤生长缓慢，选择手术切除治疗的方式疗效较好，如肺转移瘤、脑转移瘤、肾转移瘤、肾上腺转移瘤、脾转移瘤以及肝转移瘤等。转移灶广泛者或就诊时为孤立转移灶，但其病变易发生转移者不宜于手术切除。脑转移一般不宜首先手术治疗。内分泌腺体切除，也可使某些肿瘤得到缓解或减少复发，如乳腺癌行卵巢去势术。

(3)外科的急症处理：外科急症手术用于处理某些癌症患者的危急症，如喉癌、甲状腺癌压迫气管时行气管切开术，贲门癌大出血可行切除或结扎通向肿瘤的血管达到止血目的。鼻咽癌大出血不止时可行颈外动脉结扎术。

(4)功能和外观的重建：现代肿瘤外科治疗的目标不但要使患者有更长的生存期，而且要有更高的生存质量。因此对于一些有功能和外观破坏的手术，如头面部肿瘤、喉癌和乳腺癌等手术后，头面部外形再造、人工喉的研制、乳腺外形的重塑等，都是今后肿瘤外科与其他外科合作的重要课题。

(三)用于肿瘤预防

对于一些目前比较公认的癌前病变，如某些部位的黑痣、白斑、先天性和家族性结肠息肉等，有学者主张进行预防性切除。此外，某些疾病在发展过程可转变为恶性肿瘤，如先天性睾丸未降，常有发展为睾丸癌的危险；溃疡性结肠炎可发展为结肠癌。相应的预防性切除还可包括隐睾的复位、包皮环切等手术。

二、放射治疗

肿瘤放射治疗已有一个多世纪的历史。随着经验的积累，放射治疗设备不断改进，放射物理学、放射生物学、肿瘤学及其他学科的发展，肿瘤放射治疗已日趋成熟，同时，放射治疗在肿瘤治疗中的作用和地位日益突出。放射治疗已成为恶性肿瘤的主要治疗手段之一，60%～70%的肿瘤患者在其病程的某一阶段将有可能接受放射治疗，或用于根治，或姑息治疗。

(一)放射治疗的物理学基础

1.射线的种类

放射治疗的电离辐射包括电磁波辐射和粒子辐射。临床用于放射治疗的电磁波主要是X射线和γ射线。这两种射线具有相同的特性，只是它们所产生的方式和能量不一样。X射线是由X线治疗机和各类加速器产生，γ射线是由放射性核素射出，两者统称光子射线。用于放射治疗的粒子包括电子束、质子束、中子束、α粒子、负π介子及其他重粒子。X射线、γ射线和电子都是低LET(线性能量转换)射线，中子和α粒子是高LET射线。高LET射线与低LET射线的生物学效应有所不同。

2.照射方法及放疗设备

放射治疗照射的方法分为体外照射和体内照射两种。两种照射方式采用不同的放射治疗设备。

(1)远距离放射治疗又称为体外照射：这种照射技术是将放射源放置在距离患者体外一定距离照射靶区。用于体外照射的放射治疗设备有X线治疗机、^{60}Co治疗机和加速器放射治疗等。^{60}Co治疗机和直线加速器一般距人体80～100cm进行照射。

1)X线治疗机：X线治疗机所产生X线的质与电压有关，接触治疗X线10～60kV，浅层治疗X线60～160kV，深部治疗X线180～400kV。临床上一般用半价层表示X线的能量。半价层表示使入射的X线强度减弱一半所需要用的吸收材料的厚度。通过半价层可以了解射线的穿透能力。半价层越大，射线的穿透能力越强。X线治疗机产生的X线有从零到最大值的一系列能量，其低能量部分X线毫无治疗价值，相反会产生高的皮肤剂量增加皮肤放射反应。用滤过板对X线的能谱进行改造,滤掉其低能部分,保留较高能量的X线,使其半价层提高。深部X线机主要用于表浅病灶的放射治疗。

2)^{60}Co远距离治疗机:^{60}Co治疗机用放射性核素^{60}Co进行治疗,^{60}Co在衰变过程中放出两种γ射线,其能量分别为1.17MeV和1.34MeV(平均为1.25MeV)。与X线机相比较,^{60}Co机γ射线治疗的穿透力大于深部X线机,皮肤剂量低,皮肤反应轻,深部组织剂量较高;γ射线在骨组织中吸收的量较一般X线低,因而骨损伤小。与直线加速器相比较,^{60}Co治疗机经济,维护方便。由于最大剂量建成位于皮下0.5cm处,更适于对较表浅病灶的治疗,如表浅淋巴结转移灶的放射治疗。^{60}Co治疗机的不足之处,因^{60}Co源有一定大小,存在半影较大的问题;放射源^{60}Co的半衰期为5.3年,需定时更换^{60}Co源。因以上原因^{60}Co治疗机目前处于逐步被医用加速器取代的趋势。

3)医用加速器:加速器的种类较多,常用于放射治疗的加速器有直线加速器、电子感应加速器、电子回旋加速器。目前最常用的加速器是直线加速器。直线加速器近年已逐渐在临床放射治疗中占主导地位。与^{60}Co治疗机相比较,直线加速器产生的高能X线可替代^{60}Co,且操作方便,剂量率高,能量可调控,克服了^{60}Co治疗机半影大、半衰期短和放射防护不全的缺点。直线加速器产生能量为4～25MeV的X线和4～35MeV的电子线束。近年新型的直线加速器在质量方而有较大改善,同一台加速器上还可提供不同的能量X线和电子束供临床选择。由于直线加速器输出的X线和电子线能量足够高,因此射野也可以做得较大,如源皮距100cm处射野可达40cm×40cm。

(2)近距离放射治疗:这种治疗技术是指将密闭的放射源置入被治疗的器宫腔内或被治疗的组织内进行照射。前者也称为腔内照射,如鼻咽癌和宫颈癌;后者称为组织间照射,如乳腺癌和前列腺癌。另外,近距离治疗还包括对浅表肿瘤进行表面敷贴照射,如皮肤癌。近距离放射治疗最初是使用放射性元素镭作为放射源,主要用于宫颈癌和其他表浅部位肿瘤的治疗。镭作为放射源在放射防护方面存在三大缺点:一是镭的能谱复杂,需要厚的防护层;二是镭衰变过程中产生氡气,其半衰期长,如果镭管破裂氡气逸出,会污染环境;三是镭的半衰期长,进入人体后会长期停留,损伤组织。因此镭逐渐被^{137}Cs、^{60}Co、^{192}Ir源所替代。

传统的近距离放射治疗尽管取得较肯定的成绩,但由于其放射防护及剂量计算等方面的缺点,客观上限制了该技术的发展。后装放疗技术的出现和发展使近距离放射治疗获得了新的发展。现代后装机是在无放射源的情况下,把空载的施源器置入患者的体腔内,经精细摆位、固定、定位、制订优化的治疗计划等步骤,然后在有放射防护屏蔽的条件下,按优化的治疗方案远距离遥控将放射源输入施源器中所指定的位置。现代后装放疗技术不仅解决了放射防护问题,而且还因采用微小的高能量^{192}Ir源,使患者治疗时间缩短,痛苦减少,临床应用范围拓宽。

中子近距离放射治疗:用中子等高LET射线治疗肿瘤的最大优点是可以提高乏氧细胞的杀伤能力,降低放射损伤细胞的修复能力,从而获得更好的放射生物学效应。近年来,快中子252Cf近距离放射治疗已用于宫颈癌等肿瘤治疗,并取得了较好的治疗效果。研究证实中子的杀伤肿瘤细胞的RBE是光子治疗的8倍。

利用人体某些器官对某种放射性核素的选择性吸收作用,将该种放射性核素用于治疗,如用^{32}P治疗癌性胸腔积液和癌性腹腔积液，这种技术也被称为体内照射。

（3）辅助设备及新技术：近年来，肿瘤放射治疗设备的另一重要进步是不断发展放射治疗的辅助设备，如模拟定位机、模室技术、剂量监测系统、计算机辅助三维放射治疗计划系统、立体定向放射治疗系统、调强放射治疗系统、图像引导技术、网络一体化等。随着上述新技术的引入出现了诸如图像引导放射治疗（IGRT）、剂量引导放射治疗（DGRT），自适应放射治疗及生物适形放射治疗等新的概念。

三维放射治疗（3DCRT）计划系统是将三维剂量计算和显示方法引入计算机治疗计划系统，目前已被广泛应用于临床。该系统是利用计算机断层扫描（CT）获取三维图像，采用数字重建影像（DRR）工具和能从任意视角显示三维重建影像的 REV 工具，直观地观察射束经过的人体组织路径，选择合适的入射方向和与靶区轮廓一致的射束形状，进行共面或非共面多个射束聚焦照射模拟，并优化获取最佳治疗增益比。3DCRT 射束形状由挡铅或多叶准直器（MLC）形成；其剂量计算采用基于第一物理原理和蒙地卡罗模拟数据的各种三维剂量计算模型；在计划评价工具方面 3DCRT 采用剂量体积直方图（DVH）和三维剂量云图等工具，有些系统还包括生物学评价指标，如肿瘤控制概率（TCP）和正常组织并发症概率（NTCP）等。

立体定向适形放射治疗（SRT）系统。用该系统进行体外照射是将直线加速器所产生的 X 线束集中聚焦于病灶部位，达到针对肿瘤靶区获得理想剂量分布的适形治疗目的。立体定向放射治疗设备的基本构造由三大部分所组成：一是立体定向系统，包括全身定位体架及附件，定向系统是保证立体定向放射治疗精度的最基本的构造，主要用于影像定位和治疗摆位。二是三维治疗计划系统，重建带有定位标记点的患者 CT 或 MRI 扫描图像，勾画体表轮廓、病变、重要器官及组织等结构的三维立体图像，设计出适形放射治疗射野，包括射野的入射方向、大小、剂量权重等中心位置，三维剂量分布计算，计算病变组织、重要组织器官的剂量分布及剂量体积直方图，优化治疗方案；输出治疗方案，包括治疗摆位、适形铅模或多叶光栅尺寸、治疗床角度、机架旋转起止角度、照射剂量等。三是直线加速器及准直器系统。立体定向放射治疗要经过定位、治疗计划设计和治疗三个过程。首先，将患者固定于定向体架中，利用 CT 或 MRI 等先进影像设备及三维重建技术，确定病变和邻近重要器官的准确位置和范围，这个过程叫作三维空间定位，也叫立体定向。然后，利用三维治疗计划系统，制订优化的适形放射治疗方案。最后，根据计划进行适形放射治疗。

调强放射治疗（IMRT）系统是为了克服当靶区与周围正常组织出现包绕等复杂位置关系时，采用 3DCRT 技术难以提供满意的治疗增益比，而新近发展的一类放射治疗技术。其基本原理为 CT 成像的逆过程：当强度均匀的 X 射线从球管中发射出并穿过人体后，因射线路径上的组织厚度及密度不同，而变成强度不均匀的射线束；如果事先确定靶区和正常组织的剂量沉积，只要计算各个射束路径上的衰减，得出在起始处应贡献的束流强度即可实现。由此产生一系列比 3DCRT 射野小的射束，进行共面或非共面照射，就可得到高剂量区分布在三维上与靶区适形，并且靶区内各点的剂量可与处方要求一致。目前实现调强的方法主要有两类：断层调强放疗和多叶准直器（MLC）调强，前者实际上是将 X 线直线加速器安装在 CT 机架上，在保留 CT 成像的同时实施放射治疗；后者通过控制 MLC 每个叶片的运动位置及停留时间调制照射区内各点的剂量强度，并得到与处方符合的剂量分布。最近，加速器厂商为提高 MLC 调强的实施效率设计出在加速器出束同时可以改变 MLC 叶片运行速度、输出剂量率、机架和准直器旋转角度和速度等参数,实现基于 MLC 的旋转调强照射(IMAT)技术。

粒子射线放射治疗也逐步在临床开展。基本集中在欧美国家,我国目前有一家正在运行。其主要包括质子线放射治疗和重粒子射线放射治疗。质子线为低 LET 射线,但与光子线不同之处在于其进入体内后剂量释放缓慢,当到达射程末端时,能量全部释放,形成布拉格峰,之后剂量近于零。临床上把靶区置于 Bragg 峰,可明显提高治疗增益比。现在质子加速器生产厂商已将光子治疗的三维适形放疗技术和调强放疗技术融入其中,能达到高度的肿瘤放疗适形性。重粒子射线为高 LET 射线,即拥有上述质子线的剂量学特点又拥有相对生物效应(RBE)小、氧增比(OER)小、细胞周期各时相敏感性差别小等高 LET 射线的生物学特征,因此相较光子、质子等低 LET 射线其杀灭肿瘤效应更强。目前临床使用以碳粒子射线为主。

3.放射治疗剂量

放射治疗剂量统一采用组织吸收剂量,单位为戈瑞(Gy),定义当 1kg 被照射组织吸收 1 焦耳电离辐射能量时的辐射剂量为 1gy。lGy=100cGy。放射性核素的放射活度单位用 Bq 表示,放射防护剂量单位用 Sv 表示。

(二)放射治疗生物学基础

1.射线的生物学作用

辐射可以直接和间接损伤细胞 DNA 分子。当一个细胞吸收任何形式的辐射线后,射线都可能直接与细胞内的结构发生作用,引起生物学损伤,这种损伤在高 LET 射线治疗时明显,用 X 射线和 γ 射线等低能 LET 射线治疗时,间接损伤作用更明显,约 1/3 的损伤是由直接作用所致,其余 2/3 损伤是由间接作用所致。直接作用是射线对 DNA 分子链作用,使其出现氢链断裂、单链或双链断裂及形成交叉链。间接作用是射线对水分子(大多数细胞含水量约 70%)电离,产生自由基,自由基再与生物大分子相互作用,最后作用于 DNA 链。组织实际吸收放射线的能量很少,而主要是引起放射生物学效应。电离辐射所引起的潜在损伤是通过能量传递产生大量化合物,并引起生物学性损伤等间接作用所致。

放射生物学研究评价肿瘤细胞放射后存活的标准,是细胞是否保留增生能力。丧失增生能力,不能产生子代的细胞称为非存活细胞。而保留增生能力,能产生子代的细胞称为存活细胞。用细胞存活曲线可以反映照射剂量与细胞存活数目之间的关系。线性二次方程模式所反映的放射生物学效应,除了考虑照射剂量外,还应考虑到影响细胞存活的其他因素。肿瘤组织和急性反应组织的 α/β 值较大,一般在 10Gy 左右,晚反应组织的 α/β 值较小,一般在 1.5~4Gy。放射敏感肿瘤的 α/β 值高于放射抗拒性肿瘤的 α/β 值。α/β 值低的肿瘤对分次治疗剂量和剂量率的依赖性高于 α/β 值高的肿瘤。

2.放射治疗的 4 个 R

放射治疗后肿瘤细胞的存活曲线受乏氧细胞再氧合、亚致死损伤细胞的修复、细胞周期的再分布、细胞再增生 4 个 R 的影响。

(1)氧和再氧合作用氧在放射治疗中的作用已受肯定。氧在辐射产生自由基的过程中扮演重要角色,氧在足够的状态下产生放射增敏作用。氧压低于 2.67kPa(20mmHg)时,细胞将明显避免放射性损伤。大多数正常组织的氧压为 5.33kPa(40mmHg),因此不能保证避免出现放射性损伤。肿瘤组织常有供血不足及乏氧细胞比率高的问题，其乏氧细胞比率可达1%～50%。氧含量与细胞远离血管的距离相关，直径在150～200μm的毛细血管以外的组织，氧压为0，细胞将死亡。在氧充分与乏氧坏死区之间的区域，氧的浓度足以使细胞增生，但不足以使细胞避免放射损伤，这是肿瘤放射治疗后再生长及复发的常见原因之一。放射治疗过程中，由于肿瘤缩小，乏氧细胞与毛细血管的距离缩短，氧消耗减少等变化，原来乏氧的细胞可能获得再氧合的机会，从而对放射治疗的敏感性增加。

(2)放射损伤的修复细胞在受到辐射时，可能出现亚致死性损伤，在给予足够时间、能量及营养的情况下，其亚致死损伤可能得到修复。亚致死损伤修复与临床放射效应相关，修复与分割照射及剂量有关，肿瘤组织与正常组织的修复能力有差异，肿瘤组织及早反应组织与晚反应组织的修复有差异。

(3)细胞周期的再分布肿瘤细胞周期分布与肿瘤治疗及预后密切相关。细胞周期中对放射治疗最敏感的是M期细胞，G2期细胞对射线的敏感性接近M期，S期细胞对射线敏感最差。对于长C1期的细胞来讲，G1早期对射线的敏感性差，但G1晚期则较敏感。不同周期细胞对射线的敏感性差异与细胞氧合程度无明显关系。据研究，不同周期细胞内自由基清除剂的含量有差别，这种天然的放射保护剂在S期含量最高，接近M期含量最低。照射后M期细胞数目明显减少，G2期细胞的比例增加。G2期细胞增加的时间和程度与照射剂量及射线的质相关。

(4)细胞再增生分次放射治疗期间，皮肤黏膜等正常组织对损伤的反应可表现为非活性状的干细胞复活，细胞增生周期缩短，这种增生对减少正常组织放射性损伤有益。对于肿瘤组织，射线使细胞分裂比治疗前加快，故称为加速增生。为补偿加速增生对放疗造成的影响，疗程延长需要增加总照射剂量，才能达到相同的治疗效果。由于细胞有再增生及加速增生问题，临床放射治疗中总疗程明显超过标准时间，因急性放射反应中断放射治疗时间过长等情况下，都可能影响放射治疗的疗效。

3.时间、剂量、分次治疗

人们使用的每周5次照射的标准分次放射治疗方法，很大程度上是基于20世纪20～30年代临床放射治疗的经验所制订。那时人们发现，X线治疗在不对皮肤造成明显损伤的情况下，单次照射不能达到治疗作用，然而进行分次治疗，则可在不出现严重皮肤反应的情况下达到治疗作用。20世纪60年代后，人们用放射生物学的试验结果来解释分次治疗的作用。分次照射可以允许分次治疗期亚致死损伤的正常细胞修复和增生，乏氧的肿瘤细胞可能再氧合，肿瘤细胞周期再分布，从而使正常组织修复，使肿瘤组织的损伤增加。然而，这种推论存在许多疑问，分次照射时肿瘤在再氧合的同时能否避免再增生及修复等问题尚无法准确评估。在放射治疗中，照射剂量、时间及治疗次数对组织造成的生物学作用相互依赖和相互影响。实际上，临床常用的分次照射方案大多是基于大量临床经验、减轻急性放射反应及工作习惯而设计的，还缺乏令人信服的放射生物学研究依据。

因为在有些肿瘤采用常规分割放射治疗疗效不佳，在20世纪80年代提出了一些非常规分割放疗方法，如超分割放疗、加速超分割放疗和大分割放疗等技术逐步应用于临床，临床试验已证实在某些肿瘤的放疗疗效优于常规分割放疗。

4.放射增敏剂及放射保护剂

多年来,为提高肿瘤组织对射线的敏感性,降低正常组织对射线的耐受性,人们一直在研究寻找肿瘤放射增敏剂和正常组织放射保护剂,广义上这两类合称为放射化学修饰剂。研究的放射增敏剂主要有嘧啶类衍生物、化疗药物和缺氧细胞增敏剂。嘧啶类衍生物在细胞分裂时被摄入,使子代细胞的放射敏感性增高,如5-FU、BudR等;化疗药物有博来霉素、顺铂等。放射保护剂主要有WR2721及其衍生物阿米福汀、低氧吸入等。理想的放射增敏剂应具有在不增加正常组织毒性反应及放射敏感性的情况下,选择性作用于肿瘤细胞,明显提高其放射敏感性的作用。理想的放射保护剂则应具有在不增加肿瘤对射线抗拒性的前提下,选择性作用于正常组织,明显降低其放射耐受性的作用。目前,还未研究出理想的放射增敏剂和放射保护剂。

(三)放射治疗计划

精心制订放射治疗计划的目的是有效控制肿瘤,保护正常组织。在制订放射治疗计划时,应考虑多方面因素。在制订放疗计划之前,首先要明确拟行放射治疗的目标。根治性治疗应尽可能使放疗达到控制肿瘤的目的,尽量减少周围正常组织受量,避免出现严重的放射并发症;姑息性治疗以减轻患者痛苦及提高生存质量为主要目的。

制订放疗计划时,需要尽可能精确地了解肿瘤的体积及治疗靶区,了解照射范围内有无放射敏感的重要组织器官。对靶区和毗邻重要器官定位是制订放射治疗计划的重要步骤。X线模拟机是经济实用的定位设备。在条件允许的情况下,采用CT等现代影像扫描技术定位及三维重建技术效果更好。

在制订放射治疗计划时,要根据具体情况选择适当种类及能量的射线、机器治疗床的角度、射野位置及大小、是否需要用楔形板等。计算剂量分布是制订放疗计划的重要内容。在了解照射剂量分布情况的基础上,可根据患者的具体情况调整并优化其治疗方案,制订个体化治疗方案。

照射剂量是放射治疗计划中考虑的重要因素。肿瘤控制率与放射治疗剂量水平相关,控制肿瘤所需要的照射剂量与肿瘤病灶大小有关。一般来说,鳞状细胞癌和腺癌放射治疗时,亚临床肿瘤病灶(肿瘤细胞数为10^6时)照射45～50Gy,肿瘤控制可达90%以上,临床可触及的T1期肿瘤需照射60Gy,T4期肿瘤则需要75～78Gy。不同体积肿瘤需要不同剂量照射,缩野照射技术就是根据这种概念而设计的。肿瘤周边区瘤细胞数目少,所需剂量较低,针对肿瘤中心区缩小照射野追加剂量照射,可以更好地控制肿瘤,避免周围正常组织接受高剂量照射。近年开展的适形的立体定向放疗技术,用于针对靶区追加剂量照射是较理想的缩野照射技术。正如前面所述,除考虑总剂量外,还要考虑分次剂量和治疗时间问题。

近年来,逐步广泛使用的治疗计划计算机辅助系统为临床制订放射治疗计划提供了极大的方便。利用该系统,可以在精确定位和组织器官三维重建的基础上,设计射野、射束入射方式、计算剂量分布,计算肿瘤及重要器官受不同剂量水平照射的体积等一系列复杂的计算工作。对于邻近重要组织器官的局限性肿瘤,采用适形的立体定向放射治疗技术,可以在尽可能减少正常器官受照射剂量的基础上,保证肿瘤靶区得到理想的剂量分布。总之,精心设计个体化放射治疗计划,并将其计划贯穿于整个治疗过程,是提高放射治疗质量的必要保证。

国际辐射剂量与测量委员会(ICRU)在38号文件建议,在进行妇科癌腔内治疗时,应描述如下内容:①治疗技术,包括放射源、点源模拟线源的方式、施源器类型;②总参考空气克马率;③参考体积;④参考点吸收剂量,包括膀胱、直肠、盆壁参考点剂量;⑤时间剂量率。

ICRU在50号及67号报告中建议,体外照射应详细描述和报告:大体肿瘤体积(GTV)、临床靶体积(CTV)、内在靶体积(ITV)、治疗计划体积(PTV)、治疗体积(TV)、照射体积(IV)、剂量参考点、处方剂量、靶体积的剂量分布、具体所采用的照射技术、危险器官(OAR)和计划危险器官(PRV)受照射体积及剂量、热点剂量。

(四)放射治疗临床应用

1.临床应用

放射治疗可用于根治某些恶性肿瘤的单一手段,也可作为综合性根治某些肿瘤的综合治疗手段,还可作为肿瘤姑息性治疗的手段用于临床。

(1)根治性放疗:肿瘤根治性放疗需具备的基本条件:一是肿瘤对射线中度或高度敏感;二是肿瘤病灶相对局限;三是肿瘤周围正常组织对射线的耐受性较好。已证实,病变局限的鼻咽癌、宫颈癌、前列腺癌、声带癌、舌癌、皮肤癌、乳腺癌、视网膜母细胞瘤、精原细胞瘤、霍奇金淋巴瘤等恶性肿瘤可经过单纯放射治疗或配合保守性手术达到根治效果。

(2)综合性治疗:放疗与手术或化疗综合治疗可能提高部分患者的疗效。术前放疗可杀灭瘤周围亚临床灶,缩瘤提高切除率,减少术时弥散危险,如肺尖癌、直肠癌等。术后放疗用于控制术后残留病灶,提高根治机会,如乳腺癌、非小细胞肺癌、局部晚期胃癌和直肠癌等。术中放疗用于在保护正常组织的情况下对手术难以切除的病灶,常与外照射联合使用,主要用于腹腔和胃肠道肿瘤。放疗与化疗综合应用,可提高肿瘤局控、降低远处转移。二者可采用序贯、同步和交替的方式联合使用,在手术无法切除的食管癌、小细胞肺癌、非小细胞肺癌及恶性淋巴瘤等肿瘤,联合使用放化疗为标准治疗方案。

(3)姑息性治疗:放射治疗常用于晚期恶性肿瘤的姑息性治疗,以减轻患者的痛苦,改善生存质量,并可能延长部分患者的生存时间。主要用于缓解肿瘤压迫、镇痛、止血等。因治疗目的并非杀灭肿瘤,故常用大分割治疗,使总剂量达到抑制肿瘤生长的水平。例如,姑息性放射治疗用于骨转移、脑转移等晚期病变的治疗,疗效肯定,不良反应较轻;对肿瘤导致的压迫和阻塞,如上腔静脉压迫、脊髓压迫等,放疗可以缓解症状;还可用于肿瘤伴发的溃疡和出血,如宫颈癌出血等。

2.禁忌证

(1)骨髓抑制周围血白细胞数低于$3\times10^9/L$,血小板计数低于$70\times10^9/L$。

(2)急性或亚急性盆腔炎未控制期。

(3)肿瘤广泛转移、恶病质、尿毒症。

(4)急性肝炎、精神病发作期、严重心血管疾病未控制期。

三、化学治疗

化学治疗是恶性肿瘤的主要治疗手段之一。近代化学治疗(化疗)学始于20世纪40年代,有少数白血病及淋巴瘤经氮芥或甲氨蝶呤治疗,得到了短暂的缓解,从此揭开了肿瘤化疗的序幕。进入20世纪五六十年代,先后发现了不少有效的药物,如氟尿嘧啶、巯嘌呤、放线菌素D以及环磷酰胺等，使肿瘤化疗得到了发展。20世纪60年代，儿童白血病和霍奇金淋巴瘤通过联合化疗获得治愈，从而证实某些人类肿瘤即使是晚期阶段，也可以通过药物治愈。到了20世纪70年代，更多的肿瘤有了比较成熟的化疗方案，有不少肿瘤可能通过化疗治愈。辅助化疗后达到治愈的肿瘤包括乳腺癌、骨肉瘤、软组织肉瘤以及大肠癌等。晚期癌经化疗后能达到治愈的肿瘤则有滋养细胞癌、急性淋巴细胞白血病、霍奇金淋巴瘤、中度和高度恶性非霍奇金淋巴瘤、睾丸癌、急性粒细胞白血病、肾母细胞瘤、胚胎性横纹肌肉瘤、尤文肉瘤、神经母细胞瘤以及卵巢癌等。

(一)肿瘤细胞动力学

要弄清抗癌药物如何抑制肿瘤，首先应了解肿瘤细胞动力学，为制订安全有效的化疗方案提供理论基础。

肿瘤不断增大是肿瘤细胞分裂增生的结果。肿瘤细胞一次分裂结束后到下一次分裂结束的时间称细胞周期(Tc)。肿瘤细胞的细胞周期在本质上与正常细胞相同。细胞周期可分为合成前期(G1期)，DNA合成期(S期)，合成后期(G2期)以及有丝分裂期(M期)。在这一系列分裂增生过程中，需要蛋白质为原料。要合成蛋白质，需要先合成DNA，然后以DNA为模板转录合成RNA，再翻译合成蛋白质。直接作用于DNA的药物，如烷化剂、抗肿瘤抗生素以及金属类药物等对整个增生中的细胞均有杀灭作用，因而称为周期非特异性药物。而抗代谢类药物主要作用于S期，植物药主要作用于M期，称之为周期特异性药物。不同增生期肿瘤细胞对化疗的敏感性不同，S期细胞对周期特异性药物敏感性较强，而M、G1、G2期细胞则对细胞周期非特异性药物较敏感。另一部分处于静止状态的G0期细胞，对各类药物均不敏感，是目前化疗的难题之一。

(二)联合化疗

从一系列不同类型的有效化疗药物联合用于治疗白血病与恶性淋巴瘤并取得较好疗效开始，即进入了联合化疗的时代。联合化疗可获得单药治疗无法达到的三个目的：①机体在可耐受的每一种药物的毒性范围内并不减量的前提下被杀灭的肿瘤细胞最多；②可杀灭异质性肿瘤细胞群中更多的耐药细胞株；③预防或减慢新耐药细胞株的产生。

在选择药物用于联合化疗时，应遵循以下几条原则：

(1)为获得最佳治疗结果，选择的药物应包括最有活性的药物，这些药物在单药治疗同一肿瘤时能获得部分疗效，如有可能，应优先考虑选用疗效好的药物。

(2)避免主要毒性、作用机制、耐药机制重叠药物的联合，以达到最大限度地增加剂量强度。

(3)要求采用药物的最佳剂量和用法。

(4)联合化疗应按合理的间隔时间实施，在骨髓等最为敏感的正常组织得以恢复的前提下，应尽可能缩短周期间隔时间。因为延长周期间隔时间会降低剂量强度。

大多数的联合化疗方案是根据细胞毒药物损伤骨髓后，骨髓功能恢复的动力学所设计的。细胞毒药物损伤骨髓干细胞池后可在8～10天内向外周血输送成熟血细胞。既往未行化疗者，首次化疗后的第9～10天，可见白细胞，有时也见血小板减少，于第14～18天达最低点，到第21天明显恢复。但曾接受化疗或放疗者，往往需到第28天或更长时间方能完全恢复。在骨髓恢复的早期(第 16～21 天)如再次给药,可在第二周期治疗时产生严重的骨髓毒性。因此,标准剂量的联合化疗在无集落刺激因子支持条件下,间歇期应为 2 周,即首剂用药后的第 21 或 28 天开始下一疗程化疗,为骨髓提供恢复时间。

(三)剂量强度

剂量强度(DI)指的是单位时间内的药物用量,一般为毫克每平方米每周[mg/(m^2 · w)],而不考虑给药方式和途径。相对剂量强度(RDI)是和标准剂量之比。许多证据表明,耐药肿瘤细胞可能从较大的肿瘤群体内因应用低于最适剂量的抗癌药物而产生。抗肿瘤药物的剂量与肿瘤细胞杀灭程度之间呈线性关系。因此,对于药物敏感的肿瘤剂量愈高疗效也愈大。现已发现进展期卵巢癌、乳腺癌、肺癌、结肠癌以及恶性淋巴瘤中,剂量强度与反应率呈线性关系。这也是临床上应用高剂量化疗的基础。

(四)耐药性

化疗药物的主要问题之一是耐药性的产生。起初耐药性的产生有两种可能:一是由于细胞动力学原因,由不分裂或休眠期的肿瘤细胞产生;二是遗传学基础的耐药性,由于基因突变、缺失,或是基因扩增、移位,染色体的重排而产生耐药克隆。

多药耐药(MDR)性即肿瘤细胞对一种抗癌药产生耐药性,或不仅对同类型抗癌药耐药,对许多非同类型抗癌药亦产生交叉耐药,如植物药和抗肿瘤抗生素类药。MDR 产生的可能机制包括降低细胞内的药物积累[P-糖蛋白(Prp;mdrl 基因)]和 MDR 相关蛋白(mrp)基因、药物解毒(谷胱甘肽-S-转移酶基因)、靶位变异(拓扑异构酶Ⅱ)以及药物诱导的凋亡的变更(bcl-2 途径)。

(五)化疗的临床应用

化疗通常用于以下四个方面:①晚期肿瘤的诱导化疗;②局部治疗(手术、放疗)后的辅助化疗;③手术前的新辅助化疗;④特殊途径化疗。

(1)全身诱导化疗:多用于晚期或弥散性肿瘤。晚期患者肿瘤多已全身扩散,不再适合手术或放疗等局部治疗手段,化疗往往是主要的治疗方法。在治疗之初即采用化疗,以达到缓解病情、提高生存质量、延长生存时间或治愈肿瘤(绒毛膜上皮癌、睾丸肿瘤、恶性淋巴瘤)等目的。

(2)辅助化疗:即在有效的局部治疗(手术或放疗)后,为防止复发、转移,针对可能存在的微小转移灶进行化疗。

(3)新辅助化疗指对可用局部治疗手段(手术或放疗)治疗的局限性肿瘤,在手术或放疗前使用化疗。现已证实新辅助化疗能在肛管癌、膀胱癌、乳腺癌、骨肉瘤及软组织肉瘤等肿瘤的治疗中减小手术范围。

(4)特殊途径化疗

1)腔内化疗:治疗癌性体腔积液,包括胸腔、腹腔及心包腔内积液。

2)鞘内注射:常用于治疗脑膜白血病、淋巴瘤或其他实体瘤的中枢神经系统侵犯。

3)动脉插管化疗:经导管动脉内灌注化疗可用于治疗头颈肿瘤、颅内肿瘤、肺癌、原发性或转移性肝癌。

(六)化疗药物分类

现阶段临床所使用的抗癌药物，可分为烷化剂、抗代谢药、抗生素、植物药、激素与其他等六大类。

(1)各种烷化剂通过烷基使瘤细胞多种功能基团烷化而失去活性，破坏DNA结构、功能，抑制DNA合成，如HN2、CTX、TSPA、CLB、BUS、DTIC等烷化剂均属此类。亚硝脲类及DDP、MMC亦可有类似烷化作用。

(2)抗代谢类药物如MTX、6-MP、6-TG、5-FU、HU、Ara-C、FT-207等药物化学结构与机体内某些代谢物相似，但不具备它们的功能，通过阻碍脱氧嘌呤核苷或脱氧嘧啶核苷的合成、互换、还原，干扰DNA合成，抑制细胞生长，最终导致死亡。

(3)抗肿瘤抗生素作用机制各异，主要作用于遗传信息传递的不同环节，甚至生物大分子，从而抑制DNA(如BLM、链黑霉素等)、RNA(如多柔比星、柔红霉素，放线菌素D等)和蛋白质(如嘌呤霉素等)。

(4)抗肿瘤植物药作用机制有以下5个方面

1)作用于M期：通过抑制细胞中微管蛋白的聚合使细胞有丝分裂停止于中期，如VCR、VLB、VDS等。

2)直接抑制DNA生物合成和蛋白质合成，如三尖杉碱及高三尖杉酯碱。

3)与微管蛋白结合抑制其聚合，故有抗有丝分裂作用，如VP-16、VM-26等。

4)抑制DNA拓扑异物酶Ⅰ，如喜树碱类化合物。

5)促进微管聚合并抑制其解聚，如紫杉醇等。

(5)激素类与细胞毒抗癌药不同，激素类不是直接杀伤癌细胞，而是通过改变体内激素环境，对特定的肿瘤发挥抑制生长作用。包括雄激素、雌激素、孕激素、皮质激素及抗雄激素和抗雌激素等。

(6)其他包括铂类，如顺铂、卡铂，主要与DNA双链或单链交联，从而阻止DNA聚合酶的移动，影响DNA链的合成、复制，造成细胞死亡；丙卡巴肼则主要与DNA等生物大分子结合，有类似烷化剂的作用；羟基脲可选择性抑制DNA合成而不抑制RNA和蛋白质合成；门冬酰胺酶可将血清中的门冬酰胺分解，使蛋白质合成因缺乏门冬酰胺而受阻，抑制肿瘤的生长与增生。

(七)肿瘤化疗的适应证与注意事项

1.适应证

(1)造血系统疾病：如白血病、恶性组织细胞瘤、多发性骨髓瘤、晚期恶性淋巴瘤、伯基特淋巴瘤等。

(2)化疗效果较好的实体瘤：如绒毛膜上皮癌、恶性葡萄胎、精原细胞瘤、小细胞肺癌、卵巢肿瘤等。

(3)手术或放疗前后需要行辅助化疗的实体瘤。

(4)实体瘤手术或放疗后复发或弥散者。

(5)晚期肿瘤已有全身弥散，但全身状况及各项检查尚允许化疗者。

(6)恶性体腔积液：如胸腔、腹腔和心包腔积液，采用体腔内化疗。

(7)肿瘤并发症的化疗:如上腔静脉压迫综合征、呼吸道压迫、脑转移或脊髓压迫致颅内压增高等,可采用化疗缩小肿瘤、减轻症状。

2.注意事项

(1)接受化疗者必须明确诊断,全身状况较好,血常规及肝、肾功能正常,能耐受化疗。

(2)有下列情况之一者,应用化疗时应慎重考虑:①年老体弱;②一般情况差,Karnofsky评分<40;③肝肾功能异常;④明显贫血或白细胞、血小板减少;⑤严重营养不良和电解质紊乱;⑥曾用多程化疗和(或)放疗;⑦有发热、感染等并发症;⑧心肌病变。

(3)给药顺序:部分药物的给药顺序可影响疗效,如在MTX 1~4小时后应用FU、Ara-C,给予VCR 6~8小时后用CTX、MTX、BLM,DDP于FU、鬼臼毒素类后应用均有增效作用。

(4)细胞周期特异性药物的疗效与作用时间有密切关系,疗效可随时间的延长而增加,剂量增大疗效无明显增加。周期非特异性药物的疗效则随药物剂量增大而增加,故多主张一次较大剂量静脉注射。

(5)给药途径:MTX口服后胃肠道反应常很严重,而肌内注射或静脉给药后胃肠道反应多不严重。氟尿嘧啶每次剂量超过500mg时宜用静脉滴注。某些药物如TSPA、MTX以及BLM等均可做肌内注射,应尽量采用肌内注射法。

(6)谨防化疗药物渗漏到血管外:静脉穿刺部位尽量由远端开始渐向近端,并交替穿刺。穿刺成功后,需确认针头是否在血管内,并观察有无外渗,然后才可开始注入化疗药物。一旦发现有药物外漏,应立即进行如下处理:①立即停止注射,保留针头另接注射器回抽外渗液体;②局部皮下注射生理盐水稀释药液,并注射地塞米松2~4mg以减轻炎性反应;③皮下注入解毒剂,HN2、MMC、Act-D渗漏用(N/6)硫代硫酸钠,ADM、VCR则用碳酸氢钠;④肢体抬高24~48小时,局部冰敷24小时。

(八)化疗药物的不良反应

现有抗癌药物绝大多数对人体都有较大毒性,抗癌药物在杀伤或抑制癌细胞的同时,对正常组织器官有损害或毒性作用,尤其是对骨髓造血细胞和胃肠道黏膜上皮细胞的毒性作用,成为限制化疗药物用量、阻碍疗效发挥的主要障碍。

1.不良反应分类

(1)立即反应:用药后1天至数天出现的反应,如恶心、呕吐、皮疹、发热、过敏性休克、膀胱炎等。

(2)早期反应:用药后数天至几周出现,如口腔炎、骨髓抑制、腹泻、脱发、周围神经毒性、肝肾损害等。

(3)迟发反应:用药后数周至数月发生,如贫血、色素沉着、心肺毒性、神经毒。

(4)晚期反应:用药后数月至数年发生,如致畸变,不育症,致第二恶性肿瘤。

2.常见化疗毒性反应及处理

(1)骨髓抑制:大多数化疗药物均可引起不同程度的骨髓抑制。通常先出现白细胞减少,然后出现血小板减少,前者多比后者严重,少数可出现严重贫血,严重时可致骨髓再生障碍。

处理:①减量或停药(见剂量调整原则);②白细胞严重减少时首先应注意隔离,保持皮肤黏膜完整性,预防和治疗感染,尤其在4度粒细胞减少伴有发热症状时,应预防性使用抗生素,对于3～4度粒细胞减少的患者可用粒细胞集落刺激因子(G-CSF)或粒细胞-单核细胞集落刺激因子(GM-CSF)5～10μg/kg,皮下或静脉注射,每天1次,连用7～10天,在粒细胞连续两次＞10×10^9/L时停药;③化疗后贫血,可考虑成分输血,可考虑使用重组人促红细胞生成素(EPO),用法为150U/kg,皮下注射,每周3次,使用时应同时注意补充铁剂、维生素B_{12}以及叶酸等物质;④短期血小板显著降低,首先应注意护理,保护皮肤黏膜完整性,注意减少活动,防止创伤,必要时绝对卧床。如存在3度及以上血小板下降,并伴有出血倾向,可考虑输注单采血小板,但外源性血小板寿命短,且反复输注可刺激机体产生抗体,因此限制使用。也可考虑使用重组人白细胞介素-11制剂或重组人促血小板生成素(TPO),但起效缓慢,一般至少连用1周后可见到血小板上升,并且反复使用TPO同样可能产生抗体。

(2)胃肠道毒性

1)黏膜炎:化疗药物可影响增生活跃的黏膜组织,容易引起口腔炎、舌炎、食管炎和口腔溃疡,导致疼痛和进食减少。常见药物包括甲氨蝶呤、放线菌素D、氟尿嘧啶和丙脒腙(米托胍腙)。治疗以对症处理为主,应注意口腔卫生,保持清洁和湿润,用温盐水、3%过氧化氢溶液等含漱;疼痛则可用2%利多卡因液15ml含漱;合并念珠菌感染时用制霉菌素悬液含漱,并口服30万单位,每天3～4次,或氟康唑100mg,每天1次,重症可加量;口腔炎严重时则应停用化疗。

2)恶心和呕吐:为化疗药物引起的最常见的早期反应,严重的呕吐可导致脱水、电解质紊乱。化疗所致呕吐可分为急性呕吐、延迟性呕吐和预期性呕吐。急性呕吐是指化疗后24小时内发生的呕吐;延迟性呕吐,是指化疗24小时以后至第7天内所发生的呕吐;预期性呕吐是指患者在此之前的治疗周期中经受了难受的急性呕吐后,在下一次化疗给药前所发生的恶心和呕吐,是一种条件反射。

常用的止吐药物:预防恶心呕吐的发生是化疗止吐治疗的根本目标,止吐治疗应贯穿化疗呕吐风险期始终。对于高致吐性化疗方案引起的急性呕吐,推荐使用5-羟色胺3(5-HT3)受体拮抗剂(用法为:帕洛诺司琼0.25mg,化疗前0.5～1小时口服或静脉注射;格雷司琼3mg,化疗前0.5～1小时静脉注射;昂丹司琼8mg于化疗前0.5～1小时静脉注射或口服),联合大剂量地塞米松(第1天:20mg,之后8mg,每天2次,连用3～4天)及阿瑞匹坦(目前国内尚未上市)治疗。对于迟发性呕吐,可考虑使用地塞米松联合阿瑞匹坦治疗,或用甲氧氯普胺、氟哌啶醇及苯海拉明等药物联合治疗,对轻到中等强度呕吐也有较好疗效。

3)其他:化疗还可引起食欲减退、腹胀、腹泻和便秘等,可对症处理治疗。

(3)心脏毒性:蒽环类是最常引起心脏毒性的药物之一,其他药物有抗癌锑、喜树碱、三类杉生物碱、顺铂、氟尿嘧啶以及分子靶向药物曲妥珠单抗等。临床所见轻者可无症状,或仅心电图呈心动过速表现,非特异性ST改变等;重则出现心肌损伤、心包炎,甚至心力衰竭、心肌梗死等,表现为心悸、气短、心前区疼痛、呼吸困难。心脏毒性与药物积蓄量有密切关系,如多柔比星积蓄量＞600mg/m² 时,心肌病发生率可达15%以上。因此,目前推荐多柔比星的累积总剂量不超过500mg/m²。

处理措施:①限制蒽环类药物总剂量,原有心脏病、纵隔曾经放疗,其用药累积量应降低,如多柔比星应在450mg/m² 以下;②应用可降低蒽环类心脏毒性的药物,如右丙亚胺、维生素

E、辅酶Q10、ATP、乙酰半胱氨酸和钙通道阻滞药等；③出现心脏毒性时，化疗药物应减量或停用；④监测患者心功能。

(4)肺毒性：可引起肺损害的主要药物有博来霉素、白消安、亚硝脲类、甲氨蝶呤、丝裂霉素C、环磷酰胺及分子靶向药物吉非替尼、厄洛替尼等。可导致间质性肺炎、过敏性肺炎、肺水肿甚至肺纤维化。表现为咳嗽、气短，甚至呼吸困难、胸痛等。

防治措施：①限制有关药物总量：博来霉素终身总量在400U以下，丝裂霉素C也应适当控制其总量；②肺功能不良，有慢性肺疾患，曾接受过胸部放疗的患者慎用或禁用有关药物；③用药期间密切观察肺部症状及X线改变，定期做血气及肺功能测定，一旦出现肺毒性反应及时停药，给予皮质类固醇、抗生素、维生素类等药物治疗。

(5)肝脏毒性：易引起肝脏损害的药物包括BCNU、CCNU、Ara-C、L-ASP、VP-16、6-MP，大剂量MTX、CTX、DDP、DNR、Act-D、STZ、VCR等。所诱发的肝脏损害包括血清转氨酶，胆红素升高、肝脂肪变和肝纤维化等，表现为乏力，食欲缺乏、恶心、呕吐，甚至出现黄疸。

处理措施：①化疗前后检测肝功能；②出现肝损害时应减量或停药；③给予保肝药物及能量合剂治疗。

(6)泌尿系统毒性：化疗药物易引起肾毒性和化学性膀胱炎。

1)肾毒性：易引起肾毒性的药物有铂类化合物、普卡霉素、丝裂霉素C、链佐星、异环磷酰胺、大剂量甲氨蝶呤等，其中以顺铂最易引起肾毒性。临床上可表现为无症状性血清肌酐升高或轻度蛋白尿，甚至少尿、无尿、急性肾衰竭。

2)化学性膀胱炎：主要药物有环磷酰胺、异环磷酰胺、喜树碱。临床上表现为尿频、尿急、尿痛及血尿。

处理措施：①化疗期间多饮水，及时排尿；②使用顺铂时应保证足够输液量，大剂量顺铂时则需强烈水化措施，包括大量输液加利尿药、脱水药；③使用异环磷酰胺及大剂量环磷酰胺时用美司钠解毒；④别嘌醇200mg口服，每天3～4次，防止尿酸结晶。可能出现肿瘤溶解综合征时，可考虑使用拉布立酶；⑤注意避免联合使用其他肾毒性药物。

(7)皮肤毒性：化疗药物可引起的皮肤毒性包括脱发、皮疹、瘙痒、皮炎、色素沉着等。脱发是很多化疗药物常见的不良反应，主要药物有蒽环类、CTX、Act-D、VP-16、VCR、MTX、5-FU、VLB、紫杉醇等。所致脱发为可逆性的，通常在停药后1～2个月头发开始再生。通过头皮止血带或冰帽局部降温防止药物循环到毛囊，可起到预防脱发作用。

(8)神经毒性：引起神经毒性的药物有L-OHP、VCR、VLB、VDS、MTX、DDP、PCZ、5-FU、L-ASP、Ara-C及紫杉醇等。主要不良反应为末梢神经炎，表现为指(趾)麻木、腱反射消失、肢端对称性感觉异常、肌无力、便秘、麻痹性肠梗阻等。神经毒性通常是可逆性的，除了停药和等候神经功能恢复外，目前尚缺乏有效的治疗，营养神经、某些新型抗抑郁药物如度洛西汀和血管扩张药可能有助于神经功能的恢复。

(9)过敏反应：很多抗癌药物可引起过敏反应，但发生的可能性低。而L-ASP和紫杉醇过敏反应发生频繁。L-ASP过敏反应发生率为10%～20%，临床表现为哮喘、瘙痒、皮疹、血管水肿、焦急不安和低血压。主要是做好预防措施，随时准备好抗过敏药物。由于紫杉醇不溶于水，制剂使用聚氧乙基蓖麻油，为强致敏原，用药前常规给予皮质类固醇和抗组胺药，可减轻或预防过敏反应发生。

(10)对生殖腺的毒性:包括性功能减弱,如闭经、性欲减退、精子减少、染色体损伤。

3.抗癌药的剂量调整原则

(1)骨髓抑制时常用抗癌药的剂量调整。

(2)肝功能异常时的剂量调整。

(3)肾功能异常时的剂量调整。

四、生物治疗

肿瘤的生物治疗起源于20世纪80年代初。随着分子生物学技术的提高和对肿瘤发病机制从细胞、分子水平的进一步认识,使得不少生物制剂或生物反应调节剂应用于临床,成为肿瘤内科治疗的重要手段之一。

(一)分子靶向治疗

癌症分子靶向治疗是指针对癌细胞代谢的某些关键性分子靶点,进行精确定向攻击,以尽可能摧毁癌细胞,最大限度保护正常组织。其共同特点是:①无化疗药物的细胞毒性作用,用药更安全,可用于KPS评分低、无法耐受化疗的患者;②抗癌作用机制不同于常规抗癌治疗,因此可能对化疗及放射治疗失败的患者有效;③大多与常规抗癌治疗(化疗和放射治疗)联合使用可明显提高抗肿瘤治疗效果;④具有细胞调节和稳定性作用;⑤针对不同靶点的药物合用可能在多途径阻断癌细胞的生长,产生抗癌协同作用。

分子靶向药物根据作用机制分为以下几类。

1.信号传导抑制剂

此类药物通过阻断特异性的酶或生长因子受体从而影响肿瘤细胞的增生。根据其分子质量,将其分为大分子单克隆抗体和小分子化合物两大类。

(1)大分子单克隆抗体

1)曲妥珠单抗-Herceptin(赫赛汀)人类表皮生长因子受体-2(Her-2)单克隆抗体——曲妥珠单抗是第一个取得成功的大分子单克隆抗体靶向治疗药物。曲妥珠单抗的作用靶点是跨膜生长因子受体c-erb-B2(Her-2)。Her-2属于跨膜受体家族的一员,这一家族包括表皮生长因子受体(EGFR)和血小板源性生长因子受体(PDGFR)。这些受体与配体结合后,胞内部分产生酪氨酸激酶活性,通过磷酸化作用触发一系列下游事件,导致细胞增生和分裂。目前,曲妥珠单抗被批准用于Her-2阳性的乳腺癌及胃癌的治疗。

2)帕妥珠单抗-Perjeta是一种重组的单克隆抗体,与Her-2受体胞外段Ⅱ区特异性结合,抑制二聚体的形成,从而抑制受体介导的信号转导通路,并诱导免疫系统攻击Her-2过表达的肿瘤细胞。被批准联合曲妥珠单抗及化疗用于Her-2过表达的转移性乳腺癌。

3)西妥昔单抗-Erbitux(爱必妥)是针对EGFR的人源化嵌合型单克隆抗体。它特异性结合于EGFR的胞外段,从而阻止受体信号的传导,被批准应用于部分头颈部鳞癌及KRAS基因野生型的转移性结直肠癌的治疗。

4)帕尼单抗-Vectibix(维克替比)是第一个完全人源化的EGFR单克隆抗体,其靶点同样为EGFR。适用于KRAS基因野生型的转移性结直肠癌的二线治疗。

(2)小分子化合物

1)甲磺酸伊马替尼-Gleevec(格列卫)抑制 Abl 及 c-Kit 酪氨酸激酶活性,也是 PDGFR 抑制剂。KIT 原癌基因编码 KIT 蛋白作为跨膜受体,与配体结合后,其胞内酪氨酸残基磷酸化,激活信号传导途径,诱导下游多种胞内底物的磷酸化过程,刺激细胞增生,增强细胞活力。大于 90%胃肠道间质瘤(GIST)患者有 KIT 变异,表现为 KIT 激酶功能连续激活。被批准用于治疗不能手术或转移性胃肠道间质瘤,慢性粒细胞白血病急变期、加速期或 IFN-α 治疗失败后的慢性期,隆突性皮肤纤维肉瘤以及系统性肥大细胞增多症。

2)吉非替尼-Gefitinib(易瑞沙)为 EGFR 酪氨酸激酶抑制剂,阻断受体磷酸化后的信号级联反应,从而抑制细胞增生。由于比较易瑞沙和安慰剂的 ISEL 研究显示阴性结果,FDA 限制吉非替尼使用,但是来自美国及亚洲的数据显示,对于 EGFR 突变的患者,吉非替尼能够带来获益。根据 IPASS 试验结果,在 EGFR 突变人群中一线使用吉非替尼对比 TC 方案化疗具有更高的客观有效率(71.2%对 47.3%)、更长的 PFS、更高的生活质量。

3)厄洛替尼-Erlotinib(特罗凯)同样为 EGFR 酪氨酸激酶抑制剂,适用于转移性非小细胞肺癌以及无法手术或转移性胰腺癌的治疗。用于二线及以上非小细胞治疗是无需检测 EGFR 基因突变状态,而用于一线治疗时需检测 EGFR 突变情况,有突变可以使用。

4)克唑替尼-Crizotinib(Xalkori)是 ALK/c-MET 小分子抑制剂,被 FDA 批准用于用于治疗间变性淋巴瘤激酶(ALK)阳性的局部晚期和转移的非小细胞肺癌(NSCLC)。在 NSCLC 患者中,ALK 阳性率为 3%～5%,EMLA-ALK 融合基因通过使两个 EML4-ALK 分子的激酶区结合,形成二聚体,通过自身磷酸化活化下游 MAPK、PI3K/AKT、JAK/STAT3 等通路,从而引起细胞向恶性转化。在 PROFILE1005 研究中,136 例化疗失败的 ALK 阳性晚期 NSCLC 患者接受克唑替尼治疗后,客观有效率达 50%,中位缓解持续时间为 41.9 周。

5)依维莫司-Everolimus(Afinitor)是一种哺乳动物的雷帕霉素靶点(mTOR)抑制剂,mTOR 是一种非典型丝氨酸-苏氨酸蛋白激酶,通过整合细胞外信号,磷酸化下游激酶,从而影响细胞生长、增生和血管生成的。依维莫司被批准用于经由血管内皮生长因子受体酪氨酸激酶抑制剂(VEGFr-TKI)治疗失败后的转移性肾癌的治疗,也可用于无法手术的伴结节性硬化的室管膜下巨细胞星形细胞瘤患者,或无法手术的胰腺内分泌肿瘤以及部分晚期乳腺癌的患者。

6)替西罗莫司-Temsirolimus(Torisel)同样是 mTOR 抑制剂,被批准用于晚期肾癌的治疗。

7)拉帕替尼-Lapatinib(Tykerb)是一种口服的小分子表皮生长因子酪氨酸激酶抑制剂。被批准联合卡培他滨用于治疗 HER-2 过度表达的肿瘤细胞,既往接受过包括蒽环类、紫杉醇、曲妥珠单抗(赫赛汀)治疗的局部晚期或转移性乳腺癌。

8)凡德他尼-Vandetanib(Caprelsa)是一种小分子多靶点酪酸激酶抑制剂,可同时作用于肿瘤细胞 EGFR、VEGFR 和 RET 酪氨酸激酶,还可选择性的抑制其他的酪氨酸激酶,以及丝氨酸/苏氨酸激酶,联合阻断信号传导。被批准用于无法手术或转移性甲状腺髓样癌。

9)威罗非尼-Vemurafenib(Zelboraf)是 BRAF 抑制剂,能阻断 V600E(即突变的丝氨酸.苏氨酸激酶)发生突变的 BRAF 蛋白的功能,批准用于晚期或不可切除的恶性黑色素瘤,尤其适用于 BRAF V600E 突变的黑色素瘤患者。

2.抗血管药物

这类药物通过干扰肿瘤血管的生成，切断肿瘤的给养及供氧，导致肿瘤细胞的死亡。

(1)贝伐单抗-Bevacizumab(安维汀)通过与人类血管内皮生长因子相结合，从而阻断肿瘤新生血管的形成，促进异常血管的正常化，发挥抗肿瘤作用。被批准用于转移性结直肠癌的二线治疗，也可用于胶质瘤、非小细胞肺癌以及转移性肾癌的治疗。

(2)索拉非尼-Sorafenib(多吉美)是一种多靶点的小分子抗肿瘤药物，其中一条途径是通过阻断 VEGF 与其受体相结合，从而阻断新生血管的形成。被批准用于不能手术或晚期肝细胞癌以及晚期肾癌的治疗。

(3)舒尼替尼-Sunitinib(索坦)是一种多靶点小分子抗肿瘤药物，被批准用于转移性肾癌、对甲磺酸伊马替尼耐药的胃肠道间质瘤，也可用于不能手术或晚期胰腺神经内分泌肿瘤的治疗。

(4)帕唑帕尼-Pazopanib(Votrient)是一种小分子多靶点药物，其靶点包括 VEGFR、c-kit 以及 PDGFR。被批准用于治疗晚期肾癌，也可用于晚期软组织肉瘤的治疗。

(5)阿柏西普-Ziv-aflibercept(Zaltrap)通过阻断 VECFR，阻断新生肿瘤血管的形成，被批准用于转移性结直肠癌的治疗。

3.免疫调节药物

通过诱发机体免疫反应杀伤肿瘤细胞。

(1)利妥昔单抗-Rituximab(美罗华)通过与B细胞表达的 CD20 特异性的结合，介导 B 细胞溶解的免疫反应，同时诱导肿瘤细胞的凋亡。被批准用于治疗 B 系非霍奇金淋巴瘤，以及联合用于治疗慢性淋巴细胞白血病。

(2)易普利姆玛-Ipilimumab(Yervoy)是一种细胞毒性 T 细胞抗原-4(CTLA-4)的单克隆抗体，CTLA-4 表达于细胞表面，帮助肿瘤细胞避开人体免疫系统的攻击。被批准用于治疗晚期黑色素瘤。

(3)Alemtuzumab-Campath，是一种 CD52 单克隆抗体，被批准用于 B 细胞慢性淋巴细胞白血病的治疗。

(4)Ofatumumab-Arzerra 是一种 CD20 单克隆抗体，可用于 B 细胞慢性淋巴细胞白血病的治疗。

4.细胞凋亡诱导剂

这类靶向药物通过诱导肿瘤细胞的凋亡过程发挥抗肿瘤作用。如硼替佐米-Bortezomib(万珂)被批准用于多发性骨髓瘤以及部分套细胞淋巴瘤的治疗。Carfilzomib-Kyprolis 用于硼替佐米失败后的多发性骨髓瘤的治疗。普拉曲沙-Pralatrexate(Folotyn)被批准用于复发性外周 T 细胞淋巴瘤的治疗。

5.调节基因表达

通过调节改变蛋白功能调节基因表达发挥抗肿瘤作用。如 Vorinostat-Zolinza，一种组蛋白去乙酰酶抑制剂，被批准用于治疗复发难治性皮肤型 T 细胞淋巴瘤的治疗。蓓萨罗丁 Bexarotene-Targretin 通过选择性激活类视黄醇 X 受体调节细胞的生长、分化及死亡过程。被批准用于皮肤型 T 细胞淋巴瘤的治疗等。

6.肿瘤导向治疗药物

指将细胞毒性化疗药或放射性核素定向送入肿瘤细胞的特异性治疗方法。该方法需用亲肿瘤的物质作为载体,抗癌化疗药或放射性同位素作为弹头。载体携带化疗药物、毒素或放射性核素等弹头进行导向治疗,能定向选择性作用于癌灶。该治疗能更有效地杀伤癌细胞,同时减少或擗免正常组织受损。

如泽娃灵-lbritumomabtiuxetan(Zevalin)为世界上第一个放射性标记的单克隆抗体,由放射性核素钇 90 和 CD20 单抗组成,被批准用于难治复发 B 细胞非霍奇金淋巴瘤的治疗。托西莫单抗＋^{131}I 碘标记托西莫单抗的复方制剂-Bexxar 可用于治疗表达 CD20 抗原的复发性或难治性 B 细胞型非霍奇金淋巴瘤患者,包括哪些对利妥昔单抗无应答的难治性非霍奇金淋巴瘤患者。地尼白介素-Denileukindiftitox(Ontak)是白介素-2 和免疫毒素的融合剂,通过与细胞表面 IL-2 受体相结合,诱导免疫作用,杀伤表达 IL-2 受体的细胞。被批准用于皮肤型 T 细胞淋巴瘤的治疗等。

(二)细胞因子

1.干扰素

根据来源、生理化学及抗原特征将干扰素分为 IFN-α、IFN-β、IFN-γ。IFN-α 和 IFN-β 的主要生物学活性主要有:①抑制病毒复制;②抑制细胞增生,包括 T 细胞和肿瘤细胞;③激活 NK 细胞活性;④增加 MHCⅠ类抗原的表达和抑制 MHC-Ⅱ类抗原的表达。IFN-γ 由于具有独特受体,尚有一些不同的免疫调节功能。在抗肿瘤治疗中运用最广泛的为 IFN-α,IFN-α 被批准用于治疗毛细胞白血病、慢性粒细胞白血病、淋巴瘤、黑色素瘤以及卡波西肉瘤,并且在肾癌、非霍奇金淋巴瘤的治疗中也有一定的作用。

2.白细胞介素

研究最多的为 IL-2,其生物学功能极为复杂,主要作用是促进抗原特异性细胞毒 T 细胞活性;激活 NK 细胞;诱导 TNF-α、IFN-γ、IL-1 和 IL-6 的分泌等。被批准用于转移性肾癌和恶性黑色素瘤的治疗,目前仍在研究 IL-2 在淋巴瘤、白血病、脑肿瘤、结肠癌、卵巢癌、乳腺癌以及前列腺癌中的作用。

3.肿瘤坏死因子

TNF 对肿瘤有直接溶解和抗增生作用;对毛细血管内皮直接产生细胞毒作用,导致肿瘤组织出血、坏死;增强 NK 细胞和巨噬细胞的细胞毒作用。由于在生物学活性剂量下全身应用时毒性反应严重,故以局部应用为主,如注入胸膜腔或腹腔治疗恶性积液,或者高浓度输入隔离的肢体治疗局限在肢体的黑色素瘤或肉瘤。

(三)肿瘤疫苗

肿瘤疫苗来源于肿瘤细胞或其提取物,带有肿瘤特异性抗原或肿瘤相关抗原。其原理是通过激活患者自身免疫系统,利用肿瘤细胞或肿瘤抗原物质诱导机体产生特异性细胞免疫和体液免疫反应,从而抑制肿瘤的生长、转移和复发,其针对性强,不伤及无关的正常组织。它既可单独使用,又可与手术,及放、化疗结合,具有高效、特异性强、不良反应小等特点,是抗肿瘤生物治疗的重要组成部分。

根据肿瘤疫苗的具体用途,可分为两种:一种是预防性疫苗,如针对某些特殊肿瘤发生有关的基因或者诱导机体产生针对肿瘤相关病毒的免疫反应,接种于具有遗传易感性的健康人群,进而可以控制肿瘤的发生。另一种是治疗性疫苗,它以肿瘤相关抗原为基础,主要用于化疗后的辅助治疗。

目前肿瘤疫苗的研究领域相当广阔,包括已上市的宫颈癌、前列腺、黑色素瘤疫苗,以及正在研究的包括乳腺癌、肺癌、脑肿瘤、肾癌、卵巢癌、胰腺癌以及结直肠癌等。

(四)其他

1.细菌类有效成分提取物包括卡介苗、短小棒状杆菌、链球菌素制剂(OK432、康赛宁、沙培林、力尔凡)、金黄色葡萄球菌制剂(高聚生)、假单胞菌制剂(胞必佳)等。

2.某些植物有效成分如香菇多糖、黄芪多糖、刺五加多糖、人参花总皂苷、枸杞多糖等。

3.肿瘤基因治疗、肿瘤细胞诱导分化、肿瘤细胞凋亡治疗等生物治疗目前处于发展期。

五、其他疗法

手术、放疗、化疗及分子靶向治疗是恶性肿瘤治疗的主要手段。生物调节剂、肿瘤导向治疗、介入疗法、冷冻、激光、微波、中医治疗等方法,配合用于某些癌症的根治性治疗,可能提高治疗效果,或用于部分晚期癌症患者的姑息性治疗,控制病情进展,改善患者的生存质量。

(一)基因治疗

基因治疗是指通过基因水平的操纵而达到预防或治疗疾病目的的疗法。该治疗是用基因转移或基因调控的手段,用正常的或野生型的基因,补偿基因缺陷,替代或置换致病基因,并使导入的外源基因能够得到正确表达,让表达产物发挥治疗作用。随着分子生物学和相关学科的发展和交叉渗透,基因治疗的研究突飞猛进,目前世界上已有大量基因治疗临床研究项目正在进行中。可以预见,基因治疗作为一种全新的疾病治疗手段,将在一定程度上改变人类癌症治疗的历史进程。但目前均处于实验室阶段,尚未进入临床使用。

基因治疗肿瘤的主要途径有以下几种。

1.抑癌基因途径

抑癌基因指正常细胞内存在的能抑制细胞转化和肿瘤发生的一类基因。抑癌基因途径基因疗法:一是利用抑癌基因治疗已发生的肿瘤;二是利用抑癌基因疗法防止肿瘤的转移。抑癌基因治疗方法是用基因转移法恢复或添加肿瘤细胞中失活或缺失的抑癌基因。

2.免疫相关基因治疗

将免疫基因或细胞表面辅助分子基因转入肿瘤细胞,以增强免疫原性,从而有效增强机体针对肿瘤细胞的免疫杀伤作用。

3.药物敏感基因途径

通过在肿瘤细胞基因中插入基因片段,从而影响肿瘤细胞对于化疗或其他治疗的敏感性,药敏基因表达产物能将某些无毒或低毒物转变成有毒物,以达到杀伤肿瘤细胞的作用。

4.多药耐药基因途径

将多重耐药基因导入正常骨髓造血细胞,使正常骨髓造血细胞对细胞毒性化疗药及放射治疗的耐受性增加,以利于进行超大剂量化疗,从而杀伤更多的肿瘤细胞。

5.反义途径

干扰肿瘤细胞内遗传物的表达,从而抑制肿瘤细胞生长。

6.自杀基因途径

将导入或激活自杀基因，使肿瘤细胞凋亡或死亡。

(二)介入治疗

介入治疗在部分肿瘤治疗中有积极的作用。肿瘤介入治疗常用方法。

1.经动脉灌注化疗

经动脉插管灌注化疗，主要用于手术不能切除的癌症患者姑息性治疗。该治疗还用于配合手术治疗，即动脉灌注化疗使肿瘤缩小，继后手术切除。动脉灌注化疗常用于肝癌、肺癌、头颈部肿瘤、胃癌、胆管肿瘤、胰腺癌、盆腔肿瘤、肢体恶性肿瘤等。动脉插管方法包括经皮肤插管和手术中直接插管法。埋藏式灌注药泵置入皮下，可长期保留动脉插管，定期进行灌注化疗，以获得更好的化疗效果。

2.动脉栓塞疗法

动脉栓塞疗法可以栓塞肿瘤血管，阻断肿瘤的营养来源，从而抑制肿瘤生长。动脉栓塞疗法常用的栓塞剂包括明胶海绵、无水酒精、碘油乳剂、聚乙烯醇、微球、白芨粉粒等。动脉栓塞疗法主要用于肝癌、肾癌及部分盆腔肿瘤的治疗。动脉栓塞疗法还可用于肿瘤所致大出血的紧急治疗。

3.经导管减压术

肿瘤介入治疗的经导管减压手术包括：经皮穿刺肝胆管减压术、经皮穿刺肾造瘘减压术、经皮穿刺置放输尿管支撑管减压术等。与常规手术减压法相比较，介入治疗减压术的创伤较小。该类治疗对于合并胆管或泌尿道梗阻的晚期癌症患者，有积极的姑息治疗作用。

(三)冷冻、激光、微波、热疗

1.冷冻治疗液氮法

冷冻治疗肿瘤，主要用于皮肤等表浅部位肿瘤的治疗，或在手术中对深部器官组织难以切除肿瘤的治疗。液氮冷冻治疗法已用于肝癌、皮肤癌、胰腺癌、前列腺癌、膀胱癌、女性生殖系统肿瘤等恶性肿瘤的治疗。肿瘤冷冻治疗属于局部治疗。因此，该方法的应用大多用于配合其他抗癌疗法的综合治疗。

2.激光治疗

激光治疗指用高能量的光源治疗肿瘤，目前多用于浅表肿瘤如皮肤基底细胞癌、极早期宫颈癌、阴茎癌、阴道癌及会阴癌的治疗。激光治疗也可用于缓解肿瘤相关症状，如出血、梗阻等，或用于缓解术后神经疼痛、切断淋巴管以减轻术后淋巴水肿等。

3.微波治疗

微波属高频电磁波，微波辐射可选择性破坏肿瘤组织。放射治疗或化疗配合微波热疗，可增加放疗或化疗的抗癌作用，从而提高放射治疗或化疗的治疗效果。微波治疗除用于热疗外，还用于可引起热凝固化的微波手术治疗，如肝癌的微波手术治疗。肝癌的微波手术有较好的止血作用，能切除肝切缘的癌细胞，还可作为不能切除肝癌的综合治疗手段之一。

4.热疗

热疗是用加热方法治疗肿瘤。实验结果证明，通过各种加热技术，使肿瘤组织温度升高至41～45℃，并维持30分钟以上，可杀灭肿瘤细胞。热疗与放疗和(或)化疗联合，有一定的互补和增效作用。

(四)造血干细胞移植

造血干细胞移植是指通过大剂量放化疗进行预处理,清除受者体内的肿瘤细胞,再将自体或异体造血干细胞移植给受者,重建受者正常的造血及免疫系统。主要包括骨髓移植、外周血干细胞移植、脐血干细胞移植。骨髓移植分为自体骨髓、同源基因骨髓移植以及异基因骨髓移植。造血干细胞移植主要用于淋巴瘤和白血病的治疗,也可用于神经母细胞瘤及多发性骨髓瘤的治疗。目前,造血干细胞移植在其他实体瘤的应用仍处于研究阶段。

(五)中医治疗

肿瘤中医治疗主要从两方面着手,一是扶正,二是驱邪。中医主要根据正邪理论认识癌症发生发展过程,癌前病变及癌症早期大多患者表现出邪盛为主,伴有轻微正虚,癌症中期患者多表现为正虚邪实,癌症晚期正气极度虚弱。因此,在癌症的中医治疗时,应根据病变不同阶段的正邪关系变化,辨证论治合理攻补。

尽管中医治疗在我国肿瘤治疗应用十分普遍,但是,目前中医治疗在癌症治疗中的作用仍是辅助性治疗手段。中医治疗配合用于癌症根治性综合治疗,或姑息性治疗具有一定的积极作用。中医治疗对于改善癌症患者症状和生存质量,减轻放疗、化疗等抗癌治疗不良反应方面有治疗作用。

六、综合治疗

目前治疗肿瘤的方法主要有手术治疗、放射治疗、化学治疗及分子靶向治疗。多学科综合治疗(MDT)指根据患者的身心状态,肿瘤发展的具体部位、病理类型、侵犯范围(病期)和发展趋势,结合细胞、分子生物学改变,有计划地、合理地应用现有的多学科治疗手段,以期取得最好的治疗效果,最大限度地改善患者的生活质量,延长生存时间。

(一)综合治疗的原则

1.综合治疗方案的制订与实施

综合治疗方案的制订与实施应遵循循证医学的基本原则,避免将多种抗癌治疗手段进行逐级淘汰性治疗,或盲目联合过度治疗。

(1)全面评估:全面评估患者整体情况,包括肿瘤病变性质、范围、分期、不良预后因素、全身情况。

(2)目标明确:根据全面评估情况,分析患者的肿瘤病情是否可能根治,是否需要多种治疗手段的综合治疗。

(3)安排合理:充分评估拟采用治疗手段的利与弊,选择有效治疗手段。对于需要多学科使用的综合治疗,应特别强调计划性综合治疗。多学科协作共同制订综合治疗方案,有计划分头实施,是推荐的综合治疗合作模式。应避免盲目无计划性治疗,避免过度治疗。

(4)个体化治疗:针对患者个体情况制订个体化综合治疗方案。个体化治疗的实施仍然应根据循证医学的基本原则,避免将个体化治疗作为违背医疗原则及随意性治疗的借口。

2.是否需要综合治疗的常见情况

(1)不需要综合治疗:有些癌肿处于早期时单用手术治疗就可治愈,不必再加放疗或化疗,如Ⅰ期皮肤癌、宫颈癌、声带癌手术后治愈率已接近100%,再加别的治疗是多余的。

(2)综合治疗的作用有限：如肾癌手术时，术中所见包膜完整，周围淋巴结无明显肿大。术后病检包膜未受侵犯，淋巴结无转移，肾静脉未见癌栓，因而术后不必对病变肾区放疗，因为这些患者几乎局部不会复发，肾癌手术失败的主要原因是癌远处转移，肾区放疗并不能降低远处转移。Ⅰ期乳腺癌一般不主张行区域性淋巴结放疗，有报道早期乳腺癌术后放疗可能还会降低5%的生存率。

(3)必须综合治疗：如骨肉瘤、软组织肉瘤、肾母细胞瘤、髓母细胞瘤、中晚期乳腺癌、视网膜母细胞瘤、某些恶性淋巴瘤、睾丸肿瘤等必须综合治疗，不综合治疗难以治愈，由于合理的综合治疗，生存率有了明显提高。

(二)综合治疗的方式

综合治疗需要多学科合作，模式大致分为：序贯疗法、同时疗法、三明治疗法。应个体化选择综合治疗模式。一般来说，对于局限及弥散趋向小的肿瘤患者首先选择局部治疗，继后进行区域或全身治疗；对于潜在弥散可能性大的肿瘤患者首先选择全身治疗或区域性治疗，继后再进行局部治疗。

1.化疗与放疗联合

(1)理由：第一，化疗和放疗可以相互补充，放疗可以控制局部，而化疗可以控制全身转移，并且病例选择合适，两者连用可以使患者获得长期无瘤生存。第二，某些化疗药物可以增加肿瘤细胞对放疗的敏感性，同时应用有可能提高全身治疗的效果。第三，放疗可以减少肿瘤细胞的数量，降低耐药克隆的机会，消灭化疗耐药克隆。第四，放疗可以控制巨大肿瘤的瘤床。

(2)方式

1)先化疗后放疗：常用于控制可能的转移灶，缩小放疗区域，有助于正常组织的保护。放疗则用于处理既往肿瘤涉及的区域。此顺序常用于淋巴瘤的治疗，如Ⅰ、Ⅱ期弥散型大细胞性淋巴瘤。大多数乳腺癌先接受化疗然后开始放疗。

2)先放疗后化疗：目的在于尽快控制局部病灶。

3)同步化放疗：对于部分肿瘤，此疗法可以使原发肿瘤很快缩小并且是控制耐药克隆的最佳方法。对于肛管癌、局部晚期及高危早期宫颈癌、局部晚期非小细胞肺癌、局限期小细胞肺癌、鼻咽癌及头颈部鳞癌已明确同步化放疗可以提高局部控制率及生存率。但此方法可能带来强烈的毒性反应，包括血液学毒性及黏膜反应、放射性肺炎、放射性食管炎等非血液学毒性，在同步化放疗过程中应充分预计可能出现的毒性反应并及时给予处理。

必须强调指出，放、化疗的联合应用并不总是比单用其中一种方法的疗效好，相反，两种方法联合有可能使疗效更差，例如，如果化、放疗具有叠加毒性，两者同时应用可能会使得两者的剂量均减少以耐受治疗，或者延长治疗间歇时间以耐受毒性。在这种情况下，治疗强度的减低可能会使疗效低于使用其中一种方法时所用最佳剂量和时间。因此在联合应用时，应根据肿瘤的类型、特点以及患者的一般状况及耐受性，选择最佳的组合方式、剂量和时间安排以达到最佳疗效。

2.手术与放疗联合

(1)理由：放疗可以杀死手术区域残留的肿瘤细胞与淋巴结内的微小转移灶，从而降低肿瘤局部复发；放疗可以在手术前进行以缩小肿瘤，将不能手术的病例变为可手术的病例，同时使得手术范围变得更小。如早期乳腺癌保乳术后放疗对比根治术疗效相当。

(2)方式

1)术后放疗:目的在于消灭残留及亚临床病灶,减少局部复发的机会以提高生存率。典型例子是乳腺癌,术后胸壁放疗可以减少胸壁复发。乳腺癌行单纯肿块切除术后联合放疗的病例,其生存率与根治术的生存率相同,但是无根治手术所带来的并发症。其他一些常见例子包括子宫内膜癌、部分头颈部肿瘤(如腮腺肿瘤)、肾母细胞瘤和软组织肉瘤。淋巴结阳性的肺癌是否进行术后放疗目前仍存在争议。当R1或R2切除时,术后放疗为必要的补充治疗手段。

2)术前放疗:主要用于不能手术切除的肿瘤,以期放疗后可行根治手术。术前放疗仍被用于局部晚期直肠癌和软组织肉瘤的术前准备,并且可用于$T_4N_{0\sim1}$的局部晚期非小细胞肺癌的术前准备。

3)术中放疗:目前在术中放置放射源做内照射,对瘤床、残存肿瘤、淋巴结引流区或原发肿瘤在手术中给予一次大剂量照射的方法已成为软组织肉瘤、胰腺肿瘤、中枢神经系统肿瘤、结直肠癌、胃癌以及头颈部肿瘤的综合治疗的重要组成部分。

3.化疗与手术联合

(1)理由:手术用于处理局部,化疗用于全身治疗,两者联用可以提高单独应用效果不佳者的疗效,化疗可以使肿瘤变小,提高手术效果。

(2)方式

1)术前化疗:亦称新辅助化疗,可以缩小肿瘤,使手术更易进行;可以通过新辅助化疗评价肿瘤对于该方案治疗的有效性,从而指导辅助化疗方案的选择。如局部进展期乳癌和食管癌的术前化疗。

2)术后化疗:亦称为辅助化疗,如对乳癌和肠癌进行术后辅助化疗。

4.手术、放疗、化疗联合

(1)理由:手术用于控制局部病灶,放疗用于区域病灶得到进一步控制,化疗用于全身治疗。

(2)方式具体方式可灵活安排。

1)可手术病例:手术通常安排在放疗、化疗之前。如$T_{3\sim4}N+$的胃癌患者,术后行同步化放疗可提高患者的长期生存率,降低复发率。

2)不能手术病例:放疗、化疗通常安排在手术之前。如局部晚期直肠癌,术前行同步化放疗,可以使局部病变分期降低,变为可以手术,提高了病理完全缓解率,延长了无病生存时间。而对于早期低位直肠癌,采用术前同步化放疗的方式,可明显提高保肛率,提高生活质量。

5.分子靶向治疗与化疗及内分泌治疗

近年来,分子靶向治疗在综合治疗中的作用日益显现,已成为一种肿瘤治疗发展的新趋势。临床研究结果显示,大多数分子靶向治疗与化疗联合治疗的疗效优于单一治疗,分子靶向治疗与内分泌治疗联合用于激素依赖性肿瘤的治疗也显示出一定优势。分子靶向药物联合放疗在头颈部肿瘤的治疗中也得到了令人振奋的结果,目前,分子靶向治疗与化疗、放疗及内分泌治疗联合应用前景广阔。

第十章 脑肿瘤

脑肿瘤包括来自中枢神经系统神经上皮、神经元和混合性神经元、松果体、生殖细胞及胚胎残余组织、脑(脊)膜、脑(脊)神经、淋巴造血组织的原发性肿瘤(以下简称“脑肿瘤”)和其他部位转移到颅内的继发性肿瘤(以下简称“脑转移癌”)。神经上皮肿瘤约占脑肿瘤的70%,其中3/4为Ⅲ、Ⅳ级,脑转移癌的发生率是脑肿瘤的10倍。脑肿瘤的部位与年龄有关:儿童好发于幕下、后颅窝及中线部位,类型多为髓母细胞瘤、颅咽管瘤;成人好发于大脑半球,类型多为星形细胞瘤、少突胶质细胞瘤等;老年人以脑膜瘤、胶质母细胞瘤和转移癌多见。

第一节 临床表现及检查

【临床表现】

由于CT、MRI的普及,许多脑肿瘤有可能因其他原因就诊或在疾病的随访中被偶然发现,这些患者并无明显不适。如果有症状与体征,则因脑肿瘤病理类型、发生部位、病情进展速度不同而出现以下情况:①颅内压增高:头痛、恶心、呕吐,但现在已经很少有发展到恶心、呕吐才发现脑肿瘤的情况;视盘水肿及视力减退;精神及意识障碍,表现为头晕、复视、一过性黑蒙、猝倒、意识模糊、精神不安或淡漠,可发生癫痫,甚至昏迷。②局部症状与体征:肿瘤累及不同部位可产生不同的体征,如偏瘫、偏侧感觉障碍、失语、偏盲、眼球震颤、共济失调等,它们有助于定位诊断。③老年人的脑膜瘤有可能以认知障碍、老年性痴呆起病。

【影像学检查】

CT能对脑肿瘤准确定位,一定程度上也可定性,但后颅凹及脑干部位的病灶常被遗漏。18F标记的FDG-PET对肿瘤术后残存、肿瘤复发、脑放射性损伤的鉴别有相当价值,但对于脑转移癌的诊断帮助甚微。MRI提供多方位的颅内图像,后颅凹及脑干病灶也能清晰显示,因此对脑肿瘤检查是当前最为理想的手段。低级别(WHOⅠ～Ⅱ级)星形细胞瘤在T1像上与周围脑组织相比呈等、低信号强度,T2像呈均匀的高信号强度。肿块周围没有或仅有少量脑水肿,强化不明显,肿瘤内极少出血。高级别(WHOⅢ～Ⅳ级)星形细胞瘤,生长快,血管占位效应明显,边缘浸润性生长,边界模糊,可越过中线向对侧蔓延。肿瘤内坏死囊变多见,有时可见出血。T1WI呈不均匀的低信号,T2WI呈不均匀的高信号。增强后边缘呈不规则的明显环状强化,肿块周围有明显较大范围的指状脑白质水肿。少枝胶质细胞瘤生长缓慢,好发于大脑半球靠近灰质的部位,局部表现为不均匀的或蜂窝状的T1WI等或低信号、T2WI高信号的肿块影,增强后强化不明显。肿瘤内钙化是其特点,可为CT显示。

【脑脊液细胞学及生化检查】

有助于诊断脑膜病变、生殖细胞及胚胎肿瘤。

【立体定向活检】

临床及影像诊断有困难时可选择，适应证为：诊断不明、手术风险大的病变，脑多发或弥散性占位。该检查需要麻醉和专业装备，应由脑外科医生进行。

第二节 病理分类、分级与分期

【病理分类】

根据修改的WHO中枢神经系统肿瘤分类，脑肿瘤可分为神经上皮肿瘤和非神经上皮肿瘤两大类。脑肿瘤病理类型极其复杂，即便一般的病理专业医师也难以掌握，表10-1只概要列出了前者（它们占据了脑肿瘤的3/4）的主要亚型和后者的大类（它们发病率低却种类繁多，很容易被临床误诊）。

表10-1 WHO原发中枢神经系统肿瘤分类

神经上皮肿瘤	非神经上皮肿瘤
1.星形细胞肿瘤，包括胶质母细胞瘤、胶质肉瘤	1.神经元和混合性神经元神经胶质肿瘤，主要是神经节瘤
2.少突胶质细胞肿瘤	2.松果体肿瘤
3.少突星形细胞肿瘤	3.胚胎类肿瘤
4.室管膜肿瘤	4.颅脑和脊神经肿瘤
5.脉络丛肿瘤	5.脑（脊）膜肿瘤，包括恶性黑色素瘤
6.其他神经上皮类肿瘤	6.淋巴瘤和造血系统肿瘤
	7.生殖细胞肿瘤

【病理分级】

脑肿瘤组织病理分级（G）主要用于星形细胞肿瘤（通常简称为“星形细胞瘤”），对其他脑肿瘤分级的可靠性尚在观察和总结中。

Ⅰ级：生长缓慢，手术切除后预后较好或可治愈。毛细胞星形细胞瘤（PA）、室管膜下巨细胞星形细胞瘤是其代表。

Ⅱ级：增殖活性低，生长缓慢但常会复发。主要有弥漫性星形细胞瘤（DA），包括纤维型、原浆型、肥胖细胞型；少见的还有少突胶质细胞瘤、混合性少突星形细胞瘤、多形性黄色瘤星形细胞瘤。

Ⅲ级：核异型及有丝分裂活跃等组织细胞学的恶性表现明显，中位生存期为2～5年。间变性星形细胞瘤（AA）和间变性少突胶质细胞瘤是其代表。

Ⅳ级：有丝分裂活跃，进展迅速，肿瘤浸润性生长并易于坏死，可发生脑脊髓播散，中位生存期为12～15个月。属于这一级别的常见的有胶质母细胞瘤或称为多形性胶质母细胞瘤（GBM），少见的有巨细胞型胶质母细胞肿瘤、大多数胚胎类肿瘤和肉瘤。

Ⅰ级、Ⅱ级定义为低级别脑肿瘤，Ⅲ级、Ⅳ级为高级别脑肿瘤，NCCN也据此推荐治疗方案。需要特别指出，以往的文献常称Ⅲ级、Ⅳ级肿瘤为恶性胶质瘤，这很容易引起概念上的混乱。根据最新的WHO分类，星形细胞肿瘤包括胶质瘤和胶质肉瘤，而胶质瘤却可源于少突胶质细胞和星形细胞，星形细胞肿瘤、少突胶质细胞肿瘤和少突星形细胞肿瘤三者是互相独立的肿瘤。更重要的是，低级别的Ⅰ级、Ⅱ级星形细胞瘤均有恶性潜能，复发后均可转化为高级别的Ⅲ级和Ⅳ级肿瘤，不能简单地认为是良性脑肿瘤，只是Ⅱ级的恶性潜能远大于Ⅰ级。

【病理分期】

与许多肿瘤不同，脑肿瘤T(原发肿瘤)分期与部位有关，T1、T2在幕上肿瘤以5cm作为分界，幕下则以3cm为界，因为幕下肿瘤手术更为困难；G对分期的影响大于T。N(淋巴结)则没有其位置。具体见表10-2。

表10-2　脑肿瘤分期分期

分期	G	T	M	T、M的定义
ⅠA	G1	T1	M0	幕上肿瘤　T1　肿瘤＜5cm，限于一侧
ⅠB	G1	T2-3	M0	T2　肿瘤＞5cm，限于一侧
ⅡA	G2	T1	M0	幕下肿瘤　T1　肿瘤＜3cm，限于一侧
ⅡB	G2	T2-3	M0	T2　肿瘤＞3cm，限于一侧
ⅢA	G3	T1	M0	幕上及幕下肿瘤　T3　侵及脑室系统
ⅢB	G3	T2-3	M0	T4　超越中线至对侧半球或侵至幕下
Ⅳ	G1-3	T4	M0	
Ⅳ	任何G	任何T	M1	

脑肿瘤分期适合所有脑肿瘤。

【遗传病理学】

1p和19q染色体缺失与否直接影响治疗和预后，见后述。

第三节　治疗原则与方法

脑转移癌与脑肿瘤其实没有太多关联，其治疗在本章另以一节专门介绍。本节所述除非有特别说明，只适合于神经上皮肿瘤(表1-1)。

脑肿瘤经影像学初步诊断，年龄及病情允许手术者应首选手术治疗。术后或活检后，需依据病理类型、年龄和患者的健康状况安排治疗方案：估计手术即有治愈可能的低度恶性脑肿瘤，术后进行定期随访；胶质瘤等需依据病理级别首选三维适形放疗，按手术前后MRI的FLAIR及T2相异常区域，低级别(Ⅰ/Ⅱ级)放疗范围为肿瘤(GTV)和临床靶区(CTV，GTV并加其边界以外1～2cm)，高级别(Ⅲ/Ⅳ级)为GTV并加其边界以外3cm。单次大剂量立体定向放疗的局部复发率高，所以伽马刀和X刀不作为首选辅助治疗方式。联合放化疗有可能提高治疗效果:①星形细胞瘤、多形性胶质母细胞瘤,放疗过程中同时用替莫唑胺 75mg/(m^2·d)。放疗结束后 4 周,接 6 个周期的替莫唑胺[150mg/m^2,5/28 方案(共 5d,每 28d 重复)]辅助化疗;②间变性胶质瘤,放疗联合替莫唑胺或亚硝脲类药物或 PCV 化疗。

肿瘤的遗传学类型对指导治疗及预后有重要意义,有条件时应尽可能获得相关资料:①lp 和 19q 染色体联合缺失首选 PCV 化疗,次选放疗;②lp 缺失、没有 19q 缺失,但有其他遗传学变异诸如 TP53 突变、PTEN 突变、EGFR 扩增或 CDKN2A 缺失,或 lp 不缺失但有 TP53 突变,治疗方案是 PCV 化疗联合放疗;③lp 不缺失且 TP53 未突变,但有 PTEN 突变、lOq 缺失、EGFR 扩增、CDKN2A 缺失,以放疗为主。

一、手术

手术是脑肿瘤最常用也是最有效的治疗方法,切除原则是既要尽可能彻底切除肿瘤,又要尽可能保护脑重要的功能区。对不能实施最大范围安全切除肿瘤者,可酌情采用肿瘤部分切除术,它比单纯活检有更高的生存优势。活检旨在明确诊断,立体定向(或导航)下的活检适用于位置深在的病灶,开颅活检适用于位置浅表或接近功能区皮质的病灶。

二、放疗

有放疗指征者,术后不论有无肿瘤残留,均应术后 2～4 周开始放疗。不能手术或患者拒绝手术也可单纯放疗,放疗也可作为复发的挽救性治疗措施。

推荐 6～10MV X 线三维适形放疗,1.8～2.0Gy/30～33 次,5 次/周,总剂量为 54～60Gy。一般认为,总剂量从 50Gy 提高到 60Gy 时,中位生存期的提高与剂量成正相关,但超过 60Gy 并不能获益。但 Tanaka 等报道,GBM 应用适形放疗 60Gy、70～80Gy,2 年生存率分别为 11.4%、38.4%;间变性星形细胞瘤的 2 年生存率分别为 44.1%、78.1%,5 年生存率分别为 14.7%、51.3%。

与常规放疗相比,三维适形放疗可更好地保护正常脑组织,但是否能提高疗效尚未肯定。

三、放化疗或化疗

化疗效果因脑肿瘤类型不同而有差别,低度恶性的脑肿瘤疗效差而不常应用,高度恶性的脑肿瘤则不可或缺,少数特殊类型的脑肿瘤通过化疗为主的治疗有望治愈。在脑肿瘤中,研究最多的是替莫唑胺联合放疗,其他药物及方案也有报道。

【替莫唑胺单药】

替莫唑胺易于透过血脑屏障,口服 4h 后肿瘤和正常脑组织的峰浓度比约为 1.3:0.9,且到达脑肿瘤组织的速度要比邻近的正常组织快。替莫唑胺单药有 3 种方案可选:①5/28 方案:150～200mg/m^2,d1～5,28d 为 1 个周期,共 6 个周期,与放疗同步进行;②7/14 方案:75mg,d1～7,停 7d,共 6～7 周;③28/28 方案,28d 不间断用药。5/28 方案被认为是标准方案,但 28/28 剂量密度方案有很多人推荐,其依据是,O6-甲基鸟嘌呤一甲基转移酶高水平表达是烷化剂耐药的主要机制,持续地用药可减少该酶的合成而克服耐药性。

放疗联合替莫唑胺可提高疗效,通常两者联合使用并为各种指南所推荐。放疗结束后可维持治疗 150～200mg/m^2,d1～5,28d 为 1 个周期,每 4 周重复,共 6 个周期。

(1)VM-26 单药:60mg/m^2,d1～3,每 4～6 周重复,共 4～6 个周期。

(2)卡莫司汀单药:200mg/m^2,静注,d1。每8周重复,共6个周期同步放疗。

(3)尼莫司丁单药:80～100mg/m^2,静注,d1,每5～8周重复。

OGliadel Wafer单药:是含卡莫司汀(BCNU)的生物可降解聚合物,局部瘤腔植入,国内尚无药物供应。

(4)ICE:异磷酰胺,2000mg/m^2,静注;美司钠,d1～3;卡铂,400mg/m^2,静注,d1;依托泊苷,100mg/m^2,静注,d1～3。每三周重复,共4个周期。

(5)PCV(洛莫司汀+甲基苄肼+长春新碱):洛莫司汀,100～130mg/m^2,口服,d1;甲基苄肼,60～100mg/m^2,口服d8～21。

(6)尼莫司丁+替尼泊苷:尼莫司丁,90mg/m^2,d1;替尼泊苷,60mg/m^2,静注,d1～3。每6周重复,共4～5个周期。

(7)顺铂+依托泊苷:顺铂,30mg/m^2,静滴2h,d1～3;依托泊苷,150mg/m^2,静滴30min,d1～3。前4个周期每四周重复,后3个周期每五周重复,最后3个周期每六周重复,共10个周期。

(8)长春新碱,1.4mg/m^2(max 2mg),静注,d1。每6～8周重复,最多12个周期。

四、新靶点药物及生物治疗

胶质瘤干细胞可产生血管内皮生长因子并促进肿瘤微环境中的血管生成,是含血管最多的人类肿瘤之一,对血管生成抑制剂敏感。有关的药物有:

【尼妥珠单抗(nimotuzumab)】

系表皮生长因子受体人源化单克隆抗体,用法:200mg(<14周岁为100mg)稀释于250ml 0.9%的氯化钠溶液,静滴,时间不少于60min。Bode等进行了尼妥珠单抗单独用药治疗儿童难治性和复发性恶性神经胶质瘤的Ⅱ期临床研究,入组46例患者,其中14例治疗后第8周出现应答,部分缓解4例,病情稳定10例,中位生存期为4.4个月。在尼妥珠单抗联合放疗治疗方面,Ⅰ/Ⅱ期临床研究报道客观有效率为37.9%,其中17.2%完全缓解,20.7%部分缓解,41.4%病情稳定。一项Ⅲ期临床试验比较了放疗+替莫唑胺和放疗+尼妥珠单抗一线治疗胶质母细胞瘤的疗效,两者在中位生存上并无统计学差异。尼妥珠单抗无论是单独使用还是与放疗联合,患者均对其有良好的耐受性,它并未增加放疗的副反应。但尼妥珠单抗对复发性恶性神经胶质瘤,尤其是脑桥胶质瘤,仍具有细胞毒效应。

【西地尼布(cediranib)】

血管内皮生成抑制剂,治疗复发性胶质母细胞瘤,45mg/d治疗直至患者疾病不再进展,部分缓解率56.7%,6个月无进展生存率25.8%。3级和4级毒性反应主要包括高血压(12.9%)、腹泻(6.4%)和疲劳(19.4%)。中断药物治疗对治疗结果并无影响。西地尼布治疗后,血胎盘生长因子、成纤维细胞生长因子、基质金属蛋白酶(MMP)-2、可溶性VEGFR-1、基质细胞源性因子-1、可溶性Tek/Tie2受体以及尿MMP-9/中性粒细胞明胶酶相关的脂质运载蛋白的水平变化均与患者的影像学缓解情况以及生存率有关。循环小分子水平的早期变化可作为预测患者对西地尼布应答情况的生物标志物。

【贝伐珠单抗】

单独使用治疗复发的胶质母细胞瘤,6个月无进展生存率为42.6%,客观有效率为28.

2%。贝伐珠单抗可作为一线化疗和/或二线化疗失败后的挽救性治疗药物。贝伐珠单抗治疗替莫唑胺同步放化疗失败的复发胶质母细胞瘤,6个月无进展生存率为29%,客观有效率为35%。联合伊立替康治疗复发性胶质母细胞瘤,6个月无进展生存率增加到46%,而接受替莫唑胺者为21%。贝伐珠单抗也可与替莫唑胺联用。

【基于树突状细胞(dendritic cell,DC)的各种细胞疫苗】

如脑瘤细胞提取物致敏的DC疫苗、凋亡肿瘤细胞抗原致敏的DC疫苗,基因修饰或敲除、植入等,目前还处于临床前或临床研究阶段,不推荐作为常规治疗。

五、复发的治疗

复发是指治疗后残留病灶增大或出现新的病灶,临床上症状加重和/或出现新的症状和体征。复发脑肿瘤的治疗模式一般不分类型和分级,肿瘤是弥散性还是局限性、是否有症状及是否可切除是最重要的选项。局部复发尚可切除者推荐再手术,即使病灶不能做到完全切除,手术也可能缓解症状。但当复发与治疗后反应(如放射性坏死,假性进展)不能鉴别时,再手术要慎重考虑;不适合再手术的患者,可推荐放疗和/或化疗,如复发病灶在原来放射野以外,可推荐给予常规分割的再放疗,最好选用三维适形和/或调强放疗;不适合再放疗者推荐化疗;化疗失败者,推荐改变化疗方案,如DDP+VM-26、DDP+替莫唑胺和/或新靶点药物±伊立替康。晚期患者则推荐对症支持治疗。

六、预后及随访

病理分型是最重要的预后因素,对应于Ⅰ、Ⅱ、Ⅲ、Ⅳ级的星形细胞瘤及毛细胞型星形细胞瘤、弥漫性星形细胞瘤、间变性星形细胞瘤、胶质母细胞瘤的10年生存率分别为90%、40%、20%、2%。Ⅱ级的少突胶质细胞瘤、间变性少突胶质细胞瘤的10年生存率分别为50%、30%,原发性中枢神经系统淋巴瘤的10年生存率为10%。马晓东等报道,幕上低级别星形细胞瘤中:年龄大于40岁,术前无癫痫,肿瘤>5cm,肿瘤位于丘脑或脑室,手术部分切除或活检以及病理分级为六个影响生存的最危险因素。肿瘤切除程度对胶质瘤的预后影响目前尚有争议,但全切生存率明显优于部分切除。

分子病理学结果也影响预后。lp和19q染色体联合缺失的胶质瘤患者,治疗反应率达100%,反应维持时间>31个月,生存期>123个月;lp缺失、没有19q缺失,但有其他遗传学变异诸如TP53突变、PTEN突变、EGFR扩增或CDKN2A缺失,治疗反应率也可达100%,但反应维持时间为11个月,生存期为71个月;1p不缺失但有TP53突变,治疗反应率为33%,反应维持时间为7个月,生存期为71个月;1p不缺失且TP53未突变,但常有PTEN突变、10q缺失、EGFR扩增、CDKN2A缺失,治疗反应率最低,仅为18%,反应维持时间为5个月,生存期16个月。K1-67是目前较为肯定的核增殖标志基因,低表达预后较好。

低级别星形细胞瘤可以转化为间变性星形细胞瘤和胶质母细胞瘤,类似的转化也存在于少突胶质细胞瘤和少突星形细胞瘤。

随访包括体检、必要的辅助检查以及影像学复查。MRI为基本的工具,低级别胶质瘤放疗后2~6周行首次检查,以后每3~6个月1次,持续5年,之后每年至少随访1次。高级别脑肿瘤预后差,目前无循证医学高级别证据来确定随访的时间及间隔,一般也是在放疗结束后2~6周随访1次,以后每1~3个月1次,持续2~3年,再以后随访间隔可适当延长。NCCN

对一些脑肿瘤随访给出了建议：①成人低级别浸润性幕上星形细胞瘤/少突神经胶质瘤 MRI 检查每 3～6 个月 1 次，连续 5 年，以后每年至少 1 次。②间变神经胶质瘤/胶质母细胞瘤放疗后 2～6 周复查 MRI，2～4 个月 1 次，连续 2～3 年，以后每年 1～3 次。③成人室管膜瘤，脑＋脊髓 MRI 第 1 年 3～4 个月 1 次，第 2 年 4～6 个月 1 次，以后每 6～12 个月检查 1 次。④髓母细胞瘤/幕上原始神经外胚层肿瘤，脑 MRI 检查每 3 个月 1 次，连续 2 年，第三年每 6 个月检查 1 次；以后每年检查 1 次，如有临床症状可加做脊髓 MRI。⑤脑膜瘤 WHO1～2 级 MRI 第 3、第 6 和第 12 个月检查 1 次，以后每 6～12 个月 1 次，连续 5 年，以后 1～3 年检查 1 次。⑥对于脑转移瘤，MRI 检查第一年每 3 个月 1 次，以后如有临床症状则复查 MRI。

第四节　特殊脑肿瘤的诊治

一、脑膜瘤

脑膜瘤有良恶性之分，根据组织病理学特点，将脑膜瘤分为 3 级，Ⅰ级为良性，Ⅱ级为非典型，Ⅲ级为恶性。良性脑膜瘤约占 92%，非典型占 6%，只有 2% 为恶性脑膜瘤。良性脑膜瘤生长慢，病程长，肿瘤往往长得很大而症状与体征并不严重，经常需要与老年性痴呆、脑的其他占位性病变进行鉴别诊断。

对于没有症状的脑膜瘤可以随访观察，当肿瘤生长加速或出现临床症状时给予手术或放疗治疗为时不晚。

若手术能将肿瘤完全切除，良性脑膜瘤大多数可获痊愈，不完全切除可致复发。Ⅰ级、Ⅱ级和Ⅲ级脑膜瘤术后复发率分别为 1%～16%、20%～41% 和 56%～63%。放疗能降低复发率和延长存活时间。

放疗适用于各个级别的脑膜瘤。良性脑膜瘤 PTV 为 GTV＋外放 1cm，总剂量 45～54Gy，每次 1.8～2Gy，每周 5 次；恶性脑膜瘤在 GTV 基础上外放 2～3cm，总剂量 54～60Gy/27～30f。脑膜瘤通常有包膜、非浸润性、边缘易确定，较适宜做立体定向外科治疗，未手术或术后残留病灶有条件者可在外放疗基础上采用立体定向放射外科（SRS）技术推量照射，其适应证为：①肿瘤直径小于 3cm，无明显的神经系统体征及颅内压增高；②不能耐受麻醉、手术或有手术禁忌证者；③病变位于颅底、矢状窦旁或松果体区，累及动脉、脑神经或长入静脉窦，手术风险较大；④多发性脑膜瘤或手术及放疗后残留、复发性肿瘤。禁忌证为：①直径＞3cm，位于上矢状窦旁的肿瘤和位于脑脊液循环通路上的肿瘤，因放射外科治疗这类肿瘤有可能导致肿瘤肿胀而使脑脊液循环梗阻，进而导致颅内压高；②因肿瘤导致视力下降、视野受损的病例；③与脑干、脑重要结构、脑神经关系紧密的肿瘤。

既往未接受放疗的复发患者在二次切除后立即开始放疗，化疗对脑膜瘤效果有限，羟基脲对脑膜瘤有一定效果。此外有报道，α-干扰素可用于治疗复发性脑膜瘤。

二、脑室管膜瘤

脑室管膜瘤起源于神经外胚层，可分为黏液乳头状室管膜瘤、星状细胞增生性室管膜瘤

（Ⅰ级）、室管膜细胞瘤（Ⅱ级）、间变性室管膜瘤（Ⅲ级）。最常见的发病部位在第四脑室，儿童多见。因肿瘤影响脑脊液循环，患者可表现为急性脑积水，包括头痛、恶心、呕吐和步态不稳等。

初治患者应予手术，对于高级别的脑室管膜细胞瘤或术后增强 MRI 证实的次全切除或不完全切除者，建议术后全脑全脊椎照射。推荐剂量为低级别（Ⅱ级）的 45～54Gy，高级别（Ⅲ级）的 54～60Gy。

尚没有证据显示术后化疗能改善预后，复发病例可以用以铂类、亚硝基类及替替唑胺为基础的化疗。

三、髓母细胞瘤和幕上原始神经外胚层肿瘤

颅内原始神经外胚层肿瘤（PNET）是一种胚胎性肿瘤，由未分化或低分化的神经上皮构成，属于高度恶性（WHOⅣ级）肿瘤，具有多向分化的潜能，多侵袭性生长，广泛脑脊液播散，预后极差。本病罕见，仅占整个脑肿瘤的 0.1％左右，约 85％的患者为儿童，出生到 5 岁为发病高峰。国外指南根据部位把 PNET 分为幕下（髓母细胞瘤）和幕上两种类型。

髓母细胞瘤大多数生长在小脑蚓部，主要表现为颅内压增高和共济失调等小脑症状，伴小脑扁桃体疝时常有颈强直、斜颈。WHO 中枢神经系统肿瘤分类将其分为四种亚型：促纤维增生/结节型、广泛结节型、间变型和大细胞型。国际上习惯把儿童髓母细胞分为标危组和高危组，标危组必须同时满足下列条件：①年龄大于 3 岁；②脑和脊髓 MRI 及脑脊液均无肿瘤转移证据；③无肿瘤远处转移证据；④术后 MRI 示残留＜1.5cm^2。高危型为不满足上述条件任何一项者或间变性髓母细胞瘤。

髓母细胞瘤提倡综合治疗。单纯手术不能根治髓母细胞瘤，手术目的是最大限度地切除肿瘤并取得病理诊断，尽快解除颅内高压。全脑全脊髓放疗已成为髓母细胞瘤术后的常规治疗，放疗剂量取决于肿瘤分组、年龄和是否联合化疗等因素。标危组全中枢预防照射 30Gy，联合化疗者 23.4Gy 即可；高危组应给予 36Gy 照射。颅后窝肿瘤需要根据患者年龄来推量照射，小于 3 岁者局部推量至 45Gy，大于等于 3 岁者需推量到 50～55Gy。无论是高危组还是低危组髓母细胞瘤，全脑全脊髓放疗可显著改善患者的总生存，但放疗的远期副反应影响患者的生活质量，主要表现为身材矮小、内分泌紊乱和智力下降。放化疗的联合运用能在一定程度上提高患者的无病生存期和总生存期。标危组患者化疗能降低放疗的剂量或延迟放疗，高危组患者能从高强度化疗（包括大剂量化疗配合干细胞移植）中获益，但放疗和化疗顺序目前尚无统一意见。非播散的髓母细胞瘤 5 年生存率为 50％～60％，伴结缔组织增生的儿童患者中，化疗被认为是唯一有效的治疗方法。

本病的常用化疗方案如下：

交替化疗方案：1.5mg/m^2 静滴，d1、7、14；依托泊苷，100mg/m^2 静滴，d1～3；卡铂 500mg/m^2 静滴，d1、2，与下列方案交替：长春新碱 1.5mg/m^2 静滴，d1、7、14；依托泊苷 100mg/m^2 静滴，d1～3；环磷酰胺 1500mg/m^2 静滴，d1（美司钠解毒），术后 28 天内开始，每三周重复，共 4 个周期，第 4 个化疗周期后尽快放疗，可从第 4 个化疗周期后的第一天开始。该方案在放疗前实施，因此不会中断放疗，与含顺铂方案相比肾毒性和耳毒性小。

洛莫司汀＋顺铂＋长春新碱：洛莫司汀 75mg/m^2 口服，d1；顺铂 75mg/m^2 静滴，d2；长春

新碱，1.5～2mg/m^2 静推，d2、8、15。共 8 周期。

顺铂 75mg/m^2 静滴，d1；长春新碱，1.5～2mg/m^2 静推，d2、8、15；环磷酰胺 1000mg/m^2 静滴(大于 60min)，d22、23。共 8 周期。

上述后两组化疗一般用于标危组髓母细胞瘤，化疗在全脑全脊髓照射结束后 6 周开始。放疗及化疗后患者 5 年生存率及无事件生存率分别为 86%±9%和 81%±2.1%。

顺铂 3.5mg/kg 静滴，d1；长春新碱 0.05mg/kg 静推，d1、8、15(前 3 个周期)；依托泊苷 4mg/(kg·d)，d2、3；环磷酰胺 65mg/(kg·d)，d2、3(美司钠解救)；甲氨蝶呤 400mg/kg，d4(甲酰四氢叶酸解救)。共 5 周期。该方案主要用于高危组髓母细胞瘤姑息术后诱导化疗。该方案为高强度化疗，应给予集落刺激因子或自体干细胞移植支持。

幕上 PNET 曾称大脑髓母细胞瘤，较幕下更为少见。因肿瘤所在部位不同，幕上 PNET 主要表现为颅内高压症而少见共济失调。幕上 PNET 治疗原则和高危组髓母细胞瘤相似，但幕上 PNET 完全切除率较高，可达 50%。成人颅内 PNET 罕见，放疗剂量主要参考儿童 PNET 的临床研究数据。

四、颅内生殖细胞肿瘤

颅内生殖细胞肿瘤(GCTs)好发于松果体区，占松果体区肿瘤的 30%～70%，是一类有特殊的病理性质、临床表现和治疗方法的肿瘤，可分为生殖细胞肿瘤与非生殖细胞瘤性生殖细胞肿瘤(NG-GCTs)。根据 WHO 的病理分类，GCTs 有六个亚型：生殖细胞瘤、畸胎瘤、内胚窦瘤(又名“卵黄囊瘤”)、绒毛膜上皮癌(简称“绒癌”)、胚胎癌、混合性生殖细胞瘤。其中 2/3 为生殖细胞肿瘤，男性明显多于女性，为 2∶1～3.2∶1。

【临床表现】

肿瘤在松果体区可引起颅内压增高和眼球运动障碍，鞍区可有多饮多尿和发育迟滞等。通常鞍上生殖细胞瘤表现有“三联征”：即尿崩症、视力减退和垂体功能低下。GCTs 有种植性转移倾向，常沿蛛网膜下隙向基底池、脑室系统和脊髓转移，发生率一般在 10%～37%。个别病例可发生颅外转移，如头皮下、肺部等。

【辅助检查】

脑脊液检查可能找到脱落的肿瘤细胞，但检出率较低。GCTs 相关的标记物有胎盘碱性磷酸酶(PLAP)、血管紧张素Ⅰ转换酶、褪黑素、人绒毛膜促性腺激素(HCG)、甲胎蛋白(AFP)等。仅 PLAP 升高应考虑为生殖细胞瘤，HCG 和 AFP 皆高应考虑为胚胎癌或混合性 GCTs，AFP 明显升高提示可能为内胚窦瘤或有内胚窦瘤成分的混合性 GCTs；HCG 轻、中度升高表明可能为含有合体滋养层巨细胞的 GCTs。而 HCG＞1000mU/mL，则应考虑为绒癌或含有绒癌成分的混合性 GCTs。

【CT 或 MRI】

CT 平扫多为均匀等密度或稍高密度病灶，钙化多见于松果体。增强后，病灶常均匀一致明显强化。MRI T1 像肿瘤为等信号，T2 像为稍高信号，强化后明显增强。瘤周水肿带多不明显。CT 示基底节 GCTs 形态不规则，瘤内钙化囊变多见，有的甚至表现为囊性病灶，增强后仅环状强化。基底节 GCTs 常伴同侧大脑半球萎缩。畸胎瘤 CT 平扫为混杂密度病灶，常见钙化，MRI T1、T2 为混杂信号。

【肿瘤活检】

活检可做出确切诊断，但有创伤且存在一定风险，多数患者难以接受。而鞍区垂体柄上小体积的肿瘤，活检几乎不可能。

【诊断性放疗】

GCTs 对放射线有极高的敏感性。诊断性放疗定为 20Gy，实际上 5～10Gy 足以使肿瘤缩小 80%以上，此时可以确诊为生殖细胞瘤。若放疗后肿瘤不缩小反而增大，应考虑未成熟畸胎瘤或绒癌的可能性。

【鉴别诊断】

松果体区 GCTs 需与该部位的胶质瘤、松果体细胞瘤、松果体区囊肿、脂肪瘤相鉴别，鞍上区 GCTs 需与颅咽管瘤、视神经胶质瘤、鞍结节脑膜瘤、垂体瘤相鉴别，基底节 GCTs 需与该部位的胶质瘤、原发性淋巴瘤和转移癌鉴别。

【治疗】

手术原则是尽可能地彻底切除肿瘤，术后放疗，或先行分流手术，然后再行肿瘤部分切除。是否适合全切除，首先取决于肿瘤的组织学结构，其次是肿瘤扩展部位。GCTs 易出现脑脊液内播散，一般放疗范围应为全脑和全脊髓，但对于单纯颅内生殖细胞瘤，仅照射全颅及肿瘤局部加量也是可行的。1 岁内小儿剂量为成人的 50%，5 岁儿童为成人剂量的 75%，8 岁以上与成人剂量相同。GCTs 对化疗敏感，药物有亚硝脲类、长春新碱、环已亚胺、放线菌素、甲氨蝶呤、博莱霉素、顺铂等，通常在以顺铂为基础的诱导化疗后再进行进一步的放疗。

【预后及随访】

颅内生殖细胞肿瘤预后与病理性质关系很大，生殖细胞瘤和成熟畸胎瘤预后最好；单纯生殖细胞瘤可以治愈，多数文献报道 5 年生存率超过 90%，10 年生存率在 80%以上。未成熟和恶性畸胎瘤以及伴有合体滋养层巨细胞（STGC）生殖细胞瘤预后次之；胚胎癌、绒癌、卵黄囊瘤和混合性生殖细胞肿瘤恶性程度最高，预后最差。

单纯生殖细胞瘤在治疗结束后，除监测血常规、生化、内分泌相关内容外，AFP、β-HCG 和 CT/MRI 是必选项目，应每 3～6 个月随诊 1 次，5 年后随访间隔可改为 6～12 个月。

五、毛细胞型星形细胞瘤

毛细胞型星形细胞瘤（PCA）与星形细胞瘤显著不同：好发年龄为 10～20 岁，明显小于星形细胞瘤；预后较好（WHOI 级），存活期更长；影像学表现不一，常为囊性伴有瘤结节；肿瘤生长缓慢且很少转化。

本病首选手术治疗，在不导致功能缺失的情况下最大限度地切除肿瘤。肿瘤完全切除后无须放疗，次全切除应予放疗。如在定期随访中发现肿瘤复发，应再次手术，只有当复发肿瘤无法切除或病理学提示肿瘤级别增加时，才考虑放疗。EORTC 22844 临床试验表明高剂量 59.4Gy/6.6w 和低剂量 45Gy/5w 对低级别胶质瘤在总生存和无进展生存方面无差异。对于脑干、丘脑、尾状核等手术难以切除的毛细胞型星形细胞瘤可以进行 SRS 治疗。

六、垂体瘤

垂体瘤大多见于垂体前叶，后叶及颅咽管上皮也有发生，年龄在 30～60 岁，女性多于男性。垂体瘤是常见的神经内分泌肿瘤，也是常见的脑肿瘤，占颅内肿瘤的 10%～20%。绝大多数垂体瘤是良性的，故经常被称为垂体腺瘤，仅极少数为癌。

【临床表现】

按垂体肿瘤的大小，小于 1cm 者称为微腺瘤，1～3cm 为大腺瘤，大于 3cm 为巨大腺瘤。按肿瘤是否分泌激素，可将垂体肿瘤分为功能性和无功能性。功能性垂体肿瘤中，可视分泌的激素及其临床表现再进一步分为泌乳素分泌细胞腺瘤（约占 50%）、生长激素分泌细胞腺瘤（占 15%～20%）、促肾上腺皮质激素分泌细胞腺瘤（占 5%～10%）、促甲状腺素分泌细胞腺瘤（少于 1%）、促性腺激素分泌细胞腺瘤及混合瘤和未分类腺瘤等。

在全部垂体肿瘤中，无功能性垂体瘤约占 30%，确诊时肿瘤已较大，可压迫及破坏垂体，产生垂体功能低下的相关症状，如肿瘤破坏鞍底可导致脑脊液鼻漏。无功能性垂体瘤还易出现占位效应，表现为：①头痛，主要位于前额、眶后和双颞部；②视力减退、视野缺损；③颞侧偏盲或双颞侧上方偏盲；④海绵窦综合征，因第Ⅲ、Ⅳ、Ⅵ对脑神经受压，引起上睑下垂、眼外肌麻痹和复视；⑤下丘脑综合征，可导致尿崩症、睡眠异常、体温调节障碍、饮食异常、性格改变。垂体卒中则是瘤体内出血、坏死所致，起病急骤，表现为剧烈头痛，迅速出现不同程度的视力减退、神志模糊、定向力障碍、颈项强直甚至突然昏迷。

在病理学上，根据 HE 染色，垂体腺瘤分为嗜酸性、嗜碱性、嫌色性和混合性四类。按瘤细胞的排列方式及血管多少，可分为弥漫型、窦样型、乳头型及混合型。按生物学行为，垂体瘤分为侵袭性和非侵袭性，前者可见肿瘤突破包膜并侵犯硬脑膜、视神经、骨质等毗邻结构，具有恶性特征。侵袭性垂体腺瘤的坏死、卒中、囊变发生率明显高于非侵袭性垂体腺瘤，两者临床表现、预后均明显不同。

【检查】

功能性垂体瘤多有相应的内分泌异常，对应的激素测定多能提供诊断线索。CT 及 MRI 发现垂体占位不难。

【鉴别诊断】

经常要与垂体瘤鉴别的肿瘤有：

颅咽管瘤可发生于各种年龄，以儿童及青少年多见。除视力和视野障碍外，还有生长发育停滞，性器官不发育，肥胖和尿量增多等垂体功能减低和丘脑下部受累的表现，体积大的肿瘤可出现颅内压增高症状。影像学上肿瘤有囊变、钙化，肿瘤主体多位于鞍上，垂体组织在鞍底。

生殖细胞瘤又称“异位松果体瘤”，多发生于儿童，病情发展快，病变多位于鞍上，部分患者有血 HCG 升高。

鞍结节脑膜瘤多发生于中年人，病情进展缓慢，初发症状为进行性视力减退伴有不规则的视野缺损、头痛，内分泌功能异常不明显，易误诊为无功能垂体腺瘤。影像学上肿瘤形态规则，增强效果明显。

视神经胶质瘤多见于儿童，尤以女孩多见。视力改变常先发生于一侧，视力丧失发展较快。患者可有突眼，但无内分泌功能障碍。蝶鞍正常，影像学上病变多位于鞍上，病变边界不清，为混杂信号，增强效果不明显，视神经孔扩大。

垂体瘤还需与空泡蝶鞍综合征、垂体转移癌、颈内动脉瘤、垂体部位的炎症及垂体增生等相鉴别。

【治疗】

手术是主要的治疗方法。放疗可作为替代或补充疗法，其适应证为：①手术没有完全切除。即使完全切除者，辅助放疗可以减少复发机会。②年老体质差或有重要器官功能不全，不能耐受手术。③患者不愿意接受手术。④术后复发，尤其是多次复发者。⑤小的或中等大小的肿瘤，或轻度向鞍上扩展而无明显视野改变，可以考虑单纯放疗。大的向鞍上侵犯的肿瘤，视野缺损明显，尤其是病情仍有发展者，不宜单纯放疗。泌乳素瘤照射剂量高，放射效果差。血清生长激素高于 50ng/mL 的生长激素瘤，有囊性变、血管栓塞、出血的鞍内肿瘤，单纯放疗效果不佳。对于年轻患者，要求再生育者，不应以放疗作为首选方法。

药物治疗可不同程度缓解症状，但不能根本治愈。常用的有多巴胺激动剂、生长抑素类似物和生长激素受体拮抗剂：①溴隐亭，是一种半人工合成的麦角生物碱的衍生物，为多巴胺受体激动剂，能有效抑制泌乳素的分泌，并能部分抑制生长激素的释放，长效制剂为卡麦角林。女性患者服药 2 周后溢乳可减少，服药约 2 个月后可恢复正常月经，并且可以排卵及受孕。男性患者服药 3 个月后血睾酮浓度增加，1 年内恢复正常，精子数目增多。溴隐亭不但可降低泌乳素水平，并且可缩小肿瘤，使患者头痛减轻，视野缺损改善。溴隐亭的缺点为停药后肿瘤易复发。②生长抑素类似物，短效的奥曲肽和长效的善得定长效释放制剂和兰乐肽缓释制剂均可使用。善得定长效释放制剂一般为 20～40mg/30d，相当于奥曲肽 750～1250μg/d。兰乐肽缓释制剂是每 10～14d 皮下注射 30mg，长效型注射凝胶剂只要每月皮下注射 1 次即可，剂量 60～120mg/30d。③生长激素受体拮抗剂，代表药物是培维索孟，它与生长激素竞争性结合受体来发挥作用，皮下注射 15～20mg/d，可使 75%～80%的分泌生长激素的患者胰岛素样生长因子(IGF-1)恢复正常。

【随访】

垂体瘤治疗后都应终身随访。术后每 3～6 个月复查垂体前叶功能，必要时复查鞍区 MRI。有肾上腺皮质激素减低的患者，在应激情况(发热、劳累、疾病等)下应该将泼尼松的剂量增加至替代治疗剂量的 3～5 倍，以防发生垂体危象。其他激素的替代剂量根据年龄而定。

第五节　脑转移癌的治疗

有明确的近期原发癌病史，加上 CT 或 MRI 所见，脑转移癌诊断不难。如果没有肿瘤病史，或原发肿瘤已有很长时间，或中枢神经系统以外存在可疑病灶但诊断也不明确，或全面检查后仅有颅内病灶，或颅内病灶的影像学表现不典型，均应努力争取手术或活检以进一步明确病变性质。在这些情况下，多原发癌脑转移、原发性脑肿瘤甚或非肿瘤性病变均有可能，不可草率诊治。切除颅内病灶明确是转移癌及其类型后再查出其他部位原发病灶的情况，临床也不少见。

确认脑转移癌后，治疗应根据年龄和体能状态及伴随疾病，原发肿瘤的组织学类型、局部控制情况和颅外转移灶的情况，转移癌的位置、大小和数目来选择。其中，脑转移灶数目是最重要的治疗参数。

一、局限性脑转移

局限性脑转移定义为MRI或CT发现的转移灶≤3个，可选择全脑放疗(whole brainradiation therapy,WBRT)±SRS,或单独SRS。在美国肿瘤放疗协作组(RadiationTherapy Oncology Group,RTOG)的随机对照研究中，WBRT的近期客观有效率近60%,1年生存率为10%～20%。WBRT的最佳剂量及分割仍有争议，推荐30～45Gy,1.8～3.0Gy/次，有较差预后因素的患者建议缩短治疗时间。

相比开颅手术及WBRT,SRS优势在于：①受肿瘤所在部位的影响小；②常规放疗不敏感的转移瘤，SRS仍有很好的效果(如腺癌、黑色素瘤、肾细胞癌、肉瘤等)。③SRS较WBRT在肿瘤局控率上占优势。SRS治疗转移瘤的适应证包括：①3个及以下病灶，尤其是那些位于重要部位的肿瘤。②脑转移瘤治疗后复发或新发生的肿瘤。但脑转移瘤的SRS一直有争议。对WBRT或外科手术治疗后复发的脑转移瘤患者，应用SRS较少分歧。单发转移或转移数小于3个的脑转移瘤，初治时即全脑放疗加X刀和γ刀补量与单纯全脑放疗相比，能增加脑转移癌的控制率，但能否延长生存期受许多因素影响而有争论。3个以上病灶的脑转移瘤，全脑放疗加X刀和γ刀补量并不能明显增加生存时间。

脑单发转移癌，一般状况较好，原发灶已切除、无其他部位转移且预期生存期较长的肿瘤，可行手术。有报道具有良好预后特征的孤立性脑转移灶，手术+WBRT效果优于单纯手术。

由于血脑屏障的存在.使得化疗对于颅内肿瘤的疗效不如治疗身体其他部位肿瘤的疗效好，化疗对脑转移癌治疗价值有限，一般在放疗或手术不能进行时选择化疗。目前美国FDA尚未批准用于脑转移癌的化疗药物，可根据原发肿瘤的类型选用抗癌药，具体包括：大剂量甲氨蝶呤(乳腺癌、头颈部癌及非小细胞肺癌)、替莫唑胺和卡培他滨(乳腺癌)；顺铂和依托泊苷(乳腺癌、肺癌)等。托泊替康联合全颅放疗治疗肺癌脑转移获益并不明显。

新靶点药物特别是酪氨酸激酶抑制剂治疗非小细胞肺癌，拉帕替尼治疗HER-2阳性乳腺癌的脑转移，有效病例屡见文献。

皮质类固醇激素配合脱水剂是脑转移癌最有效的对症支持治疗。

与脑转移癌预后有关的因素有：单纯脑转移且病灶≤3个；特定类型的原发肿瘤，一般是全身治疗效果较好者；无全身性疾病，体能状态良好；原发肿瘤确诊到出现脑转移的间隔时间长。放疗或手术后根据临床情况一年内每3个月复查1次MRI,若出现局部复发，可选择以前没有使用过的治疗手段，再程放疗需根据首程放疗的方式、部位和复发到当前的时间而定。

二、广泛性脑转移

MRI或CT证实的脑转移灶数目≥4个为广泛性脑转移。手术只在转移灶直接危及生命或需要获得病理学诊断时才予考虑，放疗多选择WBRT。化疗及新靶点药物的治疗原则同相应原发肿瘤，但需要更多地考虑患者健康状况、治疗史和预期生存。全身病情进展时治疗效果有限，宁可选择最佳支持治疗。

第十一章 眼肿瘤

眼肿瘤包括眼睑、结膜、眼球各层组织(角膜、巩膜、葡萄膜和视网膜)以及眼附件(泪器、眼眶和眶周结构)的肿瘤(表 11-1)。全身其他部位的恶性肿瘤也可转移至眼部。眼肿瘤发病率低却并非罕见,但由于眼是较为特殊的器官,通常需要眼科医生借助专门器械才能进行诊治,以致其他专业医生对其了解甚少,CT 及 MRI 的问世部分地改变了这一现状。

表 11-1 眼肿瘤及常见的占位性病变

良性	恶性
眼睑	眼睑
基底细胞乳头状瘤	基底细胞癌
鳞状细胞乳头状瘤	皮脂腺癌
角化棘皮瘤	鳞状细胞癌
皮角	着色性干皮病
钙化上皮瘤	结膜
黄色瘤	鳞状细胞癌
眼睑色素痣及太田痣	原发性获得性黑色素细胞增多症
血管瘤	恶性黑色素瘤
囊肿	恶性淋巴瘤
结膜	眼内
皮样脂肪瘤	虹膜睫状体肿瘤(恶性)
血管性肿瘤	脉络膜恶性黑色素瘤
囊肿	视网膜母细胞瘤
鳞状细胞乳头状瘤	眼眶
色素痣	横纹肌肉瘤
眼内	间叶软骨肉瘤
虹膜睫状体肿瘤	神经母细胞瘤
眼眶	恶性淋巴瘤
结节病	绿色瘤
Wegener 肉芽肿	组织细胞病
囊肿及皮样囊肿	泪腺
孤立性纤维瘤	多形性腺瘤恶变

（续表）

良性	恶性
泪腺及泪囊	腺样囊性癌
囊肿	泪囊
多形性腺瘤	泪囊癌
神经	神经
脑膜瘤	腺泡状软组织肉瘤
神经鞘瘤	颗粒细胞瘤
神经纤维瘤	视神经胶质瘤

第一节 诊断

1.临床表现

眼肿瘤尤其是眼睑、结膜、角膜及眼内肿瘤位于体表，常有眼部不适或影响视力，易被患者及其家属发现。眼肿瘤的症状、体征与部位有关，其中眼睑肿瘤种类较多，好发于50岁以上人群。绝大多数恶性或良性眼睑肿瘤为上皮源性，可分为黑色素性和非黑色素性。多表现为眼睑结节，随着病情发展，可能损害邻近组织，明显的疼痛不常见。良性上皮增生、基底细胞癌、囊样结构和黑色素痣，约占全部眼睑肿瘤的85%，鳞癌和黑色素瘤相对少见，起源于附属器瘤则非常罕见；泪腺原发性恶性肿瘤的特征为短期持续性眼部疼痛；眼内肿瘤包括眼球前、后段肿瘤，常累及视网膜、葡萄膜、玻璃体、晶状体。可继发青光眼，患眼红痛、头痛；侵犯颅脑的眼眶肿瘤常表现为眼球位置异常以及视力障碍、眶周肿物、复视和眼球运动障碍、疼痛等。眼内肿瘤活检困难，常常只能根据临床表现和影像学检查做出诊断，较易发生误诊和漏诊。

眼肿瘤有年龄特点，除视网膜母细胞瘤外，横纹肌肉瘤、神经母细胞瘤等也多见于儿童，而脉络膜黑色素瘤等主要发生于成人。

2.影像学诊断

在眼肿瘤中，X线、超声、CT或MRI是经常使用的检查，必要时配合巩膜透照或前房水穿刺细胞学检查。

(1)X线检查①平片，有眼眶后前位、眼眶侧位、视神经孔位等检查，可以观察眶腔密度、眶壁骨质、眶腔通道改变，其分辨能力远不如CT。②造影，如眼动脉造影、眼眶静脉造影和泪囊泪道造影检查。

(2)超声 1956年美国眼科医生Mundt和Hughes首先将A型超声波用于眼部占位病变的诊断，此后随着技术的不断发展，超声成为眼肿瘤的重要诊断方法。皮样囊肿、泪腺混合瘤、脂肪瘤等良性肿瘤多呈膨胀性生长，肿块多呈圆形或类圆形，边界清晰，超声检查可见回声分布较均匀，彩色多普勒多表现为稀疏血流信号。腺癌、恶性淋巴瘤等恶性肿瘤多呈浸润性生长，一般形态不规则，与周围组织分界不清，彩色多普勒多表现为丰富的血流信号。

(3)CT能清晰地显示肿瘤的大小、位置以及与邻近结构的关系，尤其是反映和肿瘤相关的骨质变化时影像清晰，对钙化斑显示敏感。但CT易受周围骨伪影及部分容积效应的干扰，CT的放射性也影响了它在儿童中的应用。

(4)MRI软组织分辨力高，成像参数多，无X线的辐射损伤，能在各个方位清楚显示肿瘤在眼内的部位、大小形态、组织学特征及其与周围组织的关系，对眼部疾病的诊断尤其有价值。在T1加权像上，玻璃体和角巩膜呈低信号，眶内脂肪呈高信号，而眶内其他结构如眼外肌、视神经、血管均呈中低信号，有利于判断眼内恶性肿瘤向眶内扩展和眶内肿瘤向视神经管或颅内蔓延，具有特别的诊断价值。其缺点是对骨性病变的显示不清楚，看不到病灶钙化。

3.穿刺活检

不是所有怀疑眼内肿瘤的患者都需行穿刺活检，只有对术前不能明确诊断且穿刺活检细胞学检查结果将直接影响后续治疗的患者，才考虑行眼内穿刺活检。适应证为：①形态不典型的眼内无色素性肿物，需鉴别的有无色素性的黑色素瘤、转移癌、淋巴瘤、白血病和眼内炎症；②眼内弥漫的色素性病变需鉴别是良性的葡萄膜色素痣还是葡萄膜恶性黑色素瘤；③临床已诊断为脉络膜转移癌，但全身系统检查尚未发现原发肿瘤；④白瞳症怀疑为视网膜母细胞瘤。Shields等报道的6500例怀疑眼内肿瘤的患者中仅2.5%的患者需行穿刺活检，绝大多数病例(97.5%)通过常规非侵入性检查即可获得肯定的临床诊断。

第二节　TNM分期

不同部位的眼肿瘤，TNM分期有不同的规则，目前多采用美国癌症联合会(AmericanJoint Committee on Cancer，AJCC)制定的2010年第七版TNM分期系统(表11-2、表11-3)。除视网膜母细胞瘤外，眼恶性肿瘤临床和病理分期相同。眼肿瘤的区域淋巴结包括耳前淋巴结、下颌下淋巴结和颈部淋巴结。需要注意的是，结膜癌、泪腺癌(表11-2)虽然描述了T、N和M的定义，但AJCC到目前为止尚未给出这些肿瘤的期别组合。理论上，眼肿瘤TNM分期越晚预后越差，但目前尚无各分期对应生存期数据相关报道。

表11-2　结膜癌和泪腺癌T、N和M定义

结膜癌		泪腺癌	
T1	最大直径≤5mm	T1	最大直径≤2cm，有或无累及泪腺外眼眶软组织
T2	最大直径>5mm，但没有侵犯邻近结构	T2	4cm≥最大直径>2cm
T3	侵犯邻近结构(不包括眼眶)	T3	最大直径>4cm
T4	侵犯眼眶	T4	侵犯骨膜或眼眶骨或邻近组织
T4a	侵犯眼眶软组织	T4a	侵犯骨膜
T4b	侵犯眼眶骨	T4b	侵犯眼眶骨

（续表）

结膜癌	泪腺癌
T4c　侵犯邻近鼻旁窦	T4c　侵犯脑、鼻窦、翼窝和颞窝之一
T4d　侵犯脑	
N1　区域淋巴结转移	N1　区域淋巴结转移
M1　有远处转移	M1 有远处转移

注：结膜癌和泪腺癌尚无期别定义。

表 11-3　眼睑癌 TNM 分期

期别	T	N	M	T、N、M 简明定义
0	TiS	N0	M0	T1　未侵犯睑板或睑缘；或位于睑缘，最大直径≤5mm
IA	T1	N0	M0	T2a　侵犯睑板或睑缘；或位于睑缘，10mm≥最大直径>5mm
IB	T2a	N0	M0	T2b　侵犯全层眼睑；或位于睑缘，20mm≥最大直径>10mm
IC	T2b	N0	M0	T3a　侵犯邻近结构；或位于睑缘最大直径>20mm
Ⅱ	T3a	N0	M0	T3b　完全切除需摘除眼球和眶内容物或切除部分骨骼
ⅢA	T3b	N0	M0	T4　肿瘤广泛侵犯眼眶、颅面结构或脑而无法切除
ⅢB	任何 T	N1	M0	N1　区域淋巴结转移
ⅢC	T4	任何 N	M0	M1　有远处转移
Ⅳ	任何 T	任何 N	M1	

发生在葡萄膜的恶性黑色素瘤有特别的分期方法。葡萄膜包括虹膜、睫状体和脉络膜。睫状体和脉络膜恶性黑色素瘤 T 分期根据肿瘤基底最大直径和浸润深度，虹膜恶性黑色素瘤 T 分期主要依据瘤体直径。

第三节　常见眼肿瘤的治疗原则

一、眼睑基底细胞癌

眼睑基底细胞癌（basal cell carcinoma，BCC）占眼睑所有恶性肿瘤的 80%～90%。该病多发于 50～70 岁，男性稍多于女性。肿瘤多发生在下睑，其他部位依次为内眦、上睑、外眦。本病发展较缓慢，病程以 1～3 年较多。

BCC 临床表现可分为五种类型：结节型、溃疡型、硬化型、色素型和多发性浅表型。

BCC 的治疗主要为手术，术式有标准切除术和 Mohs 显微切除术两种。标准切除术是环绕肿瘤边界外 5mm 切除，手术操作简单、耗时较短，但切除范围相对较大，对正常组织破坏较多，修复较为困难和复杂。Mohs 于 1941 年提出控制性手术切除法，即在显微镜下切除全部肿瘤，再在周边切取 1～2cm 组织进行冰冻切片观察，直至无肿瘤细胞。该方法具有最大限度地保留正常组织及提高治愈率两大优点。对于较大的眼睑恶性肿瘤，肿瘤切除后需行眼睑成形术，若肿瘤已侵犯眼睑周围组织，则需行眶内容物摘出术；如有局部淋巴结转移者，还需清扫淋巴结。

切除彻底的肿瘤，术后无须放、化疗。放疗可作为病变范围大、手术不能完全切除以及复发的基底细胞癌的替代治疗。为了保护角膜和眼球，放疗时必须放置铅眼罩，减少角膜炎、角膜溃疡等放射并发症发生。化疗常用于已有全身转移者，常用药物以顺铂为基础，可联合蒽环类抗生素、紫杉醇类药物等。

其他治疗方法包括刮除术、冷冻、CO_2 激光光凝、光动力疗法、放疗、化疗等。应根据患者年龄、预期寿命，以及肿瘤的位置、大小、生长类型来选择最佳疗法。其中刮除术适用于浅表而小的基底细胞癌；冷冻适用于肿瘤小、局限于眼睑中央并累及深层组织者或手术禁忌证者，以及拒绝手术的基底细胞痣综合征和内眦部肿瘤；CO_2 激光光凝具有创伤小、愈合快、瘢痕浅等优点，适应证是眼睑浅表病损，如早期较表浅的基底细胞癌、鳞状细胞癌和恶性黑色素瘤。光动力疗法具有高度选择性、无副反应、美容效果好等特点，主要用于基底细胞癌和鳞状细胞癌，但对于肿瘤较大较深者效果不佳，常需重复多次治疗。

眼睑基底细胞癌大多数生长缓慢，预后较好，经过治疗后短期复发率为 4.2%，5 年后复发率为 8.7%。五种类型中溃疡型与硬化型易复发，且硬化型常致深层组织侵犯，极易累及眶内组织和鼻旁窦。

二、眼睑鳞状上皮癌

鳞状上皮癌（SCC）发病率低于基底细胞癌，占眼睑恶性肿瘤的 5%～10%。好发于 60 岁及以上的老年人。常见于睑缘皮肤与结膜交界处，上睑及外眦部易受累。临床表现主要为无痛、不规则的结节或斑块状病变，同时伴有长期皮肤鳞屑、龟裂和珍珠状的不规则边缘。镜下组织特征主要是异常角化与角化不良的细胞、角化珠和细胞间桥共存。少见的组织变异包括梭形细胞、腺样（腺棘皮癌或假腺管型）鳞状上皮癌。

SCC 的治疗方法主要为手术切除，手术一般距肿瘤边缘 4～5mm 做切口，术中冷冻切片保证切缘安全。转移至耳前或颌下淋巴结者应清扫切除。其他治疗方法包括 CO_2 刮除术、电凝、冷冻、放疗、化疗、光动力疗法，以及使用类视黄醇或干扰素 α 治疗，主要用于不能耐受或拒绝手术的患者。术后局部滴用 0.04% 的丝裂霉素 C、5-氟尿嘧啶、干扰素等，能有效防治表皮内转移及预防复发。

眼睑 SCC 的高危因素有：病变＞2cm、组织分型差、侵入组织深，以及侵入周围神经。复发性肿瘤、发生于瘢痕上或免疫功能低下者提示预后不良。5 年的局部复发率约为 23%，5 年的转移率在 5%～45%。但是若早期诊断和适当治疗，眼睑 SCC 的预后通常非常好。若有复发和转移，治疗原则与皮肤 SCC 相同。

三、眼睑皮脂腺癌

皮脂腺癌（SGC）最常起源于睑板的麦氏腺，过去多称睑板腺癌或麦氏腺癌。在眼睑肿瘤中，皮脂腺癌的恶性程度仅次于恶性黑色素瘤。本病通常发生于老年人，多好发于上、下眼睑及泪阜，少数可发生于毛囊周围的皮脂腺。

SGC 临床表现主要为单发、实质性、无痛且位于皮下附着于睑板的无蒂圆形结节，同时可伴有眼睑单侧弥漫性增厚。早期可表现为小的坚硬结节，随着病程延长可形成局限性或弥漫性肿块，多数病例表面皮肤完好。

SGC 治疗主要采取手术切除，术中冷冻切片以保证切缘安全，发现肿瘤残存者，应扩大切除。已侵犯皮肤和球结膜，肿块与皮肤粘连，结膜表面溃烂，肿块增厚者，应行肿瘤、眼睑切除和眼球摘除。有区域性淋巴结转移者应手术彻底切除。放疗对肿瘤局部控制有一定作用。有区域淋巴结转移和血行转移的可按照头颈部肿瘤全身化疗，应用丝裂霉素 C 局部化疗也有成功报道。

SGC 预后不良的因素包括血管、淋巴管和眼眶浸润，同时累及上下睑，低分化，多中心起源，类 Paget 样扩散和巨大肿瘤。随着对 SGC 认识的提高及积极的治疗，目前 5 年病死率已显著降低到 10%以下。

四、眼睑恶性黑色素瘤

眼睑恶性黑色素瘤比较少见，发生率占眼睑皮肤恶性肿瘤的 1%。多发生于成人和老年患者，恶性度高。

眼睑黑色素瘤多发生于体积逐渐增大的原先长期静止的色素性病变，常位于下睑并侵犯睑缘。生长迅速、溃疡、出血、不规则边缘，以及夹杂棕、红、白、绿或深黑色斑驳阴影者，均应怀疑黑色素瘤。眼睑恶性黑色素瘤组织学类型可分为恶性雀斑、表浅扩散型、结节型，黑色素瘤镜下具有多种细胞形态，包括神经样细胞、基质样细胞、上皮样细胞，提示黑色素分化为多向潜能。在局限性黑色素瘤中，有丝分裂指数与肿瘤厚度和溃疡形成情况成为肿瘤预后的最重要相关因子。

完整地手术切除伴安全的手术切缘是眼睑黑色素瘤的首选治疗。WHO 建议：肿瘤厚度＜1mm，切缘应在肿瘤边缘外 1cm；厚度 1～4mm，应在肿瘤边缘外 2cm；厚度＞4mm，切缘应在肿瘤边缘外 2cm 以上。但多数学者认为肿瘤边缘外 5mm 切除，对于厚度＜2mm 的眼睑恶性黑色素瘤已经足够。有局部淋巴结转移者应相应清扫。冷冻疗法以及放疗单独应用具有很高的复发率，可作为术后辅助治疗。

五、脉络膜黑色素瘤

脉络膜黑色素瘤是成人最常见的眼内恶性肿瘤。多发于脉络膜大血管层。独立危险因素包括虹膜色泽浅、浅颜色皮肤、易被晒黑等。

脉络膜黑色素瘤的临床症状与肿瘤位置和体积有关。肿瘤体积较小或位于周边部脉络膜者，早期一般无明显临床表现。后极部肿瘤早期引起视力下降，视物变形，视野缺损。镜下可见肿瘤细胞内通常含有大量黑色素颗粒。混合细胞型最多见，梭形细胞型和上皮细胞型较少。

20 世纪 80 年代之前，眼球摘除术是治疗脉络膜黑色素瘤的标准方法，近几十年涌现了各种保眼治疗方法，如定期观察、放疗、经瞳孔温热疗法、局部切除。

【定期观察】

对于静止状态且厚度＜3mm 的小肿瘤，一般采取定期观察的方式，因为小脉络膜黑色素瘤和良性脉络膜痣在形态、大小上有重叠部分。对于没有视网膜下积液、视力损害、脂褐素沉积、厚度＞2mm 以及靠近视盘这 5 个危险因子的脉络膜痣，确诊 T1a 连续检查 2 次，表现为静止状态者,每年复诊1次。有1～2个危险因子的病变,需要每4～6个月检查1次。若3个或更多的危险因子同时出现,需立即治疗。

【放疗】

分为远距离和近距离放射治疗,后者是巩膜表面敷贴疗法(^{106}钌、^{125}碘、^{90}锶)。有报道,125碘巩膜表面敷贴放疗和眼球摘除对中等大小脉络膜黑色素瘤(2.5mm<最大深度≤10mm并且10mm<最大基底直径<16mm)的疗效,在死亡率和肿瘤复发转移率方面均无显著差异。

【经瞳孔温热疗法】

用810nm的红外线照射,使靶组织升温以损伤肿瘤细胞膜。主要应用于厚度<3mm、病灶边缘距黄斑中心凹>3mm的小肿瘤。

【局部切除】

包括板层巩膜脉络膜切除术和眼内局部切除术。眼内局部切除术主要用于在视盘或中心凹附近的肿瘤,而板层巩膜脉络膜切除术适用于位置比较靠前及睫状体的较小肿瘤。目前还不能证明肿瘤局部切除术比近距离放疗或者眼球摘除术更有效,不过越小越靠近眼前段的肿瘤,其局部切除后的并发症越少、视力维持越好。

【眼球摘除术】

适应证为:肿瘤体积超过眼球体积的30%,巩膜外大范围肿瘤蔓延,新生血管性青光眼,累及视神经,其他治疗失败或复发者。

六、眼内恶性淋巴瘤

眼内恶性淋巴瘤少见,多见于老年患者,但可于任何年龄发病,未见明显的性别差异,大多数患者累及双眼。

眼内淋巴瘤临床表现主要为主诉视力下降、眼前黑影等,很少伴有疼痛,眼红、畏光。病变大多累及双眼,最常累及的部位为玻璃体和视网膜。眼内恶性淋巴瘤大多数是单克隆的B淋巴细胞。

眼内恶性淋巴瘤治疗方法主要有放疗和化疗。由于放疗可导致白内障、角膜炎、放射性视网膜病变、视神经萎缩等严重的眼部并发症,药物治疗的作用受到了更多的重视。

七、眼眶恶性淋巴瘤

眼眶恶性淋巴瘤约占眼眶肿瘤的10%。眼眶恶性淋巴瘤大多数为非霍奇金淋巴瘤,分为弥散型,占85%～90%;滤泡型或结节型,占10%～15%。中位发病年龄为60岁,50岁以上的病例占80%。病变多局限在眼眶,且好发于眼眶前上部,肿块靠前时可在眶缘扪及中等硬度的肿块。

眼眶恶性淋巴瘤患者常有中等程度的眼球突出,肿瘤侵犯眼外肌引起眼球活动受限,肿瘤侵犯或压迫视神经引起视力减退,甚至失明。

尽管绝大多数眼眶恶性淋巴瘤发生在局部,但由于肿瘤的性质,手术不能完全切除,而且可能出现各种并发症。因此,手术的目的是为了获得明确的病理诊断。眼眶恶性淋巴瘤对放疗敏感,放射最佳剂量应确保肿瘤局部控制而其并发症控制在最低水平。24Gy局部控制效果不佳,>35Gy则放疗并发症的风险增加。建议低度恶性推荐照射剂量为30～35Gy,而中、高度恶性照射剂量为36～40Gy。恶性度高或病变晚期,或十分担心放疗影响视力者,考虑化疗

±放疗。

八、眼眶横纹肌肉瘤

眼眶横纹肌肉瘤(ORMS)从出生到成人均可发病。但以儿童多见，约占眼眶占位性病变的3%。临床表现以眼球突出、眼球运动障碍和眼睑或结膜水肿最为常见。病变部位好发于眶内上侧，其次为内下侧，易向周边组织浸润。ORMS分为4种组织学类型：胚胎型、腺泡型、花冠状和多形型。其中胚胎型最多见，多形型罕见。随着放疗和化疗的发展，眶内容物剜除术已很少作为眼眶ORMS的首选治疗，放疗与化疗已成为本病治疗的重要手段。

Ⅰ期(局部性病变肿瘤完全切除，区域淋巴结未侵犯)术后可不放疗，仅给予辅助化疗；Ⅱ期(肉眼所见肿瘤完全切除，肿瘤已有局部浸润或区域淋巴结转移)术后给予4140cGy的放疗+化疗；Ⅲ期(肿瘤未完全切除或仅活检取样，肉眼有残留肿瘤)给予5040cGy的常规放疗或5940cGy的高分割照射，并给予为期1年的化疗。长春新碱(V)、环磷酰胺(C)、放线菌素D(A)、VP-16(E)、异环磷酰胺(Ⅰ)为ORMS最常用的化疗药物。目前推荐的化疗方案为：Ⅰ、Ⅱ期患者采用VA方案；Ⅲ期患者可选VAC、VAI、VIE其中的一种。

九、泪腺肿瘤

腺样囊性癌占泪腺上皮性肿瘤的25%～30%，为最多见的高度恶性泪腺肿瘤。组织病理学显示柱状基底样细胞构成五种组织病理学类型：①筛状型；②管状型；③实体型；④粉刺型；⑤硬化型。治疗主要以手术为主，辅以55Gy的外照射或近距离放疗。

恶性泪腺多形性腺瘤(恶性泪腺混合瘤)占泪腺上皮性肿瘤的12%～20%，长期存在的泪腺多形性腺瘤短期内突然增大，并伴有肿物压痛，也应考虑泪腺多形性腺癌的可能。治疗主要以手术为主，辅以放疗或化疗。

泪腺腺癌较为罕见，起源于泪腺腺泡的分泌细胞或泪腺导管外层肌上皮细胞。治疗以手术为主，辅以放疗或化疗。

十、泪囊肿瘤

泪囊肿瘤非常少见，平均发病年龄为50岁，常在对拟诊的泪管狭窄行泪囊鼻腔吻合术时无意中发现。主要症状是泪囊区肿块，肿块出现于内眦韧带水平上方最具特征性。病理类型主要有鳞癌、未分化癌、移形细胞癌以及非上皮性肿瘤等。泪囊肿瘤病程最短1个月，最长10年。泪囊肿瘤的治疗主要是手术切除，必要时予以术后局部放疗。对于未分化癌，除局部放疗外，建议辅助进行化疗。

第四节　眼肿瘤的放疗

眼肿瘤的手术有高度的专业性，一般肿瘤专业的医生掌握其适应证和并发症的处理已经足够。如需要化疗，多参照头颈部肿瘤或相应病理类型的其他部位的肿瘤。放疗在眼肿瘤的综合治疗中有重要位置，但有影响视力及容貌的风险，有必要给予专门介绍。

【放疗指征】

对于放疗敏感的肿瘤，如眼睑基底细胞癌、眼睑鳞癌、眼内和眼眶恶性淋巴瘤，放疗在保持面容完整及保存视力方面具有手术所无法比拟的优势，因此对于不能耐受或不愿手术、病灶直径 2～3cm 的眼睑基底细胞癌或鳞癌以及局限于眼内和眼眶的淋巴瘤患者，放疗可作为根治性手段。

眼眶横纹肌肉瘤既往以手术治疗为主，但目前多数研究认为其有较高的放射敏感性，术前及术后放疗可提高手术切除率及降低术后复发率，局限性眼眶横纹肌肉瘤单纯放化疗可能有 80％的 5 年生存率。

眼睑皮脂腺癌和眼部黑色素瘤对放疗敏感性差，放疗一般用于术后切缘不净或不愿行眶内容物清除而仅行病灶局部切除的患者。

泪腺和泪囊肿瘤确诊时常已侵犯周围骨质，单纯手术难以根治，多辅以术后放疗。

【放疗方法】

眼睑肿瘤的放疗一般选择电子线单独前野照射，鳞癌及基底细胞癌的靶区由病灶周边外放 1cm，腺癌建议照射耳前、颌下、颏下及上颈淋巴结引流区。由于眼睑后为眼球，因此需特制椭圆形球面的眼内挡铅，对位于穹隆部的肿瘤挡铅可适当缩小，但仍需完全挡住角膜与晶体。挡铅表面可涂蜡以减少对眼球的刺激，置入挡铅前可给患眼滴入 1％丁卡因表面麻醉以减轻不适感。根据肿瘤位置和范围可设置眼外挡铅保护对侧眼球。

基底细胞癌放疗剂量一般为 55～60Gy，鳞癌为 60～65Gy，腺癌为 65～70Gy。

眼睑黑色素瘤为 60～65Gy。脉络膜黑色素瘤术后放疗一般设正侧两野，X 线联合电子线照射，范围包括全眶，剂量 60～70Gy；行敷贴放疗者，肿瘤受量 80～100Gy。

眼眶淋巴瘤一般设正侧两野或两斜野，范围包括全眶，挡铅保护晶体和角膜.眼眶淋巴瘤多为低度或中度恶性，较少发生眼外淋巴结侵犯，一般不针对淋巴结引流区照射。

眼眶横纹肌肉瘤常侵犯眼眶外组织，应根据 CT、MRI 等影像学检查结果设置照射野，剂量 50～65Gy。

泪腺及泪囊肿瘤常设置两交叉斜野，在充分包含病灶的同时保护对侧眼球，剂量 60～70Gy。

【并发症及处理】

放疗可导致眼睑、结膜、眼球各层组织（角膜、巩膜、葡萄膜和视网膜）以及眼附件（泪器、眼眶和眶周结构）的单一或合并损伤，预防和及时诊治十分重要。

白内障晶体对放射线极为敏感，8～10Gy 即可导致白内障的发生，挡铅可避免多数患者患白内障。脉络膜黑色素瘤的放疗对视力影响较大，无论是近距离还是远距离放疗，最终都会有约 10％的患者因白内障、青光眼、玻璃体积出血及放射性视网膜病变而失明。白内障摘除、人工晶体植入术是治疗白内障的有效方法。

角膜炎正常角膜的放疗耐受量较高，但如肿瘤已造成角膜损伤或溃疡时，则耐受剂量明显下降，此时放疗会加重角膜溃疡，以致造成角膜穿孔、眼炎，乃至失明，可考虑先摘除眼球后再放疗。

视网膜病视网膜可耐受高达 60Gy 的放疗剂量，但当肿瘤靠近视网膜黄斑区或中心凹时，视网膜有可能会受到损伤。视网膜病常见于近距离治疗后，可表现为闭塞性动脉内膜炎、视网膜微血管病。缺血性改变后继发新生血管形成，进而产生玻璃体积出血、视网膜剥离甚至新生血管性青光眼。治疗方法有视网膜激光光凝术、玻璃体内注射贝伐珠单抗等。

视神经病变开始仅表现为视力模糊，在数周到数月内视力下降逐渐加重，可伴有视野缺失、色觉障碍。发生时间多在放疗结束后 3 个月至 8 年不等，高峰时段在 1.5 年。如无有效干预，最终约 45%的患者视力完全丧失，另外 40%的患者视力<0.1。最好的方法是在视觉损伤症状出现时尽早实施高压氧治疗。

交感性眼炎是指一只眼受损后出现的双侧肉芽肿性葡萄膜炎，受伤眼称为诱发眼，未受伤眼称为交感眼，交感性眼炎为其总称，其发病主要与免疫因素有关。临床表现有不同程度的视力下降、眼痛、畏光、闪光感及飞蚊症。交感性眼炎的治疗主要是泼尼松 60～80mg/d，至少 3 个月。同时配合抗生素治疗，也可用曲安奈德玻璃体腔注射。诱发眼如视力已完全丧失应尽早摘除，如有恢复视力的可能则应积极保留双眼。放疗期间应注意保持眼球清洁。放疗导致的交感性眼炎发生率较低，在 Brour 等的研究中，4867 名脉络膜黑色素瘤患者接受外照射后仅 3 人发生交感性眼炎。

眼睑损伤可表现为倒睫、穿孔、眼睑外翻或内翻、睫毛和眉毛脱落后稀疏再生，眼睑失去对眼球的保护作用会引起其他并发症，如溢泪、感染、角膜损伤等。可酌情局部使用抗生素、人工泪液、软膏、泪点栓剂等缓解干眼症状。避免过度紫外线照射、使用刺激性清洗用品有预防作用。眼睑内外翻、鼻泪管堵塞及角膜溃疡或穿孔者，有可能要手术治疗。

泪腺损伤放疗可导致泪腺永久性失去分泌能力，进而产生干眼综合征或干性结膜角膜炎。与此相反，鼻泪管阻塞可引起溢泪。相关处理同上。

其他婴幼儿眼部放疗可能会影响眶部的发育而导致面部的不对称，需注意减少颧部的照射野重叠。

第十二章 头颈部肿瘤

头颈部肿瘤包括唇、口腔、口咽、下咽、鼻咽、喉(声门区、声门上区、声门下区)、鼻腔与鼻旁窦(筛窦与上颌窦)、涎腺、甲状腺等部位的肿瘤,它们合起来位居恶性肿瘤发病率的第六位。由于鼻咽癌及甲状腺癌在诊治上有其特殊性,因此分别另以一章介绍。

第一节 头颈部器官及淋巴结的解剖定位

头颈部器官组织的大体解剖学定位和淋巴结分区对肿瘤诊治十分重要。

颈部淋巴网络丰富,单侧约有150个淋巴结,60%以上的头颈部癌患者初诊时已出现颈部淋巴结转移。根据解剖学结构,颈部淋巴结可分为6个区。Ⅰ区包括颏下及颌下淋巴结;Ⅱ区指颈内静脉淋巴结上组,起自颅底至舌骨水平,前界为胸骨舌骨肌侧缘,后界为胸锁乳突肌后缘。Ⅲ区指颈内静脉淋巴结中组,起自舌骨水平面至肩胛舌骨肌与颈内静脉交叉处,前后界同Ⅱ区;Ⅳ区指颈内静脉淋巴结下组,起自肩胛舌骨肌与颈内静脉交叉处至锁骨上,前后界同Ⅱ区;Ⅴ区指颈后三角淋巴结,包括锁骨上淋巴结,前界为胸锁乳突肌后缘,后界为斜方肌,下界为锁骨;Ⅵ区指颈前隙淋巴结,亦称内脏周围淋巴结,包括咽后淋巴结、甲状腺周围淋巴结、环甲膜淋巴结及气管周围淋巴结。两侧界为颈总动脉,上界为舌骨,下界为胸骨上窝。

第二节 分期

【T分期】

在本章所述的头颈部肿瘤中,各期的定义完全一致,但T分期因肿瘤部位不同而有差别(表12-1、表12-2、表12-3)。

表12-1 唇部、口腔及口咽部肿瘤的T分期

定义	唇癌与口腔肿瘤	口咽癌	下咽癌
Tx	原发灶无法评估	原发灶无法评估	原发灶无法评估
T0	未发现原发肿瘤	未发现原发肿瘤	未发现原发肿瘤
Tis	原位癌	原位癌	原位癌
T1	肿瘤最大直径≤2cm	肿瘤最大直径≤2cm	肿瘤最大直径≤2cm,且限于下咽一个解剖亚区

（续表）

定义	唇癌与口腔肿瘤	口咽癌	下咽癌
T2	4cm≥肿瘤最大直径>2cm	4cm≥肿瘤最大直径>2cm	肿瘤侵犯1个以上下咽解剖亚区或肿瘤最大直径>2cm，但≤4cm。没有半喉固定
T3	肿瘤最大直径>4cm	肿瘤最大直径>4cm，或侵犯会咽的舌面	肿瘤最大直径>4cm，或伴有半喉固定或侵犯食管
T4a	（唇）肿瘤侵透骨皮质，侵及下齿槽神经、口底、面部皮肤（颏或鼻） （口腔）肿瘤侵透骨皮质，侵及非固有舌肌深层（颏舌肌、舌骨舌肌、腭舌肌、茎突舌骨肌）、上颌窦或面部皮肤	肿瘤侵犯喉、舌肌深层、翼内肌、硬腭或下颌骨	肿瘤侵犯甲状软骨/环状软骨、舌骨、甲状腺、食管或中心区软组织（中心区软组织包括喉前带状肌和皮下脂肪）
T4b	（唇及口腔）肿瘤侵及咀嚼肌间隙、翼板，或颅底和/或颈内动脉	肿瘤侵及翼外肌、翼板、鼻咽侧壁或颅底和/或包裹颈总动脉	肿瘤侵及椎前筋膜、颈总动脉或纵隔组织

表12-2　喉癌（声门上型、声门型、声门下型）的T分期

定义	声门上型	声门型	声门下型
Tx	原发灶无法评估	原发灶无法评估	原发灶无法评估
T0	未发现原发肿瘤	未发现原发肿瘤	未发现原发肿瘤
Tis	原位癌	原位癌	原位癌
T1	肿瘤限于声门上一个亚区，声带活动正常	肿瘤侵犯声带（可以侵及前联合或后联合），声带活动正常 T1a 肿瘤限于一侧声带 T1b 肿瘤侵犯两侧声带	肿瘤限于声门下
T2	肿瘤侵犯声门上一个亚区以上，侵犯声门或侵犯声门上区以外（如舌根黏膜、会厌谷、梨状窝内壁黏膜），无喉固定	肿瘤侵犯声门上或声门下和/或声带活动受限	肿瘤侵及声带，声带活动正常或受限

（续表）

定义	声门上型	声门型	声门下型
T3	肿瘤限于喉内，声带固定和/或下列部位受侵：环后区、会厌前间隙、声门旁间隙和/或伴有甲状软骨局灶破坏（如：内板）	肿瘤局限于喉内，声带固定和/或侵犯声门旁间隙，和/或伴有甲状软骨局灶破坏（如：内板）	肿瘤限于喉内，声带固定
T4a	肿瘤侵透甲状软骨板或侵及喉外组织（如：气管、包括舌外肌在内的颈部软组织、带状肌、甲状腺、食管）	肿瘤侵透甲状软骨板或侵及喉外组织（如：气管、包括舌外肌在内的颈部软组织、带状肌、甲状腺、食管）	肿瘤侵透环状软骨或甲状软骨板，和/或侵及喉外组织（如：气管、包括舌外肌在内的颈部软组织、带状肌、甲状腺、食管）
T4b	肿瘤侵及椎前间隙，包裹颈总动脉，或侵及纵隔结构	肿瘤侵及椎前间隙，侵及纵隔结构，或包裹颈总动脉	肿瘤侵及椎前间隙，侵及纵隔结构，或包裹颈总动脉

表 12-3　上颌窦、鼻腔及筛窦、大涎腺肿瘤的 T 分期

定义	上颌窦癌	鼻腔及筛窦癌	大涎腺癌
Tx	原发灶无法评估	原发灶无法评估	原发灶无法评估
T0	未发现原发肿瘤	未发现原发肿瘤	未发现原发肿瘤
Tis	原位癌	原位癌	原位癌
T1	肿瘤局限于鼻窦黏膜，骨质没有侵蚀或破坏	肿瘤局限于鼻腔或筛窦一个亚区，有或无骨质侵蚀	肿瘤最大直径≤2cm，无腺体外侵犯*
T2	肿瘤侵蚀或破坏骨组织，包括硬腭和/或中鼻道；上颌窦后壁、翼板无破坏	肿瘤侵及鼻腔筛窦复合体内的另一个相邻区域，伴或不伴有骨质侵蚀	肿瘤最大直径＞2cm，但≤4cm，无腺体外侵犯
T3	肿瘤侵及上颌窦后壁、皮下组织、眶底或内侧壁、翼腭窝、筛窦	肿瘤侵及以下组织：眶底或眶内侧壁、上颌窦、腭、筛板	肿瘤最大直径＞4cm，或伴有腺体外侵犯
T4a	肿瘤侵犯眶内容物前部、颊部皮肤、翼板、颞下窝、筛板、蝶窦或额窦	肿瘤侵犯眶内容物前部、鼻部皮肤或颊部，或前颅窝局限受侵，或侵及翼板、蝶窦或额窦	肿瘤侵及皮肤、下颌骨、耳道或面神经
T4b	肿瘤侵及以下任何结构：眶尖、硬脑膜、脑组织、中颅窝、上颌神经以外的其他脑神经、鼻咽、斜坡	肿瘤侵及以下任何结构：眶尖、硬脑膜、脑组织、中颅窝、上颌神经以外的其他脑神经、鼻咽、斜坡	肿瘤侵及颅底、翼板或包裹颈总动脉

注：腺体外侵犯指临床或肉眼可见肿瘤侵及腺体外组织，如果仅仅是显微镜下可见腺体外侵犯，分期时不计入腺体外侵犯。

2010年第7版AJcc TNM分期与上一版(2002年)相比,头颈部肿瘤分期没有重大变化,但强调了影像学检查如MRI与CT对于分期的重要性,见第四章。

【N分期】

适合于所有头颈部肿瘤。

Nl:同侧单个淋巴结转移,最大直径≤3cm

N2:同侧单个淋巴结转移,3cm<最大直径≤6cm;同侧多个淋巴结转移,最大径≤6cm;双侧或对侧淋巴结转移,最大直径≤6cm

N2a:同侧单个淋巴结转移,3cm<最大直径≤6cm

N2b:同侧多个淋巴结转移,最大直径≤6cm

N2c:双侧或对侧淋巴结转移,最大直径≤6cm

N3:淋巴结最大直径>6cm

【M分期】

适合于所有头颈部肿瘤。

M1:有远处转移

表12-4　头颈部肿瘤TNM分期

期别	T	N	M
0	Tis	N0	M0
Ⅰ	T1	N0	M0
Ⅱ	T2	N0	M0
Ⅲ	T3	N0	M0
	T1～3	N1	M0
ⅣA	T1～3	N2	M0
	T4a	N0～2	M0
ⅣB	任何T	N3	M0
	T4b	任何N	M0
ⅣC	任何T	任何N	M1

第三节　诊断

【临床表现及体检】

头颈部有许多器官,不同部位的肿瘤临床表现自然相异,但大致可归纳为:①口腔溃疡,黏膜白斑、斑块,特别是治疗2周后无效或反复出现;②唇、口腔内或咽喉部肿物;③咀嚼或吞咽疼痛;④不明原因的鼻塞或鼻出血;⑤颈部或颌部肿物;⑥声嘶或声音改变;⑦耳痛;⑧伸舌受限;⑨面部或颌部疼痛。头颈部肿瘤早期常无明显表现,诊断时大多已发展至中晚期。

除了系统的体格检查外，口腔检查应包括口腔内黏膜、口底、舌、扁桃体区、颊黏膜、牙龈以及咽后壁，同时注意牙齿是否松动、舌的活动度、张口困难情况，应对包括舌根和会厌在内的口腔和口咽各部位进行触诊。对原发肿瘤位于口腔前部的患者，使用间接喉镜检查法。若原发肿瘤位于口咽、下咽或喉部可使用直接喉镜检查，鼻腔前部检查可使用鼻腔镜，鼻咽部检查可借助于间接鼻咽镜。检查时应注意组织是否对称、黏膜是否光滑及其他异常发现。如有肿瘤病灶应明确肿瘤原发部位、邻近组织有无侵犯和病变的总体范围。还应检查颈部淋巴结情况，如果淋巴结明显增大，应测量病变范围以便临床分期。

【影像学检查】

包括头颈部 CT 和 MRI，以确定病变的范围。MRI 评估头颈部肿瘤侵犯咽旁间隙、颅底、颅内、蝶窦和咽后淋巴结转移优于 CT，主要问题是各地各单位检查方法很不一致，在一定程度上影响了其准确性。体积大、T4 或伴有淋巴结明显受累的患者应行胸部 CT，甚至骨扫描来筛查有无远处转移。

在头颈部肿瘤，PET-CT 主要用于：①引导对高代谢部位的活检，提高检出率；②原发灶不明颈部淋巴结转移的进一步检查；③复发的鉴别诊断；④放疗野优化。要注意的是，头颈部和口腔口咽的肌肉运动会造成高信号伪影，影响 PET-CT 的准确性。

口腔、唇、口咽部的肿瘤必要时可行口腔全景 X 线检查评估病灶。

【病理检查】

除涎腺及甲状腺外，头颈部恶性肿瘤 90% 是鳞状细胞癌，偶尔可有腺癌、未分化癌、黑色素瘤、淋巴瘤和肉瘤等。

第四节　治疗

头颈部肿瘤分属于不同的学科，术式各有不同，但放疗、药物治疗所遵循的原则相近。头颈部肿瘤尤其需要在提高治愈率的同时最大限度地保全患者的生理功能和容貌。早期病变（Tis～T1N0，部分 T2N0）：以手术和/或放疗为主；局部晚期病变（任何 T，N1～3M0；T3～4N0M0）：单纯手术难以根治，而且对患者的功能和容貌的影响很大，故以放化疗为主；T4b，任何 N，或不可切除的淋巴结病灶：如患者体力状态评分（PS）0～1 可予以同步放化疗，如 ECOG 评分≤2，可予以根治性放疗±同步化疗；如 ECOG 评分＞3，则酌情根治或姑息性放疗，或最佳支持治疗。

一、手术

所有头颈部肿瘤患者在治疗前都要核对活检标本是否足够，根据影像学资料确定病变累及的范围，排除其他同时存在的原发肿瘤，评估患者的功能状况。对于按计划进行手术治疗的患者，应制订完整的手术方案以及重建计划，以切除所有大体肿瘤，切缘应争取距离肿瘤 2cm。如果初步治疗是非根治性的，需评价施行挽救性手术治疗的可能性。此外要制定监测计划，包括充分的口腔、营养、健康行为、其他能够帮助全面康复的评价与干预措施。

有以下情况之一者，肿瘤即不可切除：明显累及翼腭窝，由于肿瘤侵犯翼状肌而产生严重的牙关紧闭症；肿瘤范围广，侵犯到颅底；直接侵犯到鼻咽上部或向深面侵犯到咽鼓管和鼻咽侧壁；疑似侵犯或包绕颈总动脉或颈内动脉；颈部病变累及表皮；直接侵犯到纵隔结构、椎前筋膜或者颈椎。

淋巴结清扫在头颈部肿瘤中有特别的意义，常用的术式有根治性颈清扫术、改良颈清扫术、颈择区清扫术、颈扩大清扫术。

【根治性颈清扫术】

系 Crile(1906 年)提出，手术切除范围包括副神经、颈内静脉和胸锁乳突肌在内的颈部Ⅰ区至Ⅴ区的所有颈淋巴结。

【改良颈清扫术】

在彻底切除颈淋巴结的前提下，保存胸锁乳突肌、颈内静脉及副神经，以尽量减少对患者的功能损害，目前这种手术已广泛应用于临床。

【颈扩大清扫术】

切除范围超出根治性颈清扫术的范围，包括咽旁及上纵隔气管旁淋巴结及颈部结构组织的切除。

【颈择区清扫术】

只清扫淋巴结转移率较高的那一区或邻近几个区的转移淋巴结。有人认为颈择区淋巴结清扫术和根治性颈清扫术的疗效相近，但由于回顾性分析可能存在病例选择偏倚，即给予颈择区清扫治疗的病例复发风险可能本身就较低，颈择区清扫术与根治性颈清扫术的随机对照研究很少，故仍有学者质疑其疗效。

二、放疗

【根治性放疗】

对早期病变，放疗和手术都有效，并能达到相似的治愈率。具体施行需考虑美容及功能恢复、生活质量、完成治疗的速度、治疗并发症及后遗症、患者依从性、第二原发癌的危险、复发后挽救治疗的可行性等。Nl 患者放疗后达到完全缓解者可进行观察，放疗后头颈部有病变残留的患者应考虑颈淋巴结清扫术。根治性同步化放疗较单一放疗，可提高无法手术切除的局部晚期头颈部鳞癌的局部控制率。

【术前或术后放疗】

术前或术后放疗均可提高中、晚期头颈部鳞癌的局部控制率与存活率，但因术前放疗可能增加手术并发症，一般限于因颈淋巴结固定而无法直接手术者。术后放疗的指征包括：包膜外受侵和/或手术切缘阳性；多个淋巴结转移；血管/淋巴管/神经周围受侵犯及 T3、T4 的患者。以顺铂为基础术后同步化放疗较单一放疗可降低局部晚期头颈部鳞癌患者局部复发率，并能提高 10 年无进展生存率和总生存率，已成为局部晚期头颈部鳞癌(不包括喉、咽部鳞癌)的标准治疗模式。

【再程放疗】

由于受到正常组织放射损伤的限制，头颈部肿瘤放疗后局部复发的再程放疗应该慎行，要考虑的因素有：①首次放疗与再程放疗的间隔时间；②复发肿瘤的部位与范围；③敏感器官的耐受剂量;④患者的全身情况;⑤有无远处转移。为了减少对正常组织的照射,可以应用三维适形放疗或调强放疗,以最大限度地减少正常组织的损伤。

【姑息性放疗】

姑息性放疗可在一定程度上缓解肿瘤压迫、阻塞引起的相关症状与体征,可以酌情考虑。

【粒子植入放疗】

对于淋巴结阴性的早期口腔颌面部恶性肿瘤患者,预防性颈淋巴结清扫术加放射性粒子植入,可有效减少复发和淋巴结转移。对于T4期口腔及口咽部鳞状细胞癌患者,在进行放化疗后,再行局部放射性粒子植入是一种适宜的选择,特别是对于那些放化疗反应较差的患者来说,粒子植入对于局部控制能起到很好的作用。

三、化疗

【诱导化疗】

临界可切除肿瘤(T3～4a或N2～3)可行诱导化疗后序贯放疗或手术治疗。

【辅助化疗】

适应证包括低分化或未分化鳞癌、腺癌、分化差的肉瘤术后或放疗后;切缘阳性或肿瘤周围切除不足,2个或2个以上区域淋巴结转移,包膜外浸润。

【同步化放疗】

对于可切除的喉及下咽癌,同步化放疗可作为保护喉功能的标准治疗方式,而对不能切除的喉及下咽癌,予以同步化放疗可改善局部控制率和总生存率。同步放化疗的效果优于单纯放疗或化疗,但有可能增加急性毒副反应的发生率和严重程度。

【姑息性化疗】

姑息性化疗是无法手术或再程放疗的复发性或转移性头颈部肿瘤的标准治疗手段。然而,与最佳支持治疗相比化疗是否能提高该群患者的存活率尚未明确。

化疗方案可以酌情选择单药化疗或联合化疗。单药包括博莱霉素、顺铂、氟尿嘧啶、卡铂、异环磷酰胺、紫杉醇、多西紫杉醇等,有效率为15%～50%,中位缓解期3～5个月,中位生存期6个月。

【联合化疗】

最常用的含铂联合化疗方案为顺铂联合氟尿嘧啶,中位生存期6～9个月。顺铂可用卡铂替代,但氟尿嘧啶联合顺铂与联合卡铂相比,前者有效率为32%,而后者为21%。2005年ECOG 1935Ⅲ期随机对照研究比较了顺铂联合紫杉醇与顺铂联合氟尿嘧啶方案疗效,两种方案在中位生存期、1年生存率、有效率方面无明显差异。

常用的化疗方案如下:

(1)多西紫杉醇单药:100mg/m²,d1,每3周重复。

(2)顺铂单药:100mg/m²,d1,每3周重复。

(3)紫杉醇单药:135～175mg/m²,d1,每3周重复。

(4)NP方案:长春瑞滨,25mg/m²,d1;顺铂,80mg/m²,d1。每3周重复。

(5)PFL方案:顺铂,100mg/m²,d1;氟尿嘧啶,600～1000mg/(m²·d),持续静滴,d1～5;亚叶酸钙,50mg/m²,口服,d1～5。每3周重复。

(6)PF 方案：顺铂，100mg/m²，d1；氟尿嘧啶，1g/(m²·d)，持续 96 小时静滴。每 3 周重复。

(7)TIC 方案：紫杉醇，175mg/m²，d1；异环磷酰胺，1000mg/m²，d1～3；美司钠，600mg/m²，d1～3；卡铂，AUC=6，d1。每 3～4 周重复。

(8)TIP 方案：紫杉醇，175mg/m²，d1；异环磷酰胺，1000mg/m²，d1～3；美司钠，600mg/m²，d1～3；顺铂，60mg/m²，d1。每 3～4 周重复。

(9)卡铂+氟尿嘧啶：卡铂，300～400mg/m²，d1；氟尿嘧啶，1g/(m²·d)，持续 96 小时静滴。每 3 周重复。

(10)紫杉醇+卡铂：紫杉醇，175mg/m²，d1；卡铂，AUC=6，d1。每 3 周重复。

(11)紫杉醇+顺铂：紫杉醇，175mg/m²，d1；顺铂，75mg/m²，d1。每 3 周重复。

四、新靶点药物

西妥昔单抗是人、鼠嵌合型抗 EGFR 单克隆抗体，可与自然配体竞争受体结合位点，阻断表皮生长因子与生长因子受体结合，从而抑制配体诱导的酪氨酸激酶活化，抑制细胞增殖。Bonner 等报道放疗联合西妥昔单抗治疗局部晚期头颈部鳞癌，与单纯放疗组相比，联合西妥昔单抗治疗显著延长了中位局部控制时间(24.4 月 vs 14.9 月)和总生存期(49.0 月 vs 29.3 月)。西妥昔单抗的用法是首次剂量 400mg/m²，静滴，放疗前 1 周开始，以后 250mg/m²，每周重复治疗，直到放疗结束。由于该试验的阳性结果，2006 年 FDA 批准西妥昔单抗联合放疗治疗手术不能切除的局部晚期头颈部鳞癌。西妥昔单抗联合顺铂治疗铂类不敏感复发或转移头颈部癌，有 12%～14%的肿瘤缓解率。但有研究认为：西妥昔单抗联合化疗或化放疗未能延长局部晚期头颈部癌患者的生存期，也未带来无病生存期的延长。

第十三章　烧伤创面处理

烧伤创面处理是指采用各种手术或非手术方式创造适宜创面愈合的环境，达到尽快封闭创面，完成再上皮化的目的。它贯穿于烧伤治疗的始终，是烧伤治疗的关键环节。合理、有效的创面处理不但有利于烧伤创面的良好修复，而且对患者内环境稳定和病情的发展、转归及预后有重要作用。浅度创面可通过创面换药等治疗而愈合，而深度创面则常需要手术修复。根据创面的深浅、感染与否、愈合时期、分泌物多少等不同情况选择适当的处理方式有助于缩短创面愈合时间，提高创面愈合质量。

烧伤创面的处理原则：①浅度创面要防止和减轻感染，保存残存的上皮组织，为再上皮化提供一个适宜的愈合环境。②深度创面应尽早去除创面坏死组织并予以覆盖，使创面永久闭合，深度烧伤创面修复过程中裸露的新生肉芽组织应适时覆盖。③烧伤创面的处理必须考虑修复后的功能康复。浅度烧伤创面应用非手术方法治疗，而深度烧伤创面的处理则以手术为主。

第一节　烧伤创面的非手术处理

一、冷疗

烧伤创面的冷疗法(cryotherapy)自古就有，公元1世纪已有人提出冷疗止痛。所谓冷疗，是指置烧伤部位于相对低温的环境中，使烧伤局部因冷却而达到治疗目的。冷疗的作用有：①迅速降低局部温度，减轻疼痛；②减少创面余热对尚有活力组织的继续损伤，防止创面进一步加深；③降低创面的组织代谢，使局部血管收缩，渗出减少，从而减轻创面的水肿程度；④使创面组织的肥大细胞数目减少并趋于稳定，抑制组胺的释放以及前列腺素和凝栓质的产生，灭活激肽系统，维持血管的正常通透性，进而改善烧伤后的全身病理生理变化。因此，在烧伤的急救中应特别强调冷疗的重要性。

烧伤后立即用冷水冲洗伤处是最有效的自我冷疗措施，能迅速降低烧伤部位温度。通常水温为10～20℃，温度不宜过低。国外有研究指出，烫伤后用低于4℃的冷水直接冷疗的患儿，创面愈合后瘢痕增生严重。进一步的实验证实，用0℃的冰水冷疗10min可加深烫伤创面，提示冷疗时温度过低对创面愈合不利。尽量避免使用冰块或冰袋，以防止创面损害进一步加重。四肢被烧伤后，用冷水冲洗或浸泡均可；头面、躯干部不适合冷水长时间冲洗，可用冷敷的办法。冷疗以小面积Ⅱ度烧伤为主，以不超过20%TBSA为度。对于Ⅲ度烧伤，尤其是大面积Ⅲ度烧伤，则不宜进行冷疗。开始冷疗的时间愈早愈好，伤后6h之内均可，疗程一般为1～3h，不少于30min。有实验结果表明，烫伤后即刻冷疗效果最好，10～20min后才开始冷疗的效果次之，30min后延迟实施冷疗的效果与非冷疗组比较，差异无显著性意义。在寒冷的环境中进行冷疗时应注意患者保暖和防冻。

二、早期清创

烧伤创面早期清创是指对烧伤创面及其周围的健康皮肤进行清洁处理，以减轻创面污染，有利于创面愈合。其目的是去除异物、清洁创面、防止污染，根据伤情轻重、创面深浅给予恰当的处理。

(一)清创时机

烧伤创面清创应选择适当的时机进行。一般应在患者全身情况良好，无休克或休克已控制后实施。对于中小面积烧伤无休克或合并伤者，入院后即可行清创处理；对于休克的较大面积烧伤的伤员，应待休克控制后再进行清创；对于合并伤的伤员，应对合并伤进行恰当处理后再行清创；对于大面积烧伤发生严重休克的伤员，应先积极抗休克治疗，待血压、脉搏等生命体征好转后还应观察一段时间，如果急于清创，则有再度陷入严重休克的可能。只顾清创而不注意休克，势必会加重休克，降低伤员抵抗力，不仅不能达到清创后减轻感染的目的，反而对抗感染带来不利。

(二)清创方法

1.清创方法的选择

目前多主张应用“简单”清创法，是指采用冲洗的方法清洁创面及其周围正常皮肤，浅度创面疱皮除污染严重的外一般不予清除，不强求也不可能做到创面无菌。完整的水疱皮对创面有良好的保护作用：①大大减少水分蒸发；②减轻疼痛；③不会因干燥使创面加深；④保护创面不易被污染，减少了细菌感染的机会；⑤促进创面愈合。第三军医大学曾对“简单”清创和“彻底”清创做过比较，经对临床病例的转归进行分析后发现，“彻底”清创不但不能降低烧伤患者脓毒症的发生率和病死率，反而可导致其升高。其可能原因为，“彻底”清创是对患者的又一次“打击”，可加重休克和内环境紊乱，导致机体抵抗力下降。另外，清创本身的机械刺激可加重创面损伤，使创面加深。

2.“简单”清创法

(1)清创前或实施过程中，视病情需要给予镇痛、镇静药物。常用盐酸哌替啶(度冷丁)50～75mg，肌内或皮下注射；吗啡5～15mg，皮下注射。疑有颅脑外伤、吸入性损伤者，以及小儿和老年病人不宜使用。

(2)去除已污染的衣物和敷料，剃去烧伤部位及邻近皮肤的毛发。除小面积烧伤外，一般不用机械刷洗，避免加重局部损伤和促进休克或感染的发生、发展。

(3)污染轻的创面可用0.1%苯扎溴铵或0.05%氯己定溶液轻拭创面，再用清洁水或外用等渗盐水冲洗。污染较重的创面，先用无菌纱布或棉球蘸肥皂水擦洗，再用清洁水或外用等渗盐水冲洗，然后用0.1%苯扎溴铵或0.05%氯己定溶液轻拭创面。也有人报道用0.05%诺氧沙星(艾利克)清创取得了较好的效果。

(4)浅Ⅱ度创面的腐皮应尽量予以保留，直径小于2cm的水疱可不做处理，待其自行吸收(化学烧伤除外)，较大水疱可用空针或剪刀在水疱低位处抽液或剪破引流。深度烧伤之水疱或腐皮应予清除，因为它可影响水分蒸发，痂皮不易干燥而导致创面过早溶痂、感染。

(5)清创后的创面，用无菌纱布将创面水分蘸干，根据烧伤部位、面积、深度及环境温度选择包扎、半暴露和暴露疗法。

三、包扎疗法

包扎疗法是指用消毒的敷料包扎创面，使创面与外界隔离。包扎疗法的作用有：①防止外界气流对创面的刺激，吸收引流创面渗液，适当的包扎还可以起到一定的制动作用；②闭合性敷料除了可减少创面热量丢失和寒冷对创面的刺激外，还可减少创面的水分蒸发；③使创面不受外界细菌污染，避免患者活动时损伤创面，同时还有减轻疼痛的作用；④使创面保持湿润，为再上皮化提供一个适宜的愈合环境。

1.方法内层敷料

采用单层引流良好的油质纱布（如凡士林或液状石蜡纱布）、生物合成敷料、人工皮、异体（种）皮等。内层敷料应与创面紧贴，不形成无效腔，以免引流不畅、积液。理想的内层敷料应有引流良好、不与创面粘连、保温、保湿、促进创面愈合等作用，但很难达到这一要求。解放军总医院第一附属医院采用选择性脱细胞猪皮覆盖深Ⅱ度烧伤创面，因其保留了表皮，可减少水分蒸发和热量丢失，对真皮基质进行脱细胞处理后又可减轻免疫排斥反应，因此取得了较好的治疗效果。

外层敷料采用吸水性良好的脱脂纱布、棉垫或各种一次性烧伤敷料，但禁用油纸、塑料等不透气材料，因易致创面浸渍而感染。各层敷料需平整，最后用绷带适当加压包扎，压力应均匀适度，使敷料与创面紧密接触，以免形成无效腔，妨碍引流。包扎太松，敷料容易脱落；包扎太紧，可引起肢体血液循环障碍，甚至造成肢体坏死。包扎时应由远端向近端缠绕绷带，即使远端没有烧伤，亦应一并包扎，以免近端加压包扎后肢体远端因静脉回流障碍而肿胀。

敷料的厚度应根据创面渗出多少而决定。渗出期创面敷料厚度应达3～5cm，回吸收期后创面渗出减少，创面敷料厚度可适当薄一些。偏深的深Ⅱ度和Ⅲ度创面渗液较少，厚度2～3cm即可。包扎范围应超过创缘3～5cm。

包扎时应注意把各关节保持在对抗挛缩的功能位。如颈或项部烧伤应采用伸直位；颈部仅屈侧烧伤，则应维持后仰位，必要时可用颈托；双髋关节外展；膝关节伸直或微屈；踝关节背屈；手指间、足趾间以纱布隔开防止粘连；腋下烧伤时上臂应外展；肘关节伸直或微屈，若上肢伸侧深度烧伤为主则保持肘关节屈曲位；腕关节应略背屈，若只是腕背深度烧伤，则腕稍掌屈；手指应分别伸直位包扎，掌心放无菌绷带或纱布团，保持掌指关节屈曲、指间关节伸直，拇指外展，对掌位。

肢体包扎后应抬高以促进静脉与淋巴回流，减少体液渗出期组织肿胀。应定期翻身，使包扎的创面交替受压，以免包扎的创面长期受压后，妨碍局部蒸发，致使敷料易浸透，创面潮湿，容易招致感染。

2.更换敷料的时机

（1）包扎后应每日检查敷料，若为渗液部分浸透，可在局部加棉垫继续加压包扎；若浸湿范围广或被粪尿污染，则应去除全部外层敷料，保留内层敷料，重新用纱布和棉垫包扎。

（2）首次更换敷料的时间依不同情况而定。若创面污染较重，2d左右；较清洁的深Ⅱ度和Ⅲ度创面，3～5d；较清洁的浅Ⅱ度创面，1周左右。如处于热带潮湿地区，首次更换敷料时间可适当提前。内层敷料若干燥，保留一层纱布半暴露，待其自愈；需要早期切痂的创面，术前

1d 启视创面，进一步判定手术范围。

(3)包扎过程中若出现体温和白细胞升高、疼痛加重，或通过敷料可嗅到创面有臭味，排除其他因素确认系创面感染，则需立即更换敷料。以后可根据创面分泌物的多少决定下次换药时间。

四、暴露疗法

暴露疗法是将烧伤创面暴露于清洁、干热的空气中，不用敷料覆盖或包扎，使创面的渗液及坏死组织干燥成痂，以达到暂时保护创面的目的。

1.适应证暴露疗法适用于以下情况：

①大面积深度烧伤切(削)痂前；②头面、颈、躯干、会阴、臀部等部位烧伤，不容易包扎，即使包扎后也易松动或被分泌物、排泄物污染；③天气炎热，尤其在湿热环境中，可根据创面情况适当采用；④成批烧伤或战时，敷料一时供应不足时。

1962 年，伦敦大学的 Winter 在《Nature》杂志上发表论文，论证了湿润环境对创面愈合的作用。他们发现，当创面暴露在空气中时，表皮在脱水的纤维组织下迁移；而创面用聚乙烯膜封闭保持湿润时，表皮在真皮上迁移。在湿润环境下创面再上皮化率较干燥环境增加 50%。在人体试验中也观察到相似的情况。在暴露环境中愈合的创面质量差，愈合的深Ⅱ度烧伤创面表皮层薄，表皮与真皮间连接界限不清，表皮层下水肿；而覆盖敷料的创面愈合后表皮层厚，表皮与真皮间连接的界限轮廓清楚，胶原排列良好。另外，创面暴露形成的干痂也难以避免创面细菌感染。深度烧伤创面由于坏死组织多，坏死组织中又没有血运，人体的免疫防御机制不能发挥作用，而且坏死组织是细菌良好的培养基，因此痂下感染很难避免。浅度烧伤创面虽可痂下愈合，但创面暴露在干燥的环境中，真皮脱水使毛细血管与小血管易栓塞，创面损害继发加深，不利于创面愈合。鉴于暴露疗法的诸多缺点与不足，目前多数学者主张缩小暴露疗法的适应证范围。原来不适宜包扎的部位，如颜面、会阴等部位，可考虑使用方便、固定牢靠的各种新型敷料。浅度创面一般不主张采用暴露疗法，肉芽创面是暴露疗法的绝对禁忌。

2.方法创面

直接暴露在温暖、干燥、清洁的空气中，不覆盖任何敷料。创面需充分暴露，肢体应适当制动，防止因关节过度活动而致已形成的干痂裂开。创面形成干痂过程中，可适当应用镇痛药，以减轻创面疼痛。

3.注意事项

(1)保持环境温暖干燥：室温维持在 28～32℃，相对湿度 40%左右。寒冷季节可以通过电暖气、烤炉、空调等升高室温；利用多排烤灯、远红外线加热器等既可烘烤创面，加速创面干燥，又可提高床周温度，减少冷感。南方地区湿热时间长，可利用除湿机促进室内空气干燥。

(2)保持房间清洁：注意房间消毒，防蝇、防蚊，减少人员流动，如果条件允许最好取消陪伴，探视人员可通过外走廊探视。也可设置空气净化机，使室内空气保持清洁。

(3)定时翻身：体循环稳定后，为防止创面受压时间过长，需定时翻身。背臀部烧伤者，应睡翻身床。至于翻身的时间，应视病人的具体情况而定，一般以每 2～4 小时翻身一次为宜。应注意的是初次睡翻身床的危重病人，应密切观察生命体征的变化，根据其适应情况逐渐延长睡翻身间隔时间。如果背部创面允许，后半夜最好让病人仰卧休息，适当延长翻身间隔时间。

(4)悬浮床的使用：悬浮床的优越性有：①身体各部位受力均匀，有漂浮感，无压疮发生；②

干燥的热气流促进创面干燥，结痂良好；③床体温度可调，恒温的高温环境有利于减轻烧伤病人高代谢反应；④有明显的杀灭细菌作用。其副作用是创面水分蒸发量增多.每日需额外补充水分 40.93±7.43ml/1%TBSA。

(5)防止痂下感染：每日检查创面，注意痂下有无感染现象，一旦发现痂下积脓，应立即引流，局部应用抗菌药物等。

(6)创面用药：①Ⅱ度创面涂成膜剂、成痂的中药制剂、磺胺嘧啶银糊剂、磺胺嘧啶锌糊剂、0.5%聚维酮碘(碘伏)等，以期减轻创面感染，利于创面愈合；②Ⅲ度创面涂 2%碘酊，碘酊可杀灭各种细菌和真菌，同时具有明显的脱水作用，促进焦痂干燥，保痂效果良好，以便有计划地进行切痂或脱痂植皮。

五、半暴露疗法

半暴露疗法是指清创后创面覆盖一层抗菌纱布或人工敷料，不用外敷料包扎。主要用于某些不便包扎的部位，如颈、肩、腋窝、腹股沟、会阴等处；早期无明显感染的创面；正处于上皮化阶段的深Ⅱ度创面和供皮区创面等。其优点有：①轻便，不需要大批敷料；②节省开支；④透气性能好；④容易观察创面变化；⑤换药方便，减少病人痛苦；⑥减轻医疗护理工作量。

1.方法

将涂有抗菌药物或其他外用药的纱布平整地紧贴于烧伤创面，不留空隙，不包扎。近年来有许多薄膜类制品贴敷创面，可以减少因暴露干燥而使创面加深，对保护创面有一定的积极作用，应用时要密切观察其是否具有透气性，以防膜下积液。

2.注意事项

(1)创面如果没有感染迹象，可不换药，浅度创面可再上皮化而自行愈合；如果出现感染，纱布下会积液、积脓，应定期剪小孔探查。感染创面要每日换药 1～2 次，若分泌物仍较多，则需浸泡或浸浴，创面清洁后改用包扎疗法。

(2)肉芽创面不宜长期采用半暴露疗法，应尽快手术植皮，封闭创面。

(3)纱布应与创面等大，即不能使创面裸露，也不宜超出创缘。以免与创面贴敷不牢而脱落，还可能浸渍软化周围皮肤和焦痂，引发毛囊炎或加重痂下感染。

六、湿敷

湿敷是一种机械性清除与引流创面脓液、脓痂、坏死组织的方法。多层湿纱布具有吸收稠厚脓性分泌物的性能，起到引流作用。这样，更换纱布时将吸附在纱布上的脓液、坏死组织等一并清除，达到清洁创面的目的。多用于脓液较多的创面和肉芽创面植皮前准备，加速创面清洁。有时也可加速脱痂，用于促进焦痂(痂皮)分离。如果在“蚕食脱痂”，或焦痂分离较完全，肉芽创面条件较好时，焦痂经剪除后，可采用“快速湿敷”后立即植皮。

常用的湿敷溶液为生理盐水，抗菌药物溶液可选用 0.1%苯扎溴铵(新洁尔灭)、0.05%氯己定、5%～10%磺胺米隆。对于肉芽组织水肿、脓性分泌物较多，坏死组织范围不大，高张盐水是最有效的方法之一，可试用 10%氯化钠溶液。

将吸水性能良好的粗孔纱布 3～6 层，浸透生理盐水或其他湿敷溶液，稍挤干，平铺于创面，绷带包紧、固定。不便包扎的部位可不包扎，但必须保证湿敷纱布紧贴于创面，不形成无效腔。根据创面感染程度和纱布吸附脓液的量，6～12h 更换敷料 1 次。

七、浸泡或浸浴

浸浴或浸泡是指将伤员身体的全部或一部分浸于温热盐水或药液中一定时间，是烧伤治疗的重要措施之一。将这种方法用于全身的称为“浸浴”，用于局部的称为“浸泡”。它的作用有：①清除、引流创面脓性分泌物及促进疏松的脓痂和坏死组织软化、分离；②减少创面细菌与毒素的量；③控制感染，促使烧伤后期残余小创面愈合；④减轻伤员换药时的疼痛，减少创面再损伤；⑤在温水中活动可减轻疼痛，促进血液循环，改善功能。

目前主要用于严重感染创面和烧伤后期残余创面的处理，作为清洁创面的一种方法。大面积烧伤早期在局部肉芽屏障未形成前不宜浸浴，因为此时焦痂尚未分离，应保持干燥完整，浸浴反而使其软化，可能导致创面感染扩散。伤员月经期、有严重心肺合并症及一般情况很差、有可能发生虚脱者，不能进行浸浴。

常用的浸浴液有 0. 01%氯已定溶液、0.01%硝酸银溶液、1%氯化钠溶液、0.02%核黄素银溶液。另外，凡具有创面清洁、消毒和灭菌的中药制剂，如复春散等，都可用于进行浸浴或浸泡。

全身浸浴后可有体温升高、心率加快、疲乏等全身反应，可能为浸浴加速毒素吸收引起。浸泡疗法存在的主要问题是浸泡器具不易消毒，可能成为交叉感染的来源，因此，要注意防护。

浸浴的方法：浸浴应用特制的烧伤浸浴缸，浴缸底部安装搅拌器或在浴缸两侧开数个喷水孔，使浴缸内液体产生涡流，有利于清洁创面，并对创面有轻度按摩作用。室温 28℃～30℃。根据创面情况选用浸浴液，将水温调整到 38℃～39℃，一般以高于体温 1℃为宜，水量以浸没躯干为准。浸浴前，应测体温、脉搏、呼吸，交代注意事项，并排便。浸浴中要注意观察病情变化。浸浴 10min 左右，待伤员已适应和敷料浸透后开始清理创面。浸浴中可口服糖盐水或继续补液。初次浸浴不宜超过 30min，以后逐渐延长，但也以 1～1.5h 为宜。出浴后迅速用干纱布吸干水分，注意保暖。浸浴次数及间隔时间根据创面及全身反应决定，可逐日或隔数日施行。浸浴过程中如出现心慌、呼吸增快、面色苍白、虚脱等，应立即终止浸浴。

浸泡的方法：浸泡适用于肢体，可选用桶、盆、缸等容器作为浸泡器具。浸泡时间、温度、浸泡液与浸浴相同。浸泡时可适当进行肢体活动，以利于功能恢复。

第二节　烧伤创面的手术处理

一、深度烧伤焦痂切开减张

(一)环形焦痂的危害

肢体和躯干环形深度烧伤时，坏死组织凝固变性形成一层硬如皮革的焦痂。因为没有弹性，环形焦痂对深部组织起着束缚的作用，限制了深层组织水肿向外扩展，使痂下压力逐渐增高，产生持续的压迫作用，影响创面局部及肢体远端的血液循环，易使间生态组织缺血坏死。肢体由于受环状焦痂的压迫静脉回流受阻，加重毛细血管的渗出，肿胀更加剧烈，形成恶性循环，最后动脉亦因机械压迫与反射性痉挛而受阻。如果压力继续增高还可引起筋膜间隔综合征。由于压迫深部的血管和神经组织，可导致一组或几组肌群缺血性坏死.甚至导致指(趾)端乃至整个肢体坏死，严重者还会引起肾功能衰竭。

颈部和躯干环形焦痂还会压迫气管和胸廓，影响呼吸，造成呼吸困难，甚至可能导致呼吸功能衰竭。另外，焦痂的坏死组织是细菌生长的良好培养基，水肿压力增大使坏死组织增多则更有利于细菌生长，再加上组织分解产生的毒素和细菌毒素吸收可导致中毒综合征，严重时还可导致脓毒症的发生。

(二)环形焦痂压迫的临床表现

(1)肢体疼痛进行性加重，与烧伤的程度不相符合，这是血液循环受阻的一个重要症状。

(2)肢体远端动脉(桡动脉、足背动脉)搏动消失，特别是原有的动脉搏动突然消失则更有意义。

(3)肢体远端肿胀、麻木或失去知觉、温度降低。周围神经的改变比动脉搏动更敏感，因此皮肤感觉减退或丧失是非常有价值的症状。

(4)焦痂下组织内压力超过 5.53kPa(40mmHg)。通过压力测定仪可动态监测组织压力，较为敏感和可靠。

(5)颈、胸部焦痂的病人发生非呼吸道梗阻所致的烦躁不安、谵妄、意识障碍等缺氧表现以及呼吸幅度减弱。

焦痂切开减张可缓解组织内部压力，改善血液循环；减轻气管和胸廓受压；增大胸廓活动度，改善缺氧状况。因此，我们主张对躯干和肢体的环形焦痂应尽早切开减张，愈早愈好。如果盲目等待和观察，则会延误时机，导致不可逆损害的发生。对于非环形焦痂，如果出现压迫症状，亦应切开减张。

一、削痂术

1970 年 Janzekovic 首先报道了采用削痂法去除烧伤创面坏死组织，她观察到深的供皮区创面可以通过复植自体薄皮片而愈合，因此将这一概念引用到了烧伤创面的处理。这是烧伤创面处理的一个巨大进步。目前该技术已广泛应用于深Ⅱ度烧伤和Ⅲ度偏浅烧伤创面的处理。与切痂相比，其优越性在于去除坏死组织的同时可最大限度地保留有活力组织，因而能较好地保留肢体轮廓，愈后外形饱满、有弹性、功能恢复较好。研究表明，早期削痂能加速创面愈合、减轻创面进行性加深、减少创面毒素吸收和感染、缩短患者住院时间、减轻愈后瘢痕增生和后期整复手术次数。

(一)手术时机

(1)轻、中度烧伤：对于火焰烧伤，如全身无特殊情况，可在伤后立即削痂；对于热液烫伤，尤其是小儿烫伤，目前国外有人认为不宜过早削痂，因为需增加输血量，且常需再次手术，因而延长住院时间。

(2)重度、特重度烧伤：传统观念主张在休克期过后，伤后 3～7d 实施，因为存在坏死组织界限不清、创面渗出多等弊端。1990 年国外一项包括 318 例烧伤面积＞30％TBSA 前瞻性临床试验表明，极早期(伤后 24h 内)削痂对病死率没有不良影响，也没有术中死亡发生，但却可减少术中出血量约一半。伤后 24h 内血管活性代谢产物，尤其是血管收缩药—血栓素(thromboxane)大量产生，可以限制出血。所以他们提出在伤后 24h 内行削痂术。另外，深Ⅱ

度烧伤创面进行性加深常发生于伤后48h内。因此，笔者认为如果休克已纠正，病人全身情况稳定，能耐受手术，也可在休克期削痂。一般休克期削痂的临床指标为：①成年人尿量80～100ml/h；②意识清醒；③口渴明显减轻，无恶心、呕吐；④成人心率120/min以下；⑤血红蛋白＜150g/L；⑥血细胞比容≤0.50。

(二)削痂部位及范围

(1)削痂面积主要取决于病人的全身情况、手术团队的技术力量、术中出血情况等。考虑到不易上止血带时削痂手术出血的情况，一次削痂的面积一般控制在15%～30%，避免因术中短时出血量较多，对病人产生不良影响。对易于控制出血的部位，也可适当增大削痂面积。笔者曾一次性削除四个肢体的痂皮。大面积深Ⅱ度烧伤的削痂可分次完成，连续两次削痂手术间隔一般为2～4d。

(2)除了会阴、面部、腋窝等凹凸不平的部位不易实施外，凡能用徒手切取薄皮片的部位都可进行削痂，尤以皮肤较厚部位如背、臀、四肢伸侧施行削痂术，易获较好的效果。部位选择一般是先肢体后躯干，因为肢体可在止血带下手术，出血少，也有利于功能恢复。

(三)手术前准备

1.详细询问

病史，完善各项术前检查，包括心、肺、肝、肾、脑等重要脏器的功能，休克是否纠正，可否耐受手术及麻醉。

2.全身准备

(1)维持机体内环境稳定：纠正水、电解质和酸碱失衡；纠正贫血和低蛋白血症；积极补充血容量，纠正休克；凝血酶原时间延长者需纠正，可输凝血酶原复合物、维生素K_1等。

(2)并发多脏器功能障碍的患者，应充分考虑手术对多脏器功能损害是否有利和患者对手术和麻醉的耐受情况。术中应重视脏器功能的监测和支持。

3.削痂的失血量

估计：肢体上止血带时，削痂备血量应略多于同等面积的切痂手术，即成人每削除1% TBSA创面需备血100ml以上；躯干和不能使用止血带的部位削痂时，成年人每削除1% TBSA创面需备血150ml以上。

4.预防感染：

手术削痂可能会导致创面感染扩散，因此术前24h应预防性应用抗生素，保持创面干燥。强调术中麻醉诱导期，即开始麻醉时，给予抗生素。做创面和血细菌培养＋药敏试验，选用有效抗生素。来不及做细菌培养时，可根据本病区细菌耐药情况选用敏感抗生素。对于大面积烧伤病人可选用广谱高效抗生素。

5.局部准备：

对于拟削痂的创面应予以妥善保护，一般多采用暴露疗法，可使创面干燥，避免感染和溶痂；制定手术方案，确定削痂的部位和面积；准备适宜的创面覆盖物，达到封闭创面的目的，否则创面裸露，易致创面感染和加深。

(四)削痂深度判断

削痂的目的在于彻底去除坏死组织的同时，最大限度地保留有活力的组织。正确判断削痂后创面有无坏死组织残留是削痂手术成功的前提，否则可导致手术失败或需二次手术削痂。

上止血带时，深Ⅱ度创面削痂后应呈瓷白色，组织致密、湿润、有光泽，肉眼看不到栓塞的血管网；松开止血带创面出现密布针尖样的出血点，表示已削至合适的层次。如果基底发暗、污秽、有小血管栓塞，松止血带后呈稀疏不均匀的出血点，说明坏死组织尚未完全削除，应予补削。但如果基底出现未烧伤的脂肪颗粒，则表示可能削痂过深。不上止血带的创面应削至创面有均匀密布针尖样出血点为止。也可以削除痂皮的内面是否有健康组织作为判断削痂深浅的一个标准。

对于不易判断深浅的创面也可用亚甲蓝染色法。将拟削痂创面术前 24h 用亚甲蓝包扎，因坏死组织无血液循环被染成蓝色后不被吸收，而健康组织由于血液循环好蓝色可被吸收，削痂时只需将染色组织削除即可。

中南大学湘雅医院近年来采用保留变性真皮削痂并移植自体中厚皮修复深Ⅱ度创面取得了较好的治疗效果。所谓变性真皮是指烧伤创面上的真皮虽然发生了组织细胞新陈代谢障碍，细胞功能降低，病理形态学呈玻璃样变性，待创面局部环境改善后有可逆性、能恢复正常形态和功能的那部分真皮。其实质是"间生态"组织。实验研究发现，保留的变性真皮病理检查为玻璃样变性，自体皮覆盖变性真皮创面后变性真皮形态、厚度同正常皮肤，生物力学接近正常皮肤；在环境条件允许的情况下成纤维细胞热损伤变性后功能与形态均能恢复到正常状态，且功能恢复要早于形态。临床也证实在变性真皮表面上覆盖自体皮，不但皮片成活良好，而且避免了破坏真皮与脂肪间的连接以及皮下的组织结构，创面愈合后能较好的恢复功能和外形。因此，对于深Ⅱ度创面削痂的深度仍有必要进一步探讨，尤其是对于功能部位可考虑保留部分变性真皮，以利于其外观和功能的恢复。

(五)削痂方法

应用辊轴取皮刀进行削痂，首先将取皮刀调节到合适的刻度，在助手的协助下，绷紧皮肤或痂皮，削除创面坏死组织。对于凹凸不平的部位可痂下注射生理盐水，以利于操作。不易判断深度时，可先试削，观察创面坏死组织厚度后再调节取皮刀刻度，争取将坏死组织一次削除干净。避免反复削痂，增加损伤和出血。在削痂的过程中，要边削边观察痂皮内面，随时变换取皮刀角度和力度，调节削痂深度，以达到既能完整削除坏死组织，又不损伤正常组织的目的。对于手背、足背、手指、足趾等皮肤较薄的部位，削痂时应由浅入深，直至有光泽的健康组织，避免削痂过深。

肢体削痂时应上止血带，以免出血过多。上臂上止血带应在上 1/3，避免扎在中 1/3 位置，以防损伤桡神经。应记录上止血带和松止血带的时间，不可超时，以免造成肢体不可逆损伤。削痂后，创面止血要彻底，结扎活跃的出血点，小的出血点可用电凝止血，以缩短手术时间。弥漫性渗血可用热盐水纱布垫或 0.005％肾上腺素盐水纱布压迫止血。

削痂后创面的覆盖依创面具体情况和供皮区大小而定。削痂后如创底残存上皮组织较多，预 左下肢深Ⅱ度烧伤削痂，异种(猪)皮＋自体微粒皮移植修复计在暂时性创面覆盖物保护下可再上皮化，可选用异体皮、选择性脱细胞猪皮及其他生物敷料覆盖创面。如削痂后残存上皮组织少，或已至脂肪层，需植自体皮片。可根据供皮区大小选用网状皮、点状植皮、自体皮异体皮相间移植或异体皮(或选择性去细胞猪皮)＋自体微粒皮移植覆盖创面。关节功能部位应尽可能选用自体大张中厚皮片移植，以保障愈合后功能和外观的恢复。如削痂面积大，或创面感染严重、渗血多，立即移植自体皮有可能失败，可用异体皮、选择性脱细胞异种(猪)皮或其他生物敷料暂时覆盖创面，48～72h 后更植自体皮片。削痂创面必须用适当的覆盖物覆盖，不宜裸露，因为大面积创面裸露可导致体液大量渗出、细菌侵入，增加了感染的机会。另外，创面裸露还可因感染、暴露干燥、血管栓塞等使创面加深，延长了病程，增加了患者痛苦和经济负担。

(六)削痂植皮失败的原因

常见削痂植皮失败的原因有以下几个方面。①坏死组织削除不干净，导致移植皮片不成活：主要为削痂的深度掌握不好和经验不足所致；②皮片下血肿：主要为术中止血不彻底、植皮后肢体活动等引起；③创面感染：主要与清创不彻底、未严格遵照无菌手术操作原则、围术期未采用高效敏感抗生素防治感染等有关；④皮片固定不良：术后皮片移位、无效腔形成导致皮片与创基贴合不佳；⑤严重脓毒症：机体状况较差，免疫力低下，防御感染的能力降低。

二、磨痂术

磨痂是指用磨痂工具，在烧伤创面上进行磨、擦，清除坏死组织，以针尖样出血或者组织泛红达到健康组织层为目的。它是利用器具在创面的往复运动或者旋转运动产生的剪切力或者摩擦力，将坏死组织去除，而切削痂是利用刀具的削割力或切割力将坏死组织去除。与切削痂相比，磨痂只是在物理作用形式上存在不同，其本质都是将烧伤创面坏死组织去除。1963 年 Orthioir 首先将磨痂术应用于烧伤创面的处理。国内 20 世纪 90 年代山东省立医院王德昌等最早对磨痂进行了系统描述，提出实施“早期磨痂术”处理深Ⅱ度创面的方法，即在伤后 48h 内用医用钢丝球对创面反复摩擦至针尖样出血或者组织泛红，然后创面以生物敷料或者凡士林油纱覆盖，无菌敷料包扎。解放军总医院第一附属医院采用钢丝刷磨痂治疗深Ⅱ度创面取得了较好的效果。另外，还有学者提出了电动磨痂的左上肢深Ⅱ度创面磨痂术方法。近年来磨痂术在深Ⅱ度创面处理中的作用受到了越来越广泛的重视。

实验研究和多年来的临床应用结果表明，磨痂术具有以下优点：①对正常组织损伤轻：与切削痂相比，磨痂可以更精确地去除坏死组织，更多地保留上皮组织和皮肤附属器；②减轻局部炎症反应：通过对大鼠烧伤模型研究发现，磨痂与削痂及非手术治疗比较，磨痂后组织内炎性细胞浸润较轻，IL-8 水平较低；③改善创面微循环：烧伤后组织内 Masson 染色显示磨痂后组织内小血管淤滞减轻，部分血栓再通，促进血管增生及使淤滞带组织转归为活性组织；④生长因子及其受体表达增加，有利于组织再生；⑤手术时间短，出血少；⑥缩短创面愈合时间，减少住院天数；⑦降低创面感染及并发症发生率；⑧减少瘢痕形成，提高创面愈合质量；⑨手术操作简便易行，尤其适用于创面凹凸不平，不易削痂的部位。

对于混合度烧伤创面或休克期后焦痂变硬，钢丝球磨痂不易实施，可考虑采用电动磨痂或不完全削痂后再磨痂。目前对磨痂的损伤机制和促进创面愈合的机制仍有待进一步探讨，对磨痂术标准化的操作流程和规范还有待确立，以便更好地选择手术时机和适应证。

四、切痂术

切痂是指将深度烧伤皮肤连同皮下脂肪一起切除的方法，通常于深筋膜浅层切除。对于部分特殊部位，如大腿内侧静脉走行部位，则需保留部分健康脂肪组织。该方法目前已广泛用于Ⅲ度烧伤创面的治疗。对于混合度烧伤，也可采用切痂、削痂相结合的方式进行。

(一)手术时机

(1)轻、中度烧伤如果病人一般情况好，无休克发生，可于伤后尽早施行。

(2)重度、特重度烧伤传统观念认为首次切痂时间一般为伤后3～5d，因为此期痂下组织细菌量较少(多数$<10^5$/g组织)；水肿未完全消退，解剖层次清楚，手术出血少；休克期已过，病情相对较平稳。解放军总医院第一附属医院在大量实验研究和临床实践的基础上提出在患者全身状况稳定、休克已控制的前提下，伤后48h内就开始施行切痂手术。两次手术的间隔视伤员手术后情况而定，一般为3d左右，也要结合自体皮来源的多少与移植后成活的情况全面考虑。总之，要尽早切除烧伤坏死的皮肤组织，尽快封闭创面。

(3)化学烧伤为了减少或防止某些毒性物质经创面吸收，防止中毒或减轻中毒的程度，应尽早进行切痂手术，愈早愈好。

(二)切痂的部位和范围

1.切痂部位的选择

通常是先四肢后躯干，可一次切除2个肢体或4个肢体的焦痂。如果人力充足、技术熟练、术中监护条件好，也可以考虑一次切除4个肢体和前侧躯干的焦痂。也有人主张先从躯干开始切痂，理由是：①早期切除时，皮下水肿未消，分界线较清楚，出血少；②可解除胸痂压迫对呼吸功能的影响；③躯干焦痂受压较多，如早期未切除，不如四肢焦痂易保持干燥。另外，应强调的是，对于切开减张和有感染倾向的创面应首先予以切痂。

2.每次切痂面积

一般在15%～30%，在监护条件良好的情况下，也可一次切除40%～50%，有时甚至一次手术切除4个肢体加一侧躯干，切除面积可达70%左右。

(三)术前准备

1.术前检查、全身准备、预防感染、局部准备同削痂术。

2.失血量

估计早期切痂，一般每切除1%TBSA焦痂，失血50～100ml。如果后期切痂或炎症反应明显的创面切痂，失血量会增加，可达100～150ml/1%TBSA或更多。上止血带切痂或采用电刀、激光刀切痂可减少创面出血，应根据具体情况估计失血量。

3.人员、物质准备

(1)大面积烧伤切痂手术需用的人力、物力较多，必须事先做好安排和准备，以免临时忙乱，延长手术时间。

(2)参加的人员可分成4组。切痂组负责切痂及植皮；麻醉组负责麻醉及病情观察，掌握输血、输液速度与量等；供皮组负责自体皮的切取与剪、植，以及生物敷料，如异体皮、选择性去细胞猪皮的拼缝、开洞或自体微粒皮、皮浆的制备等；巡回组负责物资供应，伤员手术中翻身等。上述人员的组织与分工，系指大面积烧伤切痂而言，可因伤员的情况，灵活安排人员数量。参与手术人员，虽有分工，但必须密切配合。应进行术前讨论，制定具体实施方案。并估计手术中可能发生的问题，制定预防及急救措施。

(3)应准备好足量的覆盖切痂后创面的生物敷料；供皮区术前应清洁并剃除毛发；至少应

建立两条静脉通道，一条供术中输液、输血，一条供麻醉给药。

(四)切痂方法

1.四肢切痂手术

在上止血带后进行，首选气囊止血带，肢体抬高10～15min即可上止血带。一般不予以驱血，尤其是延迟切痂、有感染的创面更不要驱血。上臂上止血带时应注意防止桡神经损伤。两个肢体同时切痂时，不能同时上止血带和松止血带，以免对体循环影响过大，造成血压骤然下降。先于肢体近端和远端各作环形切开，直达深筋膜平面。在两环形切开之间，作纵形切开。然后在深筋膜浅层，沿脂肪组织和深筋膜交界面用手术刀分离，分离时手术刀刃应略偏向脂肪层，以免损伤深筋膜，将焦痂连同皮下脂肪组织全部去除。应强调的是，上肢远端至少超过掌指关节，若患者病情稳定，手指的焦痂也可予以切除，大张自体皮移植，以保留手指功能。切痂过程中要注意找准深筋膜平面，不但分离容易、出血少，而且移植皮片易于成活。若伤后早期水肿尚未完全回吸收，在深筋膜平面浅层有一薄层水肿液，沿此水肿液平面分离更为容易。有的部位的皮下组织含深浅两层筋膜，如烧伤仅涉及浅筋膜以上组织，则可切痂至浅筋膜平面。对于主要浅静脉，如大隐静脉、小隐静脉、贵要静脉等表面要保留一薄层脂肪组织，以免损伤血管，但如果静脉已栓塞，则应一并切除。如怀疑有肌肉坏死，应切开深筋膜探查，将坏死肌肉切除。笔者主张深筋膜上有活力的脂肪层应予以保留，与切至深筋膜层相比，创面愈合后收缩率减小、触之柔软、外观丰满、有弹性，功能活动时肢体充血时间短、麻木感轻。切痂完成后，用热盐水纱布或肾上腺素盐水纱布敷盖创面，外用纱布垫和绷带加压包扎。抬高肢体，松止血带，5～10min后逐渐解开绷带，边松绷带，边检查创面并止血，止血彻底后用自体皮片或相应敷盖物封闭创面。也可采用先不松止血带，仅结扎肉眼可见的血管断端，直接用敷盖物封闭创面，加压包扎后再松止血带。此法不仅可缩短手术时间，且可显著减少松止血带后的出血，只要手术操作规范，就可避免因血肿造成术后植皮成活不佳的后果。

2.躯干切痂

胸部可沿胸骨正中部位作切口，背部沿棘突作切口，腹部因正中为腹直肌间腱膜，无肌肉组织，不易辨认深筋膜，可从肌肉部位做切口。从深筋膜浅层分离并切除焦痂与肢体切痂相同。但应注意躯干部位穿支动脉多，切痂时出血较多，在术前充分备血的同时术中应彻底止血。对于年轻的女性患者要注意保持术后胸部外形，切痂时应尽可能地保留乳房组织。但由于乳腺部位深筋膜层次不清，不易分离，手术出血较多，因此对于老年妇女和男性患者，可将乳房组织连同焦痂一并切除。

(五)切痂植皮手术失败的常见原因

与削痂植皮手术大致相同。

五、早期去除创面坏死组织、封闭创面的意义

1.降低感染及脓毒症

发生率目前大面积烧伤的主要死亡原因仍为严重感染，而创面是细菌侵袭的主要途径。痂皮与焦痂是细菌繁殖的良好培养基。痂下细菌定量监测结果表明，烧伤后细菌量与日俱增，伤后6h创面即有大量细菌繁殖，8h可侵入淋巴系统，5d内痂下组织细菌量可达10^3～10^5/g组织。在深Ⅱ度烧伤，由于残存附件中可能仍存有细菌，故创面感染有时可较Ⅲ度创面出现更

早、更迅速。如果能将坏死组织及早去除，可以在一定程度上减少细菌大量繁殖的机会与感染威胁。

2.提高患者生存率

美国麻省总医院将早期切痂定为标准疗法后，患者病死率从1974年的24%降低到了1979～1984年的7%，经回归分析发现，该疗法可显著改善患者生存率。另一项研究表明，对没有吸入性损伤的患者，早期切痂与非手术治疗相比可显著降低病死率，而对合并吸入性损伤或年龄超过30岁的患者病死率则没有明显改善。但也有研究发现，早期切痂虽可显著减少小儿烧伤患者住院时间，但对病死率无明显影响。可见早期切痂封闭创面减少病死率与患者年龄、烧伤面积、是否有并发症等因素有关。

3.缩短住院时间

减少治疗费用大量的临床研究表明，早期切削痂去除创面坏死组织并封闭创面可显著缩短患者住院时间，最多时可缩短约一半时间，从而减少医疗费用。

4.减少创面毒素

吸收烧伤后焦痂、痂皮可能产生的烧伤毒素以及创面感染后细菌产生的内、外毒素吸收可引起机体中毒症状，尽早去除创面坏死组织可减轻创面毒素的吸收。

5.减轻高代谢反应

解放军总医院第一附属医院采用代谢车研究发现，与5d后切痂相比，早期(＜5d)切痂植皮可显著降低重度烧伤患者静息能量消耗(REE)，说明早期切痂植皮可在一定程度上降低机体的高代谢状态。

6.减轻炎症

反应大量实验研究表明，早期切削痂封闭创面可减轻创面局部炎症反应和系统炎症介质的产生。陆树良等研究发现，伤后24h内削痂可明显减创面局部炎症反应。解放军总医院第一附属医院的研究结果表明，早期切痂植皮可显著降低重度烧伤患者血浆IL-6、IL-8、TNF-a、脂多糖(LPS)水平。

7.减轻创面

进行性加深大量动物实验和临床试验结果表明，深Ⅱ度烧伤创面24h内削痂可有效减轻创面进行性加深。

8.减少瘢痕形成，改善创面愈合质量创面愈合时间

是增生性瘢痕形成的一个决定性因素，当创面愈合时间超过10d时，增生性瘢痕形成的危险性就明显增加，而当创面愈合时间超过21d时，其危险性可增加80%。由于早期切削痂植皮可显著缩短创面愈合时间，因而可减轻增生性瘢痕的形成。另外，由于早期切削痂可减轻创面局部炎症反应和创面进行性加深，因此也可减轻瘢痕增生。

六、剥痂术

当Ⅲ度烧伤创面焦痂、痂皮开始自溶、松动时，通过手术方式将其清除，称为剥痂术，也称为扩创术。焦痂自然溶痂、分离的过程中，机体消耗大、炎症反应和感染加重，剥痂可缩短这一过程，有利于减轻炎症反应和创面感染，缩短创面愈合时间。适用于大面积Ⅲ度烧伤切削痂手术未切除的焦痂或由于各种原因未行早期切削痂，焦痂已开始自溶，长出部分新生肉芽组织

者。目前由于深度烧伤创面已广泛进行早期切削痂或磨痂手术，剥痂术应用较少，仅作为一种创面处理的补充措施。剥痂一般在伤后2～3周施行，过早由于创面基底肉芽组织尚未形成，剥痂后创底为不健康的脂肪组织，无法植皮修复，过晚则焦痂已完全分离，剥痂失去意义。

剥痂术须在麻醉下进行，应用手术刀或剪刀沿坏死组织深面分离清除焦痂，因此时创底已有肉芽组织形成，坏死组织界限清楚，分离多不困难。对创底残留的散在坏死组织或裸露的不健康的脂肪组织，可用辊轴刀削除或用手术刀刮除。清除至正常组织后，用1%过氧化氢、生理盐水、甲硝唑反复清洗，彻底止血。焦痂自溶阶段炎症反应重，剥痂创面呈现弥漫性渗血时可压迫止血，活动性出血则宜结扎或电凝止血。剥痂后的创面可行自体皮移植或自异体皮相间移植，如创面不宜植皮，可用异体皮或异种皮暂时覆盖，待创面适宜后再移植自体皮。

注意事项：①一次剥痂面积不宜过大，以不超过15%～20%为宜，以免诱发感染扩散；②注意剥痂创面止血要彻底，出血过多时应补充血容量，也可术前30min用止血药。

七、"抢切创面"

所谓"抢切创面"系指危重烧伤患者因创面感染，入院时即呈现严重脓毒症或患者处于脓毒症状态，边行生命支持，边准备并进行手术的抢救过程。烧伤创面是一切病理生理变化的根源。因此，在积极抗休克、维持内环境稳定的前提下尽早切除产生烧伤毒素和容易感染的创面坏死组织并予以覆盖封闭，可减少来自创面感染的威胁，降低并发症（如创面脓毒症）的发生率。然而，临床工作中也常见由于各种原因未能及时去除坏死组织、封闭创面而发生创面脓毒症的病人，这些患者往往病情危重，除创面出现严重感染征象外，患者或是高热或是体温不升，心率增加，部分患者出现心率增快的同时体温下降，呈现心率和体温分离现象，精神状态异常，腹胀、食欲缺乏、恶心呕吐、呼吸增快，甚至血压降低等休克症状，痂下组织细菌定量超过10^5/g组织。对于危及患者生命的感染创面，若不尽快用手术方法去除致病根源，则患者的生命危在旦夕。解放军总医院第一附属医院一组发生创面脓毒症、脓毒性休克的病例烧伤总面积25%～86%(52%±20%)，Ⅲ度面积15%～49%（34%±19%)，平均入院时间为伤后2周左右，最长者达25d之久。由此可见，烧伤面积大，深度面积广，坏死组织未能得到及时清除，创面裸露时间长，继发感染是诱发本症的根源。"抢切创面"是成功救治烧伤创面脓毒症的关键。既然创面感染是创面脓毒症这一病理生理改变的根源，那么及早清除坏死、感染组织并封闭创面在创面脓毒症的救治中就显得至关重要。本组病人都在入院当天或次日行创面坏死组织切除，自、异体皮覆盖创面。从治疗结果看，抢切并封闭创面后，患者临床状态明显好转，实验室各项异常指标明显改善。"抢切创面"有效地控制了病情的进一步发展，使患者内环境趋于稳定，为后续治疗奠定了良好的基础。本组病例抢救成功的经验是及时地、果断地、彻底地切除坏死组织并封闭创面

对于切痂后异体皮移植失败的病例，最好在术前1d最大限度地洗脱表面坏死组织。术前给予"冲击疗法"（地塞米松100mg、山莨菪碱100mg、亚胺培南/西拉司丁(泰能)1.0g小壶内依次滴入)，手术中将坏死皮片及深筋膜一并移植修复切除，彻底止血，再用过氧化氢、生理盐水、含有抗生素的溶液反复冲洗，然后植大张异体皮＋自体微粒皮，手术不难成功。术后再辅以敏感的抗生素，营养支持和代谢调节等疗法，病人有可能化险为夷。

第三节 烧伤创面用药

烧伤创面用药在烧伤治疗中具有重要作用，可以影响机体内环境的稳定和病情的发展、预后和转归。具体而言，它有引流创面渗液、减少渗出、保护创面、促进创面愈合、抑制细菌生长、改善创面愈合质量等作用。对于不同时期、不同深度、不同原因的烧伤创面应根据创面的具体情况采用不同的创面用药。

(一)抗菌制剂

烧伤创面坏死组织是细菌的良好培养基，皮肤屏障的丧失也为细菌侵入机体提供了条件。局部应用抗菌药物，可减少创面局部细菌数量，减轻细菌侵袭和毒素吸收，避免因感染而引起的创面加深。但局部应用抗菌药物并不能使创面无菌，而只是将细菌数量控制在一定范围内，为创面修复和愈合赢得时间。理想的局部抗菌药物应具有以下特点：抗菌谱广；可以穿透坏死组织；不易使细菌产生耐药性；不干扰创面愈合过程；无局部刺激性，不引起疼痛；无全身不良反应；应用方便；价格低廉。虽然目前临床上应用的局部抗菌药物种类繁多，但尚没有一种药物能达到以上要求。

1.磺胺嘧啶银

1968 年问世的磺胺嘧啶银是烧伤创面用药的一个突破性进展，是目前临床应用最为广泛的一种局部抗菌药物。该药抗菌谱较广，对革兰阳性菌和革兰阴性菌都有效，但对革兰阴性菌作用更强，尤其是对铜绿假单胞菌、变形杆菌和大肠埃希菌效果更为显著，对真菌也有一定的作用。磺胺嘧啶银杀菌机制为：药物与创面接触后，磺胺嘧啶和 Ag^+ 从药物载体释放，Ag^+ 与细菌 DNA 结合，替代 DNA 分子中嘌呤和嘧啶之间的 H^+，使细菌失去繁殖能力。临床试验表明，磺胺嘧啶银可显著降低创面细菌浓度，延缓细菌定植。

磺胺嘧啶银的穿透力较差。Ag^+ 可穿透正常表皮到达毛囊和皮脂腺腺体导管管腔中(这些部位经常藏匿致病菌)，但痂下组织中不能达到有效抗菌浓度，放射自显影显示 Ag^+ 主要聚集在焦痂浅层，深层组织中极少。因此，磺胺嘧啶银适用于清洁创面和细菌局限于表面的感染创面，对痂下感染或深部组织感染创面因其效果差，不宜使用。

磺胺嘧啶银治疗效果与开始用药时间关系密切，开始用药时间越早，治疗效果越好。对大鼠烧伤创面接种铜绿假单胞菌，立即应用 1%磺胺嘧啶银霜剂治疗，病死率为 10%；延迟到伤后 48h 治疗，病死率增至 50%；延迟至伤后 72h 用药，病死率高达 80%。临床研究也发现，伤后 24h 内用药的患者痂下组织标本细菌阳性率显著低于伤后 24h 后开始用药的患者。

主要不足之处：①银离子可氧化变黑污染床单衣物；②该药呈弱酸性，用药后可有一过性疼痛；③有约近 5%的病例出现过敏性皮疹；④一过性白细胞减少，推测可能由于磺胺嘧啶银对骨髓的毒性作用。国外有文献报道，无论是否停药，白细胞降低都可自行恢复，而且感染性并发症的发生率并没有增多。笔者曾见有大面积烧伤患者，来院时创面已使用磺胺嘧啶银，白细胞明显减少者，停用后白细胞逐渐恢复。既然如此，笔者认为对于大面积深度烧伤患者Ⅲ度创面可用碘酒涂创面，最好不要大面积使用磺胺嘧啶银，以免因处于防御一线的白细胞减少，对机体造成危害；⑤银离子不仅可与细菌内的DNA结合，也能与上皮细胞的DNA结合，从而抑制该细胞再生，不利于创面愈合。

用法：磺胺嘧啶银可用蒸馏水配成100～200g/L的糊剂涂于体表，也可用1%霜剂直接涂于创面上或涂于纱布再敷盖在创面上包扎或半暴露治疗。

2.磺胺米隆(甲磺灭脓)

磺胺米隆为合成抗菌药，自20世纪60年代中期起作为烧伤创面局部治疗用药。其抗菌谱广，对包括梭状芽胞杆菌在内的大多数革兰阳性菌都有效，但对葡萄球菌，尤其是耐甲氧西林的葡萄球菌效果欠佳；对烧伤创面常见的包括铜绿假单胞菌在内的大多数革兰阴性菌都有效，但对真菌作用很小。该药的最大优点是它穿透力强，可迅速穿透焦痂，在坏死组织和正常组织界面达到有效杀菌浓度，适用于烧伤创面痂下感染或侵袭性感染的短期治疗。但因其毒副作用较强，不宜作为预防用药。

主要不足之处：①10%磺胺米隆为高张、酸性，对创面有一定刺激性；②它是一种强效脱水酶抑制药，在体内可被氨基氧化酶分解成对羧基苯磺酰胺，呈酸性，用于大面积烧伤创面时有可能引起高氯代谢性酸中毒，因此用药面积不宜超过60%体表面积，每日总量不宜超过350g；③大约5%的患者会发生过敏性皮疹，可采用抗组胺制剂治疗；④其他不良反应包括延迟焦痂分离、改变细菌生态学、造成耐药的普罗菲登斯菌流行等。因其上述不良作用，临床上已不再见有使用磺胺米隆的报道。

用法：常用为醋酸盐，可制成10%的霜剂或5%～10%的溶液。霜剂可直接涂在创面上或涂在纱布上再敷盖创面，创面开放，不包扎。因该药可迅速经开放的创面吸收而造成局部浓度下降，为维持有效抑菌浓度，一般每日需换药2次。

3.磺胺嘧啶锌

磺胺嘧啶锌为合成抗菌药。磺胺嘧啶具抑菌性能，而锌能破坏细菌的DNA结构，亦具有抑菌作用，因而该药具有磺胺嘧啶和锌两者的作用，对多数革兰阳性菌、革兰阴性菌、酵母菌和其他真菌均有良好的抗菌作用，且不为对氨基苯甲酸所拮抗。它能有效防治创面继发性感染及皮肤损伤性感染，包括克雷伯菌属、铜绿假单胞菌属、葡萄球菌属等多种细菌所致的感染，但抗菌活性不如磺胺嘧啶银。另外，烧伤患者体内锌大量丧失，使用本品可补偿锌损失，从而增强机体抵抗感染和创面愈合的能力，因此，该药具有控制感染和促进愈合的双重功能。用药后血清锌浓度逐渐增加，4～8h出现峰值，而后逐渐下降，从尿中排泄，在18～24h内尿中锌排出明显，48h后呈下降趋势。

用法：可直接涂于创面，然后用无菌纱布覆盖包扎，或将软膏涂于无菌纱布上，贴于创面，再覆盖无菌纱布包扎，也可将涂有软膏的无菌纱布直接放入脓腔引流脓液。软膏用量随创面的大小及感染情况而定，每日用量不超过500g。

为了结合磺胺嘧啶银盐与锌盐的优点，后来又研发了银锌霜，适用于感染烧伤创面的处理。

4.硝酸银硝酸银与磺胺米隆

于20世纪60年代先后问世，一起开启了烧伤创面治疗的新纪元。该药抗菌谱广，对多数烧伤创面常见菌都有抑制作用，包括铜绿假单胞菌、金黄色葡萄球菌、化脓性肺炎球菌、变形杆菌等,且不易产生耐药性,对创面无刺激性,亦未见有毒性报道。作用机制是银离子与蛋白质结合,抑制酶系统,破坏细胞核,使细菌蛋白质凝固而死亡。Ag^+穿透性能差,吸收极微,不会引起银中毒。

主要不足之处:①0.5%硝酸银溶液为低张溶液,应用面积超过20%体表面积,可引起体内电解质紊乱,发生低钠血症、低钾血症和低氯性碱中毒;②银盐和组织液接触时形成氯化银,沉淀在创面上,减弱硝酸银的抗菌效果并阻碍其向刨面下组织穿透,因此仅对创面表面感染有效,对痂下细菌感染无效;③应用后创面变为黑色或棕褐色,且它可沾染床单、衣物及周围环境;④高铁血红蛋白血症不常见,为细菌降解硝酸盐为有毒性的亚硝酸盐吸收入体内而引起。当动脉血氧含量正常,而皮肤黏膜发绀或呈灰色时应怀疑此症。

用法:因该药毒性作用较大,已较少用于临床。将浸湿0.5%硝酸银溶液的纱布包扎于创面上,每2~4h浸湿1次,以保持硝酸银浓度,每日换药1次。

5.硝酸铈硝酸铈

对革兰阴性杆菌有抑制作用,对革兰阳性菌则无效。2.2%硝酸铈与1%磺胺嘧啶银联合配成霜剂能同时抑制革兰阴性杆菌和革兰阳性球菌生长,在创面上生成磺胺嘧啶铈,释放的铈离子可抑制细菌生长。Wassermann 等报道采用硝酸铈—磺胺嘧啶银合剂治疗大面积烧伤取得了良好的效果。然而,在如今提倡早期切除坏死组织封闭创面的时代,该药仅适用于临床上病情不稳定,不能早期切削痂的患者。

除了抗菌作用外,硝酸铈还有改善免疫功能的作用。烧伤皮肤中含有脂蛋白复合物,具有较内毒素强10倍的免疫抑制作用,而硝酸铈可以结合这种脂蛋白复合物中的蛋白质,防止这种毒性产物进入血液循环,从而改善烧伤后的免疫功能。动物实验结果表明,硝酸铈湿敷有防止烧伤后T细胞Th/Ts比值下降和提高存活率的作用。

6.碘制剂

(1)吡咯烷酮碘:属于广谱抗菌剂,以前作为正常皮肤和黏膜的消毒剂,杀菌力强,但不能穿透焦痂。1%溶液与5%~10%霜剂可用于中小面积烧伤创面。副作用是可引起高碘血症(T_4值增高)和代谢性酸中毒。

(2)碘络醚:碘络醚为碘壬苯聚醚络合物,对耐药金黄色葡萄球菌、铜绿假单胞菌、真菌等有显著杀灭作用。碘络醚为亲水性药物,碘络醚水剂在临床上使用方便,对皮肤黏膜无刺激。一般用0.5%的碘络醚行半暴露疗法,亦可制成低浓度进行清创消毒,碘络醚抗菌效果好,是治疗Ⅱ度烧伤创面的良好外用药。

7.喹诺酮类银盐喹诺酮类药物

主要用于全身感染,但其银盐可作为创面用药,如吡哌酸银、诺氟沙星银的抑菌浓度均低于磺胺嘧啶银,对铜绿假单胞菌也有较强的抗菌效果,应用前景广阔。

8.莫匹罗星(百多邦)

抗菌谱较广,对与皮肤感染有关的各种革兰阳性球菌,尤其对葡萄球菌和链球菌高度敏感,对耐药金黄色葡萄球菌也有效,对某些革兰阴性菌有一定的抗菌作用。本药涂于皮肤后,能透人人体皮肤,吸收后的莫匹罗星可迅速代谢成无活性产物,并经肾排泄。用法为将2%软膏涂于烧伤创面,包扎或暴露治疗。

9.抗菌肽

世界上第一个被发现的抗菌肽是1980年由瑞典科学家Boman等经注射阴沟肠杆菌及大肠埃希菌诱导北美天蚕蛹产生的具有抗菌活性的多肽，定名为Cecropins。迄今为止，在不同动物组织中已发现了很多具有抗菌作用的蛋白质和多肽。抗菌肽是生物体内经诱导产生的一种具有生物活性的小分子多肽，分子量为2000～7000，由20～60个氨基酸残基组成。这类活性多肽多数具有强碱性、热稳定性以及广谱抗菌等特点，且只对原核生物有作用，对真核生物无害。

抗菌肽是生物防御系统中产生的一类对抗外源性病原体的肽类物质，是生物天生的、非特异性防御系统重要的组成部分。抗菌肽可与革兰阴性菌外膜的脂多糖或革兰阳性菌表面的肽聚糖结合，使其被破坏而形成穿膜通道，胞内离子大量流出，细胞因高渗破裂而死亡，不易产生耐药性。另外，它还有免疫调节、促进损伤皮肤修复、中和内毒素及对抗脓毒性休克的作用。国外有研究表明，大鼠腹腔内注射天蚕素B能显著增强内酰胺类抗生素抗革兰阴性杆菌所致脓毒性休克的作用，还可通过结合内毒素使其失活，避免了因药物诱导革兰阴性杆菌释放内毒素的弊端。抗菌肽还具有不产生耐药性和无毒的优点，具有广阔的研究和应用前景。

(二)促进创面愈合的药物

1.生长因子

大量研究发现，生长因子有促进创面愈合的作用，参与了炎性细胞趋化、细胞增殖、细胞外基质沉积、结缔组织形成等创面愈合的各个环节。

2.锌制剂 Richard 等

在培养人成纤维细胞时加入锌培养基，细胞内的锌离子浓度增加了3～7倍，证实创面补锌可增加羟脯氨酸含量，使成纤维细胞增多，同时能促进胶原蛋白合成和创面愈合。临床应用的有氧化锌和硫酸锌。前者能在创面上持续释放上皮修复所需的适量锌离子，而对于后者，有人认为其在创面上释放的锌离子过量，抑制了上皮化。氧化锌可制成10%～40%的软膏、糊剂。

3.肝素

肝素无论在体内还是体外均有较强的抗凝血作用，但对已形成的血栓无溶解作用。研究结果表明，伤后早期在深Ⅱ度烧伤创面应用大剂量肝素能促进创面愈合；它与多种生长因子关系密切，无论是内源性还是外源性生长因子，肝素均可提高其生物学活性，并保护其不被各种理化因素灭活，促进创面愈合。肝素的抗炎、抗过敏作用以及对免疫功能的调节作用等对烧伤治疗亦有诸多益处。

4.胰岛素

胰岛素创面下局部浸润注射除可以加速烫伤创面再上皮化外，还可以改善创面愈合质量。研究发现，局部注射0.1U胰岛素对大鼠血糖水平未造成明显影响，但可显著促进烫伤大鼠创面愈合，其机制可能与胰岛素促细胞增殖分裂的作用有关。

(三)中药制剂

目前临床上应用的中药制剂较多，根据其作用机制大致可以分为抗菌消炎、收敛结痂、脱痂、祛腐生肌、收缩伤口等几类。解毒烧伤膏是根据紫草膏、生肌玉红膏方剂加减而制成的一种纯中药软膏,主要由生地黄、大黄、地榆、牡丹皮等中药组成,具有凉血、解毒、活血止痛、祛腐生肌、促进组织修复的作用。经药理学研究证实其主要成分大黄有良好的活血、止血、退热、抑菌、消炎、抗病毒、消除外毒素、增强细胞免疫、稳定机体内环境等作用。地榆、虎杖、酸枣树皮、四季青、毛冬青、红树皮等中草药有收敛结痂的作用。东方烧伤膏具有清热祛湿、活血止痛、祛腐生肌的功效,对慢性难愈性创面也有较好的治疗作用。

虽然临床上应用的中草药制剂种类繁多,但对其作用机制仍不完全清楚,有待于进一步研究阐明。对大面积深度烧伤不宜涂敷中草药制剂,以免引起创面侵袭性感染甚至脓毒症,延误病情。

第四节 烧伤创面覆盖物

皮肤是维持内环境稳定和阻止微生物入侵的屏障。烧伤后引起的各种损害均与皮肤屏障功能的破坏与丧失有关,如新陈代谢加剧、体温下降、水分过度丧失、蛋白质大量丢失以及内分泌和免疫系统的失调。重建和恢复皮肤屏障是烧伤治疗的最终目的。采用适当的覆盖物封闭创面,作为暂时的保护屏障,创造适宜的创面愈合环境,等待创面再上皮化或过渡到重建永久性的皮肤屏障是烧伤学者长期以来不断追求的目标。

无论是深度烧伤创面还是浅度烧伤创面均需要创面覆盖物。对于浅度创面,覆盖物可起到减轻疼痛、防止感染、减少换药、保护创面,为创面愈合提供适宜的修复环境;对于深度创面,如果创面坏死组织去除后不能用自体皮完全封闭创面,可用覆盖物临时封闭创面,或小皮片、网状皮移植后应用覆盖物可避免皮片间隙创面裸露。目前还没有一种创面覆盖物能适用于所有烧伤创面,因此应根据创面的具体情况及各种创面覆盖物的优缺点和适应证选择应用。

理想的创面敷盖物应具有以下特点:①良好的黏附性,能迅速而牢固地与创面黏附,不易脱落;②不透水而能控制水分蒸发,具有类似正常皮肤的水分蒸发率;③减少热量、蛋白质和电解质丢失;④阻止细菌入侵和限制细菌在创面上定植,不增加感染机会;⑤减轻疼痛;⑥不干扰创面的正常愈合机制,无占位性;⑦良好的顺应性,使用方便,易去除;⑧耐酶,能用于各种不同性质的创面;⑨安全无毒,无免疫原性及其他不良反应;⑩便于储存运输,价格低廉。

一、暂时性创面覆盖物

近年来国内外研制开发了多种暂时性创面覆盖敷料,并广泛应用于临床。目前临床使用的暂时性创面覆盖敷料主要包括:传统敷料、天然生物敷料、合成敷料三大类。通常用于:①供皮区和清洁的浅度创面:有缓解疼痛,促进残存上皮再生的作用;②深Ⅱ度和Ⅲ度切削痂创面:用于皮源不足时提供暂时性生理覆盖,以待移植自体皮;③作为试验性移植物:当全身情况或创面条件差,不宜立即植皮时暂时覆盖创面。

(一)传统敷料

传统敷料由天然植物纤维或动物毛类物质构成,如纱布、棉垫、羊毛、各类油纱布等,其中可加入各种抗菌药物、中药、锌制剂等。纱布、棉垫等仍是临床上常用的敷料,至今仍在各种类型的创面中广泛应用。其优点包括:①保护创面;②有吸水性;③制作简单;④价格便宜;③可重复使用。但也有很多不足之处：①无法保持创面湿润而致创面愈合延迟；②敷料纤维易脱落，造成创面异物反应影响创面愈合；③创面肉芽组织易长人纱布的网眼中，换药时易损伤而影响创面愈合并引起疼痛；④病原体易通过渗透的敷料导致创面感染；⑤换药工作量大；⑥一般认为它对创面愈合无促进作用；⑦如敷料中应用抗生素可能引起局部细菌耐药。

近年来采用的一些方法能部分改善传统敷料的性能。磺胺嘧啶银脂质水胶敷料将磺胺嘧啶银、水胶颗粒和凡士林相结合，均匀覆盖在聚脂网上，具有广谱持续抗菌、不粘伤口、加速伤口愈合、缓解伤口疼痛等优点。纳米银敷料将纳米银附着于医用纱布或无纺布上，与伤口接触后银离子持续释放，抗菌效果持久并可促进伤口愈合。

(二)天然生物敷料

天然生物敷料包括有自体皮、同种异体皮、异种(猪)皮、羊膜等，具有减轻疼痛，减少体液和蛋白质丢失，降低感染率等优点。

1.异体皮

目前最理想的创面覆盖物是自体皮，但是大面积深度烧伤患者存在自体皮源严重不足的问题。异体皮是近40年来被临床证实较为有效的皮肤代用品之一，是一种比较理想的创面覆盖物。它的主要来源是尸体皮，具有较佳的皮肤屏障功能。异体皮的透湿性、黏附性与自体皮相似，能阻止细菌入侵和减少创面水、电解质、蛋白质及热量的丢失，且具有良好的止血和促进上皮化功能，但存在来源受限、保存条件要求高、免疫原性、占位性、易感染病原微生物等临床及伦理学问题。

2.猪皮

鉴于异体皮来源受限的问题，近年来越来越多的学者选择异种(猪)皮作为创面覆盖物。1965年Brember等首次将猪皮作为一种暂时性生物敷料用于烧伤创面的治疗。猪皮的优点在于黏附性、通气性、胶原组织结构及其胶原含量等方面与人皮肤相似，尤其是小猪皮肤质地柔软，制备成大张中厚皮后与尸体皮的弹性很接近。研究表明，猪皮敷料有促进间生态组织恢复、减轻疼痛、加速皮肤附件形成的作用。但新鲜猪皮与尸体皮相比，存在存活时间短、易出现感染、去除敷料时疼痛、干燥后发硬等缺陷。因此，有学者将猪皮进行辐照处理，即将处理过的猪皮用钴^{60}照射，使猪皮达到基本无菌、降低了排斥反应，有效防止水、蛋白质丢失，避免破坏猪皮的原有结构，但其黏附性差、无诱导宿主细胞生长的作用。解放军总医院第一附属医院对猪皮进行选择性脱细胞处理，即仅对真皮基质进行脱细胞处理，但保留其表皮层。如此脱细胞的真皮支架既可诱导宿主细胞长入，又显著降低了免疫原性，表皮层还具有屏障作用，可减少水分蒸发，降低创面感染发生率。

3.羊膜胎膜

分羊膜、绒毛膜与蜕膜三层，其中任何一层都能起到生物保护膜的作用。但一般均采用羊膜，因其含纤维蛋白多，弹性强，透明且附着蛋白少。羊膜的毛糙面，即附着在胎盘的一面可与创面黏附，而光滑面无黏性。羊膜的优点：①有一定的抑菌作用；②可加速创面上皮化；③减少创面局部水分蒸发及电解质丢失；④应用于切痂创面可以使肉芽新鲜，创面细菌含量减少；⑤减轻血管化及炎症反应，减少瘢痕形成；⑥材料来源丰富、制作简单。缺点：①缺乏权威的安全质量标准；②感染病原微生物的危险；③创面上存活时间短；④保存、运输不便。因羊膜有较高的透水性，防止水分蒸发的性能差，可用包扎疗法。也有人认为包扎后羊膜极易溶解，应以暴露为佳，并应避免受压，使之形成一层干痂而保护创面。但又存在创面干燥，延迟愈合的问题。因此，羊膜并不是一种理想的创面覆盖物，目前仅作为异体皮和异种皮的替代物，多应用于浅Ⅱ度烧伤创面。

4.其他生物膜

已被采用的有：①牛腹膜：多用于早期烧伤创面，认为可以减少血浆的丢失。②蛋膜：具有羊膜的优点，且较不易脱落，维持时间较长，但蛋膜供应有限，不能用于大面积烧伤。③同种异体腹膜：如手术中取得的疝囊、鞘膜囊等，存在来源有限的问题。④纤维蛋白膜：是由人血浆或动物血浆制成，敷贴于创面后，具有镇痛及保护的作用。但人血浆来源困难，异种血浆所制的纤维蛋白膜可能发生排斥反应。这些生物膜均用于浅Ⅱ度烧伤创面的临时覆盖，不能代替异体皮。

5.甲壳胺膜

是一种从海洋节肢动物如虾、蟹外壳中提取的多糖类物质甲壳素为主要材料制成的膜性创面覆盖物。它具有生物膜半透性，能加速创面愈合，可用于暂时覆盖创面。早期黏附性差，需包扎与固定。在甲壳胺膜与创面之间常有胶胨样渗出物，需待渗出物变干，甲壳胺膜才能与创面牢固黏附，一旦黏附，直至创面上皮化才脱落。使用过程中要注意检查创面，以免膜下积液导致创面感染。甲壳胺膜主要适用于浅度烧伤创面、供皮区及部分小面积深度烧伤创面。

(三)合成敷料

以高分子材料合成聚合物作为烧伤敷料的研究已有40多年的历史。合成敷料具有无抗原性、材料来源广、易保存、价格相对低廉等特点，它不仅有屏障功能，而且可主动参与创面愈合的过程，为创面提供一个微湿、微酸和低氧的环境，提高创面愈合速度和愈合质量。随着科学技术的进步和现代工业的发展，合成敷料的种类越来越多，可大致分为薄膜型、泡沫型、喷雾型和复合型。

1.薄膜类合成敷料薄膜类敷料

一般分为2层，其内层亲水性材料可吸收创面渗液，外层材料则具有良好透气性和弹性。其优点有：①敷料透明，可观察创面情况；②保持创面湿润，有利于上皮细胞增生及迁移；③顺应性好，有固定支持作用；④可与水凝胶敷料联合应用，促进坏死组织溶解；⑤屏障作用，可防止外界水分及细菌进入。但存在吸收能力差的缺点，虽可在一定程度上吸收创面的渗出液，但吸收饱和后易致膜下积液，可能诱发或加重创面感染，因此不适用于渗出多和感染性创面。

(1) Biobrane：为常用的双层合成膜。外层为超薄多孔硅胶层，内层为优质尼龙网，两层之间由从猪真皮胶原中提取的多肽填充。早期与创面黏附性较异体皮和猪皮稍差，72h后的黏附性显著强于两者。透水性和透气性较正常皮肤稍增加，可使创面水分蒸发减少90%，但不具有清除细菌的作用。覆盖创面后4～5d，新生成纤维细胞可长入尼龙网中，10d时尼龙网内有胶原纤维，使贴附更紧密。主要适用于供皮区及无污染的Ⅱ度创面，不宜用于坏死组织较多的创面及Ⅲ度切痂创面。

(2) Opsite：聚氨酯薄膜，厚0.028mm，有一定弹性，黏附性好。水蒸气能通过而水和细菌不能通过；透明，可直接观察创面；保持创面湿润，有利于愈合。适用于浅Ⅱ度烧伤创面和供皮区创面。

2.泡沫型合成敷料

是具有高吸收性的新型敷料。它对创面具有良好的保护作用，可提供湿润舒适的环境，维持温度与湿度平衡，促进肉芽组织生长；由于透气性、透水性好，对创面渗出液有较强的吸收性，再者敷料轻，患者感觉舒适。但不足之处为黏性差，敷料强度不高，易损坏；敷料普遍不透明，难以观察创面情况，易受细菌污染；敷料孔隙大，创面肉芽组织易长入，更换敷料比较困难。适用于渗出液多的创面。主要产品有康惠尔泡沫敷料、伤安素等。

3.喷雾型合成敷料

是指将高分子聚合物和溶媒直接喷于创面形成薄膜。具有使用方便、大多柔软透明、便于临床观察等优点。因其有较好的屏障作用，适用于早期清创后浅Ⅱ度烧伤创面和供皮区创面。但喷雾膜易被创面渗液溶解，无抗感染作用，敷料保湿性差而致创面水分丢失多，且黏附性和抗张强度均较差，不适用于大面积烧伤创面。

4.水凝胶类敷料水凝胶

是一种含有大量水分的亲水性的网状高分子溶帐体，具有良好的吸水性，表面光滑，生物相容性好。水凝胶类敷料是在可渗透的聚合物衬垫上使用水凝胶材料，具有较好的保湿作用。它能与不规则不平整的伤口紧密贴合，减少细菌侵入概率。但通气性较差，它对液体的处理方式就是吸收。吸收了渗出物的水凝胶不污染伤口，短期不必更换敷料，但大量吸收渗出物后引起敷料膨胀，导致敷料与伤口分离，给细菌的侵入提供了机会。

(1) Omiderm：半闭合性水凝胶敷料。外层为半透性聚氨酯薄膜，可通过水蒸气因而不能控制创面水分丢失。内层为亲水性丙烯酰胺凝胶，干燥状态下无弹性，在湿润的创面上可吸收水分而变得柔软、有弹性，黏附性好，活动时不脱落，应用方便，易去除。

(2) Duoderrn：闭合性水凝胶敷料。外层为不透水蒸气的聚氨酯泡沫，透氧量仅 $20cm^3/(m^2 \cdot 24h)$。内层为亲水性颗粒和疏水性聚合物，亲水性颗粒为疏水性聚合物包围。疏水性聚合物产生干黏性，故应用时敷料需超过创缘 2cm 才能获得满意的黏附效果。亲水性颗粒吸收水分膨胀而形成柔软、潮湿、类似凝胶的半固体物质，为创面提供了一个潮湿的环境；亲水性颗粒吸收渗液后形成微酸性环境，pH 为 6.1 ± 0.5；外层几乎不透氧，乏氧的创面环境能促进血管新生。这种湿润、微酸、乏氧的环境非常有利于创面的愈合。

5.水胶体敷料

多为聚体、弹性体和黏胶剂的复合物。最常用的凝胶物质是纤维素。水胶体以线形方式膨胀，有较大吸收创面液体的能力，渗液较多时，凝胶物质扩展到创面上也多，对创面组织造成一定的压力，促进创面肉芽组织形成。此外，它还具有清除细菌毒素和细胞碎屑的作用。

(1) Confeel：为半闭合性敷料，外层为半透性的聚氨酯薄膜，内层由羧甲基纤维素钠颗粒和黏性弹性体组成，遇渗液后膨胀成凝胶，不与创面粘连。

(2) Allevyn：为水合纤维素敷料，内层为不粘层，中层吸收渗液，外层防菌和防水。造成一个既能吸收渗液，又能维持创面湿润的环境。

6.蚕丝丝素蛋白材料丝素蛋白

是由蚕茧缫丝脱胶得到的纤维状蛋白质，富含 α-氨基酸，无毒、无刺激性，具有生物可降解性，对细胞生长有促进作用且组织相容性好。苏州大学和瑞金医院联合研制的丝蛋白人工皮肤以多孔丝素膜为"真皮"层(内层),表面接枝丝素蛋白的聚氨酯膜为"表皮"层(外层)。"真皮"层多孔丝素膜能引导新生血管长入,诱导真皮组织的再生,在真皮再生过程中多孔丝素膜逐步被降解,是真皮再生的支架;"表皮"层为真皮的再生营造良好的环境。待真皮再生完成后揭去"表皮"层,只需在新生真皮表面移植自体刃厚皮,即可达到创面修复的目的。

7.藻酸盐类合成敷料

以天然海藻中提炼的藻蛋白酸为主要原料,通过现代工艺以无纺织纤维形式制成的敷料。主要优点有:①强大快速吸收渗出液的能力;②形成凝胶后保持创面湿润且无黏附性;③与渗出液接触后钠钙离子交换,释放钙离子起到止血和稳定生物膜的作用;④可被生物降解。临床应用于术后需要止血的伤口,以及高渗出的慢性创面如压疮、溃疡。其缺点在于有异味,无黏性,外观与创面感染脓性分泌物不易区分,易发硬引起创面再损伤。

(四)生物活性敷盖物

在合成敷料膜上种植细胞,于体外培养形成具有生物活性的覆盖物,可降低机体对化学材料的排异反应,增强黏附性,促进创面新生组织形成。种植细胞一般为表皮细胞和成纤维细胞,它们分泌的细胞因子和细胞外基质可诱导自体细胞增殖、分化和迁移,对促进创面愈合有重要作用。

Transcyte为在Biobrane的尼龙网层种植新生儿成纤维细胞而形成。种植的成纤维细胞可分泌胶原、基质蛋白和多种生长因子,显著高于正常成人皮肤,表明Transcyte有很强的生物活性,可促进创面自体成纤维细胞生长和新生血管形成,并可减轻炎症反应。目前Transcyte已成功用于Ⅱ度烧伤创面和Ⅲ度烧伤切痂创面的治疗。研究发现,Transcyte用于Ⅱ度烧伤创面不但可减轻患者换药痛苦、加速创面愈合,而且可减少瘢痕形成及色素沉着,提高创面愈合质量;用于Ⅲ度切痂创面则取得了与异体皮相近的效果。其优点包括:①半透明,便于肉眼观察创面;②无明显抗原性,覆盖创面达10周亦未见明显排斥现象,而异体皮移植后9d,半数即出现表皮松解、脱落的现象;③揭除敷料时创面出血少;④使用安全,通过监测培养的成纤维细胞和新生儿母亲血清,可几乎完全避免传播病原微生物的危险。生物活性敷料是目前暂时性创面覆盖物的主要研究方向,具有非常广阔的临床应用前景。

二、永久性创面覆盖物

尽早去除创面坏死组织并及时封闭创面是成功救治大面积深度烧伤的关键措施。自体皮是最理想的永久性创面覆盖物,但大面积深度烧伤病人常存在严重的皮源不足。虽然目前临床上可采用异体皮、异种(猪)皮等暂时覆盖创面,或供皮区重复取皮增加自体皮源,或采用微粒皮移植、自异体皮混合移植减少自体皮需要量等方法解决这一问题,但存在创面延迟愈合、瘢痕形成、感染、排斥反应等问题。近年来随着组织工程技术的不断进步,皮肤替代物已从最初的表皮细胞膜片、真皮替代物向复合皮发展。真皮替代物,如国外的Integra、Alloderm、Dermagraft和国内同种异体的和异种的去细胞真皮基质,都已进入临床应用;复合皮Apligraf已成功用于慢性溃疡的治疗,展示了良好的应用前景。更加接近生理状态的永久性创面覆盖物的研制成功必将会显著提高危重烧伤患者救治成功率、改善创面愈合质量、提高患者生活质量,为烧伤治疗带来突破性进展。

第十四章　烧伤创面愈合

烧伤创面是一切病理生理变化的根源。烧伤治疗的最终目的是使创面愈合，并尽可能减少瘢痕形成，达到最佳的外观及功能。烧伤创面愈合的方式取决于受损伤的面积和深度：浅度创面可通过再上皮化而愈合；小的深度创面可通过瘢痕形成和伤口收缩而愈合；而大面积深度创面则需手术治疗。这些修复过程大多数时候对机体是有益的，有时则是有害的。对烧伤创面愈合机制的深入理解有助于临床上选择适当的治疗方法。例如，大面积烧伤时大量炎症介质释放可导致系统性炎症反应（SIRS）、高代谢反应，甚至多器官功能障碍（MODS）等一系列不良反应，而烧伤创面是炎症介质的主要来源，因此，最好的处理方式就是尽早封闭创面，从源头上消除炎症介质。

第一节　烧伤创面加深的机制及防治措施

一、烧伤创面进行性加深的现象

早在 20 世纪 50 年代，人们就已经注意到烧伤创面早期进行性加深的现象，这一现象往往发生在伤后的数天内，它使原来较浅的创面转变为深度创面，这对临床上烧伤创面深度的判断和治疗方案的制订提出了挑战。皮肤烧伤后创面自中心向外存在三个同心圆的区带，即中央部分的凝固坏死区、最外层的充血反应区和介于两者中间的组织淤滞区。凝固坏死区是不可逆的组织损害。充血反应区组织损伤较轻，仅有轻度炎症反应，可自愈。组织淤滞区为可逆性的组织损害，组织可向存活或继续损害乃至坏死两个方向发展，被称为"间生态"组织。组织学动态观察发现，组织淤滞区在伤后即刻，仍可见局部血流灌注，但在伤后 24 h 内局部血流进一步淤滞，甚至导致血供中断而转化为凝固坏死区，使创面坏死组织范围扩大，临床上则表现为创面的进行性加深。深Ⅱ度创面一旦发生进行性加深，则可使真皮组织进一步被毁坏，成为Ⅲ度创面，严重影响预后和转归。研究发现，烫伤大鼠深Ⅱ度创面组织在伤后 48h 内，随着时间的推移，变性胶原部分逐渐增加，而正常胶原部分则逐渐减少，同时坏死或变性的组织细胞成分逐渐增加，这一变化在伤后 48h 最为明显。此外，在深Ⅱ度烧伤患者的创面组织学观察中同样发现了伤后 24h 内以正常胶原为主，而至伤后 5d 则变性胶原成分明显增加；伤后 24h 内组织细胞 Vimentin 抗原阳性表达，而伤后 5d 则 Vimentin 抗原染色脱失，提示组织细胞变性坏死数量增加。众多的临床观察也发现，创面深度在伤后 2～3d 发生改变，临床表现为创面的加深和扩大，提示了创面进行性加深现象的存在。

二、烧伤创面进行性加深的机制

很多因素参与了烧伤创面早期进行性损害的发生和发展，而且各种因素之间还存在着复杂的调控关系。目前，对组织进行性损害现象的确切机制仍不完全清楚。已有的研究结果表明，烧伤后局部微循环障碍、抗凝—纤溶系统功能改变所致的血液高凝状态、因创面坏死组织存在或感染所致的局部过度炎性反应，以及创面微环境改变等是组织进行性损害发生的重要原因。

1.微循环障碍

Jonsson 等在实验中发现大鼠烧伤后 1h 内创面血流灌注量明显减少。Kim 等观察到大鼠烧伤创面加深的同时，创面组织血流量进行性减少。烧伤后早期毛细血管阻力显著增加、通透性增高，导致组织水肿快速形成。因此，除热力直接损伤微血管导致微循环栓塞外，多因素造成的创面血流量进行性减少、组织缺血缺氧加剧，可能是导致早期创面加深的重要原因。

(1)水肿形成：烧伤后创面局部水肿是创面进行性加深的原因之一。水肿形成过程不仅可导致血液浓缩、加重血流淤滞，而且组织水肿还可导致组织压增加，压迫局部微循环，造成淤滞带组织血流进一步淤滞，加重组织缺血缺氧；而减轻组织水肿程度，则有利于组织的血液灌注，提示了组织水肿在创面进行性损害发生发展病理机制中的作用。血管通透性增加是烧伤水肿形成的主要原因，引起血管通透性增加的因素包括：热力造成毛细血管和小静脉内皮细胞受损，细胞肿胀、细胞间连接破坏、缝隙形成，易致水分通过扩大的血管内皮间隙丢失；烧伤创面释放的化学介质如组胺、缓激肽以及氧自由基等也是引起血管通透性增加的原因。

(2)血管内皮细胞的作用：创伤后血管内皮细胞被激活，其异常表现可概括为：加重炎症反应；释放多种炎性介质；由防凝变为促凝。另外，烧伤后循环血液中异常增多的物质(如 LPS、TNF 等)也可损伤内皮细胞。应用体外内皮细胞培养，证实烧伤患者伤后血清可损伤内皮细胞，降低内皮细胞的活力，使内皮单层通透性增高，从而加剧烧伤后血管内液体渗出，致组织水肿、缺血缺氧。

2.凝血系统功能障碍

对深Ⅱ度烧伤大鼠模型的研究结果表明，烧伤后 2h 创面纤溶反应激活，但在伤后 24h 已呈抑制状态，并持续至伤后 10d，分析认为纤溶抑制因素可能来自伤后早期活性即已显著增强的创面纤溶酶原激活抑制物以及伤后 24h 起活性即已显著增强的 α_2 抗纤溶酶。孙珍等对 78 例轻度、中度、重度和特重度不同程度烧伤的患者进行有关凝血、抗凝血、纤溶和血小板等 21 项指标检测发现，烧伤患者早期处于血栓前状态，表现为如下特点：①凝血因子增加；②抗凝血功能减弱；④纤溶功能相对不足；④TXB_2 明显增加、$PGF_{1\alpha}$显著降低，表示血小板被激活、血管内皮损伤，从而有利于血管收缩、血小板聚集；⑤血黏度和血球压积增高。

烧伤创面纤溶反应变化可能是机体的主动调节过程，烫伤后创面纤溶反应激活的同时创面内 PAI：A 增强，外周血 α_2 抗纤溶酶活性增强，PLG：A 由此升高，创面 FDPs 随之下降，提示机体对创面纤溶反应激活的抑制性调节。这一调节有利于纤维蛋白在创面局部继续沉积，并通过凝血因子Ⅷ和钙离子交联形成网络，以黏附、阻止细菌入侵，并可吸引炎性细胞发挥杀菌作用和参与创面愈合。但随着纤维蛋白在局部的大量沉积，则可使创面已淤滞的微循环阻塞，导致组织缺血坏死，发生创面进行性加深。研究还发现，烧伤后抗凝纤溶功能及其多种调控机制的改变与局部组织学观察所见的微血栓的形成以及变性胶原面积随病程进展而扩大的结果相吻合，说明烧伤后抗凝纤溶功能的改变可使创面局部的纤维蛋白不致溶解，从而成为创面早期进行性加深的一个重要因素。此外，烧伤后补体、激肽、缓激肽系统的激活和组胺的释放将进一步影响微血管的功能状态，也是组织进行性损害发生机制的重要因素之一。

3.创面局部炎症

反应创面局部受到烧伤打击后即可引起炎症反应。炎症反应是创面愈合过程的启动阶段，为创面愈合所必需，但过度炎症反应则可引起局部损伤，导致进行性损害的发生。

(1)中性粒细胞：王世筠等检测了烫伤大鼠外周血中性粒细胞数量、创面组织中髓过氧化物酶活性及丙二醛含量，认为激活的中性粒细胞在参与机体应激反应和免疫防御的同时，游离出血管到达组织间隙释放氧自由基、蛋白水解酶等造成组织新的损伤，从而引起创面的加深和扩大。

(2)坏死组织：创面坏死组织的存在是引起局部过度炎症反应的重要原因之一。皮肤组织烧伤后可合成一种脂蛋白复合物的毒性物质，对组织细胞具有损害作用。大量的坏死组织可激活巨噬细胞、淋巴细胞和中性粒细胞，释放氧自由基、溶酶体酶、细胞因子、前列腺素、白三烯等介质，这些炎症介质不仅能进一步激活局部炎性细胞产生过度炎症反应，对局部组织产生损害作用，而且还可直接或间接地损伤创缘和创面残存的组织修复细胞，如成纤维细胞、内皮细胞和角质形成细胞，并阻止这些细胞向创面迁移而影响修复。此外，坏死组织存在于创面可成为细菌的良好培养基，增加创面感染的机会，加重局部的炎症反应。

深度烧伤创面如延迟手术，使创面坏死组织持续存在，可使创面局部炎症反应加重，创面加深，愈合延迟。陆树良等通过临床研究发现，深Ⅱ度创面如将坏死组织保留到伤后10～14d，则可见创面局部IL-8水平明显升高，局部组织大量中性粒细胞浸润，炎性反应程度明显加重，组织坏死范围亦明显扩大，原来残存的皮肤附件亦因炎症加重而消失，创面坏死组织向深层推进，创面愈合延迟；而按临床常规于伤后3～5d给予削痂手术，则该创面在伤后10～14d其局部释放IL-8的水平较坏死组织持续存在的创面和削痂前有显著降低，创面组织的中性粒细胞浸润和炎症反应程度减轻，皮肤附件得以保留，组织进行性损害发生较坏死组织持续存在的创面有所缓解，同时还可见局部EGF、PDGF-AB、bFGF等生长因子水平升高，局部新生毛细血管形成、新生胶原产生、部分上皮修复提前。这说明烧伤创面坏死组织持续存在可激发创面局部过度炎症反应，导致创面进行性损害的发生和发展，而早期切削痂封闭创面可减轻这种进行性损害。

4.创面微环境的改变

同一烧伤创面有疱皮的部位一般不加深，而疱皮脱落的部位明显加深，创面暴露干燥可使创面加深已达成共识，推测其原因在于疱皮作为一种生物敷料，有效地保护了创面微环境，使其局部湿润度、温度、pH值、无菌、血浆成分等接近于生理状态，有利于创面间生态组织和受损细胞的能量代谢和损伤修复，创面不再加深。而疱皮脱落的部位创面加深，也不是创面干燥单一因素所致，而是整个创面微环境改变，影响受损组织和细胞的能量代谢和损伤修复。由此提出创面微环境改变可能是创面加深的重要因素。

5.创面用药

有报道创面外用1%磺胺嘧啶银混悬液或龙胆紫导致浅Ⅱ度和深Ⅱ度烧伤创面加深的现象，但均为少量病例报道，尚缺乏系统科学的实验研究。

三、烧伤创面进行性加深的防治措施

针对烧伤创面早期进行性损害加深的机制，国内外学者对其防治措施进行了广泛而深人的研究，应用抗凝、促纤溶及改善局部炎症反应等手段防治创面进行性加深，取得了一定的进展。

(一)抗凝纤溶药物的应用

1.肝素类化合物

在抗凝药物中，肝素是一种传统的抗凝药物，但肝素分子量大，局部应用不易渗入组织，且半衰期短，作为创面局部用药的价值不高，而全身应用可有出血并发症，安全性不易掌握。类肝素与肝素具有相似的结构和生物学效应，它半衰期长，分子量小于旰素，创面外用较肝素更容易渗入组织中，且可避免全身应用时的出血倾向。通过给予烧伤大鼠创面外用类肝素软膏的动物实验发现，大鼠AT-Ⅲ活性在损伤后48h明显增强，创面组织FDP含量在伤后24h显著增加，表明动物抗凝和纤溶功能增强。组织学观察也显示，对照组动物的创面组织在伤后6～72h可见小血管扩张、充血、出血，局部小血管逐渐形成微血栓，残存正常毛囊减少，组织坏死达真皮深层，变性胶原纤维逐渐增多；而实验组创面局部微血栓形成和变性胶原纤维明显少于对照组，创面下正常毛囊数量较对照组多。提示局部应用类肝素可增强局部抗凝及纤溶的功能，从而改善局部血液循环、缓解微血栓的形成，改善组织损伤进行性加深的发生。

2.去纤维蛋白原制剂

通过全身性应用去纤维蛋白原制剂以降低血黏度、减少纤维蛋白沉积，从而缓解烧伤创面进行性加深的发生，是一种安全有效的临床手段。巴曲酶(batroxobin)是一种去纤维蛋白原制剂，它的主要作用机制是通过分解纤维蛋白原，使纤维蛋白原血浓度降低、血黏度下降、纤维蛋白沉积减少，达到防治血栓形成的目的。通过动物实验发现，烫伤后早期应用巴曲酶可使血纤维蛋白原浓度降低，血液黏稠度相应下降；同时又因为创面局部纤维蛋白沉积减少，创面局部的微循环得以改善，缓解了由于真皮缺血缺氧而引起的创面早期加深。这一结果在临床也得到了证实，对12例烧伤面积10%～30%的Ⅱ度烧伤患者，在伤后24h内给予静脉滴注，发现用药后患者血液纤维蛋白原、纤溶酶原、纤维蛋白降解D-二聚体和抗凝血酶Ⅲ等抗凝纤溶指标较对照组有明显改善，坏死组织脱落时间提前，浅Ⅱ度创面上皮化和愈合时间明显缩短。由于创面早期进行性加深是一个多因素综合作用的结果，巴曲酶仅起到在真皮微循环血流障碍方面的缓解作用，若能结合其他诸如阻断中性粒细胞和氧自由基对局部损害作用的手段，可能会有更好的效果。

(二)早期手术清除创面坏死组织

烧伤创面有其独特的病理生理过程，就创伤后炎症和组织进行性损害严重程度而言，烧伤导致的后果更甚于一般外伤，其根本原因在于烧伤造成的坏死组织本身。尽早清除坏死组织，使创面转变为近似一般外伤创面，可从根本上削弱因烧伤坏死组织激发的一系列炎症损害过程。以往的研究发现，深Ⅱ度烧伤创面以削痂方式去除坏死组织能改善局部过强的炎症反应，可有效改善创面进行性加深的发生，同时能增加局部生长因子(EGF、FGF-2、PDGF-AB和VEGF)的释放，促进创面愈合。此外，削痂手术本身还能促进新生血管化过程，对创面愈合起积极作用。但深Ⅱ度烧伤创面进行性加深常发生在伤后48h内，而传统的削痂手术时机往往选择在伤后的3～7d，此时炎症反应过程已被过度激活，创面淤滞带已发生进行性损伤。因此，侍统的削痂手术时机能否有效地改善创面进行性加深的发生尚需进一步探讨。近年来，国内多数学者提出，在患者全身情况稳定的前提下，依据临床指标开展早期即伤后48h内进行切（削）痂植皮，防止了创面加深。王德昌等于烧伤后48h内采用磨痂术去除深Ⅱ度烧伤创面坏死组织，发现可有效促进创面愈合。动物实验研究结果表明，伤后早期磨痂能改善局部血液循环、减轻创面炎症反应，同时还能降低体循环中内毒素的脂多糖、炎症因子的水平。

（三）高压氧治疗

烧伤创面进行性加深发生的机制与创面微循环障碍、凝血异常以及过度炎症反应等因素所致的局部缺血缺氧状态有关，通过改善局部组织的缺血缺氧状态，则有望防止创面进行性加深的发生。高压氧治疗改善创面进行性加深及促进创面愈合的可能机制包括：①提高组织氧分压，增加血氧含量：通常在烧伤未愈合创面中呈现低氧状态，其氧张力一般在0.66～2kPa之间，这种张力水平可能足以维持组织的活力，但不能有效合成胶原等物质，而通过高压氧治疗可提高氧分压，使组织氧含量增加10倍，这对促进成纤维细胞的增生、新生血管的形成和胶原的产生有重要作用。②改善微循环：高压氧状态能使血管收缩，减少血流量约20%，使损伤区域血纲胞渗出减少，出血和水肿减轻；但也有人认为高压氧能直接作用于血管平滑肌的β受体，解除血管痉挛，增加组织血流量，改善微循环。其对烧伤创面微循环的具体作用仍有待进一步阐明。③促进新生血管形成：高压氧可通过生成诱导血管生成的因子，加速毛细血管增生。④抗感染：与单纯应用高压氧或全身应用利奈唑胺（人工合成的唑烷酮类抗生素）相比，两者合用能更有效地降低纵隔炎大鼠组织的细菌含量。目前还应对高压氧治疗的启动时机、持续时间等进一步研究探讨。

（四）抗氧化治疗

缺氧状态下激活黄嘌呤氧化酶产生的氧自由基和中性粒细胞局部浸润后释放的氧自由基是导致组织损害的直接参与者，因此，可通过使用抗氧化剂来对抗创面组织进行性损害的发生。Ehrlich发现lazaroid（一种脂质过氧化抑制剂）可以阻止烧伤创面加深，但也有人使用二甲基亚砜来抗氧化，却并没有发现对烧伤创面加深有治疗效果。另外，维生素C和维生素E都是重要的抗氧化剂，具有减少烫伤组织的水肿和脂质过氧化、恢复红细胞功能、改善微循环等作用，但其确切的临床疗效和治疗机制仍有待于进一步探讨。

（五）保护创面微环境

水疱完整的烧伤创面血流恢复较好，对大水疱应仅做低位剪破引流，尽量保沪疱皮完整性，它是Ⅱ度创面很好的保护膜。孙永华等对深Ⅱ度创面早期削痂后用异体皮覆盖创面，使烧伤转变成新的创伤，启动愈合过程，释放多种生长因子，有利于创面愈合。黄晓元等采用保留变性真皮大张自体皮移植修复功能部位深Ⅱ度创面取得了较好的外观和功能恢复，进一步研究表明，自体皮覆盖变性真皮创面后变性真皮7d成活，21d真皮形态、厚度同正常皮肤，60d后生物力学接近正常皮肤；在环境条件允许的情况下成纤维细胞热损伤变性后功能与形态均能恢复到正常状态，且功能恢复要早于形态。近些年，早期削痂后用去细胞真皮基质覆盖创面的应用日益普遍。冯祥生等报道，脱细胞真皮基质是良好的促创面上皮化的生物敷料，一次性覆盖可降低感染的发生率和炎症反应，缩短创面愈合时间，瘢痕轻，功能和外观恢复好。

（六）其他

Robson等研究发现应用1%醋酸甲泼尼龙减轻了猪烧伤创面真皮附件的损害，增加了真皮灌流，但之后研究人员采用丙酸氯倍他索（一种局部外用糖皮质激素类药物）却没有复制出相同的结果。解放军总医院第一附属医院李利根等对大鼠深Ⅱ度烧伤创面早期应用利多卡因，发现可减轻创面加深，其机制可能与抑制中性粒细胞浸润、减轻氧化损伤、改善组织活力等因素有关；全身应用表面活性剂 poloxmamer-188 可改善烧伤后皮肤毛细血管血流，减少皮肤血循环凝固带和淤滞带面积，推测其机制可能与及时封闭受损的细胞膜表面，抑制炎症反应等有关。还有研究发现，在烧伤模型中采用单克隆抗体抑制白细胞黏附可加速表皮细胞再生并改善局部血运，应用缓激肽受体拮抗剂 NPC17731、C_1 抑制剂、三磷酸肌酐、PGI_2 及其类似物可减轻烧伤创面局部水肿。还有人用可溶性 sCR_1 来封闭 C_{3a} 和 C_{5a}，可减轻补体活化和中性粒细胞介导的组织损害作用。然而，这些方法目前均还处于实验阶段，距离临床应用还有一定的距离。

第二节　烧伤创面愈合的过程

创面愈合是指由于致伤因子的作用造成组织缺失后，局部组织通过再生、修复、重建，进行修补的一系列病理生理过程。其本质是机体对各种有害因素作用所致的组织细胞损伤的一种固有的防御性适应性反应。这种再生修复表现在丧失组织结构的恢复上，也能不同程度地恢复其功能。然而，丢失的组织细胞的修复可以是原来组织细胞的“完全复原”——称之为“再生”；也可以是由非特异性的结缔组织增生来替代原有的组织细胞，形成“不完全复原”——称之为“修复”，不过，这两种不同的结果，其过程却是相同的。

一、创面愈合的基本知识

（一）再生

再生是对于丧失组织和细胞的补偿，因此是创面愈合的始动和基础。正常情况下，有些组织和细胞会不断地消耗、老化和死亡，又不断地由同种细胞分裂增生加以补充，称之为生理性再生，如表皮的脱落与更新，又如血细胞周期性的凋亡与补充。其特征是再生后的细胞完全保持了原有的结构与功能，故为完全性再生。而损伤所致的组织细胞丢失后的再生，称之为病理性再生或修复性再生。当创面表浅、组织细胞丢失轻微，则可由同种组织细胞分裂增生来补充，使之具有同样的结构和功能，形成完全性病理性再生；见于表皮基底膜完整的创面如皮肤擦伤以及Ⅰ度烧伤等。但当组织细胞缺失较多时，则机体修复常由另一种替代组织——结缔组织来填补，使之失去原有组织的结构和功能，形成不完全性病理性再生。临床上深度烧伤创面都是这种类型的再生。

（二）组织细胞的再生能力

通过组织病理学细胞水平的研究发现，机体各种组织细胞的再生和修复能力是不一样的。一般来说，再生能力与组织的分化程度有关，即分化程度高、结构和功能复杂的组织细胞再生能力弱，反之则强；也与组织细胞代谢状态以及增殖能力有关，即分裂活跃、代谢旺盛的组织细胞再生能力强，反之则弱；也与年龄相关，即幼年时特别是发育期的组织细胞比老年期的再生能力强。

根据组织细胞再生能力的不同，可以将组织细胞分为三大类。

1.不稳定细胞

也称为常变细胞。这类细胞一生中不断进行分裂、增殖，以代替和补充不断衰亡的细胞，其再生能力非常强。主要有皮肤黏膜、造血细胞等。

2.稳定细胞

是指在机体达到青春期或者器官形成之后，其增生能力即已降低或停止的组织细胞。但这类组织细胞仍然保持着潜在的分裂和增殖能力，当组织细胞遭受损伤后，则表现出很强的再生能力。主要有腺上皮和腺样器官的实质细胞，还有机体的间叶组织以及其分化出来的细胞，如成纤维细胞和间充质细胞。

3.永久细胞

这类细胞在出生后即丧失了分裂增殖能力。主要是神经组织细胞。

关于肌细胞的再生能力，目前虽有较多的争议，但一致认为，横纹肌、心肌及平滑肌细胞于生后均很少进行有丝分裂，其再生能力非常弱。

对以上内容的了解，有助于我们对创面愈合期望的判断。

二、烧伤创面愈合的过程

创面愈合的基础是炎性细胞如巨噬细胞、中性粒细胞，以及修复细胞如成纤维细胞、表皮细胞等的一系列生物学活动，同时，细胞基质也参与其中。从创面形成的一瞬间开始，机体首先出现的反应是自身的止血过程。这一过程包括一些非常复杂的生物学反应：先是创面周围的小血管、毛细血管等反应性收缩使局部血流量减少，随之而来的是暴露的胶原纤维吸引血小板聚集形成血凝块；然后血小板释放血管活性物质，如5-羟色胺及前列腺素等，使血管进一步收缩，血流减慢，同时释放的磷脂和二磷酸腺苷(ADP)将吸引更多的血小板聚集。最后，内源性及外源性凝血过程被启动。凝血过程结束后，机体即开始进行创面的愈合。

烧伤创面愈合的过程主要与烧伤的深度有关。

Ⅰ度创面损伤仅限于皮肤的表皮，尚存上皮组织，所以它们的主要愈合方式是通过再上皮化而达到完全再生。如太阳照射引起的Ⅰ度烧伤，基底细胞层仍然健存，其愈合系通过基底细胞的分裂、增生和分化后向上移行而实现创面愈合，通常于伤后3～4d即可完全恢复其原有的结构和功能。这类创面愈合比较简单，一般无需特殊治疗，保持创面湿润，避免感染即可。

Ⅱ度和Ⅲ度创面损伤达到真皮层或皮肤全层，甚至可达皮下组织、筋膜、肌肉、神经等组织。尽管这类创面损伤程度不尽相同，而且不同组织细胞的再生能力也差异甚大，但其愈合过程却是相同的，即都包括有上皮细胞再生和肉芽组织增生的过程。目前，比较一致的观点认为，整个愈合过程可以分为3个既有区别，又互有联系、相互交叉重叠进行的时期，即炎症期、增生期和成熟期。也有人将凝血期单独列入而分为4个期。

(一)炎症期

这一时期为创面形成最初的4～5d，主要为后续的创面修复做准备。炎症介质和炎性细胞引起的炎症反应不仅为清除坏死组织和异物所必需，而且同时启动和调控创面修复。炎症反应表现为血管通透性增加，血液中性粒细胞、单核/巨噬细胞和淋巴细胞等炎性细胞在趋化因子的作用下游走至创面。

1.血管反应

早期创面局部儿茶酚胺、血栓素 A_2(TXA$_2$)释放增加导致血管暂时性收缩,以利于控制出血。另外,当血小板和凝血因子血管外的蛋白(Ⅰ型胶原、凝血酶、组织因子、接触因子)接触时,可启动凝血过程。此后,大量炎症介质和细胞因子(组胺、5-羟色胺、前列腺素、激动素、NO、白三烯等)释放可导致血管扩张和通透性增加。前列腺素类物质 PGI$_2$、PGE$_2$ 是一种强烈的血管舒张剂,造成局部充血。补体系统中活化的 C_{3a} 和 C_{3a} 不仅可增加血管通透性和刺激肥大细胞、嗜碱性粒细胞释放组胺,而且也是重要的中性粒细胞趋化因子。在缓激肽和组胺等影响下,血管内皮细胞间隙增宽,血管通透性增加。白三烯 C_4、D_4、E_4 也可增加血管通透性。血管通 透性的增加导致血浆蛋白和水分进入到创面局部引起水肿,当烧伤面积足够大(>20% TBSA)时,炎症介质入血可导致全身性水肿。

2.细胞反应

多种因子释放可吸引炎性细胞到创面局部。血小板颗粒释放血小板源性生长因子(PDGF),可吸引中性粒细胞和单核/巨噬细胞向损伤部位迁移。这一趋化过程是由 PDGF 通过前列腺素类物质如 PGI$_2$ 和 PGE$_2$ 所致。花生四烯酸经脂氧化酶途径的产物白三烯 B_4 可增加中性粒细胞与血管内皮细胞的黏附性,使中性粒细胞易透过血管壁,并在趋化因子吸引下聚集至创面。另外,凝血酶、纤维蛋白、补体系统中活化的 C_{3a} 和 C_{5a} 也都是炎性细胞的趋化剂。

(1)中性粒细胞:中性粒细胞是最早进入烧伤创面的细胞,但为时短暂,伤后 2d 内以中性粒细胞为主。烧伤后中性粒细胞表达黏附分子 CD11/CD18,血管内皮细胞表达 ICAM-1,中性粒细胞表面的 CD11/CD18 与血管内皮细胞表面 ICAM-1 结合,中性粒细胞黏着在血管壁上,并释放蛋白水解酶,借助蛋白水解酶的水解作用,引起黏附分子及与黏附分子相连接的胞内骨架结构变动,中性粒细胞穿过基膜,游出血管到达组织间隙,进入创面组织。在大鼠深Ⅱ度烧伤模型中,伤后 4h 创面组织中已有中性粒细胞浸润,免疫组化染色显示为 CD11/CD18 阳性细胞。伤后 24h 和伤后 48h,创面组织中有大量中性粒细胞浸润,中性粒细胞特征性酶(髓过氧化酶)在伤后 24h 达到峰值,伤后 48h 已开始下降。

(2)巨噬细胞:中性粒细胞到达创面后,循环血液中单核细胞在暴露的结缔组织和炎性介质吸引下到达刨面,然后被激活演化为巨噬细胞,伤后第 3 天才在烧伤创面组织中出现,并保留数日甚至数周。PDGF 是最先吸引并激活创面巨噬细胞的生长因子。在浅Ⅱ度烧伤创面中,巨噬细胞数量在伤后 3d 已明显增加并达峰值,持续至伤后 7d。在深Ⅱ度烧伤创面中,巨噬细胞高峰出现较晚,在伤后 7~11d,但可持续至伤后 3 周。巨噬细胞是伤后数日内创面中主要的炎性细胞,也是调控创面愈合的细胞相。活化的巨噬细胞除清除坏死组织外,更重要的是通过分泌细胞因子、生长因子和蛋白酶来调控创面愈合过程中细胞增殖和刨面重建等一系列复杂过程。在低氧环境中还产生血管生成因子,刺激内皮细胞增殖。新生血管必须穿过不存在内皮细胞的坏死组织或纤维蛋白网,所以趋化内皮细胞是血管生成的必要步骤。活化的巨噬细胞除了释放内皮细胞趋化因子,溶解基质蛋白外,还可分泌巨噬细胞源性生长因子,刺激成纤维细胞增殖和胶原蛋白合成。现已证实,巨噬细胞源性生长因子包括许多类型生长因子,如 PDGF、转化生长因子(TGF) -α、TGF-β、胰岛素样生长因子(IGF) -1 等,在创面愈合中起重要作用。巨噬细胞在创面再上皮化后还继续分泌多种因子,以抑制细胞增殖、血管再生,分解并合成胶原、纤维连接蛋白等细胞外基质，使真皮结构趋于正常。巨噬细胞分泌的 TGF-β_3 可抑制成纤维细胞增殖，防止瘢痕形成、增生；分泌的金属蛋白酶则可降解结构不良的基质，改善新生皮肤结构。此外，巨噬细胞在细胞因子和内毒素诱导下可合成 NO。糖尿病患者因 NO 合成障碍而使伤口难以愈合，体内 NO 的合成抑制也可以使伤口愈合延迟，表明 NO 也参与创面愈合。

(3)淋巴细胞：淋巴细胞不是炎症期的主要细胞，出现较晚，持续时间也较短。在大鼠浅Ⅱ度烧伤创面中，伤后 3d 淋巴细胞开始增加，伤后 5d 已达高峰，伤后 7d 已与正常皮肤中淋巴细胞数量无显著差别。在深度烧伤创面愈合过程起始阶段不需淋巴细胞参与，在伤后 7～14d 则以淋巴细胞为主。目前对参与创面愈合的 T 细胞的全貌及其精确作用尚缺乏了解，但淋巴细胞能分泌许多因子，影响巨噬细胞的作用。淋已细胞既参与促进成纤维细胞活性，也抑制成纤维细胞活性，从而影响创面愈合。

(4)肥大细胞：肥大细胞也参与了创面愈合的过程，无论肥大细胞本身，还是其分泌的炎性介质和细胞因子，均在创面愈合过程中起着不可忽视的作用。肥大细胞在烧伤早期即出现明显的脱颗粒现象，在这个时期释放组胺、5-羟色胺等生物活性物质作为炎性介质参与机体急性期炎性反应。此外，在创面愈合的不同时期其分泌的生物活性物质还具有促进成纤维细胞和血管内皮细胞增殖以及促进胶原合成的作用。

炎症反应过程中炎性细胞产生的各种因子，进一步启动和调控表皮细胞、成纤维细胞和内皮细胞的活动。

(二)增生期

参与皮肤伤口愈合的 3 种主要细胞是角质形成细胞、成纤维细胞和血管内皮细胞。在烧伤创面愈合过程中这 3 种细胞通过迁移、增殖等来完成创面上皮再生、新生血管化和肉芽组织形成，以重建皮肤屏障功能。浅Ⅱ度创面的愈合过程仅涉及上皮再生。

1.上皮再生

创面真正的愈合必须有新生表皮覆盖，重建皮肤屏障功能。人类表皮有多层细胞，统称角质形成细胞。细胞侧面通过整合素 $\alpha_2\beta_1$ 和 $\alpha_3\beta_1$ 互相连接，最下层为基底细胞，通过整合素 $\alpha_6\beta_4$ 与基膜形成半桥粒，并与基膜中的层粘连蛋白、缰蛋白连接。烧伤后表皮修复的细胞来自创面边缘的角质形成细胞和(或)残存于皮肤附属器(毛囊、汗腺、皮脂腺等)的干细胞。再上皮化的过程包括角质形成细胞的分离、迁移、增殖和分化，而角质形成细胞迁移是创面再上皮化的先决条件。从正常皮肤标本刚分离的角质形成细胞处于尚未活化的静息状态，缺乏黏附、迁移、吞噬等生物学功能，经体外培养或细胞外基质蛋白调理使角质形成细胞处于活化状态，才能获得迁移能力。刺激角质形成细胞迁移的因素包括：①基底细胞一细胞接触的缺失可导致促角质形成细胞迁移的信号产生；②创面释放的促进表皮细胞增生和迁移的生长因子，包括表皮生长因子(EGF)、TGF-α、角质形成细胞生长因子(KGF)-1 和-2 等；③当角质形成细胞与特定蛋白接触时也可发生迁移。例如，当基底细胞与基底膜蛋白(层粘连蛋白、Ⅳ型胶原)接触时，它们保持静止，而当它们与创面中的纤维蛋白、纤维结合蛋白、Ⅰ型胶原等接触时则发生迁移。所有这些刺激都可以发生于Ⅱ度烧伤创面和中厚皮片供皮区。角质形成细胞迁移从基底层开始，细胞变平、$\alpha_6\beta_4$ 消失，质膜失去半桥粒，迁移端出现 $\alpha_5\beta_1$、$\alpha_v\beta_5$ 玻连蛋白(vintronectin)

受体、$\alpha_2\beta_1$ 胶原受体和CD44透明质酸受体，黏附于细胞外基质及创面下真皮层并向前移动，细胞内张力丝收缩，间隙连接增加，细胞内肌动蛋白肌丝插入新的黏附复合物中，收缩时使细胞运动，同时角质形成细胞分泌胶原酶、纤溶酶原激活物等蛋白水解酶，分解细胞周围的坏死组织和细胞外基质，为细胞迁移清除障碍，便于角质形成细胞在创面迁移。潮湿环境最适合角质形成细胞的迁移。培养的单个角质形成细胞有缓慢平移、快速多向运动和漂移等形式。快速多向运动和漂移见于活化的角质形成细胞或角质形成细胞经细胞外基质调理后。在创面上，角质形成细胞迁移以滑动方式和蛙跳方式进行。滑动方式是细胞以一小堆(团)或一层的方式一起移动，在迁移的细胞层边缘的细胞主动运动，后面的或上层的细胞则被动运动，如果阻断迁移细胞对底物的黏附，迁移的细胞层即缩回。蛙跳形式是前面的细胞黏附于底物，后面或上面的细胞越过前面的细胞而与新的底物黏附，从而不断向前推进。曹启栋等在大鼠浅Ⅱ度烧伤模型中发现，伤后2～4d创面边缘角质形成细胞和创面基底内毛囊等上皮细胞脱离原来部位向创面表面迁移，这一现象提示伤后早期创面上角质形成细胞可能也存在快速多向运动，使角质形成细胞从创面边缘或残存的上皮组织脱落，然后以滑动方式和蛙跳方式进行迁移。烧伤创面的皮肤缺损不同于切割伤的皮肤断裂，缺损范围较大，单凭角质形成细胞迁移不能完成上皮再生，还需要通过DNA合成使角质形成细胞进行增殖。角质形成细胞的增殖和迁移是一连续过程，两者之间的平衡是表皮愈合的基础。一旦缺损创面表皮被单层角质形成细胞覆盖，角质形成细胞迁移即停止，细胞分泌基膜成分并形成新的半桥粒，锚着纤维将基膜连接于下面的结缔组织，同时细胞开始分化。

2.肉芽组织形成

烧伤创面愈合过程中形成肉芽组织填补真皮缺损，是深Ⅱ度和Ⅲ度烧伤创面愈合过程中的关键步骤。肉芽组织的形成有着重要的生物学意义，主要表现在：填补组织的缺损；保护创面，防止细菌感染，减少出血；机化血块等。

(1)成纤维细胞增殖与细胞外基质合成：烧伤后成纤维细胞被激活，由静息状态进入活化状态，呈现增殖、迁移和分泌的特性。成纤维细胞在烧伤后第4天迁移至烧伤创面组织并成为优势细胞。成纤维细胞迁移的机制可能与肌动蛋白纤维的聚合、重排有关。C_{5a}、细胞外基质(如Ⅰ、Ⅱ、Ⅲ型胶原蛋白肽段)、纤维连结蛋白肽段、弹性蛋白肽段、TGF-β、成纤维细胞生长因子(FGF)等可促进成纤维细胞迁移。成纤维细胞迁移到创面后，内质网和高尔基体开始扩散到整个细胞质并开始分泌胶原、纤维连结蛋白等细胞外基质和TGF-β。成纤维细胞产生细胞外基质的最佳条件是酸性和低氧环境。成纤维细胞产生的胶原经历着从新生的Ⅲ型转变为成熟的Ⅰ型，然后交联，最终能抵抗胶原酶的过程。一旦胶原大量沉积，成纤维细胞可停止产生胶原。胶原沉积在开放的烧伤创面，与新生毛细血管一起形成肉芽组织。

(2)新生血管化：烧伤创面内残存的血管内皮细胞迁移、增殖形成新的血管的过程，称为新生血管化。烧伤创面肉芽组织中新生血管直接由内皮细胞形成，残存的内皮细胞在刺激新生血管化的因素(如低氧、乳酸、生物胺)和生长因子[如FGF、血管内皮细胞生长因子(VEGF)、PDGF]等作用下伸出伪足，分泌蛋白酶(如胶原酶)、纤溶酶原激活物，降解基膜，然后迁移，迁移前沿的细胞不增殖，后续的细胞增殖，不断提供迁移的内皮细胞。内皮细胞在TGF-(β、TGF-α和血管生成素(angiogenin)、血管调理素(angiotropin)等作用下进行分化并彼此相互贯通，逐渐形成毛细血管芽。对于较大的血管，还包括血管壁平滑肌形成的过程。平滑肌细胞在PDGF-BB等因素刺激下迁移至血管壁和血管芽周围形成平滑肌。平滑肌细胞可以起到稳定新生血管的作用，但同时也会限制它的生长。

(三)成熟期

深Ⅱ度烧伤创面再上皮化和Ⅲ度烧伤创面经自体皮肤移植重建皮肤屏障后，愈合过程并未结束，还需要经历组织成熟和重建的阶段，表现为增生性瘢痕的形成和成熟，组织成熟和重建过程包括胶原纤维交联程度增加和强度增加；胶原酶或其他蛋白酶降解多余的胶原纤维；胶原排列由杂乱无序渐趋于与皮肤表面呈平行的排列；过度增生的毛细血管网消退，恢复到正常真皮中以小动脉和小静脉为主的形式。这是一个缓慢、精细的生物学过程，依创面开放时间长短不同可经历数月至数年，最终使创面愈合过程中形成的肉芽组织演化为正常的结缔组织。目前，对参与这一过程的因素了解还较少。

与普通切割伤口不同，烧伤创面愈合过程的3个阶段常常是混合的。当对一个10d的开放性创面进行组织学检测可以发现，原始创面边缘细胞数量减少、大量胶原沉积；创面再上皮化的边缘则表现为从炎症到成熟转化的一个过程，即创面愈合的3个阶段是混合在一起的；而在创面中央因受到炎症反应的持续刺激(如慢性细菌侵袭)长期处于炎症期，组织内充满了炎症细胞、未成熟血管和胶原。一旦创面上皮化完成，炎症刺激消退，成纤维细胞开始占主导，进入成熟期。

第三节 影响烧伤创面愈合的因素

创面愈合的过程是一个非常复杂的过程，在整个愈合过程中，任何一步都会受到很多因素(内在的或者外界的)的影响，从而使随后的愈合过程受到干扰。某些因素是有利于创面愈合的，如合适的创面局部处理手段以及生长因子等，但有些因素却会阻碍创面的愈合。

一、影响创面愈合的全身性因素

1.年龄

组织的再生能力随年龄的增加而减退，加之血管的硬化使局部血液供应减少，而且成纤维细胞的分裂增殖周期也明显延长，致使创面愈合的过程延迟，甚至不愈合。小儿皮肤较薄，供皮区易留瘢痕，应从背部、头部等皮肤较厚的部位取皮。老年人皮肤薄而松弛、血运差，而且血供不足也可引起皮肤附属器减少，再加上相对缺氧，常导致创面延迟愈合，但因为其皮肤松弛，有利于伤口收缩，愈后不易发生瘢痕挛缩畸形。

2.营养状况

营养状况的好坏，将直接或间接地影响创面的愈合。

(1)蛋白质缺乏，尤其是含硫氨基酸缺乏时，常导致组织细胞再生不良或者缓慢，肉芽组织形成受阻。严重烧伤患者的代谢特点为高分解代谢、负氮平衡和体重下降，常伴有低蛋白血症，存在不同程度的营养不良。但只要给予积极的营养支持和代谢调理，这种营养状况并不会干扰创面愈合过程，不会造成创面经久不愈或影响植皮成活率。某些特殊的氨基酸被认为有促进创面愈合的作用，如精氨酸、蛋氨酸、半胱氨酸等。精氨酸除可改善胶原沉积和张力强度外，还可通过下丘脑一垂体轴促进生长激素释放，进而促进创面愈合、改善创面愈合质量。深Ⅱ度大鼠烧伤模型给予口服精氨酸 200mg/(kg·d)后，创面愈合时间明显缩短，表皮层增厚，并有表皮钉伸入真皮层中，表皮层和真皮层连接紧密。然而，这些氨基酸在临床上能否改善创面愈合质量并促进创面愈合，仍有待进一步研究。

(2)维生素缺乏，尤其是维生素 C 缺乏将使成纤维细胞合成胶原的功能发生障碍，同时还会影响其转化为纤维细胞；维生素 A 具有促炎和刺激成纤维细胞功能的作用，可加速组织修复，甚至可逆转放疗和皮质激素治疗引起的创面愈合不良；维生素 B_2 和 B_6 等缺乏时会导致纤维化不良。

(3)微量元素 Zn 对参与组织修复的许多酶都有重要作用，Zn 缺乏时，组织细胞的再生能力和速度都会减慢，从而使创面愈合迟缓；Cu 对胶原分子交联必需的赖氨酰氧化酶有重要作用，Cu 缺乏也会导致烧伤病人创面愈合不良。

3.血液循环系统功能状态

心力衰竭或者动脉硬化，会引致周围组织血供不足，从而影响创面愈合。

4.潜在性或伴发疾病(concominant disease)

如糖尿病、贫血、类风湿关节炎、自身免疫性疾病、恶性肿瘤、肝衰竭以及肾功能不全等。糖尿病时，巨噬细胞功能受损，致使患者易患感染性疾病，同时，由于糖尿病患者也易于并发周围神经病变和血管性疾病，导致血液供应障碍。因此，糖尿病患者容易出现创面，而且创面难以愈合。贫血是因为血液携氧能力下降，导致周围组织缺氧而影响创面的愈合。恶性肿瘤创面难以愈合的原因有：肿瘤组织的快速生长与坏死、坏死组织易于感染、营养平衡破坏(负氮平衡)以及治疗时药物(化疗及放疗)的影响。

5.肥胖

脂肪组织的血液供应相对较少，而且，太多的脂肪组织会导致创面的张力增加(一期缝合创面)，这样会更加阻碍创面局部的血液循环。

6.用药情况

非特异性消炎药物如阿司匹林、吲哚美辛等，因能阻断前列腺素的合成而抑制创面愈合过程的炎症反应，使其愈合缓慢；细胞毒性药物能抑制细胞的分裂增殖，从而对创面愈合产生严重的影响；类固醇能抑制免疫反应，而且还会阻止成纤维细胞的分裂与增殖而延缓创面的愈合，这一作用在蛋白质营养不良时更为明显；免疫抑制剂一方面降低白细胞的活性，使创面的清创过程受阻，另一方面，免疫抑制剂会增加感染的机会，从而干扰创面愈合的过程；青霉素因能在体内转化成青霉胺，而后者会阻碍胶原蛋白的交连而使新形成的胶原纤维强度下降，影响创面的愈合。

7.放射治疗

离子射线不仅对恶性肿瘤细胞具有杀伤力，同样对正常组织细胞也具有强大的破坏性；同时，放疗所带来的副作用如恶心、呕吐以及消化道功能障碍会引起营养吸收障碍，从而影响创面的愈合过程。

8.心理状态

压抑、紧张、焦虑会使机体的免疫系统功能受损，从而间接影响创面的愈合。相反，积极的心态会有利于创面的愈合。

二、影响创面愈合的局部因素

1.创面的局部处理措施

不适当的局部处理措施将极大地影响创面的愈合。因此，对专业医护人员来说，了解创面愈合的病理生理，清楚各种因素对愈合过程的影响，掌握不同种类创面治疗产品的特点与作用机制，对选择合理的局部治疗方案至关重要。同时，保持良好的个人卫生以及医疗环境，以避免交叉感染的可能，也非常重要。因此，临床实践中，必须强调每一处创面需要个性化对待。

2.创面的湿度与温度

传统的观点认为保持创面干燥可以预防创面感染，因此临床实践中常常尽可能地使创面干燥。然而，1962 年 Winter 在动物（猪）实验中证实了创面在湿性环境下愈合速度要比干性环境快 1 倍。随后 Hinmn 在人体创面上也得到了同样的结果。另外，Lock 证实保持创面局部温度接近或者恒定在正常的 37℃时，细胞的有丝分裂速度增加 108%。传统创面治疗是频繁更换敷料和用冷溶液冲洗创面，这样常常是局部温度比正常体温低 2～5℃，从而阻碍创面的愈合过程。

3.局部血液供应状态

血液供应不足会导致组织细胞再生时所需的营养供给不够，从而阻碍创面愈合进程。引起局部血液供应不足的主要原因是局部压力、摩擦力以及剪切力增加，如压疮的形成。另外，因局部血管的炎症而引致的血栓形成或者小动脉硬化而致的血管变窄，也会产生同样的后果，如下肢静脉性溃疡和糖尿病性足溃疡。吸烟也会导致血液循环系统功能障碍，这主要表现在 2 个方面：①尼古丁（nicotine）作用于小动脉管壁的平滑肌，使血流减慢；②吸入的一氧化碳会竞争性地与血红蛋白结合，从而使血液携氧能力下降，影响外周组织的氧供给。

4.创面异物

任何异物残留在创面都会阻碍愈合过程。这些异物包括：坏死组织细胞碎片、外科缝线、外界颗粒性物质（如灰尘、毛发或者其他物体）、创面敷料残留物如纱布纤维、细菌。因此，对难以愈合的所有创面都有必要进行检查以排除异物的可能，如采用 X 线照射等。在清洗创面时，一方面要完全彻底，另一方面，又要避免残留异物和对创面有损害的溶液。一般情况下，以生理盐水最为合适。

5.创面感染

创面常常会被细菌等微生物污染，但不一定会导致感染。正常皮肤有一些正常菌群生长，当形成创面时，这些正常菌群就会移行至创面。如果条件成熟且机体抵抗力下降，则会引致感染。尽管说炎症反应是创面愈合的基础，但过度的炎症反应却会导致局部组织细胞的坏死、而坏死的组织是阻碍创面愈合的因素，如果创面感染不能及时得到控制可能还会导致脓毒症的发生，它将加重创面愈合的难度，甚至危及患者的生命。

第四节　促进烧伤创面愈合的措施

鉴于创面愈合在烧伤治疗中的重要作用，多年来烧伤学者一直致力于促进烧伤创面愈合的研究，许多药物制剂和方法在动物实验中都被发现可以促进创面愈合，然而能通过临床试验的却很有限。事实上，大多数创面都可以按照一定的进程和合理的速度愈合，并不需要药物或其他方法促进其愈合，只有感染、营养不良、糖尿病、细胞毒性治疗、大面积深度烧伤等愈合不良患者的创面才需要采用特殊的方法加速愈合。由于促进创面愈合的许多治疗方法，如营养治疗（特殊氨基酸、维生素）、高压氧治疗、创面处理等在本书其他章节都已有涉及，本节仅对生长因子、负压创面疗法、间充质干细胞治疗等方法作一概述。

一、生长因子在剖面愈合中的作用

生长因子可以通过趋化作用、促细胞分裂、刺激血管生长和细胞外基质的生成及降解等机制促进创面的愈合。目前已知涉及创面修复的生长因子有 PDGF、FGF、TGF-β、EGF 和 IGF 等 5 个家族。

1.生长因子在创面中的表达

明确创面生长因子表达的规律将有助于理解正常愈合过程的规律。根据生长因子表达和反应的改变可以解释特殊创面难以愈合的原因，而从找到相应的治疗方案，也可以应用生长因子控制增生性瘢痕的形成。通过收集创面引流液、收集中厚皮片下和慢性溃疡积液以及皮下层放置带孔多聚四氟乙烯小包等研究伤口中生长因子的表达，发现创面液中 PDGF、TGF-α、TGF-β 和 IGF 含量显著升高，而有的学者仅发现 EGF 和 bFGF 增多。事实上，创面分泌物还不能完全反映创面愈合的真实情况。还有很多研究对创面组织细胞生长因子的基因表达水平进行了检测，发现急性创伤可诱导受伤上皮组织细胞中编码活性生长因子 PDGF、TGF-β、FGF、IGF、IL-6、EGF 等基因表达水平升高，创面愈合后，这些基因表达又受到抑制。当生长因子合成和分解达到平衡后，蛋白酶活性的增高参与了生长因子的降解，因此，许多研究还对降解细胞因子的蛋白酶含量进行了检测。Bermett 等发现乳房切除术后引流液中蛋白酶含量较低，这些伤口愈合不成问题；而慢性不愈合溃疡中的基质金属蛋白酶（MMPs）水平升高，后者可以破坏胶原等细胞外基质蛋白。

另外，还有一些实验研究探讨难愈合创面中生长因子的机制，如愈合缓慢的糖尿病人创面中 KGF、IGF-2 和 VEGF 表达延迟。用多柔比星处理过的动物也见 TGF-β_1 降低。利用定向破坏产生生长因子的基因技术进行研究发现，缺乏产生 TGF-β_1 能力的小鼠均死于过度的炎症反应，这表明 TGF-β_1 对炎症有很重要的调节作用。然而，这些动物在发生过度炎性反应之前伤口愈合良好，同时其他生长因子，如 TGF-β_2、PDGF-AA、PDGF-BB 和炎性细胞因子也见增加，这一发现说明若缺乏单一的细胞因子，组织仍可以正常修复。

2.生长因子

在创面愈合中的作用生长因子可以促进几乎各种伤口的愈合，各种参与创面愈合的细胞因子来源及作用。大多数研究都集中探讨了生长因子在愈合受损的创面中的作用，发现生长因子可以加速糖尿病、营养不良、感染及使用类固醇、化疗药物及放射治疗等难愈合创面的愈合，其机制尚未完全明确，但与炎性细胞增生和“炎性相”有关，生长因子可发挥局部刺激细胞增生和对抗细胞毒素药物的抑制作用。另外，生长因子联合应用比单一生长因子能更有效地促进创面愈合。体外研究发现一个细胞进入细胞分裂周期需要一种以上的生长因子，例如单独使用 PDGF、FGF 或 IGF-1 处理的静止细胞不能进入分裂周期，而在 IGF-1 处理后再用 PDGF 或 FGF 则可出现细胞增生。Lynch 等发现 PDGF 和 IGF-1 在不同的组织修复模型上具有协同作用。Hennessey 等发现把胰岛素加入 EGF 中时也有相加作用。联合应用生长因子的另一个理论基础是伤口愈合涉及不同类型的细胞。应用 PDGF 刺激成纤维细胞增生，附加 TGF-α 则可刺激表皮细胞生长，其促进愈合的作用较单一生长因子强。生长因子也可与正常结合和调节其作用的蛋白联合应用，将 IGF-1 加入其结合蛋白（IGFBP-1）中可进一步加速组织修复。生长因子结合其他的治疗方法对促进组织修复也有意义，如 Mustoe 等报道用生长因子与高压氧联合治疗缺氧性创面有促进愈合的作用。

在实验研究的基础上，生长因子已在临床上用于加速各种创面组织的修复。解放军总医院第一附属医院杨红明等分别比较了从 1982 年 1 月到 1999 年 12 月期间 1563 例烧伤面积＜10%的深Ⅱ度烧伤患者，分别应用生长因子、Zn 和胶原酶治疗的不同效果。1991 年以前，由于无特殊的创面用药，深Ⅱ度创面愈合时间为（23.8±3.5）d；从 1991 年到 1996 年，随着局部使用 SD-Ag-Zn，愈合时间为（20.6±3.2）d；从 1 997 年到 1999 年，由于 bFGF、EGF 以及胶原酶结合 SD-Ag-Zn 的使用，创面的愈合时间缩短至（16.2±2.8）d，与以往相比有显著差异，而与单独使用 SD-Ag-Zn 相比，应用生长因子创面的愈合时间也明显缩短，也使后期整形的压力大大降低。付小兵等组织国内 32 家医院对 bFGF 促进创面愈合的作用进行了多中心临床试验，发现 bFGF 能显著加速肉芽组织的形成和创面再上皮化，即重组 bFGF 加速烧伤、供皮区创面的愈合。与对照组相比，浅Ⅱ度和深Ⅱ度烧伤创面的愈合时间分别为（9.9±2.5）d 和（17.0±4.6）d，较对照组的（12.5±2.7）d 和（21.2±4.9）d 明显缩短；供皮区的愈合时间为（10.7±4.6）d，同样短于对照组（14.7±6.5）d，病理结果证实 bFGF 促进愈合的一方面显著增加了肉芽组织中毛细血管数量，同时再上皮化的表皮细胞增殖速度也较对照明显加速。其他的试验也证实，局部应用 bFGF 可缩短愈合时间 3～4d，且改善愈合质量，减少住院日，减轻患者负担，而且长期的随访结果也未发现不良反应和毒副作用。对 EGF 促进创面愈合的作用，Brown 等首先研究发现 EGF 对促进烧伤供皮区创面的愈合有重要作用，他们发现局部应用 EGF 可使中厚皮片供皮区愈合时间缩短大约 1d。国内对此也进行了多中心临床试验，发现对浅Ⅱ度、深Ⅱ度、刃厚供皮区、中厚供皮区等急性创面愈合时间较对照组有明显缩短，中期愈合率明显提高，其综合有效率分别达 90.3%、94.9%、96.1%和 81.8%，无不良反应。其他的临床试验也得出了相似的结果。国外的临床试验结果表明，重组人 PDGF-BB 对促进糖尿病慢性溃疡有显著疗效，其伤口愈合率大约是对照组的 2 倍。同时，PDGF-BB 也是唯一被美国食品药品管理局（FDA）批准用于临床的生长因子，主要用于慢性创面、压疮、糖尿病足等难愈合创面。其他细胞因子，如粒细胞一巨噬细胞集落刺激因子（GM-CSF）也被发现对促进创面愈合有利，Hu 等通过荟萃分析发现，局部应用重组人 GM-CSF 可促进深Ⅱ度烧伤创面、慢性下肢溃疡、麻风病溃疡等创面的愈合；对其他慢性溃疡，如压疮、癌性溃疡等也可能有积极作用，但临床证据尚不足；对正常伤口愈合，如外科手术切口则无促愈合作用。

由于局部应用生长因子存在半衰期短、大剂量毒性反应和应用硅胶、乳剂等载体后生物利用度低等缺点限制其疗效和广泛应用，所以很多学者通过基因治疗的方法将编码促进创面愈合的生长因子基因导入体内外组织和细胞并使其稳定表达，它可克服局部应用生长因子的不足，使生长因子持续稳定释放，最大限度提高其生物利用度，又可降低其大剂量的毒性反应。大量的实验研究表明，将生长因子基因通过不同载体导入创面组织可以在动物模型上促进组织修复。然而，在临床试验中基因治疗用于人体疾病治疗时存在导致重大并发症的可能性。在一项研究中，2名小儿在采用反转录病毒转染他们的造血干细胞后出现淋巴组织增生异常；另1例18岁的病人采用基因治疗鸟氨酸氨甲酰基转移酶缺乏症发生全身系统性炎症反应综合征，最终发展为多器官功能衰竭而死亡。因此，通过基因治疗促进创面愈合的安全性仍有待进一步研究。

3.临床应用生长因子的原则

在实验研究的基础上，生长因子已用于临床上加速各种组织的修复，但应注意其特异性，不宜随意应用。生长因子的价格较贵，要注意掌握其适应证。生长因子不宜用于促进烧伤肉芽组织生长，因为可导致过度增生性瘢痕的形成。合理应用生长因子的原则包括：①生长因子促进组织修复的程度应明显，且有临床意义，如用于糖尿病、感染、营养不良或应用类固醇、放疗、化疗后创面愈合困难的患者；②生长因子促创面愈合的作用不应引起过度愈合或瘢痕形成；③应用生长因子的危险性应控制在最低限度；④生长因子只能在创面局部起作用；⑤生长因子的应用应有经济效益；⑥生长因子的应用应尽量简易实用。

目前生长因子的临床应用研究主要集中于中厚皮片供皮区、难愈性慢性皮肤溃疡（包括压疮、糖尿病溃疡、静脉淤滞性溃疡和其他类型的慢性创口）、急性烧伤创面等。

二、负压创面疗法

负压创面疗法（negative pressureWound therapy，NPWT），又称为封闭负压引流技术（vaccum seaLing drainage，VSD），是一种通过使创面处于低于大气压状态，从而促进创面愈合的新颖且日趋完善的治疗方法。1 993年德国外科医师Fleischmann等最先提出封闭负压引流，并用于四肢感染性创面的治疗，取得了明显效果。经过十余年的发展NPWT已成为外科创面治疗中越来越重要的一项治疗方法。采用该方法进行研究的报道越来越多，其适应证也逐渐扩大。

1.负压创面疗法的作用机制

其作用机制包括：①封闭使创面与外界隔绝，有效防止污染和交叉感染；②高负压可以持续引流创面渗出液、坏死组织和细菌等，创面能很快获得清洁的环境；③增加创面血供，改善创面微循环，促进肉芽组织生长；④减轻创周水肿、降低血管通透性；⑤封闭负压形成潮湿、缺氧、微酸环境，抑制创面病原微生物的生长，促进成纤维细胞的生长及刺激血管增生，使肉芽组织更快生长；⑥刺激多种相关细胞因子和酶类的基因表达和释放，促进创面再上皮化。

2.负压创面疗法对深Ⅱ度烧伤创面的治疗作用

NPWT对于烧伤创面治疗作用的研究是近几年才开始出现的。Morykwas最早将封闭负压疗法用于烧伤创面的治疗，猪烧伤后12h内应用－125mmHg负压治疗，与对照组相比炎症反应与皮肤死亡细胞均明显减轻。作者认为,负压治疗应持续至少 6h 以上才可起到减轻细胞死亡的作用,并且认为负压治疗需在伤后 12h 内应用。我国乔骋等研究表明,应用－90～－120mmHg 负压治疗烧伤猪深Ⅱ度创面,提高了组织细胞的增殖活性,加速了创面的愈合。最早用负压创面治疗人烧伤创面的病例报道见于 2005 年,Molnar 报道了 1 例患者被高压电烧伤右上肢和面部。由 3 位资深的烧伤科专科医师判断右手及右前臂创面深,需手术植皮治疗。伤后 6h 在右手与右前臂创面使用负压创面治疗 40h,之后用磺胺嘧啶银(SD-Ag)等药物常规换药,右上肢未经手术创面愈合良好。出院后随访 4 周外观和功能恢复满意,与对照创面相比充血等表现更轻。作者认为取得满意效果的原因可能主要与以下三点有关:一是去除了创面的炎性介质如自由基、细胞因子;二是减轻了水肿,加速了创面愈合;三是负压封闭治疗给创面提供了理想的修复环境,使创面处于湿润的环境,从而防止创面脱水。Kamolz 报道了一组双手烧伤的病人,将烧伤较重的一只手在伤后 6h 内进行负压创面治疗,另一只手以 SD-Ag 等常规治疗作为对照,负压创面治疗创面血流灌注好,渗出液引流充分,水肿明显减轻。HasLik 等对 1 1 例双手烧伤的患者进行自身对照研究,负压创面治疗组在伤后 6h 内进行治疗,治疗时间不少于 48h,通过荧光显色追踪观察发现,封闭负压治疗使微循环明显改善,水肿明显减轻,从而使愈合时间缩短,并发症减少,部分病例通过此项治疗避免了可能需要的手术治疗。由于目前国外认为组织淤滞区常在伤后 48h 内出现血流渐进性淤滞加重,造成创面的进一步加深,因此,国外封闭负压治疗均在伤后 6～12h 内开始,而超过伤后 48h 则认为封闭负压治疗无效。而解放军总医院第一附属医院的临床研究发现,在伤后 48h 以后使用封闭负压引流治疗也取得了较好的治疗效果,如典型病例:患者男,24 岁,工人,右上肢被热碳灰烧伤后 ld 入院。查体可见右上肢创面腐皮大部分已脱落,创基渗出少,苍白色坏死组织附着。于伤后 2d 行 NPWT 治疗,压力－125mm Hg,治疗 6d(伤后 8d),更换敷料,见创面坏死组织已全部脱落,其下创面清洁、湿润,部分创面已上皮化。之后采用磺胺嘧啶银隔日更换敷料,于伤后 16d 创面完全愈合。我们认为创面负压疗法对延迟治疗的深Ⅱ度烧伤创面有效的原因可能有以下几点:①清除创面坏死组织。我们在临床应用中观察到,尽管深Ⅱ度创面附着有一层坏死组织,当封闭负压治疗后,往往看到的组织均较新鲜,坏死组织被清除;当坏死组织较厚、呈痂皮状时,经封闭负压治疗后痂皮则极易取下,利于清除坏死组织。而坏死组织是引起创面过度炎症,加深创面的重要原因之一,因此,清除创面坏死组织可能是封闭负压治疗延迟的深Ⅱ度创面有效的最主要原因。②清除创面细菌及炎性介质,可以减轻创面的感染及炎症反应。③减轻创面的水肿。在我国深Ⅱ度烧伤患者往往不能在伤后及时就医,如果封闭负压疗法如对深Ⅱ度创面超过 48h 患者的治疗效果仍然显著,那么封闭负压疗法对于深Ⅱ度创面的治疗将具有更广阔的临床应用前景。

然而,循证医学综合了目前该方面的各项研究认为,虽然 NPWT 可能对深Ⅱ度烧伤创面的治疗效果显著优于常规治疗方法,但目前的研究由于种种不足如实验设计等方面原因,难以充分说明其有效性,仍需进一步的高质量的研究加以证实;目前对于负压创面疗法多项参数如使用时机、负压力的大小、海绵孔径等仍未有最优化的选择,仍需进一步研究加以明确;封闭负压治疗的机制目前尚未阐明。因此,研究 NPWT 对于深Ⅱ度烧伤创面的治疗作用及其机制将有助于探寻更好的方法来促进烧伤创面的愈合,预防与减轻瘢痕的产生,改善患者的预后,甚至可能会带来烧伤创面治疗方法上的一场革命。

三、间充质干细胞治疗

目前用于创面治疗的干细胞包括胚胎干细胞(embryonic stern cells,ESCs)、诱导多向分化潜能干细胞(induced pluripotent stemcells,iPSCs)和成体干细胞。ESCs 和 iPSCs 具有自我复制和多向分化潜能,因而可产生强大的治疗作用,但由于细胞调节、伦理学以及遗传调控等问题的存在限制了其实际应用。相反,成体干细胞由于其天然免疫耐受、不存在伦理学问题,因而具有非常广阔的应用前景。干细胞家族的重要成员——间充质干细胞(mesenchymaL stemcells,MSCs)就是这种成体干细胞的代表。MSCs 因其具有多向分化潜能、造血支持和促进干细胞植入.免疫调控和自我复制等特点而日益受到人们的关注,如 MSCs 在体内或体外特定的诱导条件下,可以分化为脂肪、骨、软骨、肌肉、肌腱、韧带、神经、肝、心肌、内皮等多种组织细胞。连续传代培养和冷冻保存后仍具有多向分化潜能,可作为理想的治疗细胞用于衰老和病变引起的组织器官损伤修复。

目前,MSC 已被广泛用于治疗神经退行性病变、充血性心力衰竭、血液病、糖尿病、系统性红斑狼疮等疾病。近年来,对 MSCs 治疗烧烫伤创面、慢性溃疡等难愈合创面进行了广泛的实验研究,并已逐步开展临床应用研究。

(一)间充质干细胞的生物学特性和功能

骨髓基质是 MSCs 的主要来源,尽管它只占骨髓细胞群的 0.01%~0.001%。除骨髓之外,MSCs 也可来源于人体的其他组织,包括脂肪组织、脐带血/Wharton 胶、绒毛膜的绒毛、羊水、外周血、胎儿肝脏及肺脏,甚至脱落的牙齿。新生儿 MSCs 数量最多,随着年龄增长,其数量逐渐减少,到 80 岁时其寿命会下降一半。

根据国际细胞疗法间充质与组织干细胞委员会(the Mesenchymal and Tissue Stem Cell Committee of the International Society for Cellular Therapy)制定的最低标准,MSCs 需满足以下条件:①MSCs 在标准培养条件下呈贴壁生长;②MSCs 表达 CD105、CD73 和 CD90,不表达 CD45、CD34、CD14 或 CD11b、CD79a 或 CD19 和 HLA2DR;③MSCs 在体外至少能向成骨细胞、脂肪细胞和软骨细胞分化。

从细胞形态学、生理学和表面抗原的表达而言,人的 MSCs 是由混杂的细胞群组成,它们的性质和功能取决于局部微环境特征。研究表明,MSCs 克隆包含多达 3 种类型的细胞,其中小的快速自我更新的细胞被认为是最早的前体细胞,具多向分化潜能。对该类细胞检测发现,它们直径约 7μm,细胞核浆比值高,可通过细胞表面特定标志和表达不同的蛋白(血管内皮生长因子受体-2、酪氨酸激酶受体、转铁蛋白受体和膜联蛋白Ⅱ)而与其他成熟细胞区分。

MSCs 在骨髓微环境中发挥重要作用,其中最主要的作用是它们可通过分泌大量的细胞外基质蛋白,包括纤维连结蛋白、层粘连蛋白、胶原及蛋白聚糖等来产生组织框架,这可对造血干细胞系统起到机械支持的作用。而且,MSCs 还可分泌生长因子、趋化因子和细胞因子,从而参与造血系统的调节。如 MSCs 可产生基质衍生因子-1(stromal derived factor-l,SDF-1)、粒细胞—巨噬细胞集落刺激因子(granulocyte-macrophage colony-stimulating factor,GM-SCF)、干细胞因子(stem cell factor,SCF)、白介素-6(IL-6)等细胞因子使造血干细胞归巢、增殖和分化。此外,MSCs 还具有免疫抑制功能。已经明确,各种组织来源的 MSCs 可通过抑制

T淋巴细胞反应而产生广泛的免疫抑制作用。这种免疫抑制似乎不具有抗原特异性，既针对初次T细胞反应，也针对二次T细胞反应，主要是抑制T细胞增殖，而非促其凋亡，因而是一个可逆的过程。

(二)间充质干细胞治疗对创面愈合的促进作用

长期以来，已知正常皮肤中包含有骨髓来源的细胞，然而近年来人们才发现，它们不仅参与宿主防御和炎症反应，还可分化为皮肤角质形成细胞和成纤维细胞样细胞。当组织受损时，骨髓来源的干细胞/前体细胞可以迁移到受损局部，参与组织的修复重建。通过采用绿色荧光蛋白(GFP)标记骨髓干细胞，采用嵌合体小鼠模型的研究结果表明，正常皮肤中约有8.7%的成纤维细胞样细胞来源于骨髓干细胞，而在创面局部其比例可高达32.2%，纤维化病灶则高达59.7%，而且这些细胞半数以上不表达CD45，说明它们并非来源于造血系干细胞，不是炎性细胞。另外，人的正常皮肤中Ⅰ型胶原为胶原的主要形式，而在创面愈合早期Ⅲ型胶原的表达显著增加，说明Ⅲ型胶原对创面愈合具有重要作用。研究表明，Ⅲ型胶原为MSCs所产生，而非真皮内成纤维细胞所产生，提示MSCs在创面愈合中具有不可替代的作用。这些研究加深了我们对骨髓来源的MSCs在皮肤生理和病理学中作用的认识，为研究皮肤内环境稳定和创面愈合提供了一个新的思路，提示干细胞治疗对皮肤缺损，如慢性创面和烧伤创面等，可能具有广阔的应用前景。

大量的动物实验和临床试验结果表明，MSCs治疗可促进急性和慢性创面愈合、减轻炎症反应、改善创面愈合质量。目前常用于创面治疗的MSCs包括：骨髓MSCs、脂肪MSCs、脐带(血/Wharton胶)MSCs等。Azari等采用脐带Wharton胶来源的MSCs治疗全层皮肤缺损创面，发现治疗组伤后7d创面即可达到完全再上皮化，而对照组伤后12d仍未完全再上皮化。经组织学观察发现，MSCs治疗后炎症反应轻、肉芽组织较薄进而使瘢痕形成减轻。另有研究用纳米纤维支架/骨髓MSCs治疗皮肤缺损创面，发现可使创缘上皮化加速、促进胶原合成，使创面愈合时间提前8d。还有人用骨髓MSCs联合血小板、纤维蛋白胶和胶原基质在临床上对8例难愈合的糖尿病创面进行了治疗，发现治疗4周后3例创面完全愈合，而其余5例创面则明显缩小。局部应用脂肪MSCs也可促进正常和糖尿病大鼠皮肤缺损创面的愈合，组织学上表现为血管生成、肉芽组织形成和上皮化增加，而且愈合后瘢痕较轻。Rasulov等应用自体骨髓MSCs移植治疗烧伤创面，创面愈合动力学结果显示新生血管活跃，并可以加快创面再上皮化的速度。Luo等研究发现，无论创面局部应用还是静脉注射脐带血MSCs，均可促进创面愈合，并改善愈合质量。

(三)间充质干细胞治疗促进创面愈合的可能机制

MSCs治疗促进创面愈合的具体机制目前仍不完全清楚，其可能机制包括有以下几个方面。

1.长期的自我更新能力和多向分化能力

MSCs在创面局部可能增殖并分化为创面修复所需的细胞，如角质形成细胞、毛囊细胞、皮脂腺细胞、汗腺细胞等。Babiavas等从绿色荧光蛋白(GFP)标记的转基因鼠中获得骨髓MSCs，通过静脉注入无GFP标记的创伤小鼠中。他们观察到GFP标记的细胞分布在创伤皮肤的周围区域，表明移植的骨髓MSCs可移行至损伤的皮肤组织并通过分化为特定的皮肤细胞来修复局部损伤。还有学者发现,脐带血 MSCs 可以在小鼠体内向表皮(干)细胞分化。

2.促进皮肤网状嵴样结构形成

Aoki 等在含 MSCs、皮下脂肪前体细胞、成纤维细胞的胶原基质上接种角质形成细胞,发现三种 MSCs 均可促进角质形成细胞成活,但只有 MSCs 能促进表皮网状嵴样结构形成,并延伸到基质内。也有人在动物体内实验发现了相同的现象,但创面愈合后,这种结构就消失了。

3.旁分泌作用

许多研究表明,MSCs 可分泌大量促进创面愈合的生长因子,如 IGF-I、FGF、KGF、EGF 等。它也可分泌促血管生长的细胞因子,如 VEGF、血管生成素、PDGF 等。Lu 等最近用自体骨髓 MSCs (BM-MSCs)治疗糖尿病足溃疡,发现 BM-MSCs 除可促进溃疡创面愈合外,还可显著增加下肢血液灌注,经磁共振血管成像发现下肢血液侧支循环明显增加。另外,MSCs 还能分泌大量的趋化因子,如巨噬细胞炎性蛋白(MIP)-1、MIP-2、单核细胞趋化蛋白(MCP) -5、基质细胞衍生因子等,说明间充质干细胞可通过释放趋化因子选择性募集单核细胞到伤口局部,减轻炎症反应,从而改善伤口愈合质量。最近,Heo 等发现,肿瘤坏死因子-α 活化的脂肪来源的 MSCs 可通过旁分泌 IL-6 和 IL-8 来促进皮肤创面愈合,而通过免疫沉淀使 IL-6 和 IL-8 缺失则可大大减弱其促创面愈合、血管生成、细胞增生和免疫细胞浸润的作用。

4.其他作用

MSCs 可能还有促进内源性干细胞迁移到伤口局部、减轻纤维化、保持细胞外基质内环境平衡及减少细胞凋亡等作用。

(四)存在的问题与展望

由此可见,MSCs 治疗对慢性难愈合创面具有非常诱人的治疗前景,但仍有一些不足之处限制其广泛应用。首先,已观察到移植的 MSCs 可与内源性已分化细胞融合形成四倍体细胞,尽管这种现象非常罕见。其次,自体和同种异体干细胞移植治疗均已有致瘤的报道。Janin 等在同种异体骨髓移植后发现了供体细胞来源的口腔磷状细胞癌,还有干细胞移植后致皮肤恶性肿瘤、胃癌、成骨肉瘤等的报道。目前还不能明确是由于用于治疗的干细胞本身有致瘤作用,还是免疫抑制、化疗、放疗等其他的治疗措施导致其致瘤。而且,MSCs 还可促进宿主体内已有肿瘤的生长,这可能与其产生促肿瘤生长的环境和免疫抑制有关。第三,还不清楚移植的 MSCs 能否持续在体内保持未分化状态,以支持其长期的治疗效果。此外,它还可能造成外源性致病因子的传播、不必要的免疫反应等。因此,对 MSCs 治疗风险的充分评价将有助于确定其治疗范围、发展方向和安全计划。

参考文献

[1]雷寒，王庸晋.内科学.第 6 版.北京：人民卫生出版社，2009.

[2]葛均波，徐永健.内科学.北京：人民卫生出版社，2013.

[3]邓家栋，杨崇礼，杨天盈，等.临床血液学.上海：上海科技出版社，2001.

[4]陈灏珠，林果为.实用内科学.第 13 版.北京：人民卫生出版社，2009.

[5]葛均波.现代心脏病学.上海：复旦大学出版社，2011.

[6]王吉耀.内科学.第 2 版.北京：人民卫生出版社，2010.

[7]陆再英，钟南山.内科学.第 7 版.北京：人民卫生出版社，2010.